S3-Leitlinie
Schizophrenie

DGPPN - Deutsche Gesellschaft für Psychiatrie und
Psychotherapie, Psychosomatik und Nervenheilkunde (Hrsg.)

S3-Leitlinie

Schizophrenie

publiziert bei

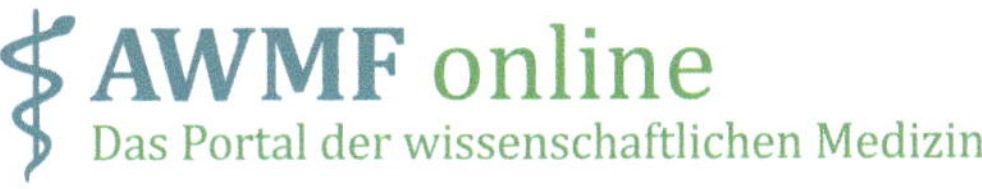

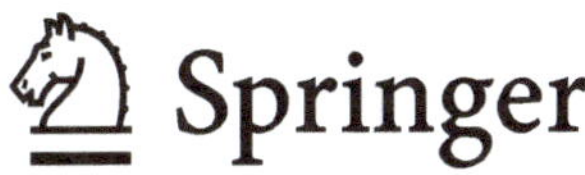

Redaktion:
Prof. Dr. Wolfgang Gaebel, Klinik und Poliklinik für Psychiatrie und Psychotherapie, LVR-Klinikum Düsseldorf, Heinrich-Heine-Universität Düsseldorf, Medizinische Fakultät (federführend)

Prof. Dr. Alkomiet Hasan, Klinik für Psychiatrie und Psychotherapie, Klinikum der Universität München

Prof. Dr. Peter Falkai, Klinik für Psychiatrie und Psychotherapie, Klinikum der Universität München

1. Version 2019 (Langversion)
Stand: 15.03.2019

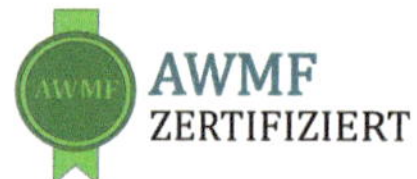

AWMF-Registernummer 038-009

ISBN 978-3-662-59379-0   978-3-662-59380-6 (eBook)

Die Deutsche Nationalbibliothek verzeichnet diese Publikation in der Deutschen Nationalbibliografie.

Springer
© DGPPN (Deutsche Gesellschaft für Psychiatrie und Psychotherapie, Psychosomatik und Nervenheilkunde), 2019

Umschlaggestaltung: deblik Berlin

Gedruckt auf säurefreiem und chlorfrei gebleichtem Papier

Springer ist Teil von Springer Nature
Die eingetragene Gesellschaft ist Springer-Verlag GmbH Germany
Die Anschrift der Gesellschaft ist: Heidelberger Platz 3, 14197 Berlin, Germany

Die Leitlinie ist bis mindestens März 2023, d. h. bis vier Jahre nach der Verabschiedung der Leitlinie, gültig. Verantwortlich für die kontinuierliche Fortschreibung, Aktualisierung und Bekanntmachung der S3-Leitlinie ist die Deutsche Gesellschaft für Psychiatrie, Psychotherapie, Psychosomatik und Nervenheilkunde (DGPPN).

Bisherige Versionen dieser Leitlinie

- **Version 1.0** vom 15. März 2019, Veröffentlichung auf der Webseite der AWMF

Fassungen dieser Leitlinie

- I.   Langfassung
- II. Kurzfassung
- III. Leitlinienreport
- IV. Kurzfassung (englisch)

Offizielle Zitierweise

DGPPN e.V. (Hrsg.) für die Leitliniengruppe: S3-Leitlinie Schizophrenie. Langfassung, 2019, Version 1.0, zuletzt geändert am 15. März 2019, verfügbar unter: https://www.awmf.org/leitlinien/detail/ll/038-009.html

Herausgeber

Die vorliegende, vollständig aktualisierte S3-Leitlinie Schizophrenie wurde von der Deutschen Gesellschaft für Psychiatrie und Psychotherapie, Psychosomatik und Nervenheilkunde e. V. (DGPPN) federführend initiiert und koordiniert. Die Leitlinie wird in Zusammenarbeit mit den beteiligten Organisationen herausgegeben.

Die nachfolgend genannten Verbände und Organisationen waren am Konsensusprozess beteiligt:

AGNP	Arbeitsgemeinschaft für Neuropsychopharmakologie und Pharmakotherapie e.V.
AkdÄ	Arzneimittelkommission der deutschen Ärzteschaft
BAG-KT	Bundesarbeitsgemeinschaft Künstlerische Therapien (BAG-KT)
BApK	Bundesverband der Angehörigen Psychisch Kranker e.V.
BAPP	Bundesinitiative Ambulante Psychiatrische Pflege e.V.
BAR	Bundesarbeitsgemeinschaft für Rehabilitation e.V.
BdB	Bundesverband der Berufsbetreuer/innen e.V.
BDK	Bundesdirektorenkonferenz
BDP	Berufsverband deutscher Psychologinnen u. Psychologen e.V.
BFLK	Bundesfachverband Leitender Krankenpflegepersonen in der Psychiatrie
BKJPP	Berufsverband für Kinder- und Jugendpsychiatrie, Psychosomatikund Psychotherapie in Deutschland e.V.
BPE	Bundesverband Psychiatrie-Erfahrener e.V.
BPtK	Bundespsychotherapeutenkammer
BVDN	Berufsverband deutscher Nervenärzte
BVDP	Berufsverband deutscher Psychiater e.V.
BVKJ	Berufsverband der Kinder- und Jugendärzte e.V.
bvvp	Bundesverband der Vertragspsychotherapeuten e.V.
DDPP	Dachverband Deutschsprachiger Psychosen Psychotherapie e.V.
DEGAM	Deutsche Gesellschaft für Allgemeinmedizin und Familienmedizin e.V.
DFPP	Deutsche Fachgesellschaft für Psychiatrische Pflege
DGGPP	Deutsche Gesellschaft für Gerontopsychiatrie und -psychotherapie e.V.
DGKJ	Deutsche Gesellschaft für Kinder- und Jugendmedizin e.V.
DGKJP	Deutsche Gesellschaft für Kinder- und Jugendpsychiatrie, Psychosomatik und Psychotherapie e.V.
DGPE	Deutsche Gesellschaft für Psychoedukation e.V.

DGPPN	Deutsche Gesellschaft für Psychiatrie und Psychotherapie, Psychosomatik und Nervenheilkunde
DGPs	Deutsche Gesellschaft für Psychologie e.V.
DGPT	Deutsche Gesellschaft für Psychoanalyse, Psychotherapie, Psychosomatik und Tiefenpsychologie e.V.
DGSF	Deutsche Gesellschaft für Systemische Therapie und Familientherapie e.V.
DGSP	Deutsche Gesellschaft für Soziale Psychiatrie e.V.
DGVP	Dachverband Gemeindepsychiatrie e.V.
DGVT	Deutsche Gesellschaft für Verhaltenstherapie e.V.
DMtG	Deutsche Musiktherapeutische Gesellschaft e.V.
DPtV	Deutsche PsychotherapeutenVereinigung e.V.
DVE	Deutscher Verband der Ergotherapeuten e.V.
DVSG	Deutsche Vereinigung für Soziale Arbeit im Gesundheitswesen e.V.
GNP	Deutsche Gesellschaft für Neuropsychologie e.V.
KNS	Kompetenznetz Schizophrenie
ZVK	Deutscher Verband für Physiotherapie e.V.

Mit Ausnahme des Bundesverbandes Psychiatrie-Erfahrener e.V. erteilten alle genannten Verbände und Organisationen der finalen Version dieser Leitlinie ihre Zustimmung.

Leitlinienreport

Die vollständige Methodik der Leitlinienaktualisierung kann dem zeitgleich publizierten Leitlinienreport entnommen werden.

DGPPN-Steuerungsgruppe

Die DGPPN-Steuerungsgruppe übernahm die Leitung, Koordination und Organisation des gesamten Leitlinienprozesses, einschließlich der Vorbereitung von Sitzungen, Telefonkonferenzen und schriftlichen Abstimmungen, methodischen Vorbereitungen, Durchführung der Evidenzrecherchen, Bewertung der Literatur, Erstellung von Evidenztabellen sowie das Verfassen von Leitlinientexten.

Projektleitung und Steuerung
- Prof. Dr. Wolfgang Gaebel, Klinik und Poliklinik für Psychiatrie und Psychotherapie, LVR-Klinikum Düsseldorf, Heinrich-Heine-Universität Düsseldorf, Medizinische Fakultät (federführend)
- Prof. Dr. Alkomiet Hasan, Klinik für Psychiatrie und Psychotherapie, Klinikum der Universität München
- Prof. Dr. Peter Falkai, Klinik für Psychiatrie und Psychotherapie, Klinikum der Universität München

Projektorganisation und –koordination, methodische Aufbereitung
- Dr. Isabell Lehmann, M.Sc., LVR-Institut für Versorgungsforschung, Köln

Weitere Steuerungsgruppenmitglieder
- Prof. Dr. Birgit Janssen, LVR-Klinik Langenfeld
- Prof. Dr. Thomas Wobrock, Kreiskliniken Darmstadt-Dieburg und Universitätsmedizin Göttingen
- Prof. Dr. Jürgen Zielasek, LVR-Institut für Versorgungsforschung, Köln

Erweiterte Steuerungsgruppe

Die erweiterte Steuerungsgruppe ergänzte die DGPPN-Steuerungsgruppe bei spezifischen Fragen mit dem Ziel einer für den Nutzerkreis der Leitlinie repräsentativen Steuerungsgruppe. Sie bestand aus den folgenden Personen:

- Prof. Dr. Thomas Becker, Klinik für Psychiatrie und Psychotherapie II der Universität Ulm am Bezirkskrankenhaus Günzburg
- Prof. Dr. Andreas Bechdolf, Klinik für Psychiatrie, Psychotherapie und Psychosomatik, Vivantes Klinikum Am Urban, Berlin
- Prof. Dr. Stefan Klingberg, Klinik für Psychiatrie und Psychotherapie der Eberhard-Karls-Universität Tübingen
- Prof. Dr. Hans Joachim Salize, Zentralinstitut für Seelische Gesundheit, Mannheim
- Prof. Dr. Rainer Richter (bis Mai 2015), Dr. Nikolaus Melcop (ab Juni 2016), Bundespsychotherapeutenkammer
- Prof. Dr. Stefan Wilm, Deutsche Gesellschaft für Allgemeinmedizin und Familienmedizin e.V.
- Prof. Dr. Tania Lincoln, Deutsche Gesellschaft für Psychologie e.V.
- Dr. Christian Raida, Berufsverband Deutscher Nervenärzte e.V.
- Dr. Sabine Köhler, Berufsverband Deutscher Psychiater e.V.
- Ruth Fricke, Bundesverband Psychiatrie Erfahrener e.V.
- Gudrun Schliebener, (bis August 2017), Karl-Heinz Möhrmann (ab September 2017), Bundesverband der Angehörigen psychisch Kranker e.V. (BApK)
- Prof. Dr. Benno Schimmelmann (bis Mai 2016), Prof. Dr. Christoph Correll (ab Juni 2016), Deutsche Gesellschaft für Kinder- und Jugendpsychiatrie, Psychosomatik und Psychotherapie

Begleitung und Unterstützung durch die AWMF

Die Leitlinienentwicklung und der Revisionsprozess wurden durch die AWMF in allen Phasen unterstützt. Die Moderation aller Konsensuskonferenzen sowie die methodische Beratung und Begleitung während des gesamten Leitlinienaktualisierungsprozesses erfolgte durch Frau Prof. Dr. Ina Kopp, Leiterin des AWMF-Instituts für Medizinisches Wissensmanagement (AWMF-IMWi).

Expertengruppe

- Prof. Dr. Thomas Becker, Klinik für Psychiatrie und Psychotherapie II der Universität Ulm am Bezirkskrankenhaus Günzburg
- Prof. Dr. Andreas Bechdolf, Klinik für Psychiatrie, Psychotherapie und Psychosomatik, Vivantes Klinikum Am Urban, Berlin
- Prof. Dr. Peter Falkai, Klinik für Psychiatrie und Psychotherapie, Klinikum der Universität München
- Prof. Dr. Wolfgang Gaebel, Klinik und Poliklinik für Psychiatrie und Psychotherapie, LVR-Klinikum Düsseldorf, Heinrich-Heine-Universität Düsseldorf, Medizinische Fakultät
- Prof. Dr. Hermann-Josef Gertz, Klinik und Poliklinik für Psychiatrie und Psychotherapie, Universitätsklinikum Leipzig (Vertreter: Prof. Dr. Carsten Spitzer, Fachklinikum Tiefenbrunn für Psychiatrie und Psychotherapie)
- Prof. Dr. Gerhard Gründer, Zentralinstitut für Seelische Gesundheit, Mannheim
- Prof. Dr. Stefan Klingberg, Klinik für Psychiatrie und Psychotherapie der Eberhard-Karls-Universität Tübingen
- PD Dr. Markus Kösters, Klinik für Psychiatrie und Psychotherapie II, Universität Ulm am Bezirkskrankenhaus Günzburg
- Prof. Dr. Martin Lambert, Klinik für Psychiatrie und Psychotherapie, Universität Hamburg, Universitätsklinikum Hamburg-Eppendorf
- Prof. Dr. Stefan Leucht, Klinik für Psychiatrie und Psychotherapie der TU-München, München
- Prof. Dr. Wolfgang Maier, Klinik und Poliklinik für Psychiatrie und Psychotherapie, Rheinische Friedrich-Wilhelms-Universität, Universitätsklinikum Bonn
- Prof. Dr. Eva Meisenzahl, LVR-Klinikum Düsseldorf – Kliniken der Heinrich-Heine Universität Düsseldorf
- Prof. Dr. Andreas Meyer-Lindenberg, Zentralinstitut für Seelische Gesundheit, Mannheim
- Prof. Dr. Hans-Jürgen Möller, Klinik für Psychiatrie und Psychotherapie der Ludwig-Maximilians-Universität München
- Prof. Dr. Wulf Rössler, Psychiatrische Universitätsklinik Zürich, Zürich (Schweiz)
- Prof. Dr. Hans Joachim Salize, Zentralinstitut für Seelische Gesundheit, Mannheim
- Prof. Dr. Wolfgang Wölwer, Klinik und Poliklinik für Psychiatrie und Psychotherapie, LVR-Klinikum Düsseldorf – Kliniken der Heinrich-Heine-Universität Düsseldorf
Experten für den Bereich der Kinder- und Jugendpsychiatrie und -psychotherapie
- Prof. Dr. Christoph Correll, Klinik für Psychiatrie, Psychosomatik und Psychotherapie des Kindes- und Jugendalters, Charité – Universitätsmedizin Berlin
- PD Dr. Frauke Schultze-Lutter, Klinik und Poliklinik für Psychiatrie und Psychotherapie, LVR-Klinikum Düsseldorf Düsseldorf, Medizinische Fakultät, Heinrich-Heine-Universität Düsseldorf

- Prof. Dr. Stefanie J. Schmidt, Klinische Psychologie des Kindes- und Jugendalters, Abteilung für Klinische Psychologie und Psychotherapie, Universität Bern
- Prof. Dr. Benno Schimmelmann, niedergelassener Kinder- und Jugendpsychiater, Titularprofessor an der Medizinischen Fakultät der Universität Bern
- Dr. Reinhard Martens, niedergelassener Kinder- und Jugendpsychiater, Pirna

Weitere unterstützende Mitarbeiter/innen

- Dr. Andrea Hinsche-Böckenholt, LVR-Klinikum Düsseldorf – Kliniken der Heinrich-Heine-Universität Düsseldorf
- Daniela Reich-Erkelenz, M.A., Institut für Phänomik und Genomik, Klinikum der Universität München
- Anja Dorothée Streb, M.A., Klinik für Psychiatrie und Psychotherapie, Klinikum der Universität München
- Dipl.-Psych. Harald Zäske, LVR-Klinikum Düsseldorf – Kliniken der Heinrich-Heine-Universität Düsseldorf

Modul-Arbeitsgruppen

Zur Überarbeitung wurde die Leitlinie in themenspezifische Module gegliedert, die von Experten aus der Steuerungs-, Experten- und Konsensusgruppe in themenspezifischen Modul-Arbeitsgruppen (AGs) aktualisiert wurden. Diese Modul-Arbeitsgruppen (AGs) aktualisierten und erweiterten die Leitlinientexte zusammen mit den Mitgliedern der DGPPN-Steuerungsgruppe. Die Sprecher der Modul-Arbeitsgruppen waren federführend für die inhaltlichen Ausarbeitungen in Abstimmung mit den Vertretern der DGPPN-Steuerungsgruppe zuständig. Letztere waren federführend mit der Literaturbewertung und -zusammenfassung betraut. Die Mitglieder der Modul-AGs beteiligten sich an der Formulierung der Empfehlungen und Hintergrundtexte.

Modul-AG 1 Allgemeine Grundlagen	
Sprecher	Prof. Dr. Wolfgang Gaebel
Mitglieder	• Prof. Dr. Andreas Bechdolf • Prof. Dr. Thomas Becker • Prof. Dr. Peter Falkai • Prof. Dr. Alkomiet Hasan • Prof. Dr. Birgit Janssen • Prof. Dr. Martin Lambert • Prof. Dr. Wolfgang Maier • Dr. Nikolaus Melcop • Dr. Christian Raida • Prof. Dr. Jürgen Zielasek

Vertreter der DGPPN-Steuerungsgruppe: Prof. Dr. Jürgen Zielasek

Modul-AG 2 Klassifikation, Diagnostik und Differenzialdiagnostik

Sprecher	Prof. Dr. Wolfgang Maier
Mitglieder	• Prof. Dr. Andreas Bechdolf • Prof. Dr. Wolfgang Gaebel • Prof. Dr. Alkomiet Hasan • Dr. Burkhard Lawrenz • PD Dr. Frauke Schultze-Lutter • Prof. Dr. Tillmann Supprian • Prof. Dr. Stefan Wilm • Prof. Dr. Jürgen Zielasek

Vertreter der DGPPN-Steuerungsgruppe: Prof. Dr. Wolfgang Gaebel

Modul-AG 3 Allgemeine Therapie

Sprecher	Prof. Dr. Peter Falkai
Mitglieder	• Prof. Dr. Andreas Bechdolf • Prof. Dr. Wolfgang Gaebel • Prof. Dr. Alkomiet Hasan • Petra Godel-Ehrhardt • Prof. Dr. Gerhard Gründer • Prof. Dorothea von Haebler/Dr. Günter Lempa • Prof. Dr. Martin Lambert • Prof. Dr. Wolfgang Maier • Dr. Nikolaus Melcop • Dr. Christian Raida • Prof. Dr. Wulf Rössler • Prof. Dr. Stefan Wilm • Prof. Dr. Thomas Wobrock • Prof. Dr. Wolfgang Wölwer

Vertreter der DGPPN-Steuerungsgruppe: Prof. Dr. Peter Falkai

Modul-AG 4a Pharmakotherapie und andere somatische Behandlungsverfahren

Sprecher	Prof. Dr. Gerhard Gründer
Mitglieder	• Prof. Dr. Peter Falkai • Prof. Dr. Wolfgang Gaebel • Prof. Dr. Alkomiet Hasan • Dr. Sabine Köhler • Prof. Dr. Stefan Leucht • Prof. Dr. Benno Schimmelmann/Prof. Dr. Christoph Correll • Prof. Dr. Stefan Wilm • Prof. Dr. Thomas Wobrock

Vertreter der DGPPN-Steuerungsgruppe: Prof. Dr. Thomas Wobrock

Modul-AG 4b Psychotherapeutische und psychosoziale Interventionen

Sprecher	Prof. Dr. Stefan Klingberg
Mitglieder	• Prof. Dr. Josef Bäuml
	• Prof. Dr. Andreas Bechdolf
	• Eckhardt Böhle
	• Dr. Ulrike Borst
	• Beatrix Evers-Grewe
	• Petra Godel-Ehrhardt
	• Marina Knuth
	• Prof. Dorothea von Haebler/Dr. Günter Lempa
	• Prof. Dr. Alkomiet Hasan
	• Prof. Dr. Tania Lincoln
	• Dr. Nikolaus Melcop/Dr. Tina Wessels
	• Dr. Christian Raida
	• Prof. Dr. Stefanie J. Schmidt
	• Prof. Dr. Wolfgang Wölwer

Vertreter der DGPPN-Steuerungsgruppe: Prof. Dr. Wolfgang Wölwer (nicht Mitglied der DGPPN-Steuerungsgruppe, aber von dieser beauftragt, diese Funktion für Modul 4b zu übernehmen)

Modul-AG 4c Behandlung unter besonderen Bedingungen

Sprecher	Prof. Dr. Thomas Wobrock
Mitglieder	• Dr. Beate Baumgarte
	• Prof. Dr. Christoph Correll
	• Prof. Dr. Gerhard Gründer
	• Prof. Dorothea von Haebler/Dr. Günter Lempa
	• Prof. Dr. Alkomiet Hasan
	• Dr. Reinhard Martens
	• Prof. Dr. Benno Schimmelmann
	• Prof. Dr. Stefanie J. Schmidt
	• PD Dr. Frauke Schultze-Lutter
	• Prof. Dr. Tillmann Supprian

Vertreter der DGPPN-Steuerungsgruppe: Prof. Dr. Alkomiet Hasan

Modul-AG 4d Rehabilitation

Sprecher	Prof. Dr. Thomas Becker
Mitglieder	• Prof. Dr. Wulf Rössler
	• Prof. Dr. Katarina Stengler
	• Prof. Dr. Jürgen Zielasek

Vertreter der DGPPN-Steuerungsgruppe: Prof. Dr. Jürgen Zielasek

Modul-AG 5 Versorgungskoordination

Sprecher	Prof. Dr. Peter Falkai
Mitglieder	• Prof. Dr. Wolfgang Gaebel • Petra Godel-Ehrhardt • Prof. Dr. Alkomiet Hasan • Prof. Dr. Martin Lambert • Prof. Dr. Eva Meisenzahl • Dr. Nikolaus Melcop • Dr. Christian Raida • Prof. Dr. Wulf Rössler • Prof. Dr. Wilm • Prof. Dr. Thomas Wobrock

Vertreter der DGPPN-Steuerungsgruppe: Prof. Dr. Thomas Wobrock

Modul-AG 6 Kosteneffektivität der Behandlung

Sprecher	Prof. Dr. Hans Joachim Salize
Mitglied	• Prof. Dr. Alkomiet Hasan

Vertreter der DGPPN-Steuerungsgruppe: Prof. Dr. Alkomiet Hasan

Modul-AG 7 Qualitätsmanagement

Sprecher	PD Dr. Markus Kösters
Mitglieder	• Prof. Dr. Wolfgang Gaebel • Prof. Dr. Birgit Janssen

Vertreter der DGPPN-Steuerungsgruppe: Prof. Dr. Birgit Janssen

Besondere Hinweise

Die in dieser Leitlinie verwendete männliche Form bezieht selbstverständlich die weibliche Form und die diverse Form mit ein. Auf die Verwendung aller drei Geschlechtsformen wird lediglich mit Blick auf die bessere Lesbarkeit des Textes verzichtet. Der Text ist geschlechtsneutral und wertfrei zu verstehen.

Die Medizin unterliegt einem fortwährenden Entwicklungsprozess, so dass alle Angaben, insbesondere zu diagnostischen und therapeutischen Verfahren, immer nur den Wissensstand zur Zeit der Beendigung der Recherchen und der Drucklegung der S3-Leitlinie entsprechen können. Hinsichtlich der angegebenen Empfehlungen zur Diagnostik und Therapie und der Auswahl sowie Dosierungen von Medikamenten, psychotherapeutischen und psychosozialen Verfahren wurde die größtmögliche Sorgfalt beachtet. Gleichwohl werden die Benutzer im Falle der Anwendung von Medikamenten aufgefordert, die Beipackzettel und Fachinformationen der Hersteller zur Kontrolle heranzuziehen und im Zweifelsfall einen Spezialisten zu konsultieren. Der Benutzer dieser Leitlinie bleibt selbst verantwortlich für jede diagnostische und therapeutische Applikation. Bei der Verordnung von nicht für eine Indikation zugelassenen Medikamenten (oder anderen in dieser Leitlinie dargestellten therapeutischen Verfahren) müssen die „Off Label Use" Kriterien berücksichtigt werden. Dieses wurde an den entsprechenden Stellen wie folgt hervorgehoben:

„Hierbei (therapeutischen Maßnahme) handelt es sich um einen **Off-Label Gebrauch**. Unter „Off-Label-Use" wird der zulassungsüberschreitende Einsatz eines Arzneimittels verstanden, insbesondere bei der Anwendung eines zugelassenen Arzneimittels außerhalb der von den nationalen oder europäischen Zulassungsbehörden genehmigten Anwendungsgebiete (Definition des G-BA).

Um die Substanzen als Off-Label Gebrauch in der klinischen Praxis einzusetzen, müssen folgende Kriterien erfüllt sein:

- nachgewiesene Wirksamkeit;
- günstiges Nutzen-Risikoprofil;
- fehlende Alternativen – Heilversuch.

Weiterhin hat der behandelnde Arzt eine besondere Aufklärungspflicht über mögliche Konsequenzen (keine Herstellerhaftung usw.) gegenüber dem Patienten. Eine gemeinsame Entscheidungsfindung ist notwendig.

Leitlinien der Wissenschaftlichen Medizinischen Fachgesellschaften sind systematisch entwickelte Hilfen für Ärzte zur Entscheidungsfindung in spezifischen Situationen. Sie beruhen auf aktuellen wissenschaftlichen Erkenntnissen und in der Praxis bewährter Verfahren und sorgen für mehr Sicherheit in der Medizin, sollen aber auch ökonomische Aspekte berücksichtigen. Diese Leitlinien sind für Ärzte rechtlich nicht bindend und haben daher weder haftungsbegründende noch haftungsbefreiende Wirkung.

Irrtümer und Druckfehler bei der Publikation von Leitlinien können auch bei der Anwendung größtmöglicher Sorgfalt nicht ganz ausgeschlossen werden. Zudem berücksichtigen Leitlinien, insbesondere bei Empfehlungen zu Arzneimitteltherapien, immer nur abstrakte Nutzen-Risiko-Potenziale. Die Ärzte, die Leitlinienempfehlungen zu Arzneimitteltherapien anwenden, müssen daher immer das im Einzelfall vorherrschende Nutzen-Risiko-Profil des einzelnen Patienten beachten. Daher haften die Autoren, Mitglieder der Steuerungsgruppen, die Experten, die Mitglieder der Konsensusgruppe und andere am Leitlinienerstellungsverfahren beteiligte Personen nicht für Schäden, die durch eine fehlerhafte oder unterbliebene Diagnostik oder Behandlung im Einzelfall entstehen.

In dieser Leitlinie sind eingetragene Warenzeichen an den meisten Stellen nicht besonders kenntlich gemacht. Es kann also aus dem Fehlen eines entsprechenden Hinweises an anderer Stelle nicht geschlossen werden, dass es sich um einen freien Warennamen handelt.

Die vorliegende völlig überarbeitete S3-Leitlinie Schizophrenie beinhaltet eine systematische Zusammenstellung der verfügbaren Evidenz zum diagnostischen Vorgehen, zur Behandlung und Versorgung von Menschen mit einer Schizophrenie. Die erarbeiteten 162 Schlüsselempfehlungen und acht Statements sind das Ergebnis eines umfassenden strukturierten Konsensprozesses. Die neue S3-Leitlinie Schizophrenie ist nicht nur eine aktualisierte Version der früheren S2- und S3-Versionen der DGPPN-Leitlinien, sondern sie umfasst auch viele neue Elemente. Entscheidend ist für alle Phasen und Aspekte des Versorgungsprozesses dabei das multiprofessionelle und multimodale Vorgehen bei durchgehend empathisch-wertschätzender therapeutischer Haltung.

Die neue S3-Leitlinie gliedert sich in verschiedene Module. Beginnend mit der Darstellung allgemeiner Grundlagen (Modul 1) folgt zunächst das Diagnostik-Modul (Modul 2). Hier wurde die Bedeutung der psychopathologischen, vor allem aber auch der somatischen Differenzial- und Verlaufsdiagnostik ausführlich bearbeitet. Die verschiedenen nun folgenden Therapiemodule gliedern sich in einen allgemeinen Teil (Modul 3), sowie in einen Teil zu spezifischen Therapieverfahren (Modul 4). Dieses wiederum untergliedert sich in das Modul 4a für Pharmakotherapie und andere somatische Therapieverfahren (inklusive ausführlicher Darstellung zur Diagnostik und Behandlung unerwünschter Nebenwirkungen), in das Modul 4b für psychotherapeutische und psychosoziale Interventionen, in das Modul 4c zur Behandlung unter besonderen Bedingungen, sowie in das Modul 4d zur Rehabilitation. Mit dem Modul 5 wurde eine umfassende Darstellung der Versorgungskoordination eingefügt, die insbesondere auch auf Lücken in der Versorgung von Menschen mit einer Schizophrenie hinweist und Entwicklungsperspektiven aufzeigt. Schließlich folgen das Modul 6, welches sich mit der Kosteneffektivität der Behandlung auseinandersetzt, und das Modul 7, das sich dem Thema Qualitätsmanagement widmet.

Eine Besonderheit der Leitlinie ist die Darstellung von Diagnostik und Therapie über die gesamte Lebensspanne, die sich am Verlauf der Erkrankung orientiert und dabei auch die Notwendigkeit der Kooperation über die Fächergrenzen hinaus verdeutlicht.

Die relative hohe Anzahl an sogenannten „KKP"-Empfehlungen (Klinischer Konsensus-Punkt) verdeutlicht, dass trotz umfassender Forschung weiterhin viele Bereiche in der Diagnostik, Behandlung und Versorgung von Menschen mit einer Schizophrenie weiterhin im Sinne einer „Guten Klinischen Praxis" auf klinischem Konsens beruhen und auch weiterhin der wissenschaftlichen Überprüfung bedürfen.

Wir möchten an dieser Stelle allen Beteiligten für die kontinuierliche, engagierte und konstruktive Mitarbeit über den Zeitraum von mehreren Jahren sehr herzlich danken. Ohne die im Vorspann der Leitlinie genannten Personen und Gruppierungen wäre die Entstehung dieser Leitlinie nicht möglich gewesen.

Düsseldorf und München

Wolfgang Gaebel
Peter Falkai
Alkomiet Hasan

März 2019

Im Folgenden sind **alle A-Empfehlungen (soll/soll nicht)** der S3-Leitlinie
Schizophrenie mit Verweis auf die jeweilige Position in der Leitlinie dargestellt. Für eine
schnelle Zuordnung der Empfehlungen in der klinischen Praxis wurden die jeweiligen
Themenbereiche/Indikationen der A-Empfehlungen in der folgenden Tabelle ergänzt.

Themenbereich	Empfehlung	Modul	Seitenzahl
Dosierung von Antipsychotika (niedrigst mögliche Dosierung), Besonderheit der Dosierung bei Ersterkrankung	22	4a	73
Abfrage des Response Status nach Initiierung einer antipsychotischen Behandlung	29	4a	76
Anwendung von Antipsychotika in Monotherapie	32	4a	81
Anwendung von Antipsychotika nach Berücksichtigung des Risiko-Nutzen-Profils und Orientierung an Nebenwirkungen	34	4a	82
Anwendung von Antipsychotika für die Rezidivprophlyaxe	36	4a	85
Auswahl des Antipsychotikums für die Rezidivprophlyaxe	37	4a	85
Anwendung von Clozapin bei gesicherter medikamentöser Behandlungsresistenz	43	4a	99
Anwendung einer Monotherapie bei medikamentöser Behandlungsresistenz	46	4a	103
Keine augmentative Behandlung mit Carbamazepin, Lithium, Lamotrigin oder Valproat	47	4a	104
Maßnahmen und Zeitpunkt der psychotherapeutischen und psychosozialen Interventionen bei antipsychotikainduzierter Gewichtszunahme	55	4a	133
Metformin und (Topiramat) (off-label) zur Behandlung antipsychotikainduzierter Gewichtszunahme nachdem psychotherapeutische und psychosoziale Maßnahmen angewendet worden sind, und wo kein Wechsel des Antipsychotikums möglich ist	56	4a	134
Strukturierte Psychoedukation für Menschen mit einer Schizophrenie, Einbeziehung von Angehörigen und anderen Vertrauenspersonen	59	4b	150
Anwendung der kognitiven Verhaltenstherapie bei der Ersterkrankung	60	4b	153

Anwendung der kognitiven Verhaltenstherapie unabhängig vom Erkrankungsstadium	61	4b	154
Anwendung von Familieninterventionen bei Ersterkrankung	70	4b	165
Einbeziehung von Angehörigen und anderen Vertrauenspersonen bei akuter Exazerbation oder nach einem Rezidiv	72	4b	165
Anwendung Training sozialer Fertigkeiten	74	4b	167
Anwendung kognitiver Remediation	75	4b	169
Erstellung von Krisenplänen und Behandlungsvereinbarungen	85	4c	188
Anwendung der EKT bei pernizöser Katatonie nach erfolgloser Anwendung von Lorazepam	95	4c	195
Optimierung der antipsychotischen Medikation bei bestehenden depressiven Symptomen	100	4c	200
Anwendung von Antidepressiva bei persistierenden depressiven Symptomen trotz Optimierung der antipsychotischen Medikation	102	4c	201
Spezifische leitliniengerechte psychotherapeutische/ psychosoziale Behandlung bei komorbider Alkoholabhängigkeit	111	4c	210
Anwendung von Antipsychotika bei Menschen mit einer Schizophrenie < 18 Jahre, Risiko-Nutzen-Evaluation, Monotherapie	120	4c	227
Anwendung der kognitiven Verhaltenstherapie bei der Ersterkrankung bei Menschen mit einer Schizophrenie < 18 Jahre	123	4c	233
Familieninterventionen bei Menschen mit einer Schizophrenie < 18 Jahre	124	4c	233
Anwendung psychotherapeutischer und psychosozialer Interventionen bei Menschen mit einer Schizophrenie > 65 Jahre	129	4c	239
Multiprofessionelle Behandlung von Menschen mit einer ersten Episode einer Schizophrenie	132	4c	244
Stufenschema der Behandlung von Menschen mit einem erhöhten Psychoserisiko (primäre Anwendung KVT)	136	4c	254
Rasche Integration in den allgemeinen Arbeitsmarkt mit notwendiger Unterstützung (Supported Employment)	141	4d	271
Aufsuchender Ansatz zur Vermeidung von Behandlungsabbrüchen	150	5	283
Aufsuchende Behandlung in dem gewohnten Lebensumfeld	151	5	283

Inhaltsverzeichnis

Inhaltsverzeichnis

Inhalt dieser Praxis-Leitlinie sind Diagnostik und Therapie der Schizophrenie (ICD-10: F20; die Revisionsfassung der ICD-11 steht kurz vor der Veröffentlichung). Ziel ist es, den in der Versorgung von Menschen mit einer Schizophrenie Tätigen eine systematisch entwickelte Hilfe zur Entscheidungsfindung in bestimmten Situationen zu bieten und hierzu die wissenschaftlich fundierten Diagnostik-, Behandlungs-, Rehabilitations- und Versorgungsverfahren darzustellen und zu bewerten. Durch diese Empfehlungen sollen die Anwendung von wirksamen Verfahren gefördert, die von kaum oder nicht wirksamen Verfahren sowie Nebenwirkungen verringert und damit die Behandlungsqualität verbessert werden. Leitlinien sollen Behandler und Betroffene auch dazu befähigen, informierte Entscheidungen in Diagnostik und Therapie unter spezieller Berücksichtigung der bei den Betroffenen vorliegenden individuellen Besonderheiten und der verfügbaren Ressourcen im Einzelfall gemeinsam zu treffen.

© Deutsche Gesellschaft für Psychiatrie und Psychotherapie, Psychosomatik und Nervenheilkunde e. V. (DGPPN) 2019
W. Gaebel et al., *S3-Leitlinie Schizophrenie*,
https://doi.org/10.1007/978-3-662-59380-6_1

1.1   Krankheitskonzept und Ätiopathogenese

Die einer Schizophrenie zugrundeliegenden Erlebens- und Verhaltensstörungen gehören zu den ältesten Krankheitserscheinungen der Menschheit. Die moderne klinische Geschichte der Schizophrenie beginnt mit den Untersuchungen von Emil Kraepelin, Eugen Bleuler und Kurt Schneider Ende des 19. bis Mitte des 20. Jahrhunderts. Schizophrenie ist eine klinisch definierte psychische Störung mit einem typischen psychopathologischen Symptomprofil (Syndrom), unterschiedlichen klinischen Verlaufsformen mit überwiegend episodischem Verlauf, wahrscheinlich heterogenen Ursachen und pathogenetischen Mechanismen. Eugen Bleuler [1], der den Begriff Schizophrenie unter dem Eindruck der Psychoanalyse 1908 prägte, unterschied neben Primär- und Sekundärsymptomen vor allem Grund- und akzessorische Symptome, die der in der heutigen Diagnostik gültigen Unterscheidung von Positiv- und Negativsymptomatik bereits weitgehend entsprechen. Kurt Schneider [2] führte 1950 eine hierarchische Ordnung der Symptomatik in Symptome ersten und zweiten Ranges ein. Die Charakterisierung als „Krankheitsentität" und die des Verlaufs als ausschließlich „progredient", wie von Emil Kraepelin 1893 [3] mit dem Konzept der Dementia praecox vorgeschlagen, ist aus heutiger Sicht aufgrund der Vielfalt der Erscheinungsbilder und Verlaufsformen der Schizophrenie nur bedingt haltbar, wie es Bleuler bereits vor mehr als hundert Jahren mit seiner Bezeichnung „Gruppe der Schizophrenien" zum Ausdruck gebracht hatte. Kraepelin kommt der Verdienst zu, die klinische Dichotomie der schizophrenieähnlichen und affektiven Erkrankungen herausgearbeitet zu haben.

Inwieweit Schizophrenie ein nosologisch einheitliches Krankheitsbild bezeichnet, steht weiter in Frage [4]. In diesem Zusammenhang werden unter anderem die differentialdiagnostische Abgrenzbarkeit zu verwandten Erkrankungen wie den bipolaren Störungen und zu nicht-pathologischen Zuständen im Sinne eines Kontinuums psychoseähnlicher Erlebnisse und psychotischer Symptome (siehe Kap. 2) diskutiert. Neben bis dato unveränderbaren Trait-Faktoren, wie z. B. genetischen Merkmalen (Suszeptibilitätsgene), werden entwicklungs- und umgebungsbedingte Faktoren wie Schwangerschafts- und Geburtskomplikationen, Mangelernährung, Drogenkonsum oder Virusinfektionen der Mutter, prämorbides Intelligenzniveau und frühkindliche Traumata sowie psychosoziale Faktoren zur Erklärung der individuell heterogenen und multifaktoriellen Ätiopathogenese einer Disposition zur Schizophrenie in Betracht gezogen. Die intra- und interindividuell unterschiedliche Kombination dieser Faktoren kann bei nicht ausreichend vorhandenen psychophysischen Bewältigungsmöglichkeiten (coping) [5] oder Resilienzfaktoren [6, 7] zur klinischen Erkrankungsmanifestation führen (state). Dabei wird von der multiple-hit Hypothese das Zusammenwirken mehrerer krankheitsauslösender Faktoren als essentiell angesehen [8]. Neurobiochemisch findet dieser Zustand seinen Ausdruck unter anderem in einer für die Krankheitsentwicklung maßgeblichen

Überaktivität des mesolimbischen dopaminergen Systems sowie anderer Neurotransmitter-Systeme [9]. Hirnpathomorphologisch sind sowohl Nerven- und Gliazellen als auch Verbindungsbahnen des Gehirns betroffen (Dyskonnektivitäts-Hypothese) [10–12]. Hiermit in Zusammenhang stehen Störungen der Kommunikation verschiedener Gehirnareale und damit der modularen Struktur und Organisation von Gehirnfunktionen [13, 14]. Immunhistologische Studien zeigen, dass auch eine lokale Aktivierung von Mikroglia-Zellen des Gehirns erfolgt [15]. Gegenstand der neurowissenschaftlichen Forschung ist die Frage, wie sich solche morphologischen und funktionellen Netzwerkveränderungen ausbilden und über welche Mechanismen sie sich kontextabhängig klinisch auswirken [16].

Ein der Schizophrenie sehr ähnliches klinisches Bild entsteht zum Beispiel in den frühen Phasen der autoimmunen Enzephalitiden, bei denen sich Autoantikörper gegen N-Methyl-D-Aspartat-Rezeptoren oder auch andere Rezeptoren des Gehirns bilden [17–19]. Die Autoimmunenzephalitiden und deren Stellung im differentialdiagnostischen Algorithmus der Schizophrenien werden in Kap. 2 näher beschrieben. Befunde aus genomweiten Assoziationsstudien und experimentell-neuropathologischen Arbeiten deuten darauf hin, dass der MHC-Komplex mit der Schizophrenie assoziiert zu sein scheint [20, 21].

Familien-, Adoptions- und Zwillingsstudien weisen darauf hin, dass der Anteil erblicher Faktoren an der phänotypischen Varianz zwischen 60 % bis 80 % liegt [22]. Das Risiko für die Entwicklung einer Schizophrenie ist bei Angehörigen Betroffener in Abhängigkeit vom Verwandtschaftsgrad gegenüber der Gesamtbevölkerung erhöht [23]. So liegt beispielsweise die Erkrankungswahrscheinlichkeit monozygoter Zwillinge bei 45–50 %. Mittlerweile konnten mehr als 100 Risikogene, welche in Entwicklungs- und Regulationsprozesse des Gehirns sowie in immunologische Prozesse eingreifen, identifiziert werden [21]. Der einzelne Beitrag dieser Gene ist sehr klein und eine Vielzahl von möglichen genetischen Risikofaktoren kann in interindividuell unterschiedlicher Kombination und Häufigkeit das Erkrankungsrisiko erhöhen, sodass genetische Testung bislang noch keinen Einzug in die Routinediagnostik gefunden hat.

Neben den beschriebenen genetischen und neurobiologischen Veränderungen spielen Umweltfaktoren wie psychosoziale Stressoren eine wichtige Rolle bei der Ätiopathogenese der Disposition und Manifestation der Schizophrenie. Bedeutende Risikofaktoren für die potenzielle Entwicklung einer Schizophrenie sind der Cannabis- und der Amphetamin-Gebrauch [24, 25]. Geburts- und Schwangerschaftskomplikationen wie beispielsweise Virusinfektionen, psychosoziale Stressoren wie Kindheitstraumata, das Aufwachsen in einer städtischen Umgebung, Migrationshintergrund oder eine verminderte Stress-Toleranz sind weitere Faktoren, die das Auftreten einer Schizophrenie begünstigen können, wobei noch unklar ist, ob eine zusätzliche genetische Disposition unbedingt erforderlich ist [26].

Zunehmend werden Interaktionen zwischen neurobiologischen und psychosozialen Faktoren mit Einfluss auf die Gehirnentwicklung berichtet, die zur Krankheitsentstehung beitragen [27–32]. Diese Zusammenhänge bilden den Kern des Neuroentwicklungsmodells (neurodevelopmental model) [33], in dem auf der Grundlage einer genetischen Disposition Lebenserfahrungen und Umweltfaktoren interagieren, Entwicklungsstörungen des Gehirns verursacht werden und so schließlich zur Schizophrenie führen können [34]. Dabei spielen auch kognitive Verzerrungen wie voreiliges Schlussfolgern, gestörte Aufmerksamkeitsprozesse, Schwierigkeiten in der Emotionsregulation sowie der Beziehungsgestaltung (v. a. Nähe-Distanz-Regulation) oder die Reaktivierung dysfunktionaler Schemata über sich selbst und Andere eine Rolle [35–39], welche als therapeutisch modifizierbare Faktoren in kognitiv-psychotherapeutischen Verfahren Ziele der therapeutischen Einwirkung darstellen (siehe Kap. 6).

Integrative ätiopathogenetische Modelle [26, 28, 40, 41] laufen darauf hinaus, dass auf Grundlage einer polygenetisch und/oder individuellen entwicklungsgeschichtlich determinierten Vulnerabilität die klinische Krankheitsmanifestation durch Lebensereignisse und Umweltfaktoren (z. B. Cannabis- oder Amphetamin-Gebrauch, Infektionen) befördert oder inhibiert wird (Resilienzfaktoren). Diese Faktoren modulieren offensichtlich auch die Symptomausprägung (pathoplastische Einwirkungen), wodurch es zu interindividuell heterogenen Ausprägungsformen der Symptomatik und des Verlaufs kommen kann.

1.2   Diagnostik und Klassifikation

Schizophrenie ist durch ein charakteristisches psychopathologisches Muster der Störung in Bereichen wie Wahrnehmung, Denken, Ich-Funktionen, Affektivität, Antrieb und Psychomotorik sowie zeitlich definierte Verlaufsmerkmale gekennzeichnet. Bezeichnend sind einerseits episodisch auftretende, akute psychotische Zustände (gekennzeichnet durch psychopathologische Befunde wie Wahn, Halluzinationen sowie Denk- und Ich-Störungen) und andererseits Beeinträchtigungen mit individuell und interindividuell im Zeitverlauf variablen, remittierenden oder langfristig persistierenden, chronischen psychotischen Phänomenen, kognitiven Störungen oder Störungen von Antrieb, Affektivität und Psychomotorik. Details hierzu finden sich in Kap. 2. Symptome und Differenzialdiagnose der Schizophrenie werden in der internationalen Klassifikation psychischer Störungen der Weltgesundheitsorganisation (WHO, ICD-10 Kapitel V (F)) beschrieben. Schizophrenie (F20) wird dort in der Gruppe F20-F29 (Schizophrenie, schizotype und wahnhafte Störungen) aufgeführt (siehe Tab. 1.1).

Die Kriterien der Krankheits-Klassifikation nach ICD-10 umfassen neben den charakteristischen Symptomen, die über mindestens einen Monat vorhanden gewesen sein müs-

Code	Bezeichnung
F20	Schizophrenie
F21	Schizotype Störung
F22	Anhaltende wahnhafte Störung
F23	Vorübergehende psychotische Störung
F24	Induzierte wahnhafte Störung
F25	Schizoaffektive Störung
F28	Andere nichtorganische psychotische Störung
F29	Nicht näher bezeichnete nichtorganische Psychose

Tab. 1.1 Schizophrenie, schizotype und wahnhafte Störungen nach ICD-10

sen, den diffentialdiagnostischen Ausschluss möglicher somatischer Ursachen. Weitere Details hierzu finden sich in Kap. 2. Aktuell befindet sich die ICD-10 in Revision durch die WHO. Verabschiedung und Veröffentlichung der ICD-11 sind für 2019 geplant, Schizophrenie wird im dortigen Kapitel 6 „Mental, behavioural or neurodevelopmental disorders" unter der Kategorie „Schizophrenia or other primary psychotic disorders" mit dem Code 6A20 geführt werden [42–44].

> **Infobox**
> Ein Ausblick auf die ICD-11 sowie die Darstellung der neuen Codes finden sich auf der entsprechenden Website der Weltgesundheitsorganisation (WHO) (https://icd.who.int/).

1.3 Epidemiologie

Prävalenz

Die Punktprävalenz, d. h. die Anzahl der zu einem definierten Zeitpunkt in einer bestimmten Bevölkerung als an Schizophrenie erkrankt diagnostizierten Personen, wird in internationalen Studien im Median mit 4,6 pro 1000 Einwohner angegeben [45, 46]. Die Lebenszeitprävalenz, d. h. das Risiko einer bestimmten Person, im Laufe des Lebens an Schizophrenie zu erkranken, liegt in internationalen Studien im Median bei 4,8–7,2 pro 1000 Einwohner [45, 47].

Inzidenz

Als Inzidenz wird die Anzahl neuer Erkrankungsfälle innerhalb eines definierten Zeitraums bezeichnet. Die Jahresinzidenz liegt in internationalen Studien im Median bei 15 Fällen pro 100.000 Einwohner [45]. Die Inzidenz ist in städtischen Regionen im Vergleich zu städtisch-ländlich gemischten Regionen etwas erhöht (städtisch 19 Fälle pro 100.000 Einwohner, städtisch-ländlich 13,3 Fälle pro 100.000 Einwohner).

Altersverteilung

Die Erkrankung tritt bevorzugt erstmals zwischen dem 15. und dem 35. Lebensjahr, bei ca. 65 % der Betroffenen bereits vor dem 30. Lebensjahr auf. Ein Erkrankungsbeginn vor dem 13. oder nach dem 40. Lebensjahr ist selten, wobei diskutiert wird, dass bis zu einem Drittel aller Fälle einer Schizophrenie eine Spätmanifestation darstellen (siehe Kap. 2).

Geschlechterverteilung

Das Lebenszeitrisiko der Geschlechter ist annähernd gleich, wobei die Studienlage uneinheitlich ist [45]. Männer werden etwa 3–4 Jahre früher als Frauen diagnostiziert [48]. Noch ist unkar, ob dies durch akzelierten oder auffälligeren Erkrankungsbeginn bedingt ist. Frauen weisen im Menopausenalter eine höhere Erkrankungsrate als gleichaltrige Männer auf [49].

Sozioökonomischer Status

Unter Personen mit niedrigem Bildungsabschluss und niedrigem sozioökonomischem Status ist die Krankheit gehäuft zu finden. Nicht abschließend geklärt ist die Frage, ob das gehäufte Auftreten der Erkrankung in benachteiligten sozialen Schichten auf eine soziale Mitverursachung oder einen sozialen Abstieg der Betroffenen (social selection vs. social drift) zurückzuführen ist.

Komorbidität und Mortalität

Die häufigste komorbide psychische Störung bei Menschen mit einer Schizophrenie ist der Substanzmissbrauch, von dem 50–80 % der Erkrankten betroffen sind [50, 51]. Menschen mit Schizophrenie weisen im Vergleich zur Gesamtbevölkerung eine auf das 2,6-fach erhöhte altersstandardisierte Mortalitätsrate auf [45]. Die Lebenserwartung ist um ca. 15 Jahre verringert [52, 53]. Zu der niedrigeren Lebenserwartung tragen somatische Komorbiditäten und eine erhöhte Rate an Suiziden und Unfällen mit Todesfolge bei [54–57]. Desweiteren spielen Lebensstil-Faktoren (z. B. erhöhte Rate an Rauchern unter den von einer Schizophrenie Betroffenen), niedrige Behandlungsraten, z. B. kardialer Erkrankungen [58, 59], und eine unzureichende Inanspruchnahme medizinischer Versorgungsleistungen eine Rolle [60, 61]. Weitere Details zu somatischen Komorbiditäten sind in Kap. 2 dargestellt.

1.4 Verlauf und Prognose

Erkrankungsbeginn

Dem Vollbild der Erkrankung geht in der Regel ein bis zu mehrere Jahre dauerndes Vorstadium voraus, welches durch Störungen von Kognition, Affekt und sozialem Verhalten gekennzeichnet ist. In dieser Phase sind die diagnostischen Klassifikationskriterien der Schizophrenie nicht erfüllt. Die Abgrenzung dieser Auffälligkeiten gegenüber Besonderheiten der prämorbiden Persönlichkeit oder passageren Entwicklungsauffälligkeiten ist zu beachten. In den letzten zwei Jahrzehnten wurden jedoch Kriterien entwickelt, welche prinzipiell die prädiktive Identifikation von Menschen mit erhöhtem Psychoserisiko für den Übergang in die manifeste Erkrankung erlauben [62], und es wurden Interventionen entwickelt, die dieses Übergangsrisiko klinisch relevant reduzieren können [63] (siehe Kap. 2, 7 und 9).

Verlauf
Der Verlauf zeigt trotz hoher inter- wie intraindividueller Variabilität verschiedene typische Grundformen. Nach mehr oder weniger akuter erster Krankheitsepisode mit Manifestation psychotischer Symptomatik kann es bei etwa 20 % der Betroffenen zu einer Wiederherstellung der seelischen Gesundheit (Remission; [64]) ohne späteres Rezidiv kommen. Die Vollremission (gegenüber einer Teilremission) nach Erstmanifestation ist für den weiteren postakuten Genesungsverlauf sicher günstig, aber für den weiteren Verlauf prognostisch nicht eindeutig – bei etwa zwei Dritteln der Betroffenen kann es zu einem episodischen Verlauf kommen, bei dem in den folgenden Jahren erneute psychotische Episoden auftreten. Hier werden zwei episodische Verlaufsformen beobachtet, bei denen es zwischen einzelnen Krankheitsepisoden zu klinischer Vollremission und wiedergewonnener Funktionalität oder zu Teilremissionen mit abgeschwächter, aber persistierender Symptomatik in Form psychotischer Symptome, Störungen von Antrieb, Affektivität und Psychomotorik (Negativsymptomatik) sowie neurokognitiven Störungen und Funktionalitätseinbußen kommt. Bei weiteren etwa 5–10 % der Betroffenen kommt es zu chronisch-progredienten Verläufen ohne abgrenzbare einzelne Krankheitsepisoden.

Erfassung und Beurteilung des Verlaufs hängen davon ab, welche Konzepte und Kriterien des unbehandelten und behandelten Verlaufs sowie des kurz-, mittel- und langfristigen Verlaufsausgangs zugrunde gelegt werden. In den vergangenen Jahren sind neben Konzepten der Remission mit vorrangig psychopathologischer Symptomreduktion unter anderem im Rahmen von Recovery-Konzepten komplexe Zielkonstrukte wie Verbesserung des psychosozialen Funktionsniveaus, Lebensqualität, Selbstbestimmung, Selbstwirksamkeit, Hoffnung oder soziale Teilhabe (Inklusion) stärker in den Vordergrund gerückt. Aus wenigen Langzeitstudien gibt es Hinweise, dass in einer Subgruppe (siehe auch Kap. 7) Spontanremissionen und/oder Recovery [65] auch ohne antipsychotische Behandlung möglich sind [66, 67]. Randomisierte kontrollierte Studien zu dieser Thematik liegen allerdings derzeit nicht vor. Je nach Definition [65, 68–71] wird unter Recovery die Kombination von klinischer Remission und sozialer (Re-) Integration verstanden, oder aber der Schwerpunkt vorrangig darauf gelegt, ein selbstbestimmtes Leben unter Integration eigener Krankheitserfahrungen und gegebenenfalls vorliegender krankheitsbedingter Einschränkungen führen zu können, ohne dass Recovery in diesem Konzept notwendig mit Symptomfreiheit einhergehen müsste. Dennoch ist davon auszugehen, dass zumindest eine Partialremission auch bei dieser Verlaufsvariante günstig ist, insbesondere was das Vorliegen von kognitiver und negativer Symptomatik angeht [72, 73].

Schließlich sei erwähnt, dass vor allem in Langzeitstudien auch der Endpunkt „Mortalität" für die Verlaufsbeurteilung verwendet werden kann, da die erhöhte Mortalität bei Menschen mit einer Schizophrenie mit einer erheblichen Verkürzung der Lebenserwartung verbunden ist (siehe Kap. 2).

Prognostisch relevante Faktoren
Trotz vieler Untersuchungen früherer Jahrzehnte zur verlaufsprognostischen Rolle psychosozialer, klinischer und personaler Faktoren, deren Berücksichtigung zum Teil auch weiterhin therapeutische Bedeutung hat, ist es bisher nicht gelungen, einen definitiven individuellen verlaufsprognostischen Algorithmus zu entwickeln [74]. Es ist gut belegt, dass eine längere Dauer der nicht spezifisch behandelten initialen psychotischen Episode (DUP, Duration of Untreated Psychosis) ein ungünstiger prognostischer Faktor für Therapieresponse und längerfristigen Verlauf ist [75, 76] (siehe auch Kap. 7). Auch liegen deutliche Hinweise dafür vor, dass die Verzögerung einer stationären oder ambulanten psychosozialen Behandlung einen Prädiktor ungünstiger Behandlungsverläufe darstellt [77]. Während die langfristige Verlaufsentwicklung aus dem initialen Verlaufstrend der psychotischen Symptomatik nicht verlässlich vorherzusagen ist [78], sind persistierende Negativsymptomatik und neurokognitive Störungen im Hinblick auf die psychosoziale Funktionsfähigkeit der Betroffenen prognostisch besonders ungünstig [72, 73]. Nicht verhinderte, unbehandelte Erkrankungsrezidive sind ebenfalls ein prognostisch ungünstiger Faktor, da mit jedem neuen Rezidiv – abgesehen von den psychosozialen Folgen – auch die Therapieresponse abnimmt.

1.5 Stigmatisierung

An Schizophrenie erkrankte Menschen leiden unter dem der Krankheit anhaftenden Stigma und der damit verbundenen Diskriminierung [79]. Dabei betrifft das Stigma nicht nur die Betroffenen selbst, sondern auch Personen in deren engem sozialen Umfeld sowie Berufsgruppen, Institutionen und Behandlungsformen, die mit dieser psychischen Erkrankung in Verbindung stehen. Das Stigma der Schizophrenie, das unter allen psychischen Erkrankungen mit am stärksten ist, ist speziell geprägt von negativen Stereotypen der Unkontrollierbarkeit und Gefährlichkeit. Stigmatisierende Einstellungen der Öffentlichkeit sind in den vergangenen Jahren stärker angestiegen und offenbar mit der steigenden Tendenz zu biogenetischen Krankheitsmodellen der Schizophrenie assoziiert [80], was im Rahmen von Antistigmaprogrammen für eine stärkere Propagation integrierter biopsychosozialer Modelle spricht.

Die betroffenen Personen stehen vor der Aufgabe, neben der Erkrankung mit ihren Folgen auch Stigma und Diskriminierung – als „zweite Erkrankung" bezeichnet [81] – bewältigen zu müssen (Stigma-Coping). Die Folgen des Stigmas äußern sich in geringem Selbstwert, reduzierter Selbstwirksamkeit, fehlender Verfolgung individueller Lebensziele und verminderter Lebensqualität [82]. Zudem sind Betroffene mit stark ausgeprägter Selbststigmatisierung weniger motiviert, professionelle Hilfe und Therapieempfehlungen in Anspruch zu nehmen.

1.6 Fremdaggressivität und Gewalterfahrung

Wenngleich das Risiko zur Fremdaggressivität bei an Schizophrenie Erkrankten ausweislich einer Meta-Analyse erhöht ist, zeigen sich doch erhebliche Unterschiede zwischen den Einzelstudien [83]. Unbehandelte psychotische Symptome im Rahmen einer Schizophrenie sowie Substanzmissbrauch und weitere Faktoren stellen wesentliche Risikofaktoren für Fremdaggressivität dar [84, 85]. Präventiv und therapeutisch spielen vor allem psychosoziale Verfahren zur Deeskalation neben medikamentösen Verfahren eine wichtige Rolle. Weitere Details hierzu finden sich in Kap. 7 sowie in der AWMF S3-Leitlinie „Verhinderung von Zwang: Prävention und Therapie aggressiven Verhaltens bei Erwachsenen" [86].

Eine bisher in der Behandlung noch wenig berücksichtigte Tatsache ist das erheblich erhöhte Risiko von Menschen mit psychischen Erkrankungen, selbst Opfer von Gewalttaten zu werden [87]. Dies gilt auch für Menschen mit einer Schizophrenie [88]. Erkennung und Vermeidung potenziell bedrohlicher Situationen sollten daher bei der Aufklärung und Beratung von Betroffenen und ihrer Angehörigen Berücksichtigung finden.

1.7 Therapie der Schizophrenie

Für eine erfolgreiche Behandlung der Betroffenen mit Schizophrenie ist eine Anpassung an die jeweils vorliegende Erkrankungsphase und an den jeweiligen Bedarf, die Bedürfnisse und Wünsche der Betroffenen von entscheidender Bedeutung, wie in Kap. 3 (Allgemeine Therapie) vertieft wird. Die zur Anwendung kommenden Verfahren umfassen Psychopharmakotherapie und gegebenenfalls weitere somatische Behandlungsverfahren (siehe Kap. 5) sowie psychotherapeutische und psychosoziale Interventionen (siehe. Kap. 6 und 8). Bei der Therapieauswahl sollte evidenzbasierten, individuell adaptierten Verfahren oder Verfahrenskombinationen der Vorzug gegeben werden. Zu den Grundsätzen der Therapie unter besonderen Bedingungen informiert Kap. 7. Handlungsleitende Prinzipien der Therapieplanung und -durchführung sind trialogische und partizipative Behandlungskultur sowie über eine Symptomreduktion hinausgehende Person-zentrierte Zielsetzungen (wie z. B. die soziale Integration und Inklusion, eine verbesserte Fähigkeit zur Realisierung von Lebenszielen sowie eine Verbesserung der Lebensqualität). Hierbei spielen unterstützende Verfahren der Rehabilitationsmedizin mit medizinischen, sozialen und beruflichen Anteilen eine wichtige Rolle (Kap. 8).

Behandlungsprävalenz

In Europa sind bis zu 20 % der Menschen mit Schizophrenie nicht in medizinischer Behandlung [89]. Die Ursachen sind noch unbekannt, jedoch dürften Selbst- und Fremdstigmatisierung sowie auch ein Mangel an Vertrauen der Betroffenen in das Versorgungssystem eine Rolle spielen [90]. Im letzten bundesdeutschen Survey waren nach Selbstauskünften nur etwa 40 % der von einer psychotischen Erkrankung Betroffenen im Jahr vor der Befragung in irgendeiner (nicht nur fachspezifischen) Behandlung. Bezogen auf irgendeinen vergangenen Zeitpunkt waren es 72 %, wobei keine diagnosegenaue Differenzierung der einzelnen psychotischen Erkrankungen erfolgte [91].

1.8   Prävention

Bei der Prävention werden selektive (sich an Menschen mit Risiko*faktoren* richtende), indizierte (sich an Menschen mit bereits vorhandenen Risiko*symptomen* richtende) und universelle (an die Allgemeinbevölkerung gerichtete) Ansätze unterschieden [92]. In den letzten Jahren haben Angebote von Schwerpunktzentren für eine indizierte Prävention für Menschen mit erhöhtem Psychoserisiko zunehmend an Bedeutung gewonnen [62, 63, 93, 94] (siehe Kap. 2, 7 und 9). Zum Teil sind dies bereits spezialisierte Zentren zur Früherkennung und Frühbehandlung potentiell prämorbider Symptomatik und dienen damit zur Vorbeugung einer psychischen Krankheitsmanifestation, hier speziell der Schizophrenie. Zur Prophylaxe von Rezidiven nach einer ersten oder bereits wiederholten Krankheitsepisode sowie zur Verringerung der symptomatischen und psychosozialen Belastung im Krankheitsverlauf sind vor allem Fragen der individuell geeigneten Substanzwahl sowie der möglichst niedrigen Dosis und Dauer einer längerfristigen medikamentösen antipsychotischen Rezidivprophylaxe zentraler Bestandteil der gemeinsam zu treffenden Behandlungsentscheidung – wobei neben kontrollierter Dosisreduktion gegebenenfalls auch optimaler Absetzzeitpunkt und Absetzmethode einzubeziehen sind (siehe Kap. 5). Hinzu kommen psychotherapeutische und psychosoziale Behandlungsangebote mit den Zielen der Ermöglichung einer weiteren symptomatischen Verbesserung, der Rezidivprophylaxe und optimierten individuellen Lebensgestaltung (Kap. 6), wobei in der Langzeitprophylaxe vor allem auch Versorgungsangebote der Rehabilitationsmedizin eine zunehmende Rolle spielen (siehe Kap. 8).

1.9   Versorgungssystem und Versorgungskosten

Das medizinische Versorgungssystem gliedert sich in stationäre, teilstationäre und ambulante Versorgungsangebote, die entweder im kurativen oder rehabilitativen Versorgungsbereich erbracht werden. Grundsätzlich unterscheiden sich die Behandlungssettings für Menschen mit einer Schizophrenie nicht von denen für Menschen mit anderen psychischen Erkrankungen. Die stationäre Versorgung erfolgt sowohl in spezialisierten psychiatrischen Fachkrankenhäusern, die in einigen Fällen Psychosezentren oder Spezialstationen für Menschen mit psychotischen Störungen vorhalten, als auch in psychiatrischen

Abteilungen an Allgemeinkrankenhäusern. Teilstationär gibt es Tages- (seltener Nacht-) Kliniken, ambulant stehen neben den Psychiatrischen Institutsambulanzen, den niedergelassenen Fachärzten und Hausärzten, ärztlichen und psychologischen Psychotherapeuten, Soziotherapeuten und Ergotherapeuten eine Fülle von gemeindenahen Institutionen (Wohnbetreuung, Tagesstätten, Kontakt-, Beratungs- oder Beschwerdestellen) sowie Sozialpsychiatrische Dienste zur Verfügung. Sektorenübergreifende, stationäre, teilstationäre und ambulante Angebote verknüpfende Ansätze sind in Deutschland in Form von regionalen Modellprojekten der Integrierten Versorgung vorhanden [95]. Zunehmend finden sich auch Intensivbehandlungsangebote für Menschen mit ersten psychotischen Episoden [94]. Durch eine Verkürzung der Dauer der unbehandelten Psychose, einem schnellen Zugang zu phasenspezifischer Behandlung und die intensive, koordinierte, spezialisierte multiprofessionelle Behandlung während der ersten Erkrankungsjahre kann hier der Erkrankungsverlauf wesentlich verbessert werden [96, 97] (siehe Kap. 7). Weitere Details zu Versorgungssystem-Aspekten in der Schizophrenie-Behandlung finden sich in Kap. 9.

Ein relativ neuer Entwicklungsbereich der psychiatrisch-psychotherapeutischen Versorgung sind internetbasierte Therapien. Menschen mit einer Schizophrenie nutzen das Internet und die sozialen Medien als Informationsquellen, aber auch als therapeutische Maßnahmen [98]. Spezifische Programme zum Beispiel zur Psychoedukation oder Symptomkontrolle sind in Entwicklung [99, 100].

Ein globaler Trend in der Versorgungsoptimierung geht seit längerem dahin, nicht nur die Symptomatik als relevantes Behandlungs- und Versorgungsziel anzusehen, sondern komplexere Konstrukte wie Lebensqualität, soziale Teilhabe, Inklusion, oder Recovery im Sinne einer Kombination von Symptomreduktion und Verbesserung von Krankheitsbewältigung sowie psychosozialem Funktionsniveau als Versorgungsziele zu betrachten [101]. Gerade auf diesem Gebiet lassen Forschungsbemühungen zu innovativen integrierten psychopharmakologisch-psychotherapeutischen und psychosozialen Komplexversorgungsmodellen Fortschritte erwarten [101], wozu auch die weitestmögliche Reduktion von Zwangsmaßnahmen (im Falle von Selbst- oder Fremdgefährdung auf Grundlage der Psychisch-Kranken-Gesetze der Bundesländer oder des Betreuungsrechts) zählt [102]. In diesem Zusammenhang ist die UN-Behindertenrechtskonvention zu berücksichtigen, deren Definition von „Menschen mit Beeinträchtigungen" sich auch auf psychische Erkrankungen bezieht und die darauf abzielt, dieser Personengruppe „die volle, wirksame und gleichberechtigte Teilhabe an der Gesellschaft" zu garantieren (§ 1 UN-BRK). Wichtige Aufgabe aller Beteiligten am und im Versorgungssystem ist es, präventiv und deeskalativ sowie gesetzgeberisch und administrativ unter Ausnutzung aller Hilfsmaßnahmen die Notwendigkeit der Anwendung von Zwangsmaßnahmen weiter zu reduzieren.

Schizophrenie ist hinsichtlich der Kosten pro betroffener Person die teuerste psychische Erkrankung in Deutschland. Dabei steht durchschnittlichen direkten Kosten von etwa 14.000 bis 18.000 € pro Betroffenem und Jahr [103] ein Mehrfaches an indirekten Kosten aufgrund von Produktivitätsausfall und erhöhter Mortalität gegenüber (siehe Kap. 11) – ebenfalls Gründe für eine dringend erforderliche weitere Optimierung von Behandlung und Versorgung einschließlich Vor- und Nachsorge von Menschen mit Schizophrenie. Zur Erreichung dieser Ziele will die im breiten Konsens verfasste evidenzbasierte Revision der deutschen AWMF-S3-Behandlungsleitlinie Schizophrenie einen Beitrag leisten.

Klassifikation, Diagnostik und Differenzialdiagnostik (Modul 2)

2

Inhaltsverzeichnis

2.1 Klinische und psychopathologische Diagnostik anhand der ICD-10

Die klinische Symptomatik der Schizophrenie ist durch ein charakteristisches Störungsmuster gekennzeichnet, bei dem fast alle psychischen Funktionen betroffen sind. Bewusstsein und Orientierung sind hingegen in der Regel nicht beeinträchtigt. Bei voller Symptomausprägung stehen Störungen der folgenden Funktionen im Vordergrund:

1. Konzentration und Aufmerksamkeit,
2. Inhaltliches und formales Denken,
3. Ich-Funktionen (z. B. Gefühl der Gedankeneingebung/Gedankenausbreitung)
4. Wahrnehmung,
5. Intentionalität (z. B. Apathie) und Antrieb,
6. Affektivität und Psychomotorik.

© Deutsche Gesellschaft für Psychiatrie und Psychotherapie,
Psychosomatik und Nervenheilkunde e. V. (DGPPN) 2019
W. Gaebel et al., *S3-Leitlinie Schizophrenie*,
https://doi.org/10.1007/978-3-662-59380-6_2

Störungen der Funktionen 2 bis 4 werden im Sinne einer nosologischen Dichotomie auch als Positiv-Symptomatik, die der Funktionen 5 bis 6 vorwiegend als Negativ-Symptomatik bezeichnet, während Funktionsstörungen der Gruppe 1 uneinheitlich, aber bei überdauerndem Charakter häufig der Negativsymptomatik (kognitive Dysfunktion) zugeordnet werden. Die kognitiven Dysfunktionen werden zwar in wissenschaftlichen Abhandlungen auch als eigenes Kernsymptom der Schizophrenie beschrieben, was sich in den diagnostischen Manualen jedoch nicht in diesem Umfang wiederfindet.

Empfehlung 1	Empfehlungsgrad
Die Diagnose Schizophrenie soll anhand operationalisierter Kriterien gestellt werden. International anerkannte diagnostische Definitionen liegen operationalisiert in zwei Diagnosemanualen vor (DSM-5 und ICD-10). In Deutschland ist in der medizinischen Versorgung die ICD-10 verbindlich. Die Leitsymptome nach ICD-10 für Schizophrenie sind: 1. Gedankenlautwerden, -eingebung, -entzug, -ausbreitung. 2. Kontroll- oder Beeinflussungswahn; Gefühl des Gemachten bzgl. Körperbewegungen, Gedanken, Tätigkeiten oder Empfindungen; Wahnwahrnehmungen. 3. Kommentierende oder dialogische Stimmen. 4. Anhaltender, kulturell unangemessener oder völlig unrealistischer Wahn (bizarrer Wahn). 5. Anhaltende Halluzinationen jeder Sinnesmodalität. 6. Gedankenabreißen oder -einschiebungen in den Gedankenfluss. 7. Katatone Symptome wie Erregung, Haltungsstereotypien, Negativismus oder Stupor. 8. Negative Symptome wie auffällige Apathie, Sprachverarmung, verflachter oder inadäquater Affekt. Erforderlich für die Diagnose Schizophrenie sind **mindestens ein eindeutiges Symptom** (zwei oder mehr, wenn weniger eindeutig) der **Gruppen 1–4** oder mindestens zwei Symptome der Gruppen 5–8. Diese Symptome müssen fast **ständig während eines Monats oder länger deutlich vorhanden gewesen sein. Bei eindeutiger Gehirnerkrankung, während einer Intoxikation oder während eines Entzuges soll keine Schizophrenie diagnostiziert werden.**	**KKP**

Es wurde versucht, die Einzelsymptome zu verschiedenen Faktoren oder Syndromclustern im Sinne eines dimensionalen Ansatzes zusammenzufassen. Die nachfolgend aufgeführten Dimensionen fungieren häufig als klinische Zielsyndrome für pharmakologische, psychotherapeutische und psychosoziale Interventionen:

- Positivsymptome (häufig an akute Episoden gebunden),
- Negativsymptome (häufig überdauernd),
- andere Symptomenkomplexe wie z. B. das Desorganisationssyndrom, aber auch Dimensionen wie affektive Symptomatik oder kognitive Beeinträchtigungen (häufig überdauernd)

Die verschiedenen Verlaufsformen der Schizophrenie werden im Folgenden dargestellt, wobei beachtet werden muss, dass im DSM-5 und in der neuen ICD-11 die diagnostischen Unterformen (z. B.: paranoide, hebephrene und katatone Schizophrenie, Schizophrenia simplex) nicht mehr berücksichtigt werden [42, 43, 104]. Eine strukturierte psychopathologische Untersuchung ist im Rahmen der Erst- und Verlaufsdiagnostik unerlässlich. In Fällen mit unklaren Abgrenzungen zu anderen Störungen oder diagnostischer Unsicherheit kann die Anwendung von strukturierten Interviews (z. B. SKID, MINI) zusätzlich zur empfohlenen operationalisierten Diagnosestellung nach ICD-10 (siehe Empfehlung 1) angezeigt sein.

Die wesentlichen psychischen Komorbiditäten bei der Schizophrenie sind:

- Substanzmissbrauch und Substanzabhängigkeit (insbesondere Tabak, Alkohol und Cannabis)
- Depression und Suizidalität
- Zwangsstörungen
- Posttraumatische Belastungsstörung
- Angststörungen
- Unruhe und Erregungszustände
- Schlafstörungen

Die Darstellung der genannten Komorbiditäten, deren Diagnostik, sowie mögliche Therapieoption und entsprechende Schlüsselempfehlung finden sich in Kap. 7.

2.2 Symptomatik im Kindes- und Jugendalter und im höheren Lebensalter

Die diagnostischen Kriterien **gelten für alle Altersbereiche**, somit auch für die Diagnosestellung im Kindes- und Jugendalter und im höheren Erwachsenenalter. Die Besonderheiten dieser Altersgruppen in der Therapie sind in den entsprechenden Kapiteln dargestellt (siehe Kap. 7).

Im **Kindes- und Jugendalter** ist das Vollbild der Schizophrenie nach ICD-10 von nicht hinreichend spezifischen Symptomclustern (z. B. formale Denkstörungen, Gedankenlautwerden, Stimmenhören, ausgeprägtes Misstrauen mit sozialem Rückzug, Hypersensibilität, Beeinträchtigungserleben) zu trennen, die auch mit einem erhöhten Psychoserisiko (siehe Kap. 7) einhergehen können. Ohne die diagnostischen Kriterien einer Schizophreniezu erfüllen, können diese Symptome dennoch zu bedeutsamen Einschränkungen in der psychosozialen Anpassung führen. Sie bedürfen somit nicht nur unter präventiven, sondern auch unter kurativen Gesichtspunkten komplexer multimodaler (in der Regel nicht medikamentöser) Behandlungsansätze, wie sie in der kinder- und jugendpsychiatrischen und psychotherapeutischen Regelversorgung etabliert sind.

Als early onset schizophrennia (EOS) wird die Erstmanifestation der Erkrankung zwischen dem 13. und 18. Lebensjahr beschrieben. Insbesondere bei männlichen Jugendlichen fällt der steilste Anstieg der Inzidenz bereits in die späte Jugend und Adoleszenz. Daher stellt die EOS durchaus eine typische Manifestationsform der Schizophrenie dar. Die frühen und sehr frühen Formen der Schizophrenie sind hingegen mit einer Inzidenz von < 0,04 % seltene Verlaufsformen und scheinen mit Entwicklungsstörungen (soziale, motorische und sprachliche Domänen) und einer hohen familiären Belastung assoziiert zu sein [105]. Die sogenannte childhood onset schizophrenia (COS) wird als Manifestation der Erkrankung vor dem 13. Lebensjahr beschrieben, wobei ein Erkrankungsalter vor dem 13. Lebensjahr auch als very early onset schizophrenia benannt wird [105, 106]. Problematisch sind die hohe diagnostische Unsicherheit dieser Verlaufsform aufgrund des großen symptomatologischen Überschneidungsbereichs mit tiefgreifenden Entwicklungsstörungen und die tendenziell schwereren Verläufe [105, 106]. In diesem frühen Alter ist der Beginn eher schleichend und die männliche Dominanz in der Geschlechterverteilung nicht so deutlich ausgeprägt wie in der Jugend. Die Erkrankung ist mit vermehrten Negativ- und Kognitivsymptomen vergesellschaftet, und das wahnhafte Erleben erscheint weniger komplex im Vergleich zu einer späteren Manifestation [105–109].

Die **späten und sehr späten Formen der Schizophrenie** zeigen hingegen andere Besonderheiten. Historisch gesehen gab es zunächst keine Alterseinschränkung in den Diagnosekriterien der Schizophrenie, wobei im DSM-III keine Diagnose einer Schizophrenie bei Menschen älter als 45 Jahre vorgesehen war [110]. Im DSM-IIIR wurde dann der Subtyp der late-onset schizophrenia (LOS) für Menschen älter als 45 Jahre eingeführt, welcher später aufgrund eines Expertenkonsens für die Erstmanifestation zwischen dem 40. und 60. Lebensjahr verwendet wurde [110]. Statistisch gesehen treten etwa 15 % bis 30 % der ICD-10-Diagnosen einer Schizophrenie nach dem 45. Lebensjahr auf [110, 111]. Die zusammengefasste Inzidenz für eine Schizophrenie in der Altersgruppe > 65 Jahre lag in einer Meta-Analyse bei 7,5 pro 100.000 Personenjahre mit einem etwas höheren Risiko bei Frauen (OR = 1,6; 95 % CI 1,0–2,5) [112]. Die späten Manifestationen der Schizophrenie (LOS) zeichnen sich durch einen höheren Frauenanteil, weniger Positivsymptome und das Ansprechen auf niedrigere Dosierungen von Antipsychotika aus. Einige Publikationen unterscheiden dabei die LOS von der very-late onset schizophrenia (VLOS), also einem erstmaligem Auftreten nach dem 60. (in der Regel 65.) Lebensjahr [111, 113–115]. Somit gibt es in der Literatur zwar uneinheitliche Definitionen für die LOS, aber der Beginn zwischen dem 45. und >65. Lebensjahr wird häufig als Altersgrenze definiert [115, 116]. Im höheren Lebensalter finden sich häufiger eine Symptompersistenz und eine geringere Rate an Recovery, wobei kognitive Symptome eine hohe Bedeutung für die betroffenen Personen in diesem Alter haben. Für höhere Demenzraten bei Menschen mit LOS und VLOS gibt es jedoch keine Evidenz [111].

LOS und VLOS müssen von der psychotischen Störung bei dementiellen Erkrankungen unterschieden werden. Bei Menschen mit LOS und VLOS besteht eine deutlich erhöhte Rate für somatische Komorbiditäten und eine erhöhte Mortalität [111, 115]. Weiterhin muss im höheren Lebensalter insbesondere die Abgrenzung zu einer anhaltenden wahnhaften Störung berücksichtigt werden. Die anhaltende wahnhafte Störung tritt häufiger im zweiten Lebensabschnitt auf, ist durch weniger akutes Auftreten mit einem langandauernden Wahn und der Abwesenheit eindeutiger akustischer Halluzinationen und Ich-Störungen, einer größeren affektiven Komponente und geringeren sozialen Einschränkungen charakterisiert.

2.3 Diagnostische Unterformen

Die klassischen Unterformen der paranoiden, hebephrenen und katatonen Schizophrenie sowie der Schizophrenia simplex finden sich in unterschiedlicher Häufigkeit; die paranoide Form überwiegt mit über 65 % der Fälle. Die verschiedenen Formen stellen klinische Prägnanztypen dar, die sich am psychopathologischen Querschnittsbefund und an Verlaufsbesonderheiten orientieren, ohne dass ihnen eine sichere ätiologische Eigenständigkeit oder Verlaufsspezifität zuzuschreiben wäre. Allerdings finden sich Hinweise auf eine intrafamiliäre Häufung des jeweiligen Prägnanztyps. In der ICD-11 sollen die diagnostischen Unterformen jedoch weitestgehend aufgehoben werden, eine Entwicklung, die ebenfalls im DSM-5 erfolgt ist. Nach ICD-10 werden bislang noch folgende Unterformen der Schizophrenie unterschieden:

- F20.0 – Paranoide Schizophrenie
- F20.1 – Hebephrene Schizophrenie
- F20.2 – Katatone Schizophrenie
- F20.3 – Undifferenzierte Schizophrenie
- F20.4 – Postschizophrene Depression
- F20.5 – Schizophrenes Residuum
- F20.6 – Schizophrenia simplex
- F20.8 – Sonstige Schizophrenie
- F20.9 – Schizophrenie, nicht näher bezeichnet

Die **paranoide Schizophrenie** ist durch Wahnvorstellungen verschiedenster Art und vorwiegend durch akustische Halluzinationen (Phoneme, Akoasmen) gekennzeichnet, während Störungen des formalen Denkens, der Stimmung, des Antriebs, der Sprache sowie katatone Phänomene nicht im Vordergrund stehen. Der langfristige Verlauf kann vielfältig sein: entweder einmalig episodisch oder rezidivierend mit jeweiliger Rückkehr zur völligen Gesundung oder aber chronifizierend mit überdauernden Defiziten.

Bei der **hebephrenen Schizophrenie** stehen Affekt-, Antriebs- und formale Denkstörungen im Vordergrund, der Krankheitsbeginn liegt überwiegend zwischen dem 15. und 25. Lebensjahr, die Verlaufsprognose ist eher ungünstig. Diese Verlaufsform wird in der ICD-11 nicht mehr berücksichtigt [42, 43, 104].

Charakteristika der **katatonen Schizophrenie** sind psychomotorische Störungen, die zwischen Erregung und Stupor wechseln können. Die Diagnose ist nur zu stellen, wenn die allgemeinen diagnostischen Kriterien der Schizophrenie erfüllt und entsprechende katatone Symptome nachweisbar sind. Eine perniziöse Form der Katatonie liegt vor, wenn ein extremer Stupor mit Hyperthermie und vegetativer Dysregulation einhergeht. Differenzialdiagnostisch müssen insbesondere bei allen katatonen Formen primäre Gehirnerkrankungen (siehe auch Autoimmunencephalitiden im weiteren Textverlauf), Stoffwechselstörungen oder Intoxikationen sowie ein Malignes Neuroleptisches Syndrom ausgeschlossen werden. Die Verlaufsprognose ist eher günstig.

Die **Schizophrenia simplex** ist durch einen blanden Verlauf mit progredienter Negativsymptomatik (ohne eine Episode mit produktiver/positiver Symptomatik), zunehmenden Verhaltensauffälligkeiten und sozialer Desintegration bis hin zur Nichtsesshaftigkeit gekennzeichnet. Die Diagnose ist schwer zu stellen, weil spezifische Symptome fehlen. Diese Verlaufsform ist umstritten. Sie kommt z. B. in DSM-5 gar nicht vor und wird in der ICD-11 nicht mehr berücksichtigt [42, 43, 104].

Die **undifferenzierte (atypische) Form** der Schizophrenie wird diagnostiziert, wenn keine der vorgeschriebenen Unterformen zutreffen oder Merkmale verschiedener Unterformen vorliegen. Diese Verlaufsform wird in der ICD-11 nicht mehr berücksichtigt [42, 43, 104].

Eine **postschizophrene Depression** liegt vor, wenn sich im Anschluss an eine akute Schizophrenie eine depressive Episode entwickelt, in der die Positivsymptome zwar zurücktreten, aber noch vorhanden sind. Zur Entstehung dieser postremissiven "Erschöpfungsdepression" können viele Faktoren beitragen (pharmakogene sowie psychosoziale). Eine Abgrenzung von depressiver Symptomatik, schizophrener Negativsymptomatik und medikamentös induzierter Hypokinese ist für eine Optimierung der Therapie wünschenswert, aber oft schwierig zu leisten. Insbesondere bei einer postpsychotischen Depression muss mit einem erhöhten Suizidrisiko gerechnet werden. Für diese Verlaufsform wird es in der ICD-11 einen sogenannten Specifier geben [104]. Ein **schizophrenes Residuum** wird diagnostiziert, wenn sich nach mindestens einer früheren akuten Episode ein chronisches Bild mit ausgeprägter Negativsymptomatik entwickelt.

In der klinischen Praxis gehören folgende Elemente zur deskriptiven Erfassung des psychopathologischen Befundes [117]:

- Erscheinungsbild und Art der Kontaktaufnahme
- Psychomotorik
- Bewusstsein und Orientierung

- Aufmerksamkeit und Gedächtnis
- Denken und Sprechen
- Befürchtungen und Zwänge
- Wahn
- Sinnestäuschungen
- Ich-Störungen
- Affektivität
- Antrieb, Intentionalität, Wille
- Persönlichkeitsmerkmale
- Weitere Symptome und Symptombereiche (z. B. Suizidalität, Krankheitsgefühl und Einsicht, soziale Umtriebigkeit und Aggressivität, vegetative Symptome)

Das System der Arbeitsgemeinschaft für Methodik und Dokumentation in der Psychiatrie (AMDP), welches mehr als 90 Items umfasst, erlaubt eine standardisierte und strukturierte Erhebung und Dokumentation des psychopathologischen Befundes sowie die Dokumentation der Anamnese und des körperlichen Untersuchungsbefundes (Abb. 2.1).

Empfehlung 2	Empfehlungsgrad
Im Rahmen der Anamneseerhebung während der Erstdiagnostik und im Verlauf der Erkrankung sollen folgende Aspekte berücksichtigt werden: • Strukturierter psychopathologischer Befund • Biographische und soziale Anamnese • Substanzmittelanamnese • Somatische Anamnese • Familienanamnese • Vorerfahrung in der Behandlung • Präferenzen und Wünsche der betroffenen Person in Bezug auf die möglichen diagnostischen und therapeutischen Optionen • Wunsch/Möglichkeit der Einbeziehung von Angehörigen und anderen Vertrauenspersonen	**KKP**

2.4 Grenzen der Schizophrenie-Diagnosen

Die Differenzialdiagnose einer Schizophrenie muss zu anderen **nicht-organischen psychotischen Störungen** (z. B. schizotype Störungen, induzierte wahnhafte Störung, anhaltende wahnhafte Störung, vorübergehende akute psychotische Störung oder schizoaffektive Störung) sowie **organisch bedingten** bzw. **substanzbedingten psychischen Störungen** erfolgen.

Abgrenzung zu anderen nicht-organischen psychotischen Störungen
Die Abgrenzung zu akuten und vorübergehenden psychotischen Störungen (ICD-10: F23.0, F23.3) erfolgt vorrangig auf Grundlage der Zeitspanne, während der psychotische Symptome vorlagen, und aufgrund der häufig polymorphen psychotischen Symptome, die für die

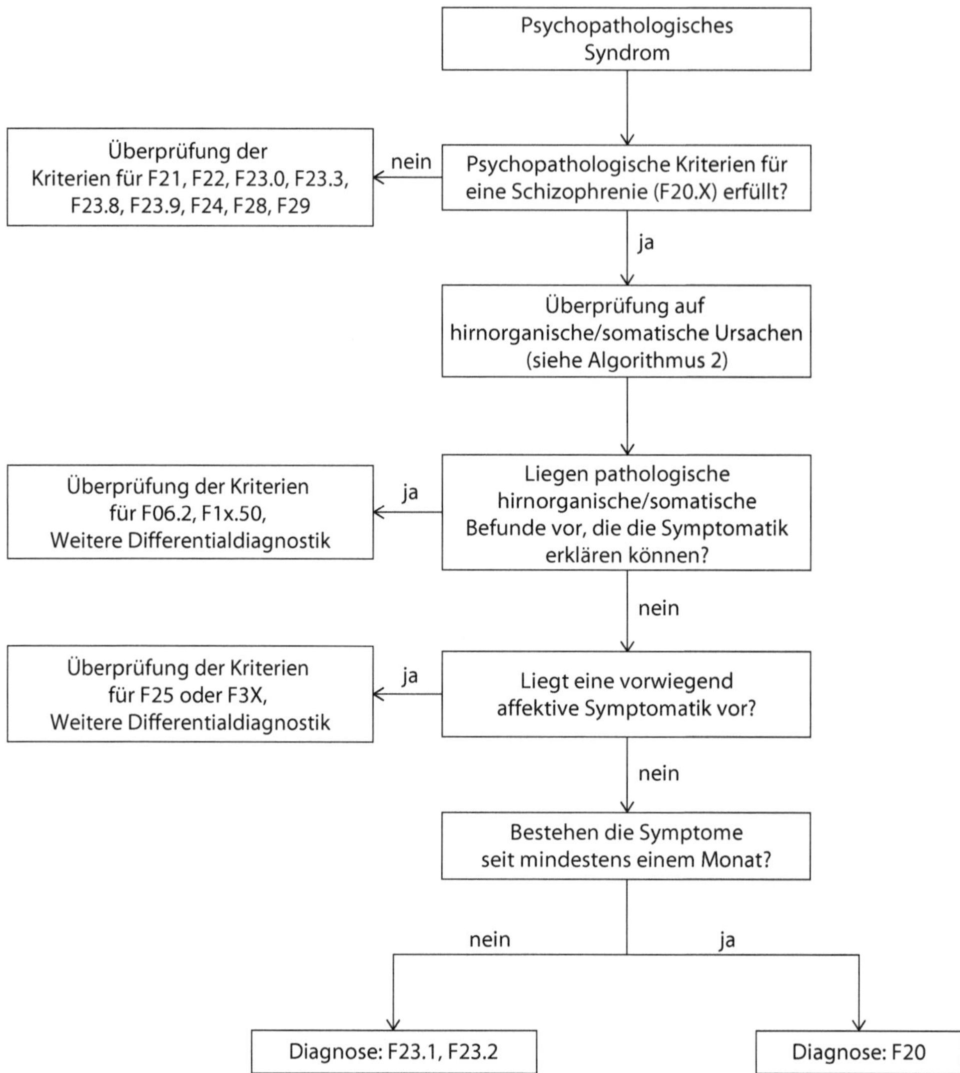

Abb. 2.1 Algorithmus 1 – Differentialdiagnostik der Schizophrenie nach ICD-10

akuten und vorübergehenden psychotischen Störungen charakteristisch sind. Die schizotype Störung (ICD-10: F21) ist durch das Fehlen eindeutiger und längerdauernder psychotischer Symptome gekennzeichnet. Eindeutige Grenzen zu schizoiden oder paranoiden Persönlichkeitsstörungen existieren nicht. Die anhaltenden wahnhaften Störungen (ICD-10: F22) sind vor allem durch eine chronische Verlaufstendenz gekennzeichnet, ohne dass die ICD-10-Kriterien der Schizophrenie erfüllt sind, da bei den wahnhaften Störungen Halluzinationen, Ich-Störungen oder andere für die Schizophrenie charakteristische Symptome nicht oder nur schwach ausgeprägt auftreten. Zudem müssen schizoaffektive Störungen (ICD-10: F25.0 – F25.2) bei gleichzeitigem Vorkommen von schizophrenen und affektiven Symptomen (depressive oder manische) von affektiven Symptomen bei Schizophrenie sowie von affektiven Störungen mit psychotischen Symptomen abgegrenzt werden (ICD-10: F30.2, F31.2, F31.5, F32.3, F33.3). Die schizoaffektive Störung ist nach ICD-10 definiert als eine Störung, bei der prinzipiell zeitgleich sowohl affektive Symptome als auch Symtpome einer Schizophrenie auftreten, die jedoch weder die Kriterien für Schizophrenie noch für eine depressive oder manische Episode erfüllen. Das gleichzeitige Auftreten von affektiven Symptomen und der für eine Schizophrenie typischen psychotischen Symptomen muss für die Dauer von mindestens zwei Wochen bestehen, um die Diagnose einer schizoaffektiven Störung zu stellen.

In der ICD-11 werden die Kriterien aufgrund der hohen diagnostischen Unsicherheit verschärft. Für die ICD-11 ist vorgeschlagen, dass Symptome für eine Schizophrenie und eine affektive Erkrankung (Depression, Manie) in einem moderaten bis hohen Schweregrad gleichzeitig oder maximal wenige Tage nacheinander für die Dauer von 4 Wochen eindeutig nachweisbar sein müssen [43]. Weiterhin muss, wie zuvor beschrieben, im höheren Lebensalter insbesondere die Abgrenzung zu einer anhaltenden wahnhaften Störung berücksichtigt werden.

Substanzbedingte psychische Störungen
Die häufigsten Ursachen sekundärer psychotischer Syndrome, die das klinische Bild einer Schizophrenie zeigen können, sind substanzinduzierte psychotische Syndrome. Diese sind abzugrenzen von den medikamentös induzierten psychotischen Syndromen, die im weiteren Text dargestellt werden. Prinzipiell kann angenommen werden, dass jede zentralnervös wirksame Substanz in Abhängigkeit von der Dosierung sekundäre psychotische Syndrome auslösen kann [74]. In der klinischen Praxis sind die Einnahme von Cannabis und dessen Derivaten sowie von Amphetaminen die häufigsten Ursachen für substanzinduzierte psychotische Störungen (siehe Kap. 1). An folgende Subtanzen sollte bei neu aufgetretenen psychotischen Syndromen gedacht werden:

- Alkohol
- Cannabis und Cannabisderivate
- Amphetamine
- Halluzinogene (LSD, Kokain)
- Neue psychoaktive Stoffe (NPS)
- Barbiturate
- Organische Lösungsmittel
- Opiate und Opioide

Empfehlung 3	Empfehlungsgrad
Bei akut aufgetretenen psychotischen Syndromen soll eine substanz-induzierte Genese mittels Drogenscreening ausgeschlossen werden.	**KKP**

2.5 Differenzialdiagnostische Abgrenzung zu organischen psychotischen Störungen

Bei Vorliegen organischer Erkrankungen, die mit hoher Wahrscheinlichkeit für die psychotische Symptomatik verantwortlich sind, darf nach ICD-10 die Diagnose einer Schizophrenie nicht gestellt werden. Bei circa 5 % aller Psychosen mit Symptomen einer Schizophrenie findet sich ein klinisch fassbarer neurologischer Befund. Daher spielt die organische Differenzialdiagnostik zur Entdeckung organischer Erkrankungen als Ursache für eine psychotische Symptomatik bei jeder neu aufgetretenen psychotischen Symptomatik in jedem Alter eine wesentliche Rolle. Neben organischen Befunden können auch kürzlich aufgetretene und schwerwiegende kognitive Störungen, z. B. Orientierungsstörungen oder deutliche Lern- und Gedächtnisstörungen, Hinweise auf eine organische Verursachung liefern.

Empfehlung 4	Empfehlungsgrad
Eine organische Differenzialdiagnostik soll bei jeder neu aufgetretenen psychotischen Symptomatik angeboten werden. Folgende Faktoren können klinische Hinweise für eine organische Genese der psychotischen Symptomatik geben: • Früher und akuter Beginn • Fokalneurologische Symptome, Bewusstseinseintrübung, epileptische Anfälle • Ausgeprägte kognitive Defizite*, subakute (innerhalb von 3 Monaten) Merkfähigkeitsstörungen als führendes Symptom, die nicht mit den für die Schizophrenie bekannten Symptomen vereinbar sind. • Verwirrtheit • Optische Halluzinationen • Psychomotorische Symptome (inkl. Katatonie) • Fluktuierender Verlauf der Erkrankung • Frühe Therapieresistenz • Fluktuierende Psychopathologie • Komorbide Entwicklungsverzögerung/-störung • Fieber, Exsikkose	**KKP**

*Die Darstellung der zu untersuchenden kognitiven Domänen und vorgeschlagene Testverfahren findet sich im weiteren Textverlauf.

Insbesondere bei Erstmanifestation einer Erkrankung aus dem Formenkreis der Schizophrenie sollte daher an die im Folgenden genannten primären ZNS-Erkrankungen gedacht werden, da diese sich stadienabhängig mit psychotischen Symptomen manifestieren können. Auch bei einer schon länger diagnostizierten Erkrankung aus dem Formenkreis der Schizophrenie sollten diese Differenzialdiagnosen bei klinischen Verdachtsmomenten in Erwägung gezogen werden.

Folgende Gruppen primärer Hirnerkrankungen können als Differentialdiagnosen einer Erkrankung aus dem Formenkreis der Schizophrenie in Erwägung gezogen werden [74, 118, 119]:

- Alkoholtoxische Enzephalopathien und andere Alkoholfolgeerkrankungen
- Epilepsien, insbesondere komplexpartielle Formen
- Entzündliche Prozesse
  - Immunvermittelte Enzephalitiden
  - Multiple Sklerose
  - Herdenzephalitis (viral oder bakteriell)
  - Toxoplasmose
  - Lues zerebrospinalis
  - Progressive Paralyse
  - Neuroborreliose
  - HIV-Enzephalopathie
  - Creutzfeldt-Jakob-Erkrankung
- Chorea Huntington
- Schädel-Hirn-Trauma
- Zerebrale Raumforderungen
  - Hirntumore
  - Andere Raumforderungen
- Zerebrale Gefäßerkrankung
  - Zerebrale Ischämie
  - Hirnvenenthrombose
  - Vaskulitiden
    - Lupus Erythematodes mit ZNS-Beteiligung
    - Zentrales Sjögren-Syndrom
    - Andere
- Demenzielle Erkrankungen
  - Lewy-Body-Demenz
  - Demenz vom Alzheimer Typ
  - Vaskuläre Demenzen
  - Gemischte Demenzen
- Narkolepsie
- Morbus Parkinson
- Morbus Fahr (symmetrische Stammganglienverkalkung)

In circa 3 % aller Psychosen, welche Symptome einer Schizophrenie aufweisen, finden sich Störungen, die sekundär über eine Beeinträchtigung der Hirnfunktionen zu psychotischen Symptomen führen können. Hierzu zählen internistische Erkrankungen oder toxisch-metabolische Funktionsstörungen wie [74, 118, 120, 121]:

- Elektrolytverschiebungen
  - Hypokaliämie, Hyponatriämie
  - Hyperkaliämie, Hypernatriämie

- Schilddrüsenstoffwechselstörungen
  - Hypothyreose
  - Hyperthyreose
- Glukosestoffwechselstörungen
  - Hypoglykämie
  - Hyperglykämie
- Kortisolstoffwechselstörungen
  - Cushing-Syndrom
- Adrenogenitales Syndrom
  - Morbus Addison
- Andere Stoffwechselstörungen
- Homozystinurien
- Phenylketonurie
- Hepatische Enzephalopathie
- Vitaminmangelerkrankungen
  - Vitamin-B12-Mangel (perniziöse Anämie)
  - Andere Vitamin B-Mangel Zustände (z. B. Pellagra)
- Speichererkrankungen/angeborene Stoffwechselstörungen
  - Morbus Niemann-Pick (Sphingomyelinose, late onset, Typ C)
  - Morbus Gaucher (Zerebrosidose)
  - Morbus Tay-Sachs (Gangliosidose)
  - Morbus Wilson (hepatolentikuläre Degeneration)
  - Harnstoffzykluserkrankung
  - Homocysteinämie
  - Zerebrale Xanthomatose
  - Porphyrien
- Morbus Whipple

Weitere sekundäre Ursachen psychotischer Syndrome können medikamentös bedingt sein. Tab. 2.1 [118] gibt eine Übersicht, jedoch sollte bei jedem neu aufgetretenen psychotischen Syndrom nach Eindosierung eines Medikaments die Möglichkeit einer medikamentös bedingten Genese in Erwägung gezogen werden.

2.6 Autoimmunenzephalitis mit psychotischer Symptomatik

Seit der Erstbeschreibung der NMDA-Rezeptorenzephalitis im Jahre 2007 wird die Gruppe der limbischen bzw. autoimmunen Enzephalitiden als seltene Ursache psychotischer Syndrome in die differentialdiagnostischen Überlegungen bei neu aufgetretenen psychotischen Syndromen einbezogen. Da die Behandlung dieser Erkrankungsgruppe mittels immunmodulatorischer Therapien (z. B. Kortikosteroide, intravenöse

Tab. 2.1 Beispiele für Medikamente, die ein sekundäres psychotisches Syndrom induzieren können. Adaptiert nach [118]

Medikamentengruppe	Beispiele
ZNS-wirksame Medikamente	L-Dopa und andere dopaminerge Medikamente, Anticholinergika, Triptane
Kardiovaskuläre Medikamente	Digoxin, Clonidin, Methyldopa, Betablocker, ACE-Inhibitoren, Angiotensin-II-blockierende Medikamente, Kalziumkanalblocker, Diuretika, Statine
Gastroenterologische Medikamente	Metoclopramid, H2-Blocker, Pantoprazol
Hormonpräparate	L-Thyroxin, orale Kontrazeptiva, Steroide
Analgetika	Nichtsteroidale Antiphlogistika, Opioide
Antiinfektiva	Sulfonamide, Chinolone, Clarithromycin, Amoxicillin, Cephaloxine, Metronidazol, Chloroquin, Isoniazid, Zovirax
Immunsuppressiva und Immunmodulatoren	Kortikosteroide, Methotrexat, Vincristin, Ifosfamid, Cyclosporine, 4-Fluorouracil, Cisplatin, Doxorubicin, Cyclophosphamid

Immunglobulingaben, Plasmapherese) erfolgt, muss eine frühzeitige Diagnosestellung ermöglicht werden. Es gibt eine Vielzahl von möglichen Antikörpern für die jeweilige Autoimmunenzephalitis und es werden allgemein Antikörper gegen Antigene im Inneren der Neurone und gegen Oberflächenantigene unterschieden. Viele Antikörper sind, wenn das Vollbild der Erkrankung vorliegt, mit bestimmten neurologischen Syndromen vergesellschaftet, wobei häufig überlappende oligosymptomatische Verläufe beobachtet werden [17, 122–124]. Die Gruppe der Autoimmunenzephalitiden ist für die Differentialdiagnose der Schizophrenie dahingehend wichtig, dass viele Menschen mit diesen Enzephalitisformen im Frühstadium der Erkrankung psychotische Symptome zeigen können. **Entscheidend ist, dass der isolierte Nachweis von antineuronalen Antikörpern im Serum nicht für die Diagnose einer Autoimmunenzephalitis ausreichend ist, sondern dass bestimmte klinisch-diagnostische Kriterien für die Diagnosestellung erfüllt sein müssen.**

Der typische Verlauf einer NMDAR-Autoimmunenzephalitis beginnt mit einem unspezifischen Prodromalstadium, in dem Symptome eines grippalen oder gastrointestinalen Infekts beobachtet werden. Psychische Symptome (z. B. Unruhe, Halluzinationen, Erregung, Angst, Manie, Desorganisiertheit) treten ab der ersten bis dritten Woche vor dem Beginn neurologischer Symptome auf. Darauf folgen schwere neurologische Symptome (z. B. epileptische Anfälle, Status, motorische Symptome, Koma) und dominieren das Krankheitsbild. Nach Behandlung können kognitive Defizite und Restsymptome persistieren [125]. Isoliert psychische Symptome können darüber hinaus den Beginn eines Rezidivs einer bekannten Autoimmunenzephalitis anzeigen [126]. Die Prävalenzraten für die aktuell am häufigsten untersuchten Autoantikörper in Serum und Liquor sind variabel und sind auch bei gesunden Personen, sowie bei vielen anderen neurologischen und psychiatrischen Erkrankungen nachweisbar [17, 119, 122, 123, 127–131]. Aus diesen Gründen wird kein allgemeines Antikörperscreening für Menschen mit psychotischen Symptomen empfohlen, sondern ein an klinischen Risikosymptomen orientiertes gestuftes Vorgehen [17, 122, 123]. Es werden laufend neue antineuronale Autoimmunantikörper beschrieben, wobei die direkte pathophysiologische Relevanz häufig noch unklar bleibt. Für die psychischen Erkrankungen sind aktuell insbesondere der NMDAR-AK, der CASPR2-AK, der LGI1-AK, die AMPAR-AK und der DPPX-AK, aber auch andere Antikörper relevant, da für diese verschiedene psychische Syndrome (siehe Tab. 2.4) beschrieben worden sind [17]. Aufgrund der hohen Dynamik in dem Feld empfiehlt sich bei klinischem Verdacht auf eine Autoimmunenzephalitis die enge interdisziplinäre Zusammenarbeit mit der Neurologie, Neurochemie, Neuroimmunologie und Onkologie. Insbesondere für den Nachweis antineuronaler Antikörper gegen Zelloberflächenantigene muss beachtet werden, dass international derzeit uneinheitliche Messmethoden etabliert und verfügbar sind und in Zukunft die weitere methodische Standardisierung erfolgen muss [17]. 2016 wurde ein internationaler Expertenkonsensus zur Diagnostik der Autoimmunenzephalitiden veröffentlicht [18], der für die Diagnosestellung der seltenen Verdachtsfälle Kriterien vorgeschlagen hat. Darüber hinaus finden sich in der Literatur klinische Warnhinweise [123], die mit den Kriterien des internationalen Expertenkonsensus eine signifikante Überlappung zeigen.

Die Kriterien für eine mögliche Autoimmunenzephalitis gemäß **eines internationalen Expertenkonsensus** sind im Folgenden zusammengefasst (adaptiert nach [18]). Die Diagnose erscheint möglich, wenn alle drei der folgenden Kriterien zutreffend sind:

1. Subakuter Beginn (schnelle Progression innerhalb <3 Monaten) von Merkfähigkeitsstörung, qualitativer oder quantitativer Bewusstseinsstörungen, Lethargie, Wesensänderung/Persönlichkeitsveränderungen oder anderer psychischer Symptome
2. Mindestens einer der folgenden Punkte:
   - Neu aufgetretene fokale neurologische Defizite
   - Neu aufgetretene epileptische Anfälle
   - Lymphozytäre Pleozytose im Liquor (>5 Zellen/μL)
   - MRT-Merkmale, die auf eine Enzephalitis hindeuten: hyperintenses MRT-Signal in T2- oder FLAIR-Sequenzen, mesiotemporal betont (limbische Enzephalitis) oder in multifokalen Bereichen, welche die graue Substanz, die weiße Substanz oder beides umfassen.
3. Ausschluss anderer Krankheitsursachen wie infektiöse Enzephalitis (neurotrope Viren: z. B. CMV, EBV, HSV, Influenza, Masern, Mumps, Röteln, VZV; andere Krankheitserreger: z. B. Borrelien, Chlamydien, Mykoplasmen, Candida albicans und Toxoplasma gondii) oder Sepsis, rheumatische Erkrankungen (z. B. Lupus erythematodes, Sarkoidose), metabolische und toxische Enzephalopathien (z. B. hepatisch, renal), mitochondriale Erkrankungen, zerebrovaskuläre Erkrankungen, Tumoren, Creutzfeldt-Jakob-Erkrankung.

Bei neu aufgetretenen psychotischen Syndromen weisen die in Tab. 2.2 dargestellten klinischen Warnzeichen auf eine mögliche Autoimmunenzephalitis hin [18, 123, 124]. Tab. 2.3 stellt eine Auswahl wichtiger Antikörper dar.

Tab. 2.2 Klinische Warnzeichen auf eine mögliche Autoimmunenzephalitis mit psychotischer Symptomatik [18, 123, 124]

„Harte Zeichen"	„Weiche Zeichen"
• Lymphozytäre Liquor-Pleozytose ohne Hinweise auf eine infektiöse Ursache	• Quantitative Bewusstseinsstörungen
• Epileptische Anfälle	• Bewegungsstörung oder Stand- und Gangunsicherheit
• Faziobrachiale dystone Anfälle	• Autonome Instabilität
MRT-Auffälligkeiten (mesiotemporale Hyperintensitäten, Atrophie in dieser Region)	• Fokalneurologische Defizite, inkl. Aphasie oder Dysarthrie
EEG-Auffälligkeiten (Grundrhythmus-Verlangsamung, epilepsietypische Muster, holozephaler extremer Delta-Brush (Beta-Delta-Komplexe, welche aus bilateraler Delta-Aktivität mit 1–3 Hz und aufgelagerter Beta-Aktivität mit 20–30 Hz bestehen)) [132], die nicht anderweitig erklärt werden können. Der extreme Delta-Brush bei nicht-neugeborenen Personen scheint häufig bei NMDAR-Autoimmunenzephalitis aufzutreten, wobei die Spezifität nicht klar ist [132, 133]	• Schnelles Fortschreiten der psychotischen Symptome trotz Therapie
	• Hyponatriämie
	• Katatonie
	• Ätiologisch ungeklärte Kopfschmerzen
	• Andere komorbide Autoimmunerkrankungen

Tab. 2.3 Wichtige Autoimmunenzephalitiden mit spezifischen Antikörpern gegen synaptische und neuronale Zelloberflächenproteine und psychotischen/kognitiven Syndromen

Antigen	Klinische Zeichen	Besonderheiten	Altersverteilung	Tumor
NMDA-Rezeptor (NR1/ GluN1-Untereinheit)	Merkfähigkeitsstörung, schizophreniforme Psychose, epileptische Anfälle/periorale Dyskinesien/Dystonie, Bewusstseinsstörung, Hypo-ventilation	Zerebrales MRT oft unauffällig, meist Pleozytose im Liquor, Verlangsamung im EEG	Alle Altersgruppen, Gipfel im Kindes-und Jugendalter, 75 % Frauen	Bei Frauen oft Ovarialteratome
LGI1	Merkfähigkeitsstörung (rasch progrediente Demenz), Psychose/ Katatonie, faziobrachiale dystone Anfälle	Mesiotemporale Hyperintensität im MRT, Hyponatriämie	Ältere Erwachsene (>40 Jahre)	Selten

(Fortsetzung)

Tab. 2.3 (Fortsetzung)

Antigen	Klinische Zeichen	Besonderheiten	Altersverteilung	Tumor
CASPR2	Neuromyotonie, Morvan-Syndrom (=Schlaflosigkeit, autonome Erregung, Neuromyotonie + Symptome einer limbischen Enzephalitis, z. B. Psychose, epileptische Anfälle)	Ähnlich LGI1, keine Hyponatriämie	Ältere Erwachsene	Thymom möglich
AMPA-Rezeptor	Merkfähigkeitsstörung, Psychose, epileptische Anfälle	Liquor meist auffällig	Erwachsene	Selten (Thymom)
DPPX	Merkfähigkeitsstörung, Reizbarkeit/Apathie, Schlafstörung, Psychose/Mutismus, epileptische Anfälle	Therapierefraktäre Diarrhöen	Ältere Erwachsene	Nicht bekannt
GABA$_B$-Rezeptor	Epileptische Anfälle sind führend, Gedächtnisstörungen	Pleozytose, MRT-Veränderungen	Erwachsene	Vor allem kleinzelliges Bronchial-karzinom
mGluR5	Wesensänderung, emotionale Instabilität	Ophelia-Syndrom	Junge Erwachsene	Hodgkin-Lymphom
Glyzin-Rezeptor	Kognitive Defizite, Hyperexzitabilität	(Progrediente Encephalomyelitis mit Rigidität und Myoklonien), Stiff-Person-Syndrom	Ältere Erwachsene	Selten

Adaptiert und erweitert nach [17, 122, 123]. *AMPA*: α-Amino-3-hydroxy-5-methyl-4-isoxazolepropionsäure, *GABA*: gamma-Aminobuttersäure. *CASPR2*: contactin-associated protein 2, *DPPX*: Dipeptidyl-peptidase-like protein-6, *LGI1*: leucine-rich glioma inactivated 1, *mGluR5*: Metabotropic glutamate receptor 5, *NMDA*: N-Methyl-D-Aspartat

2.7   Komorbide somatische Erkrankungen

Somatische Komorbiditäten sind neben Suiziden die wesentliche Ursache für eine erhöhte Mortalität bei Menschen mit einer Schizophrenie. Diese führt dabei zu einer Reduktion der Lebenserwartung von 10 bis 25 Jahren [55, 59, 134–141]. Während Suizide die deutlich erhöhte Mortalität im frühen Erkrankungsverlauf, insbesondere nach der Diagnose der Ersterkrankung [142], erklären können, sind somatische Komorbiditäten wesentliche

Ursache für die erhöhte Mortalität im weiteren Erkrankungsverlauf. Neben dem erhöhten Risiko für das Auftreten somatischer Erkrankungen ist die unzureichende oder verspätete Diagnosestellung von somatischen Erkrankungen bei Menschen mit einer Schizophrenie ein wesentliches klinisches Problem [143].

Empfehlung 5	Empfehlungsgrad
Unabhängig von der Krankheitsphase soll Menschen mit einer Schizophrenie neben einer leitliniengerechten pharmakotherapeutischen, psychotherapeutischen und psychosozialen Behandlung auch eine regelmäßige Überwachung der somatischen Gesundheit zur Reduktion der hohen Mortalität angeboten werden.	**KKP**

Statistisch treten die folgenden somatischen Komorbiditäten bei Menschen mit einer Schizophrenie signifikant häufiger auf als in der gesunden Vergleichspopulation [55, 134, 137, 141, 144–147]:

Gruppe der kardiovaskulären und metabolischen Erkrankungen

- Adipositas
- Arterielle Hypertonie
- Diabetes mellitus Typ II mit Folgeerkrankungen (z. B. Polyneuropathie, Niereninsuffizienz)
- Hyperlipidämie
- Herzinfarkt
- Hirninfarkt
- Andere Kreislauferkrankungen

Gruppe der Krebserkrankungen

- Lunge
- Kolon
- Mamma
- Leber
- Pankreas
- Hämatopoetisches System
- Andere Krebserkrankungen (z. B. Blasenkrebs)

Hinsichtlich maligner Neoplasien ist die Befundlage nicht eindeutig. Krebserkrankungen, die mit den Folgen eines Substanzkonsums (z. B. Tabak, Alkohol) assoziiert sind, und Krebserkrankungen, die durch Vorsorgeuntersuchungen frühzeitig erkannt werden können, treten bei Menschen mit einer Schizophrenie signifikant häufiger auf.

Krebsekrankungen, die v. a. im hohen Lebensalter auftreten, scheinen aufgrund der reduzierten Lebenserwartung bei Menschen mit einer Schizophrenie seltener aufzutreten (es wird ein Überlebensbias diskutiert).

Gruppe der Lungenerkrankungen

- Chronisch-obstruktive Atemwegserkrankung (COPD)
- Infektionen der Lunge (z. B. Pneumonie, Tuberkulose)

Andere Erkrankungsgruppen

- Infektionserkrankungen allgemein (z. B. Hepatitis, HIV)
- Gastrointestinale Ulzera
- Obstruktives Schlaf-Apnoesyndrom
- Epilepsie
- Verminderte Zahnhygiene/Karies

Die Ursachen für das erhöhte Risiko somatischer Komorbiditäten sind multifaktoriell und beziehen krankheitsassoziierte, behandlungsassoziierte, gesellschaftliche und arztassozierte Faktoren mit ein [148]. Insbesondere die Gruppe der kardiovaskulären Erkrankungen muss besonders beachtet werden, da Menschen mit einer Schizophrenie durch die Symptomatik der Erkrankung (v. a. Negativsymptome), die Behandlung mit bestimmten antipsychotischen Substanzen, den erhöhten Tabak- und Alkoholkonsum und die fehlenden Monitoringprogramme ein signifikant erhöhtes Risiko für diese Erkrankungen haben. Eine Meta-Analyse zeigte eine Prävalenz von 33,4 % für das metabolische Syndrom (95 %CI: 30,8 %–36,0 %, N = 93 Studien) [147], von 11,5 % für einen Typ II Diabetes (95 % CI: 9,8–13,5 %, N = 57 Studien) [146] und von 11,8 % für kardiovaskuläre Erkrankungen (95 % CI: 7,1–11,0 %, N = 57 Studien) [141] bei Menschen mit einer Schizophrenie.

Statement 1

Menschen mit einer Schizophrenie haben ein statistisch signifikant erhöhtes Risiko für metabolische und kardiovaskuläre Erkrankungen, für Krebserkrankungen, für Lungenerkrankungen, sowie für andere somatische Komorbiditäten.

Expertenkonsens basierend auf Correll et al. [141], Vancampfort et al. [147], Vancampfort et al. [146], WFSBP-Leitlinie [191]

Empfehlung 6	Empfehlungsgrad
Klinische Symptome, welche auf die typischen somatischen Komorbiditäten bei Menschen mit einer Schizophrenie hinweisen, sollen durch die Behandler aktiv abgefragt und bei Verdachtsmomenten untersucht und eingeordnet werden. Möglichen Ursachen soll in der Behandlung Rechnung getragen werden.	**KKP**

Empfehlung 7	Empfehlungsgrad
Menschen mit einer Schizophrenie, die hohen Blutdruck, abnorme Lipidwerte, Adipositas, einen Diabetes oder ein Risiko für einen Diabetes haben, Tabak konsumieren (siehe Kap. 7) oder wenig körperlich aktiv sind, soll eine Behandlung entsprechend geltender Empfehlungen (siehe Kap. 5, 6) angeboten werden.	**KKP**

Adaptation NICE-Leitlinie „Psychosis and schizophrenia in adults: prevention and management"
2014 [149]

Die Weltgesundheitsorganisation (WHO) hat 2018 nach Abschluss der Erstellung dieser Leitlinie Leitlinien zur Diagnostik und Therapie von somatischen Komorbiditäten bei schweren psychischen Erkrankungen wie der Schizophrenie herausgegeben, die die Themen Tabakentwöhnung (siehe Kap. 7), Umgang mit Gewichtszunahme (siehe Kap. 5 und Kap. 7), Substanzabhängigkeiten (siehe Kap. 7), kardiovaskuläre Erkrankungen (siehe Kap. 2 und Kap. 5), Diabetes mellitus (siehe Kap. 2 und Kap. 7) und Infektionserkrankungen umfassen. In dieser WHO Leitlinie sind vertiefte Informationen zu diesen Themen verfügbar [150].

2.8 Zusatzdiagnostik

Zur Diagnostik der somatischen Ursachen von psychotischen Syndromen oder zum Erkennen relevanter somatischer Komorbiditäten sollen verschiedene Untersuchungen durchgeführt werden. Die im Folgenden vorgeschlagenen Untersuchungen und Algorithmen müssen bei Auftreten körperlicher Symptome, bei Nachweis oder Vorliegen relevanter pathologischer Befunde aus apparativen Untersuchungen oder bei antipsychotischer Therapie entsprechend individuell adaptiert werden.

Empfehlung 8	Empfehlungsgrad
Im Behandlungsverlauf soll aktiv erfragt werden, ob die im Rahmen der Diagnostik der Ersterkrankung empfohlenen Untersuchungen durchgeführt worden sind, und, falls nicht erfolgt, die Durchführung dieser Untersuchungen angeboten werden.	**KKP**

Empfehlung 9	Empfehlungsgrad

Bei einer **Erstmanifestation der Schizophrenie** sollen folgende Untersuchungen angeboten werden:
Obligat
• Eine komplette körperliche und neurologische Untersuchung (inkl. Gewicht und Körpergröße, Temperatur, Blutdruck/Puls)
• Blutuntersuchungen
  – Differenzialblutbild
  – Nüchternblutzucker und ggf. HbA1c
  – GPT, Gamma-GT, Kreatinin/eGFR
  – Natrium, Kalium, Calcium
  – BSG/CRP
  – Schilddrüsenparameter (initial TSH)
• Drogenscreening im Urin
• Strukturelle Bildgebung des Gehirns mit kraniellem MRT (mit T1, T2, FLAIR Sequenzen, bei Auffälligkeiten weiterführende Diagnostik mit Kontrastmittel-MRT)
  – Bei nicht Verfügbarkeit oder Kontraindikationen für eine MRT Untersuchung: CCT
Fakultativ
• Eine Liquorpunktion soll angeboten werden, falls aus klinischer, laborchemischer oder apparativer Diagnostik Hinweise auf eine sekundäre somatische Genese der Symptomatik vorliegen (siehe Hintergrundtext und Empfehlung 4).
• Eine testpsychologische Untersuchung in den Bereichen Aufmerksamkeit, Lernen und Gedächtnis, Exekutivfunktionen und soziale Kognition (siehe Tab. 2.3) soll sowohl zum Erhalt von Informationen für differenzialdiagnostische Entscheidungen, als auch zur Vorbereitung von Entscheidungen über weitere neuropsychologische und psychosoziale Behandlungs- und Rehabilitationsangebote angeboten werden.
• Ein EEG soll angeboten werden, falls klinische Hinweise für ein mögliches epileptisches Geschehen oder andere spezifische neurologische Erkrankungen vorliegen (siehe Hintergrundtext).
• Im höheren Lebensalter und bei klinischem Verdacht soll eine Abklärung einer demenziellen Erkrankung gemäß der AWMF-Leitlinie „Demenzen" angeboten werden.
	KKP

Fakultative **laborchemische Untersuchungen** bei anamnestischen und/oder klinischen und/oder anderen Hinweisen auf somatische Ursachen (siehe Hintergrundtext) umfassen:

- Creatininkinase (CK),
- Rheumatologisches Labor,
- Eisen- und Kupferstoffwechsel,
- Vitamin B1, B6, B12,
- Serologie für wichtige Infektionserkrankungen (HIV, Hepatitis, Lues, etc.),
- Weiterführende Labordiagnostik zu anderen Differenzialdiagnosen (siehe Hintergrundtext).

Das **EKG** gehört zur Basisdiagnostik vor Eindosierung eines Antipsychotikums (siehe Tab. 5.11, Kap. 5).

Das **EEG** soll fakultativ bei klinischen Hinweisen auf ein mögliches epileptisches Geschehen angeboten werden. Hierzu zählen unter anderem ätiologisch unklare Bewusstseinsstörungen, motorische Anfälle, Auren oder ätiologisch unklare fokale neurologische Symptome. Auch bei Verdacht auf eine Autoimmunenzephalitis (siehe oben) soll das EEG angeboten werden. Weiterhin wird das EEG bei der Behandlung mit Clozapin in Deutschland als Verlaufsuntersuchung empfohlen (siehe Tab. 5.11, Kap. 5).

Die **Liquoruntersuchung** umfasst im ersten Schritt das neurochemische Basisprogramm unter Einschluss der oligoklonalen Banden. Erst bei Auffälligkeiten im neurochemischen Basisprogramm (z. B. Pleozytose, liquorspezifische oligoklonale Banden) und/oder bei Hinweisen aus klinischen Befunden (siehe Empfehlung 4) oder aus anderen Untersuchungen (z. B. EEG, MRT) erfolgt eine weitere Diagnostik, z. B. durch die Bestimmung von antineuronalen Autoantikörpern (siehe weiteren Textverlauf).

Generell wird die Durchführung eines **cMRTs** und nur im seltenen Fall der Nicht-Verfügbarkeit oder vorhandenen Kontraindikationen ein CCT empfohlen. Bei Kindern- und Jugendlichen soll außer als begründete Notfalldiagnostik aufgrund der erhöhten Strahlenbelastung kein CCT erfolgen.

Die **körperliche Untersuchung** ist fester Bestandteil der guten klinischen Praxis in der Behandlung von Menschen mit einer Schizophrenie. Hierzu zählen die allgemeine internistische Untersuchung, die neurologische Untersuchung sowie eine gezielte Untersuchung bei bestehenden Beschwerden. Die entsprechenden Algorithmen sind in den Abb. 2.2 und 2.3 dargestellt.

Prinzipiell werden **verschiedene Ebenen** in der somatischen Differenzialdiagnostik unterschieden:
1. Die empfohlenen Strategien zum Detektieren und Behandeln von somatischen Komorbiditäten finden sich in den Empfehlungen 5 bis 7.
2. Die empfohlene Basisdiagnostik bei Ersterkrankung und bei einem Rezidiv findet sich in den Empfehlungen 8 und 9.
3. Fakultative Untersuchungen sind bei entsprechenden klinischen Verdachtsmomenten oder vorliegenden Befunden aus der Basisdiagnostik relevant und sind in den Empfehlungen 8 und 9 sowie detailliert im weiteren Textverlauf beschrieben.
4. Kontrolluntersuchungen im Rahmen der antipsychotischen Behandlung werden in Kap. 5 (Tab. 5.11) dargestellt.

Neuropsychologische Diagnostik

Zusätzlich zu den psychopathologischen Symptomen im Rahmen der Schizophrenie leidet die Mehrzahl der Betroffenen unter Störungen der neuro- und soziokognitiven Funktionen, welche die wichtigsten Prädiktoren für die psychosoziale Funktionsfähigkeit darstellen [151]. Menschen mit der Diagnose einer Schizophrenie soll daher bei der Erstmanifestation und bei entsprechendem klinischen Verdacht auf kognitive Defizite eine ausführliche

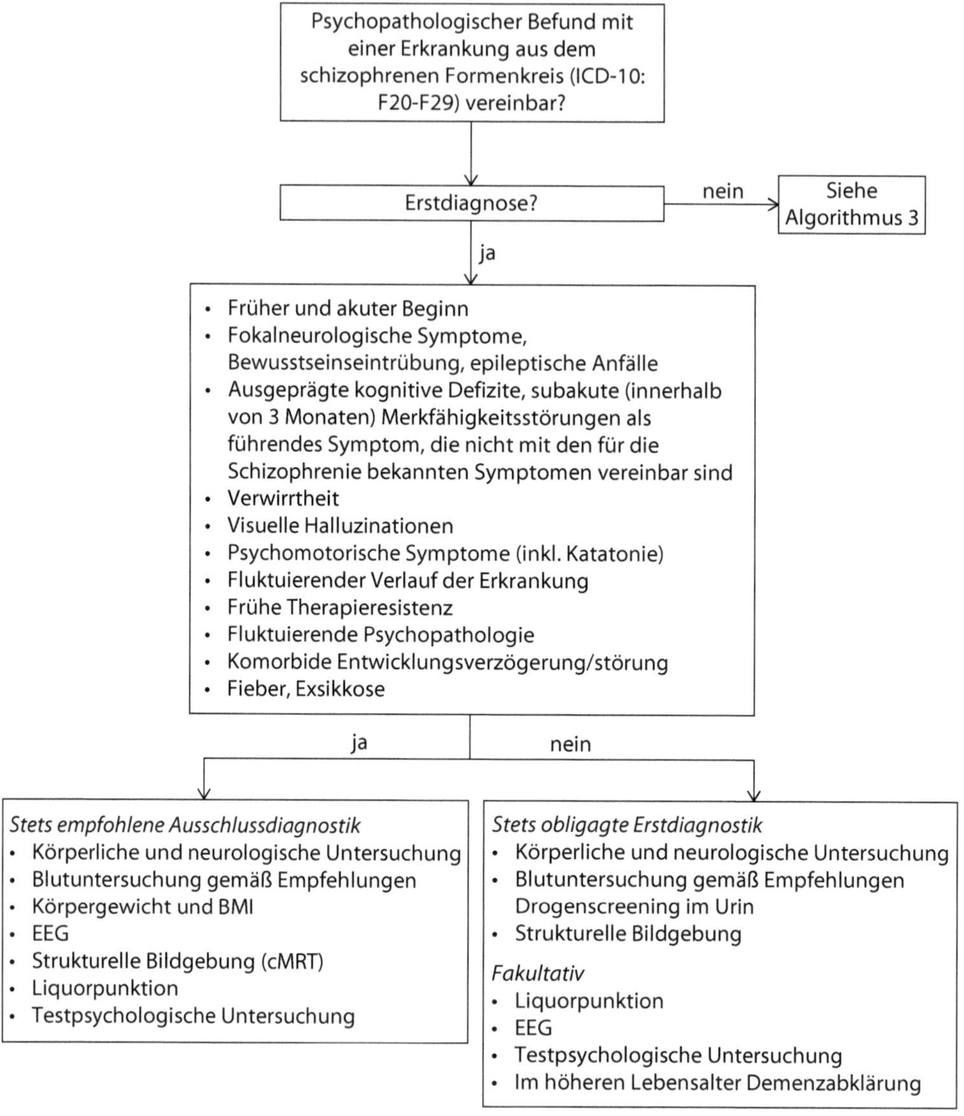

Abb. 2.2 Algorithmus 2: Organische Differentialdiagnostik der Schizophrenie bei Ersterkrankung. Siehe hier auch Empfehlungen 4 und 9, sowie weitere Details zu diesem Algorithmus im Hintergrundtext

neuropsychologische Untersuchung angeboten werden. Die Untersuchung dient sowohl zum Gewinn von Informationen für differentialdiagnostische Entscheidungen (z. B. zu einer möglichen organischen Ursache; siehe Abschnitt Differentialdiagnose) als auch zur Vorbereitung von Entscheidungen über weitere neuropsychologische und psychosoziale Behandlungs- und Rehabilitationsangebote. Da die kognitiven Leistungen bei Menschen mit Schizophrenie meist vom Zeitpunkt ab Ersterkrankung relativ stabil bleiben, ist vor

Abb. 2.3 Algorithmus 3: Organische Differentialdiagnostik der Schizophrenie bei einem Rezidiv. Siehe hier auch Empfehlung 10 und den Hintergrundtext für weitere Details zu diesem Algorithmus

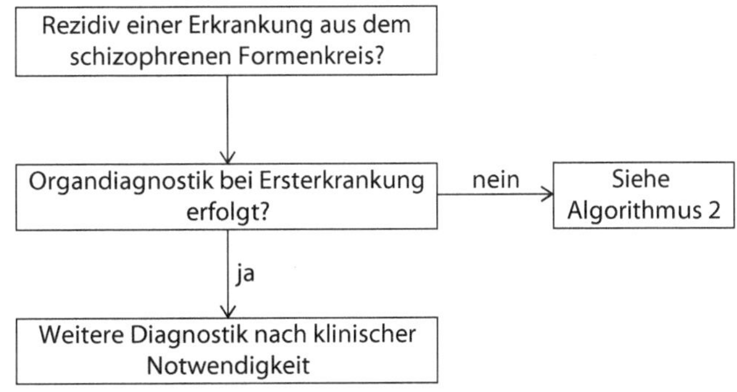

allem eine Untersuchung bei der ersten Behandlung notwendig. Testpsychologische Untersuchungen zu späteren Erkrankungszeitpunkten können zum Beispiel angezeigt sein, wenn sie bei der Erstdiagnose ausgeblieben sind, wenn eine Umstellung der Medikation erfolgte oder wenn neue Entscheidungen über Behandlungs- oder Rehabilitationsschritte getroffen werden müssen. Die Testuntersuchung sollte nach weitgehender Remission der akuten psychotischen Symptomatik und unter stabiler Medikation stattfinden. Bei der Untersuchungsplanung soll Rücksicht auf die eingeschränkte Daueraufmerksamkeitsleistung genommen und die Untersuchung ggf. in mehrere Abschnitte unterteilt werden. Die Untersuchung soll von einer dafür qualifizierten Person mit umfassenden Kenntnissen in Neuropsychologie und Psychopathologie durchgeführt werden, da neben dem Testergebnis auch Verhaltensbeobachtungen und subjektives Erleben wichtige Datenquellen darstellen, die qualifiziert erfasst und bewertet werden müssen. Zunächst sollte eine Einschätzung des globalen intellektuellen Funktionsniveaus auf der Basis eher kristalliner Intelligenzanteile erfolgen, welche weniger abhängig von der aktuellen Verarbeitungsgeschwindigkeit und Problemlösefähigkeit sind. Hieran anschließend sollten zum einen kognitive Domänen wie Verarbeitungsgeschwindigkeit, Aufmerksamkeit, Arbeitsgedächtnis, Lernen und Gedächtnis, sowie exekutive Funktionen wie Inhibitionskontrolle, Planen und Problemlösen untersucht werden. Die Erhebung soll mit standardisierten Leistungstests erfolgen, die eine aktuelle deutschsprachige Normierung aufweisen. Zusätzlich zu den neurokognitiven Störungen sollten Leistungen im Bereich der sozialen Kognitionen untersucht werden. Diese haben sich als unabhängige und teilweise sogar bedeutsamere Prädiktoren des psychosozialen Funktionsniveaus erwiesen [152], wobei für diesen Funktionsbereich weniger standarisierte Testverfahren vorliegen. Im angloamerikanischem Raum haben in den letzten Jahren koordinierte Forschungsbemühungen des National Institutes of Mental Health (NIMH) zur Entwicklung einer standardisierten Testbatterie geführt, welche die genannten Funktionsbereiche anhand einer einheitlich normierten Konsensus-Testbatterie untersucht [153]. Für den deutschsprachigen Raum liegt eine Übersetzung dieser Tests, aber keine Normierung vor. Es stehen jedoch zahlreiche im deutschsprachigen Raum normierte und validierte Testverfahren zur Verfügung, die eine Untersuchung der relevanten kognitiven Domänen, teils mit computergestützter Durchführung und Auswertung ermöglichen. Ein Überblick mit exemplarischen Testverfahren findet sich in Tab. 2.4.

Empfehlung 10	Empfehlungsgrad
Bei einem Rezidiv soll geprüft werden, ob die empfohlene Erstdiagnostik (Empfehlung 9) durchgeführt worden ist. Falls nicht erfolgt, soll diese erneut angeboten werden.	**KKP**

Tab. 2.4 Exemplarische neuropsychologische Testverfahren. WAIS-IV: Wechsler Adults Intelligence Scale- Fourth Edition (Deutsche Bearbeitung: [154])

Funktionsbereich	Exemplarische Testverfahren (Beispiele)
Globales Intelligenzniveau	Untertests aus einem aktuell normierten standardisierten Intelligenztest (z. B. WAIS-IV)
Verarbeitungsgeschwindigkeit	Zahlen-Symbol-Test (WAIS-IV) oder Trail-Making-Test, Teil A
Aufmerksamkeit (geteilte, selektive)	d2-Test oder Untertests aus der TAP oder aus dem WTS
Arbeitsgedächtnis (verbal/ visuell)	Zahlenfolgen oder Buchstaben-Zahlenfolgen aus dem WAIS-IV, Visuelle Ergänzung aus der WMS-IV, Untertests aus der TAP oder dem WTS
Verbales Lernen/ Gedächtnis	CVLT oder VLMT
Visuelles Lernen/ Gedächtnis	Figuraler Gedächtnistest aus dem WTS, visuelle Reproduktion aus der WMS-IV
Exekutive Funktionen (Inhibitionskontrolle, Planen, Problemlösen)	Farbe-Wort-Interferenztest, Trail-Making-Test, Teil B, Wisconsin Card Sorting Test, Tower of London, Untertest Response-Inhibition aus dem WTS
Soziale Kognition	Emotionserkennung und Emotionsregulation aus dem MSCEIT, Theory of Mind aus dem WTS

TAP: Testbatterie zur Aufmerksamkeitsprüfung, computergestützte Testbatterie [155], WTS: Wiener Test System, computergestützte Testbatterie: WMS-IV: Wechsler Memory Scale – Fourth Edition (Deutsche Version: [156]), CVLT: California Verbal Learning Test (Deutsche Version: [157]), VLMT: Verbaler Lern- und Merkfähigkeitstest (deutsche Version [158]), MSCEIT: Mayer-Salovey-Caruso Test zur Emotionalen Intelligenz (Deutsche Version [159])

Inhaltsverzeichnis

3.1   Allgemeine Behandlungsprinzipien

Das allgemeine Behandlungsziel ist ein von Krankheitssymptomen weitgehend freier Mensch, welcher zu selbstbestimmter Lebensführung fähig ist, von therapeutischen Maßnahmen in Kenntnis gesetzt und zu deren Nutzen/Risiken-Abwägung er in der Lage ist. Diese Zielsetzung erfordert eine am wissenschaftlich gesicherten Kenntnisstand orientierte, möglichst wenig restriktive Therapie im Rahmen einer empathisch-humanen, kooperativen und rationalen Therapeuten-Patienten-Beziehung.

Die Therapie von Menschen mit einer Schizophrenie ist grundsätzlich multiprofessionell und mehrdimensional orientiert. Dies bedeutet, dass in allen Therapie- und Versorgungsangeboten biologisch-somatische, psychologisch-psychotherapeutische und soziotherapeutisch-rehabilitative Aspekte gleichermaßen – wenngleich phasenspezifisch mit unterschiedlichem Akzent – berücksichtigt werden müssen. Therapeutische Strategien für Menschen mit einer Schizophrenie umfassen unter anderem Pharmakotherapie (siehe Kap. 5 und 7), kognitive Verhaltenstherapie und andere Psychotherapien (siehe Kap. 6), Psychoedukation (siehe Kap. 6), andere somatische Therapien (siehe Kap. 5 und 7), Familieninterventionen und Angehörigenarbeit (siehe Kap. 6), Training sozialer Fertigkeiten (siehe Kap. 6), Training kognitiver Fähigkeiten und neuropsycho-

© Deutsche Gesellschaft für Psychiatrie und Psychotherapie, Psychosomatik und Nervenheilkunde e. V. (DGPPN) 2019
W. Gaebel et al., *S3-Leitlinie Schizophrenie*,
https://doi.org/10.1007/978-3-662-59380-6_3

logische Therapie (siehe Kap. 6), Ergotherapie (siehe Kap. 6), Physiotherapie (siehe Kap. 6), Körpertherapie und Sporttherapie (siehe Kap. 6), sowie künstlerische Therapien (z. B. Musiktherapie, Kunsttherapie, Theatertherapie, Tanztherapie) (siehe Kap. 6). Im weiteren Verlauf sind rehabilitative und andere Maßnahmen der Integration zu nennen (siehe Kap. 8). Alle Behandlungsschritte werden in einen Gesamtbehandlungsplan integriert sowie individuell und phasenspezifisch abgestimmt. Aufgrund des langfristigen und fluktuierenden Krankheitsverlaufes mit wechselnden Behandlungsbedürfnissen erfolgt ein vernetztes Arbeiten der verschiedenen Behandlungsinstitutionen mit ihren unterschiedlichen Behandlungsangeboten, um über die verschiedenen Krankheitsphasen hinweg eine interaktive therapeutische Kontinuität aufrechtzuerhalten. Fachliche und menschliche Qualität der Erstbehandlung sind besonders entscheidend für Behandlung, Akzeptanz, Erfolg und langfristige Adhärenz. Die NICE-Leitlinie (The National Institute for Health and Care Excellence) betont hier die Bedeutung der Kenntnisse aller dort empfohlenen pharmakologischen, psychotherapeutischen und psychosozialen Interventionsmöglichkeiten [160]. Hieraus kann abgeleitet werden, dass die fachliche Qualität im Hinblick auf Kenntnisse evidenzbasierter Interventionen ein wichtiger Faktor für eine erfolgreiche Behandlung von Menschen mit einer Schizophrenie ist. Weiterhin kann angenommen werden, dass insbesondere in der Diagnosestellung, in der Vermeidung von restriktiven Maßnahmen und im Management von komplizierten Behandlungsverläufen die Erfahrung der professionellen Akteure und der Behandlungsteams eine wichtige Rolle spielt.

Prinzipiell kommen bei der Behandlung symptomreduzierende, vulnerabilitätsmindernde, stressreduzierende und bewältigungsfördernde therapeutische Interventionen in Betracht. Im Vordergrund stehen neben der Akutbehandlung einer Erstmanifestation bzw. eines Rezidivs auch sekundäre (Rezidivrate) und tertiäre Präventions- und Rehabilitationsmaßnahmen (soziale Wiedereingliederung und Vermeidung von Chronifizierung). Komponenten der psychiatrisch-psychotherapeutischen Behandlung von Menschen mit einer Schizophrenie umfassen unter anderem:

- Herstellen und Aufrechterhalten einer therapeutischen Beziehung unter Einschluss der Bezugspersonen und des Umfeldes,
- Diagnostik und Verlaufsbeurteilung,
- Informationsvermittlung und Beratung im Hinblick auf die Erkrankung und ihre Behandlung,
- Indikationsstellung zur Medikation, zu psychotherapeutischen, psychosozialen und anderen spezifischen Behandlungen im Rahmen eines Gesamtbehandlungsplans,
- Unterstützung bei der Umsetzung des Behandlungsplans,
- Früherkennung und Frühbehandlung neuer Krankheitsepisoden einschließlich der Berücksichtigung auslösender oder aufrechterhaltender Faktoren,
- Stressreduzierende Maßnahmen, Unterstützung der Angehörigen und Schaffung eines günstigen Familienklimas
- Berufliche und soziale Reintegration der Betroffenen.

Empfehlung 11	Empfehlungsgrad
Behandlungsziel ist der von Krankheitssymptomen weitgehend freie, zu selbstbestimmter Lebensführung fähige, therapeutische Maßnahmen in Kenntnis von Nutzen und Risiken abwägende Patient. Hierfür sollen ein Gesamtbehandlungsplan unter Partizipation der Betroffenen und aller am Behandlungsprozess Beteiligten erstellt, eine Zusammenarbeit mit Angehörigen und anderen Vertrauenspersonen, die Koordination und Kooperation der Behandlungsinstitutionen etabliert sowie das nicht-professionelle Hilfe- und Selbsthilfesystem einbezogen werden. Alle Behandlungsschritte sollen in diesen Gesamtbehandlungsplan integriert werden sowie individuell und phasenspezifisch im Rahmen einer multiprofessionellen und möglichst wohnortnahen Behandlung abgestimmt werden. Eine Erleichterung des Zugangs zum Hilfesystem für die Betroffenen sowie eine Ressourcenkoordination im psychiatrisch-psychotherapeutischen und allgemeinen Gesundheitswesen ist notwendig.	**KKP**

Adaptation und Anpassung AWMF-Leitlinie „Schizophrenie" 2006 [161]

Empfehlung 12	Empfehlungsgrad
Menschen mit einer Schizophrenie haben ein Recht darauf, in ihren besonderen Bedürfnissen und ihrem individuell unterschiedlichen Hilfebedarf wahrgenommen zu werden, und sollen befähigt und in die Lage versetzt werden, ihre Interessen selbst durchzusetzen, sich zu organisieren sowie ihre Lebensverhältnisse individuell bestimmen zu können (Selbstbefähigung/ Empowerment).	**KKP**

Adaptation und Anpassung AWMF-Leitlinie „Psychosoziale Therapien bei schweren psychischen Erkrankungen" 2013 und 2018 [162]

Empfehlung 13	Empfehlungsgrad
Qualitätssicherungsmaßnahmen für das multiprofessionelle Team (z. B. anerkannte Fortbildung, Supervision, Intervision, Fallbesprechungen, Teambesprechungen) können die Versorgung von betroffenen Menschen mit einer Schizophrenie verbessern und sollten daher implementiert werden.	**KKP**

Empfehlung 14	Empfehlungsgrad
Im Rahmen der Informationsvermittlung, aber auch für die Beziehungsgestaltung im gesamten Hilfesystem soll die trialogische Zusammenarbeit zwischen Betroffenen, Angehörigen und anderen Vertrauenspersonen sowie professionell Tätigen angeboten werden. Sie ist eine wesentliche Voraussetzung für eine offene, vertrauensvolle und erfolgreiche Kooperation aller Beteiligten, auf deren Basis gemeinsame Interessen und Behandlungsziele verfolgt werden können. Ergebnisse der trialogischen Zusammenarbeit beschränken sich nicht nur auf die individuelle Therapiebeziehung, sondern haben auch Auswirkungen auf die angemessene Darstellung der Interessen der Patienten und Angehörigen in Öffentlichkeit und Politik, auf die Qualitätsförderung und auf die Fortentwicklung der Versorgungsstrukturen.	**KKP**

Adaptation und Anpassung AWMF-Leitlinie „Psychosoziale Therapien bei schweren psychischen Erkrankungen" 2013 und 2018 [162]

3.2   Krankheitsphasen und phasenspezifische Behandlungsziele

Prinzipiell können in der Behandlung von Menschen mit einer Schizophrenie drei verschiedene Krankheitsphasen mit unterschiedlichem therapeutischem Schwerpunkt unterschieden werden:

- Akutphase (Wochen bis 3 Monate),
- Postakute Stabilisierungsphase (etwa 3 bis 6 Monate),
- Stabile (partielle) Remissionsphase (Monate bis Jahre).

Die Akutphase beginnt mit der operationalisierten Diagnosestellung nach ICD-10 (siehe Kap. 2), wobei häufig ein längerer Abstand zwischen Beginn akuter Symptome und Diagnosestellung besteht. Diese drei Phasen sind oftmals zeitlich und klinisch nicht scharf abgrenzbar und haben Überlappungsbereiche. Auch kann die Akutphase in bestimmten Fällen deutlich länger andauern. Generell besteht der phasenspezifische Gesamtbehandlungsplan aus:

- Akutbehandlung,
- Langzeitbehandlung einschließlich Rezidivprophylaxe, sowie
- tertiären Präventions- bzw. Rehabilitationsmaßnahmen.

Pharmakotherapeutische (und/oder ggf. andere somatische) und psychotherapeutische Interventionen bilden den Schwerpunkt der Akutbehandlung, wobei jedoch abhängig von der klinischen Situation auch in dieser Behandlungsphase bereits weitere Therapieangebote erfolgen werden. Die NICE-Leitlinie betont hierbei, dass pharmakologische (antipsychotische) und psychotherapeutische (KVT) Maßnahmen sowie Familieninterventionen gemeinsam angeboten werden sollen [149]. In der anschließenden postakuten Stabilisierungsphase sowie in der Remissionsphase kommen zusätzlich psychoedukative, psychotherapeutisch supportive, psychosoziale, rehabilitative und andere Verfahren zur Anwendung. Phasenspezifisch werden verschiedene Behandlungsziele formuliert.
Die **Therapieziele in der Akutphase** sind:

- Etablierung einer therapeutischen Beziehung
- Aufklärung über Krankheits- und Behandlungskonzepte
- Beseitigung oder Verminderung der Krankheitserscheinungen und der krankheitsbedingten Beeinträchtigung
- Verhinderung und Behandlung von Selbst- und Fremdgefährdung
- Einbeziehung von Angehörigen, Bezugspersonen und anderen Beteiligten im Einvernehmen mit den Betroffenen

- Verhinderung oder Verminderung sozialer Folgen der Erkrankung
- Motivation zur Selbsthilfe
- Vorbereitung der postakuten Stabilisierungsphase durch Einleitung rehabilitativer Maßnahmen

Die **Therapieziele in der postakuten Stabilisierungsphase** sind:

- Festigung der therapeutischen Beziehung
- Stabilisierung bei Remission und Abklingen der psychopathologischen Symptome
- Behandlung kognitiver und sozialer Defizite sowie weiterer Negativsymptomatik
- Förderung von Partizipation, Krankheitseinsicht und Adhärenz
- Intensivierte Aufklärung über Krankheits- und Behandlungskonzepte
- Verstärkte Einbeziehung der Angehörigen und Bezugspersonen in Aufklärung, Rezidivprävention und Behandlung, im Einvernehmen mit den Betroffenen
- Früherkennung drohender Rückfälle
- Suizidprophylaxe
- Entwicklung individueller Coping-Strategien
- Harmonisierung von Konflikten in Familie und Umwelt
- Verständniserarbeitung der individuellen Bedeutung der Erkrankung (Sinngebung)
- Stabilisierung und Erweiterung sozialer Kontakte
- Vorbereitung und Weiterführung rehabilitativer Maßnahmen
- Motivation zur Selbsthilfe

Die **Therapieziele in der Remissionsphase** sind:

- Aufrechthaltung der therapeutischen Beziehung
- Förderung sozialer (Re-)Integration/Teilhabe
- Rezidivprophylaxe, -früherkennung und –frühintervention
- Suizidprophylaxe
- Verbesserung der Lebensqualität
- Berufliche Rehabilitation
- Motivation zur Selbsthilfe

3.3 Behandlungssettings in den einzelnen Krankheitsphasen

Die Wahl *stationärer* (psychiatrische Abteilungen, Fachkrankenhäuser, Universitätskliniken), *teilstationärer* (Tages- und Nachtkliniken), *ambulanter* (niedergelassene Allgemeinärzte, Psychiater und Nervenärzte, niedergelassene psychologische und ärztliche Psychotherapeuten, Institutsambulanzen, Polikliniken, psychiatrische Pflege, sozialpsychiatrische Dienste) und *komplementärer ambulanter oder stationärer* (beschützende Wohngruppen, Übergangswohnheime, Dauerwohnheime, Rehabilitationseinrichtungen) Behandlungsangebote (siehe Kap. 9) erfolgt je nach Krankheitsphase, Verlaufsstadium und -charakteristik unterschiedlich. Schutznotwendigkeit der betroffenen Person oder ggf. dessen Umfelde, erforderliche Tagesstrukturierung, spezielle Behandlungsbedürfnisse (z. B. bei komorbider Suchtproblematik), verfügbarer sozialer Support sowie persönliche Präferenzen sind weitere Entscheidungskriterien für die Wahl des Behandlungssettings. Für die Behandlung von Menschen mit einer Schizophrenie wurden vielfältige *komplexe Versorgungsmodelle* für alle Phasen der Krankheit in den verschiedenen Sektoren des Gesundheitssystems entwickelt. Hierzu gehören beispielsweise spezialisierte Früherkennungs- und Frühinterventionszentren, Schwerpunktsettings für Betroffene mit einer ersten psychotischen Episode, multiprofessionelle gemeindepsychiatrische Teams, Case Management, aufsuchende gemeindepsychiatrische Teams (assertive community treatment, ACT) oder die Soziotherapie. Eine ausführliche Beschreibung dieser Versorgungsstrukturen und Modelle sowie die zugrundeliegende Evidenz finden sich in Kap. 9. Andere Elemente in der Versorgung von Betroffenen sind Selbsthilfe, Peer-to-Peer Konzepte und Soteria (siehe Kap. 9).

Stadium des erhöhten Psychoserisikos
Bei vielen Menschen, die im Verlauf ihres Lebens psychotische Symptome im Sinne einer Schizophrenie entwickeln, sind bereits im Vorfeld kürzer oder länger dauernde Perioden mit anfangs unspezifischen, späterhin hinweisenderen psychopathologischen Auffälligkeiten nachweisbar (siehe Kap. 7). In den letzten Jahren wurden viele Anstrengungen zur Früherkennung unternommen sowie Frühinterventionen entwickelt, welche das Risiko des Übergangs in eine voll ausgeprägte Psychose zu verringern versuchen und aktuelle Symptome und Einschränkungen, sowie eine spätere Beeinträchtigung verhindern sollen. In diesem Stadium sind die operationalisierten Kriterien für eine Schizophrenie nach ICD-10 nicht erfüllt und dieses Stadium stellt auch keine diagnostische Entität in den entsprechenden diagnostischen Manualen dar (siehe Kap. 7). Die Früherkennung und –behandlung findet für erwachsene Patienten weiterhin im Wesentlichen in besonderen Früherkennungs- und Frühbehandlungszentren (zumeist spezielle Ambulanzen an psychiatrischen Kliniken) oder in damit vernetzten Einrichtungen in Kooperation mit niedergelassenen Fachärzten oder Hausärzten statt. Ein wesentliches Charakteristikum dieser Zentren ist der niederschwellige Zugang ohne Überweisung [94], der somit auch betroffenen Menschen mit unspezifischen Symptomen den Zugang außerhalb der Regelversorgung erlaubt. Spezialambulanzen und spezialisierte Stationen oder eine Integration der Früherkennungsarbeit in bestehende ambulante und stationäre Programme bilden den weiteren Rahmen der Früherkennung und –behandlung [94] (siehe Kap. 7 und 9). Eine stationäre oder teilstationäre Behandlung ist in der Regel dann erforderlich, wenn bereits ausgeprägte

Beeinträchtigungen oder ausgeprägte affektive Symptome bestehen oder Gefährdungsmomente (z. B. bei depressiver Verstimmung mit Suizidalität) erkennbar sind. Im Stadium des erhöhten Psychoserisikos muss berücksichtigt werden, dass keine Stigmatisierung durch eine zu frühe Schizophrenie-Diagnose stattfindet, von den Betroffenen geschilderte Beschwerden spezifisch behandelt werden und dass eine kontinuierliche Betreuung gewährleistet ist, um eine Progredienz zu einer beginnenden Psychose zu erkennen.

Frühphase (Ersterkrankung)
Für die Behandlung der Ersterkrankung (ICD-10 Kriterien erfüllt) wurde die Wirksamkeit einer spezialisierten, multidisziplinären Intensivbehandlung, welche besonders auf die Bedürfnisse junger Erwachsener zugeschnitten ist, untersucht (siehe Kap. 7). Die Details dieses Behandlungssettings sind in Kap. 7 ausführlich dargestellt; ein wesentliches Ziel ist die Reduktion der Dauer der unbehandelten Psychose. Die Behandlung umfasst neben der Pharmakotherapie und Psychotherapie eine intensive psychosoziale Behandlung und steht idealerweise drei bis fünf Jahre nach Ersterkrankung oder dem ersten Kontakt mit dem Versorgungssystem zur Verfügung. Bei den nicht-pharmakologischen Behandlungen wurden eine Kombination von kognitiver Verhaltenstherapie, Training sozialer Kompetenz, Familieninterventionen und Supported Employment mit zum Teil aufsuchender Behandlung in der Gemeinde (Case Management oder Assertive Community Treatment) als am effektivsten evaluiert (siehe Kap. 9). Diese Form der Behandlung wird in Deutschland nur in ersten Ansätzen in die Versorgung umgesetzt, gehört aber in anderen europäischen Ländern wie z. B. Großbritannien, Irland, Dänemark, Teilen der Niederlande und Italiens, sowie darüber hinaus in großen Teilen Australiens zur Regelversorgung. Es gibt jedoch im deutschsprachigen Raum eine Reihe von Initiativen, Schwerpunktstationen für junge Erwachsene mit ersten psychotischen Episoden oder, in Kooperation mit der Kinder- und Jugendpsychiatrie, Adoleszentenstationen einzurichten, welche die oben beschriebenen Behandlungsbausteine bereits teilweise umsetzen.

Akutphase
Für Menschen mit einer Schizophrenie sind ein regelmäßiger Kontakt zum Hilfesystem und eine regelmäßige Beurteilung des psychischen und körperlichen Gesundheitszustandes sinnvoll. Generell sollte einer ambulanten Therapie, wenn möglich, der Vorzug vor einer teilstationären oder stationären Behandlung gegeben werden. Auch im Fall einer akuten Exazerbation der Schizophrenie sollte, wenn möglich, eine ambulante Behandlung der stationären vorgezogen werden. Die ambulante Behandlung kann aber die stationäre nicht immer ersetzen. Insbesondere wenn eine Gefährdung des Patienten oder seiner Umgebung sehr wahrscheinlich möglich ist, muss eine stationäre oder teilstationäre Aufnahme erfolgen. Kriterien zur Beurteilung einer stationären Aufnahmenotwendigkeit sind

an anderer Stelle dargestellt (siehe Kap. 9). Niedergelassene Fachärzte für Psychiatrie, Psychiatrie und Psychotherapie oder Nervenärzte sind in der Regel für die ambulante Therapie und hier insbesondere für den medikamentösen Teil in der Behandlung der Akutphase verantwortlich. Ebenfalls involviert sind psychologische und ärztliche Psychotherapeuten. Eine zunehmende Zahl von Betroffenen wird in Institutsambulanzen betreut, in welchen neben Fachärzten für Psychiatrie und Psychotherapie auch Sozialarbeiter, Fachpflegepersonal, psychologische Psychotherapeuten und andere psychiatrisch Tätige wie Ergotherapeuten tätig sind (siehe Kap. 9).

Postakute Stabilisierungs- und Remissionsphase
Mit dem Übergang in die postakute Phase gewinnen neben der kontinuierlichen medizinisch-psychiatrischen und allgemeinmedizinischen Behandlung komplementäre Dienste zunehmend an Bedeutung (siehe Kap. 9). Diese komplementären Dienste haben zum Ziel, soweit erforderlich, eine soziale und berufliche Rehabilitation von Menschen mit einer Schizophrenie zu fördern. Dies kann zunächst in Form von Tageskliniken, Freizeit- und Kontaktangeboten, Tagesstätten, betreutem Wohnen und beruflicher Wiedereingliederung oder Arbeit in beschützter Umgebung erfolgen. Von großer Bedeutung sind die Förderung der Adhärenz und die psychoedukative Betreuung von Familienangehörigen. Im Hinblick auf die Wiedereingliederung sind, wenn möglich, längere stationäre Behandlungen, insbesondere mit langen Aufenthaltsdauern, zu vermeiden. Die Rehabilitation (siehe Kap. 8) bei Menschen mit leichteren Krankheitssymptomen wird, soweit erforderlich, durch niedergelassene Psychiater oder psychologischen Psychotherapeuten, Institutsambulanzen oder andere Einzeleinrichtungen betreut. Die berufliche und soziale Wiedereingliederung schwer oder chronisch Erkrankter wird in der Regel in spezialisierten Einrichtungen durchgeführt, die neben der positiven Beeinflussung der Funktionsfähigkeit auch die Besserung oder Überwindung der Einschränkungen auf der Ebene der Aktivitäten und im Bereich der sozialen Teilhabe zum Ziel haben.

> Die ausführliche Beschreibung des Versorgungssystems, der beteiligten Akteure und der Versorgungskoordination findet sich in Kap. 9. Die Besonderheiten im Setting der Kinder- und Jugendpsychiatrie und in der Geronotpsychiatrie finden sich in Kap. 7.

3.4　Behandlungsziele

Am umfangreichsten sind die Behandlungsziele Ansprechen auf eine Therapie (Response), Symptomfreiheit (Remission), symptomatische Verbesserung, sowie Rezidivprophylaxe (inkl. Vermeidung von Hospitalisierung) in pharmakologischen, psychotherapeutischen und psychosozialen Studien untersucht worden (siehe Kap. 5 und 6). Diese Endpunkte bilden prinzipiell die wesentliche Grundlage für die evidenzbasierten Empfehlungen dieser Leitlinie.

Neben diesen Endpunkten müssen zur Nutzenbewertung verschiedene weitere patientenrelevante Zielgrößen in die Bewertung der Behandlung mit einbezogen werden: Mortalität, Morbidität, gesundheitsbezogene Lebensqualität, interventions- und krankheitsbezogener Aufwand sowie Patientenzufriedenheit werden in der Literatur genannt [163] und können für die Behandlung von Menschen mit einer Schizophrenie adaptiert werden. Andere wichtige Endpunkte sind soziales Funktionsniveau und der damit eng verbundene Recovery-Begriff (Genesung). Insbesondere in Bezug auf die gesundheitsbezogene Lebensqualität, Patientenzufriedenheit und Recovery sind jedoch nur wenige klinische Studien, die diese Endpunkte als primäre Endpunkte definieren, verfügbar. In Bezug auf patientenrelevante Endpunkte in der Behandlung von Menschen mit einer Schizophrenie besteht weiterhin ein Forschungsbedarf, da die meisten vorhandenen Befunde für diese Endpunkte aus sekundären Analysen abgeleitet worden sind.

3.5 Partizipative Entscheidungsfindung und Aufklärungsgespräch

Ziel ist die aktive Teilnahme am therapeutischen Entscheidungsprozess des über Wirkungen und Nebenwirkungen aufgeklärten Patienten als gleichberechtigten Partner (partizipative Entscheidungsfindung/shared decision-making). Die Informiertheit der betroffenen Person ist dabei Grundlage kooperativer klinischer Entscheidungsfindung und Voraussetzung gesundungsförderlichen Verhaltens. Überlegungen zum Einsatz eines bestimmten Präparats oder einer psychotherapeutischen, sowie psychosozialen Therapieform und die damit verbundene Risiko-Nutzen-Evaluation müssen den Betroffenen so erklärt werden, dass eine partizipative Entscheidungsfindung möglich wird. Bei Veränderung der Behandlungssituation oder bei einer Veränderung der Risiko-Nutzen-Überlegungen muss dieser Prozess im Laufe der Behandlung gegebenenfalls mehrfach erfolgen. Shared-decision-making soll dabei nicht nur krankheitsbezogene Endpunkte (wie z. B. Remission, Rezidivprophylaxe) verbessern, sondern die therapeutischen Entscheidungen des shared-decision-makings sollen als patientenrelevanter Endpunkt an sich betrachtet werden [164]. Die wesentlichen Prinzipien des shared-decision-making wie die Diskussion mehrerer Behandlungsalternativen, der mögliche Verzicht auf eine Behandlung mit den entsprechenden Vor- und Nachteilen oder die Vermittlung der Informationen in einer für den Patienten verständlichen Sprache sollen dabei berücksichtig werden.

Die Aufklärung über alle pharmakologischen und nicht pharmakologischen therapeutischen Maßnahmen hat gemäß den Vorgaben der Berufsordnungen für Ärzte und Psychotherapeuten, der guten wissenschaftlichen Praxis und dem Gesetz zur Verbesserung der Rechte von Patienten in der jeweils aktuell gültigen Fassung zu erfolgen.

In jedem Fall ist es hilfreich, die Angehörigen und andere Vertrauenspersonen unter Einverständnis des Betroffenen in Therapieentscheidungen mit einzubeziehen. Denn oft

Tab. 3.1 Schritte der partizipativen Entscheidungsfindung (extrahiert aus [167], basierend auf [165, 166])

Schritt 1	Aufklärung über Diagnose, Verlauf und Prognose der Erkrankung sowie Angebot einer partizipativen Entscheidungsfindung
Schritt 2	Gleichwertigkeit der möglichen Behandlungsoptionen betonen („Equipoise")
Schritt 3	Behandlungsmöglichkeiten und Risiken beschreiben
Schritt 4	Explorieren von Verständnis, Gedanken und Befürchtungen des Patienten
Schritt 5	Erwartungen und unterschiedliche Entscheidungspräferenzen erfassen
Schritt 6	Entscheidung besprechen, treffen oder aufschieben
Schritt 7	Folgevereinbarung treffen

gelingt es bei initial ablehnender Haltung nach der Schaffung eines Vertrauensverhältnisses im Zeitverlauf dennoch, den Patienten von der Notwendigkeit der Risiko-Nutzen-basierten Therapie zu überzeugen. Das Aufklärungsgespräch erfolgt dabei immer ergebnisoffen. Angebote zur Psychoedukation für Betroffene und Angehörige sind dabei ein wesentlicher Bestandteil dieses Prozesses (siehe Kap. 6).

Basierend auf verschiedenen Publikationen [165, 166] hat die AWMF-Leitlinie „Unipolare Depression" [167] die Schritte der partizipativen Entscheidungsfindung zusammengefasst, welche auch für die Behandlung von Menschen mit einer Schizophrenie Gültigkeit haben. Folgende Schritte sollen dabei erfolgen, wobei die Reihenfolge nicht zwingend eingehalten werden muss [167] (Tab. 3.1):

Die partizipative Entscheidungsfindung muss dabei mehr in der Regelversorgung verankert werden [168]. Wie in der AWMF-Leitlinie „Unipolare Depression" [167] (basierend auf einem systematischen Review [168]) beschrieben, eignet sich die partizipative Entscheidungsfindung in medizinischen Situationen, in denen mehrere Therapieoptionen zur Wahl stehen, wenn die Konsequenzen der Entscheidung für den Patienten bedeutsam sind oder wenn die Patienten sich diese Art der Beteiligung ausdrücklich wünschen. Die Grenzen der partizipativen Entscheidungsfindung liegen in Situationen, in denen Patienten aufgrund der Schwere der Erkrankung in ihrer Einwilligungsfähigkeit eingeschränkt sind oder sich durch den Prozess überfordert fühlen [167–169]; bei Menschen mit einer Schizophrenie sind dies beispielsweise Notfallsituationen (z. B. Erregungszustände, katatone Zustände), Episoden mit schwerem Wahn oder Halluzinationen oder Episoden mit schweren formalen Denkstörungen. In solchen Fällen kann nach Stabilisierung des akuten Zustandsbildes die partizipative Entscheidungsfindung jedoch für den weiteren Behandlungsverlauf eingeleitet werden.

Zu Beginn jeder Diagnostik und Behandlung von Menschen mit einer Schizophrenie steht das Aufklärungsgespräch, welches neben der Vermittlung von situationsgerechten Informationen zur Erkrankung sowie deren Ursachen und Verlauf auch die Darstellung verschiedener Behandlungsalternativen, inklusive der Möglichkeit und der Folgen der Nicht-Behandlung, beinhaltet. Die konkrete Art der Informationsvermittlung berücksichtigt dabei u. a. das aktuelle Konzentrations- und Aufnahmevermögen, das subjektive Krankheitskonzept, das Interesse an solchen Informationen, den kulturellen Hintergrund

und die Sprachkompetenz. Die Sprache des Aufklärungsgesprächs muss dabei für die betroffene Person verständlich sein – bei Menschen mit Migrationshintergrund soll bei Bedarf eine Vermittlung der wesentlichen Informationen in Muttersprache ermöglicht werden. Weitere Informationen und Richtlinien für das Aufklärungsgespräch finden sich im Patientenrechtegesetz („Gesetz zur Verbesserung der Rechte von Patienten"; § 630a-h, BGB) und in der AWMF-Leitlinie „Psychosoziale Therapien bei schweren psychischen Erkrankungen" [162].

Das Modul 4 umfasst die **Module:**

- **4a** Pharmakotherapie und andere somatische Behandlungsverfahren, Nebenwirkungsmanagement,
- **4b** Psychotherapie und psychosoziale Interventionen,
- **4c** Behandlung unter besonderen Bedingungen und
- **4d** Rehabilitation.

Alle in dieser Leitlinie genannten Empfehlungen beziehen sich, sofern nicht anders angegeben, auf erwachsene Personen ($\geq$18 Jahre). Empfehlungen für Kinder -und Jugendliche (<18 Jahre) finden sich im Kap. 7 (Absatz 7.14).

© Deutsche Gesellschaft für Psychiatrie und Psychotherapie, Psychosomatik und Nervenheilkunde e. V. (DGPPN) 2019
W. Gaebel et al., *S3-Leitlinie Schizophrenie*,
https://doi.org/10.1007/978-3-662-59380-6_4

Pharmakotherapie und andere somatische Behandlungsverfahren (Modul 4a)

5

Inhaltsverzeichnis

© Deutsche Gesellschaft für Psychiatrie und Psychotherapie, Psychosomatik und Nervenheilkunde e. V. (DGPPN) 2019
W. Gaebel et al., *S3-Leitlinie Schizophrenie*,
https://doi.org/10.1007/978-3-662-59380-6_5

In diesem Kapitel erfolgt die Darstellung der allgemeinen und spezifischen Pharmakotherapie, sowie weiterer somatischer Behandlungsverfahren für die Therapie von Menschen mit einer Schizophrenie. Weiterhin werden die Nebenwirkungen einer antipsychotischen Behandlung sowie deren Diagnostik und Therapie dargestellt.

5.1   Allgemeine Prinzipien der Pharmakotherapie

Die Pharmakotherapie ist ein wichtiger Baustein in der Behandlung der Schizophrenie, welcher in ein Gesamtbehandlungskonzept mit psychotherapeutischen und psychosozialen Verfahren sowie anderer Maßnahmen eingebettet ist.

Empfehlung 15	Empfehlungsgrad
Die Pharmakotherapie soll in ein Gesamtbehandlungskonzept unter Einschluss allgemeiner und spezieller psychotherapeutischer und psychosozialer Maßnahmen und psychiatrischer Behandlungspflege in Abhängigkeit von einer differenziellen Indikation eingebettet sein.	**KKP**

Adaptation und Anpassung AWMF-Leitlinie „Schizophrenie" 2006 [161]

Empfehlung 16	Empfehlungsgrad
Zu Beginn einer Pharmakotherapie soll eine Aufklärung des Patienten über die akuten und langfristigen Wirkungen sowie Nebenwirkungen (Risiko-Nutzen-Evaluation) der Medikamente erfolgen und der Patient soll aktiv in den therapeutischen Entscheidungsprozess (partizipative Entscheidungsfindung/shared decision-making, siehe Kap. 3) einbezogen werden. Vor- und Nachteile der Behandlung und mögliche Alternativen sollen in einer verständlichen Sprache mit Erläuterung der Fachbegriffe erfolgen.	**KKP**

Erweitert nach Adaptation AWMF-Leitlinie „Schizophrenie" [161] und AWMF-Leitlinie „Unipolare Depression" 2015 [167]

Empfehlung 17	Empfehlungsgrad
Vor Beginn einer Pharmakotherapie soll eine Labordiagnostik gemäß Tab. 5.11 durchgeführt und ein EKG abgeleitet werden. Bei Frauen im gebärfähigen Alter soll eine Schwangerschaft ausgeschlossen werden.	**KKP**

Empfehlung 18	Empfehlungsgrad
Die Wahl des geeigneten Antipsychotikums sowie der Applikationsform soll gemeinsam mit der betroffenen Person und dem behandelnden Arzt vorgenommen werden. Hierbei sollen berücksichtigt und erörtert werden: • das klinische Zielsyndrom • Vorerfahrungen bzgl. Wirkungen und Nebenwirkungen mit einem oder mehreren Präparat(en) im bisherigen Behandlungsverlauf • Vor- und Nachteile des jeweiligen Präparats • metabolische, motorische, kardiovaskuläre oder hormonelle/sexuelle Nebenwirkungen (siehe Tab. 5.3) • Nutzen und Risiken bei Verzicht auf eine Behandlung mit Antipsychotika • Präferenzen des Betroffenen • Geschlechtsspezifische Aspekte, Alter der Patienten und Komorbiditäten Behandlungsvereinbarung und Krisenpässe des Patienten sollen, wenn vorhanden, berücksichtigt werden (siehe auch Kap. 7). Im Verlauf einer Behandlung soll die Risiko-Nutzen-Bewertung kontinuierlich überprüft und bei Änderungen entsprechende Maßnahmen ergriffen werden.	**KKP**

Adaptation und Anpassung AWMF-Leitlinie „Schizophrenie" 2006 [161] und Adaptation NICE-Leitlinie „Psychosis and schizophrenia in adults" 2014 [149]

In der pharmakologischen Behandlung der Schizophrenie kommen Medikamente unterschiedlicher Substanzklassen zur Anwendung. In Deutschland sind aktuell fast 30 Antipsychotika verfügbar. In den folgenden Abschnitten werden die wichtigsten bei der Behandlung der Schizophrenie verwendeten pharmakologischen Substanzen, ihre Wirkungsweise und Wirksamkeit, ihre Applikationsformen und Dosierung sowie unerwünschte Arzneimittelwirkungen und deren Management dargestellt.

5.2   Antipsychotika allgemein

Mit der Entdeckung der antipsychotischen Eigenschaften einer neuen Gruppe von Pharmaka in den 1950er-Jahren suchte man für diese eine Gruppenbezeichnung, welche die gemeinsamen Eigenschaften dieser Substanzen möglichst umfassend beschreiben sollte. Vorgeschlagen wurden zunächst Begriffe wie Neurolytikum, Neuroplegikum, Psycholeptikum und auch Neuroleptikum. Letztere Bezeichnung setzte sich schließlich durch. Das Wort Neuroleptikum ist aus dem Griechischen abgeleitet. Es setzt sich zusammen aus *neuron* (Nerv) und *leptein* (ergreifen, im Zaum halten). Das Wort Neuroleptikum kann folglich mit „Nervendämpfungsmittel" übersetzt werden. Mit dieser Begrifflichkeit wurden die psychomotorisch dämpfenden, emotional distanzierenden und sedierenden Eigenschaften dieser Substanzen in den Vordergrund gerückt. Auch der im Amerikanischen zunächst bevorzugte Begriff des *major tranquilizers*, welcher die Antipsychotika neben die *minor tranquilizers* (Gruppenbezeichnung für die heterogene Gruppe der Beruhigungsmittel) stellte, betonte diese Eigenschaften. Mit der Beobachtung, dass antipsychotische Wirkung und (psycho)motorische Dämpfung nicht zwingend miteinander verknüpft sind, wurde der Begriff jedoch fragwürdig. Mit der Entwicklung von modernen Antipsychotika, die (nahezu) keine oder wenige motorische Nebenwirkungen entfalten und zum Teil auch nicht sedierend wirken, hatte der Begriff Neuroleptikum endgültig seine Bedeutung verloren. Mit dieser Bezeichnung wurden nun Eigenschaften charakterisiert, die heute als unerwünschte Wirkungen betrachtet werden. Eine Bezeichnung für eine Gruppe von Medikamenten, die gegen psychotische Symptome wirkt, ist besser mit dem Begriff Antipsychotikum charakterisiert. Somit wird in der vorliegenden Leitlinie dem Begriff des Antipsychotikums der Vorzug vor dem traditionellen Begriff des Neuroleptikums gegeben. Dieser wird nur noch verwendet, wenn seine historische Bedeutung betont werden soll.

Antipsychotika stellen eine biochemisch heterogene Gruppe von Substanzen dar, welche zur Behandlung vornehmlich psychotischer Symptome, aber auch anderer Beschwerden, wie z. B. Grübelneigung, innerer Unruhe, Insomnie oder anderer Symptome eingesetzt werden. Ausgehend von der Entdeckung der antipsychotischen Eigenschaften von Chlorpromazin wurde seitdem eine Reihe von Wirkstoffen entwickelt, die anhand der chemischen Struktur, ihrer antipsychotischen Potenz und des Wirkungs- bzw. Nebenwirkungsspektrums eingeteilt werden können. Alle Antipsychotika können zerebrale Dopamin-D_2-Rezeptoren in unterschiedlichen Hirnregionen (alle gemeinsam im mesolimbischen System) mit unterschiedlicher Affinität und Dissoziationskonstante besetzen.

Dabei werden im zentralen Nervensystem vier wesentliche dopaminerge Systeme unterschieden. Eine Dys- bzw. Überfunktion im mesolimbischen dopaminergen System wird hauptsächlich für die Positivsymptome der Schizophrenie verantwortlich gemacht, so dass allen Antipsychotika eine Blockade der *mesolimbischen Dopaminrezeptoren* gemeinsam ist. Im *mesokortikalen dopaminergen* System, welches vornehmlich für komplexe kognitive und motivationale Prozesse zuständig ist, wird hingegen eine Hypoaktivität angenommen. Dieser Zusammenhang aus mesolimbischer Dys- bzw. Überfunktion und mesokortikaler Hypoaktivität wird mit der Theorie der regionalen Spezifität der dopaminergen Imbalance erklärt [170]. Das *nigrostriatäre dopaminerge System* steuert die extrapyramidale Motorik, so dass die Blockade von Dopaminrezeptoren in diesem Bereich extrapyramidal-motorische Nebenwirkungen hervorrufen kann. Das *tuberoinfundibuläre dopaminerge System* kontrolliert die Freisetzung verschiedener Hormone aus dem Hypophysenvorderlappen. Eine Blockade dieses hypophysären Systems kann somit zu einer Prolaktinerhöhung und dem Auftritt damit assoziierter Nebenwirkungen führen.

Klassifikation der Antipsychotika als Gruppe und Einzelsubstanzen
Nach der chemischen Struktur können Antipsychotika prinzipiell unterteilt werden in:

- **Trizyklische Antipsychotika:**
  - *Phenothiazine* mit verschiedenen substituierten Seitenketten wie Chlorpromazin (in Deutschland vom Markt genommen) Fluphenazin, Levopromazin, Perazin, Perphenazin, Promethazin und Thioridazin; *Azaphenothiazine* wie Prothipendyl
  - *Thioxanthene* wie Flupentixol, Zuclopenthixol und Chlorprothixen
  - *Dibenzodiazepine* wie Clozapin, *Dibenzothiazepine* wie Quetiapin, *Thienobenzodiazepine* wie Olanzapin, *Dibenzothiepine* wie Zotepin (in Deutschland seit 2010 nicht mehr verfügbar)
- **Butyrophenone** wie Benperidol, Bromperidol, Haloperidol, Melperon, Pipamperon und Trifluperidol
- **Diphenylbutylpiperidine** wie Pimozid und Fluspirilen,
- **Benzisoxazolpiperidine** wie Risperidon; **Phenylindolpiperidine** wie Sertindol,
- Substituierte **Benzamide** wie Amisulprid, Sulpirid und Tiaprid
- **Benzisothiazolderivate** wie Ziprasidon
- **Dichlorphyenyl-Piperazinyl-Quiloninon** wie Aripiprazol
- **Dichlorophenylpiperazin-Derivate** wie Cariprazin

Schon bald nach dem breiten klinischen Einsatz der ersten verfügbaren Antipsychotika wurden bei den damit behandelten Patienten in großer Häufigkeit Parkinson-Syndrome, dystone Reaktionen und Akathisien beobachtet, die man als extrapyramidalmotorische Nebenwirkungen (EPS oder im deutschen Sprachgebrauch auch EPMS, extrapyramidalmotorische Symptome) zusammenfasste, da sie die unwillkürliche Motorik betrafen. Diese Beobachtungen führten zu der Hypothese, dass antipsychotische und extrapyramidalmotorische (Neben-)Wirkungen funktionell miteinander verknüpft seien. Man ging zunächst sogar so weit, das Auftreten von EPS zur Bedingung für die antipsychotische Wirksamkeit eines Antipsychotikums zu machen („neuroleptische Schwelle"). Die neuroleptische Potenz einer Substanz korrelierte nach diesem Konzept mit der Ausprägung der darunter zu beobachtenden extrapyramidalmotorischen Effekte [171]. Dies führte zunächst auch dazu, dass sich die Forschung vielfach auf Substanzen konzentrierte, die sich schon im Tierexperiment durch extrapyramidalmotorische Wirkungen (Katalepsie) auszeichneten.

Mit der Entwicklung von Clozapin wurde das Konzept jedoch zweifelhaft. Aufgrund pharmakologischer und klinischer Daten konnte gezeigt werden, dass diese Substanz dem ursprünglichen Konzept eines Neuroleptikums nicht folgte [172]. Clozapin induzierte im Tierversuch keine Katalepsie, weshalb die Substanz erstmals von Paul Janssen als „atypisch" bezeichnet wurde. In ersten klinischen Studien wurde gezeigt, dass EPS (mit der seltenen Ausnahme einer Akathisie) unter Clozapin selbst bei hohen Dosierungen nicht auftraten. Nach dieser klassischen Definition eines atypischen Antipsychotikums war ein solches daher ausschließlich dadurch charakterisiert, dass es keine EPS hervorrief. Später konnte zudem auch durch präklinische und tierexperimentelle Studien belegt werden, dass die Verhaltens- und motorischen Effekte von Antipsychotika in unterschiedlichen Hirnarealen vermittelt werden, was endgültig zur Aufgabe des Konzepts führte, antipsychotische Eigenschaften müssten zwingend extrapyramidalmotorische Wirkungen zur Folge haben. Mit der Etablierung von Clozapin als erstem Vertreter einer Klasse von neuen, sich hinsichtlich der motorischen Wirkungen „atypisch" verhaltender Antipsychotika begann die Suche nach ähnlichen Substanzen, welche nicht das Risiko der Agranulozytose bargen. Daraus wurden zum einen dem Clozapin strukturchemisch ähnliche Substanzen wie Olanzapin, Quetiapin und Zotepin, zum anderen aber auch Substanzen ohne den klassischen Trizyklus wie Risperidon entwickelt. Letztere sind jedoch dem Clozapin hinsichtlich bestimmter pharmakologischer Charakteristika, welche man für die spezifischen Eigenschaften der Substanz für besonders bedeutsam hielt bzw. hält (z. B. ausgeprägter Antagonismus an 5-HT_{2A}-Serotoninrezeptoren), nachempfunden. All diese Substanzen wurden unter dem Begriff atypische Antipsychotika zusammengefasst.

Der Begriff des atypischen Antipsychotikums hat seit den 1990er-Jahren eine erhebliche Erweiterung und Aufweichung erfahren [173]. Dazu führten u. a. klinische Beobachtungen bei mit Clozapin behandelten Patienten. Spätestens mit der Studie von Kane und Mitarbeitern bei Menschen mit Therapieresistenz wurde deutlich, dass Clozapin nicht nur praktisch keine EPS hervorruft, sondern auch eine Reihe von weiteren klinischen Charakteristika aufweist, welche die Substanz von den bis dahin verfügbaren, „konventionellen" oder „klassischen" Antipsychotika abhebt [174, 175]. Daraus wurde in den folgenden Jahren ein erweitertes Konzept des atypischen Antipsychotikums abgeleitet, nach welchem die Abwesenheit von EPS unter der Behandlung nur noch ein Kriterium von mehreren ist, die für das Prädikat „atypisch" erfüllt sein sollen:

- Verminderung von Negativ-Symptomen
- Verminderung kognitiver Defizite

- Effektivität bei Therapieresistenz
- wenige oder keine extrapyramidalmotorischen Nebenwirkungen
- wenige oder keine Spätdyskinesien
- wenig oder keine Erhöhung von Prolaktin

Damit wurden im Konzept des atypischen Antipsychotikums klinische Charakteristika zusammengefasst, die nach dem heutigen Kenntnisstand keine gemeinsame pharmakologische Basis haben. Für keine einzige Substanz – außer Clozapin – konnte der Nachweis erbracht werden, dass sie alle genannten Kriterien erfüllt. Postulierte Vorteile für die atypischen Präparate, wie z. B. die überlegene Effektivität im Vergleich zu typischen Präparaten in Bezug auf Negativsymptome oder kognitive Defizite, konnten nicht überzeugend belegt werden. Auch sind die atypischen Präparate an sich eine sehr heterogene Gruppe, wobei das insgesamt geringere EPS-Risiko bei vorhandener antipsychotischer Wirkung ein gemeinsames Merkmal aller Substanzen dieser Gruppe ist und in der klinischen Anwendung eine Abgrenzung insbesondere zu den hochpotenten klassischen Präparaten erlaubt [176].

Letztendlich hat die Aufweichung des Konzepts des atypischen Antipsychotikums zu dessen Sinnentleerung geführt. Zudem erlaubt eine derartige Konzeption, dass je nach gewünschtem Zweck das eine oder andere Kriterium für „Atypie" in den Vordergrund gerückt wird. Die dichotome Klassifikation der Antipsychotika wird daher zunehmend in Frage gestellt [177]. Insbesondere die Ergebnisse verschiedener Meta-Analysen, die gezeigt haben, dass auch beispielsweise Haloperidol einen positiven Einfluss auf Negativsymptome und Depressivität haben kann [178], machen diesen Sachverhalt deutlich. Zuletzt behindert eine solche Einteilung auch eine an neurobiologischen Erkenntnissen orientierte, rationale Arzneimittelforschung. Eine solche muss bemüht sein, distinkte pharmakologische Eigenschaften einer Substanz als Grundlage für deren klinische Charakteristika zu identifizieren. Aktuelle Diskussionen stellen daher eher die genaue Rezeptorphysiologie (z. B. im Rahmen der Neuroscience Based Nomenclature (NbN), http:// nbnomenclature.org/) oder eine Hierarchisierung der verschiedenen Substanzen in Bezug auf klinisch relevante Domänen [177] wie Wirksamkeit auf Zielsymptome oder Nebenwirkungen in den Vordergrund.

Es ist daher ratsam, auch den Begriff des atypischen Antipsychotikums zu verlassen [173]. Allenfalls sollte er noch in seinem klassischen Sinne, also vor seinem historischen Hintergrund gebraucht werden. Ein Pharmakon, das in einem modernen Sinn den Namen Antipsychotikum trägt, sollte alleine an dieser Eigenschaft gemessen werden. Auswirkungen auf extrapyramidalmotorische oder andere Systeme sollten semantisch keinerlei Rolle spielen. Eine Substanz, die antipsychotisch wirkt, ohne dabei extrapyramidalmotorische Wirkungen zu entfalten, sollte gerade nicht als atypisch, sondern als Idealtypus betrachtet werden. Der sich zunehmend verbreitende Begriff der Antipsychotika der zweiten Generation (oder *second generation antipsychotics,* SGAs) ist vorteilhaft, weil er weniger mit unklaren Bedeutungen belastet ist. Allerdings fasst auch dieser eine pharmakologisch sehr heterogene Gruppe von Substanzen zusammen, die künftig wahrscheinlich besser nach neurobiologischen Wirkprinzipien einzuteilen ist.

Da viele der klinischen Studien und Meta-Analysen der letzten zwei Jahrzehnte auf der dichotomen Gliederung der Antipsychotika in klassische und atypische Antipsychotika, bzw. in den letzten Jahren auch in First Generation Antipsychotics (FGAs) und Second Generation Antipsychotics (SGAs) basieren, kann auch in dieser Leitlinie auf eine solche dichotome Terminologie noch nicht verzichtet werden. Aus den genannten Gründen soll dabei jedoch der Einteilung in SGAs und FGAs der Vorzug gegeben werden, weil sie weniger vermeintlich vorhandene Substanzunterschiede in den Vordergrund stellt.

Schließlich sei hier noch der Versuch erwähnt, Antipsychotika gemäß ihrer „antipsychotischen Potenz" in hoch-, mittel- und niedrigpotente Substanzen einzuteilen. Diese Einteilung ist an der Affinität der Antipsychotika zu D_2-artigen Dopaminrezeptoren orientiert. Sie legt nahe, dass eine Schizophrenie mit einem niedrigpotenten Antipsychotikum schlechter zu behandeln sei als mit einer hochpotenten Substanz – dies ist jedoch nicht belegt. Auch Clozapin ist – gemessen an seiner niedrigen Affinität zu D_2-artigen Dopaminrezeptoren – ein niedrigpotentes Antipsychotikum. Seine antipsychotische Wirkung setzt relativ hohe Dosierungen voraus, bei denen erhebliche vegetative Nebenwirkungen auftreten können. Gerade diese Nebenwirkungen, die auf den Antagonismus von muskarinischen, α1-adrenergen und H1-histaminischen Rezeptoren zurückzuführen sind, begrenzen oft die Gabe der niedrigpotenten Antipsychotika in Dosierungen, welche befriedigende antipsychotische Wirkungen entfalten würden. Daher werden sie eher in Dosierungen gegeben, bei denen die sedierenden Wirkungen im Vordergrund stehen. Tab. 5.1 zeigt vereinfacht die prinzipielle Rezeptorphysiologie gängiger Antipsychotika.

Dosisäquivalente

Es ist versucht worden, alle Antipsychotika in einer fortlaufenden Reihe mit steigender antipsychotischer Wirksamkeit anzuordnen, wobei früher Chlorpromazin (heute auch Haloperidol, Risperidon oder Olanzapin) als Bezugspunkt betrachtet und deren „neuroleptische Potenz" gleich 1 gesetzt wurde. Neben den sogenannten Chlorpromazin-Äquivalenten, die v. a. für typische Antipsychotika gut zu ermitteln sind, gibt es verschiedene andere Konzepte wie die *minimum-effective-dose, classic-mean-dose* oder die *defined-daily-dose* Methode, wobei es keine Goldstandard-Methode für alle Antipsychotika gibt [179–182]. Die Dosis-Äquivalente sind nicht mit vergleichbarer Verträglichkeit der Antipsychotika gleichzusetzen und sollten nicht als präzise Dosierungsrichtlinie betrachtet werden. Sie können vielmehr Hinweise auf unbeabsichtigt hohe oder niedrige Dosierungen beim Wechsel zwischen verschiedenen Substanzen geben.

Relative Kontraindikationen

Relative Kontraindikationen für den Einsatz von Antipsychotika (je nach Substanzgruppen mit unterschiedlicher Gewichtung) sind akute Intoxikationen durch zentral wirksame Substanzen, Engwinkelglaukom, Pylorusstenose, Prostatahypertrophie, kardiale Vorschädigung, Leber- und Nierenvorschädigungen, Leukopenie, prolaktinabhängige Tumoren, schwere Hypotonie, hirnorganische Erkrankungen, Epilepsie, Schädigung des extrapyramidal-motorischen Systems oder anamnestisch Malignes Neuroleptisches Syndrom. In jedem Fall muss bei der Sub-

Tab. 5.1 Rezeptorphysiologische Eigenschaften verschiedener Antipsychotika. Diese Tabelle ist aus [176] entnommen und erweitert worden. Entsprechend [176] repräsentieren diese semiquantitativen Angaben in-vitro Rezeptoraffinitäten und stellen immer die klinischen (in vivo) Effekte dar- [1]Partieller D2/D3-Agonist und 5-HT1A-Agonist; [2]D4-Antagonist; [3]5-HT7-Antagonist und partieller 5-HT1A-Agonist, [3]Lurasidon ist in Deutschland für die Behandlung der Schizophrenie zugelassen, die Substanz kann aber nicht zulasten der GKV verordnet werden

Antipsychotikum	Chemische Klasse	D1	D2	D3	5-HT2	M1	α 1	H1
Amisulprid	Benzamid	0	+++	+++	0	0	0	0
Aripiprazol[1,2]	Phenylpiperazinylchinolin	0	+++	+++	++	0	+	+
Cariprazin	Dichlorophenylpiperazin	+	+++	+++(+)	++	0	0	+
Clozapin[2]	Dibenzodiazepin	++	+	++	+++	+++	+	+++
Flupentixol	Thioxanthen	++	+++	+++	++	0	+	+
Fluphenazin	Phenothiazin	++	+++	+++	++	0	++	++
Haloperidol[2]	Butyrophenon	++	+++	++	+	0	++	0
Melperon	Butyrophenon	0	+	+	++	0	+	+
Lurasidon[3]	Benzisothiazolpiperazin	+	++	0	++	0	0	0
Olanzapin[2]	Thienobenzazepin	++	+++	++	+++	++	++	+++
Paliperidon	Benzisoxazol	0	+++	+	+++	+	+	+
Perphenazin	Phenothiazin	+	+++	+++	++	0	++	++
Pipamperon	Butyrophenon	0	+	+	++	0	+	0
Quetiapin	Dibenzothiazepin	+	+	+	+	0	+	++
Risperidon[2]	Benzisoxazol	++	+++	++	+++	0	+++	+
Sertindol	Indol	++	+++	+	+++	0	++	0
Ziprasidon[2]	Benzisothiazin	+	++	++	+++	0	+	++
Zuclopenthixol	Thioxanthen	++	+++	++	0	+++	+++	+++

stanzwahl eine Nutzen-Risiko-Abwägung unter Berücksichtigung des substanzspezifischen Nebenwirkungsprofils erfolgen.

Nebenwirkungen

Der hippokratischen Tradition folgend gilt wie in jeder medizinischen Behandlungssituation das Leitmotiv *primum non nocere*. Entscheidend ist, die Therapie individuell auf die beim Patienten durch Medikation induzierten Nebenwirkungen abzustimmen. Abhängig von der chemischen Klasse, der Dosierung, der Behandlungsfrequenz und der Behandlungsdauer, vor allem jedoch von den individuellen Gegebenheiten des Patienten, kann durch die antipsychotische Behandlung eine Vielzahl von Nebenwirkungen induziert werden. Antipsychotika sind in der Akuttherapie und der Rezidivprophylaxe potente Medikamente mit NNT von 4 bis 9 [183–185] und damit vergleichbar statistisch effektiv wie viele somatische Medikamente [186]. Diese hohe Effektivität bedingt der allgemeinen Pharmakologie folgend auch entsprechende Nebenwirkungen. In Tab. 5.3 werden die Nebenwirkungen der verschiedenen in Deutschland häufig verwendeten Antipsychotika in semiquantitativer Weise miteinander in Beziehung gesetzt, wobei die Angaben über die Häufigkeiten zwischen den Studien variieren. Eine genaue Darstellung der Nebenwirkungen und deren Behandlung finden sich im weiteren Text (siehe 5.19).

5.3   Applikationsformen

Antipsychotika liegen als Tabletten, als Dragées, als Saft, als Lösungen für die intravenöse Gabe und als kurz- oder langwirkende Präparate für die intramuskuläre Applikation vor. Die intravenöse Gabe führt zu einer sofortigen maximalen Plasmakonzentration, während kurzwirkende intramuskulär verabreichte Präparate diese nach etwa 30 bis 60 Minuten, oral verabreichte Präparate diese nach 2 bis 3 Stunden erreichen. Daher kann eine beruhigende, sedierende Wirkung bei parenteral verabreichten Antipsychotika schneller eintreten als bei oral verabreichten. Diese Wirkungen unterscheiden sich jedoch von der eigentlichen antipsychotischen Wirkung, die mehrere Tage oder Wochen dauern kann. Die Gabe der meisten oralen Antipsychotika ein- oder zweimal am Tag führt zumeist nach 2 bis 5 Tagen zu einem Gleichgewicht (steady state) des Blutspiegels. Pharmakologisch ist in der Regel ein Gleichgewicht zwischen Aufnahme und Elimination bei gleichbleibendem Dosierungsintervall nach Ablauf von 4 bis 5 Halbwertszeiten erreicht. Bei Substanzen mit langer Eliminationshalbwertszeit kann es bis zu 2 Wochen dauern, bis sich ein Steady State einstellt. Individuelle Reaktionsmuster und unerwünschte Begleitwirkungen der Antipsychotika erfordern ein hinsichtlich Substanzwahl, Kombination, Begleitmedikation, Applikation und Dosierung differenziertes Vorgehen. Dabei sollte beachtet werden, dass die Unterschiede der verfügbaren und verwendeten Antipsychotika in der Wirksamkeit prinzipiell geringer sind als die Unterschiede in der Verträglichkeit [177]. Monotherapie und eine orale Applikationsform sind in der Regel zu bevorzugen. Intravenöse oder intramuskuläre Applikation sind in Wirksamkeit und Wirkungseintritt nicht überlegen, können aber u. a. in besonderen Behandlungssituationen eingesetzt werden (siehe Kap. 7). Auch wenn keine relevanten Unterschiede in der Wirksamkeit der unterschiedlichen parenteralen applizierbaren Präparate nachweisbar sind, muss beachtet werden, dass die Gruppe der verfügbaren i.m. applizierbaren FGAs zu mehr motorischen Nebenwirkungen führt als die der i.m. applizierbaren SGAs. Allerdings besteht in dieser klinisch besonderen Situation an vielen Behandlungszentren mehr Erfahrung mit FGAs (siehe Kap. 7 zur den spezifischen Empfehlungen).

Empfehlung 19	Empfehlungsgrad
Es gibt keine ausreichende Evidenz, um Unterschiede in der Wirksamkeit oraler, intramuskulärer oder intravenöser Antipsychotika in der Therapie der akuten Erkrankung zu belegen. Parenterale Anwendung soll nur in besonderen Ausnahmefällen erfolgen. Bei kooperativen Patienten soll die orale Applikationsform als die am wenigsten invasive Maßnahme gewählt werden, da dadurch bei ähnlich guter Wirksamkeit die Patientenautonomie am besten gewährleistet wird, es sei denn, es besteht der Patientenwunsch nach einer anderen Darreichungsform.	**KKP**

Adaptation und Anpassung AWMF-Leitlinie „Schizophrenie" 2006 [161] und Adaptation NICE-Leitlinie „Psychosis and schizophrenia in adults" 2014 [149]

5.4   Therapeutisches Drug Monitoring (TDM)

Therapeutisches Drug Monitoring (TDM) ist für viele Antipsychotika, Antidepressiva, Stimmungsstabilisierer und andere neuroaktive Substanzen möglich. Ein Zusammenhang zwischen Serumspiegel und dem Auftreten von unerwünschten Arzneimittelwirkungen ist für viele Substanzen etabliert [187–189]. In der Behandlung von Menschen mit einer Schizophrenie hat das TDM Bedeutung in der Überprüfung der Adhärenz [149] in folgenden Situationen: 1) wenn mehr als ein Arzneimittel (auch Nicht-Psychopharmakon) mit einem Medikamenteninteraktionsrisiko verabreicht wird, 2) wenn bereits bei geringen Dosierungen relevante Nebenwirkungen auftreten oder trotz hoher Dosierungen ein Therapieansprechen nicht zu erreichen ist, sowie 3) bei pharmakokinetischen Fragestellungen (u. a. bei Rauchern). Obwohl prospektive Studien, welche therapeutische Referenzbereiche für Plasmaspiegel definieren, für die meisten Antipsychotika nicht vorliegen, werden empirisch oft gut belegte Referenzbereiche empfohlen, die für die klinische Orientierung, gerade bei den o. g. Patientengruppen, sehr sinnvoll sind [189]. Für einzelne Antipsychotika, insbesondere Clozapin, wurden Fluktuationen des Plasmaspiegels mit Rezidiven in Verbindung gebracht [187, 189]. Für Clozapin (siehe Abschn. 5.15) gibt es zudem Hinweise darauf, dass die Effektivität bei Therapieresistenz mit dem Serumspiegel zusammenhängt [190]. Die PORT-Leitlinie (The Schizophrenia Patient Outcomes Research Team) diskutiert in diesem Zusammenhang 5 Studien, die bei 250 ng/ml, 350 ng/ml, 370 ng/ml, 450 ng/ml eine Dosis-Wirkungsbeziehung gefunden haben woraus verschiedene Leitlinien einen Zieldosisbereich von 350 ng/ml ableiten [190, 191]. Dies entspricht auch dem unteren Grenzwert des therapeutischen Referenzbereiches der 2017 zuletzt überarbeiteten AGNP-Konsensusleitlinie [187, 189].

Empfehlung 20	Empfehlungsgrad
Therapeutisches Drug Monitoring kann zur Therapieoptimierung bei unerwünschten Arzneimittelwirkungen, klinischer Non-Response, Verdacht auf Arzneimittelwechselwirkungen und Verdacht auf Nicht-Einnahme angeboten werden. Die Anwendung und die Häufigkeit des therapeutischen Drug Monitorings sollen sich an den zuletzt 2017 aktualisierten Vorgaben der Arbeitsgemeinschaft für Neuropsychopharmakologie und Pharmakopsychiatrie (AGNP) orientieren.	**KKP**

Adaptation und Anpassung AWMF-Leitlinie „Schizophrenie" 2006 [161], Adaptation NICE-Leitlinie „Psychosis and schizophrenia in adults" 2014 [149], und AGNP-Leitlinie „Consensus Guidelines for Therapeutic Drug Monitoring in Neuropsychopharmacology": Update 2017 [189]

Empfehlung 21	Empfehlungsgrad
Bei Behandlungsresistenz sollte ein Clozapinspiegel von mindestens 350 ng/ml erreicht werden, sofern es keine Probleme in der Verträglichkeit gibt.	**B**

LoE 2++ (basierend auf 5 Studien, die in der PORT-Leitlinie [190] und der WFSBP-Leitlinie [191] (beide Leitlinien sind jedoch nicht durchgehend systematisch recherchiert) zusammengefasst sind, sowie auf dem unteren Grenzwert des therapeutischen Referenzbereiches für Clozapin [189])

5.5 Dosierung, Bestimmung der niedrigst möglichen Dosierung, Behandlungsfrequenz und Absetzen

5.5.1 Kontinuierliche versus intermittierende Behandlung

Die antipsychotische Dosierung soll innerhalb des empfohlenen Dosierungsbereiches so niedrig wie möglich und so hoch wie nötig angeboten werden (niedrigst mögliche Dosierung), da mit steigender Dosierung viele Nebenwirkungen mit einer höheren Wahrscheinlichkeit auftreten [160, 161, 195]. Das jeweilige Risiko muss in Bezug zum Nutzen in jedem Einzelfall evaluiert werden, so dass keine allgemeinen Empfehlungen für bestimmte Dosierungen in der Regelbehandlung ausgesprochen werden können (Ausnahme: Clozapin für die Behandlungsresistenz Siehe 5.15). Die empfohlenen Dosierungen in der Akuttherapie können der Tab. 5.2 entnommen werden, wobei hier eine große interindividuelle Varianz beachtet werden muss. Es gibt Hinweise aus einer Studie mit einer Katamnese über 2 Jahre, dass Patienten auch in der Rezidivprophylaxe von den gleichen Dosierungen wie in der Akuttherapie profitieren, da sonst ihr Rezidivrisiko zunehmen kann [196]. Wenn in der Phase der Erhaltungstherapie und weiter in der Rezidivprophylaxe die Dosis reduziert wird, wie dies in der Praxis ganz regelhaft erfolgt, so sollte dies sehr langsam und in enger Abstimmung mit dem Patienten erfolgen. Menschen in der Ersterkrankung benötigen in der Regel zum Erreichen der Therapieziele geringere Dosierungen als Patienten nach einem Erkrankungsrezidiv. Sowohl der Wunsch der Patienten nach Absetzen der Medikation als auch eine Reihe von Nebenwirkungen, welche die Teilnahme am sozialen Leben beeinträchtigen, schränken in vielen Fällen die Durchführung einer Erhaltungstherapie mit Antipsychotika ein (siehe auch Abschn. 5.5.2) (Tab. 5.3).

Daher wurden Strategien zur Verbesserung der Erhaltungstherapie erarbeitet. Die intermittierende Therapie mit Antipsychotika mit schrittweiser Reduktion der Dosis bis zum Absetzen, sorgfältiger Beobachtung und frühem abermaligen Aufdosieren bei Auftreten von Frühzeichen der Erkrankung erwies sich in vielen Studien bei Mehrfacherkrankten nicht als sinnvoll, da die Rezidivraten und Krankenhauseinweisungen deutlich höher waren als bei den kontinuierlich Behandelten, zumal es keine individuellen Prädiktoren für ein Rezidiv nach Absetzen der Medikation gibt [197, 198]. Sowohl die NICE- als auch die SIGN-Leitlinie (The Scottish Intercollegiate Guidelines Network) empfehlen daher die kontinuierliche antipsychotische Behandlung, die jedoch in der geringstmöglichen Dosierung erfolgen soll [160, 195]. Eine Meta-Analyse untersuchte 46 Studien und zeigte, dass stabilisierte Menschen mit einer Schizophrenie, die eine intermittierende Behandlung erhalten hatten oder auf Plazebo umgestellt worden waren, ein 3-fach (CI 2,36–5,45) bis 6-fach (CI 4,47–7,11) erhöhtes Risiko für ein Rezidiv hatten im Vergleich zu Patienten, die kontinuierlich behandelt wurden [199]. Vergleichbare Ergebnisse erbrachte eine Meta-Analyse der Cochrane-Gruppe, die 17 Studien, welche intermittierende mit kontinuierlichen Behandlungsstrategien verglichen hatten, untersuchte. Das Risiko eines Rezidivs (CI 1,70–3,54) oder einer erneuten Hospitalisierung (CI 1,33–2,06) war bei intermittierender Behandlung höher als bei kontinuierlicher Behandlung, die intermittierende Behandlung

Tab. 5.2 Empfohlene orale Dosierungen verschiedener Antipsychotika in der Akutbehandlung

	Dosisintervall[1]	Minimale effektive Dosis[2]	Startdosis[3, 6] (mg/d)	Ø Dosisbereiche[4, 6] (mg/d)	Empfohlene Höchstdosis[6] (mg/d)	Zugelassene Höchstdosis[5] (mg/d)
Amisulprid	(1) – 2	-	100	200–800	1000	1200
Aripiprazol	1	10	5–10	7,5–30	30	30
Cariprazin	1	1,5	1,5	1,5–6	6	6
Clozapin	2 – (4)	300	12,5	150–500	800	900
Flupentixol	1 – (2)	-	3	5–12	18	60
Fluphenazin	2 – (3)	-	3	5–15	20	40
Haloperidol	1 – (2)	4[7]	3	2–10	10	20[7]
Lurasidon[8]	1	40	40	40–160	160	160
Melperon	1–2		50	25–100	200	400
Olanzapin	1	7.5	5	5–20	20	20
Paliperidon	1	3	3	3–9	12	12
Perphenazin	1–2	-	8	8–12	24	24
Pipamperon	1–3	-	20	20–120	120–260	360
Quetiapin	2	150	100	150–750	750	750
Risperidon	1 – (2)	2	2	2–6	8	16
Sertindol	1	12	4	12–20	20	24
Ziprasidon	2	40	40	120–160	160	160
Zuclopenthixol	1–3	-	20	20–60	75	75

[1]Empfohlene Verteilung der genannten Gesamtdosis über den Tag. Ein Zeitpunkt = 1, Zwei Zeitpunkte = 2 usw. Höchstdosierungen müssen ggf. auf mehrere Zeitpunkte verteilt werden

[2]Minimale effektive Dosierungen sind solche, die in zumindest einer Akutphasestudie signifikant besser als Plazebo abgeschnitten haben (aktualisiert nach [181]). Es handelt sich in der Tabelle um Dosierungen für chronische Patienten. In einem internationalen Konsensus wurde vorgeschlagen, dass erstmals erkrankte Patienten etwa 30 % niedrigere Dosierungen und ältere Patienten etwa 50 % niedrigere Dosierungen benötigen [192]

[3]Die Startdosierungen können auch höher ausfallen, hier sind die minimalen Startdosierungen genannt

[4]Ø Dosisbereiche, die in der klinischen Praxis häufig Anwendung finden. Generell sollte die geringst mögliche Dosierung in der Akut- und Erhaltungstherapie angestrebt werden, da mit steigenden Dosierungen die Wahrscheinlichkeiten für Nebenwirkungen steigen

[5]Höchste zugelassene Dosis nach Angaben der Fachinformationen (falls keine deutsche Fachinformation verfügbar ist, wird die Fachinformation der FDA verwendet)

[6]Teilweise modifizierte Empfehlungen eines internationalen Konsensus [192]

[7]Historisch bedingte Zulassungsdosierungen von Haloperidol > 20 mg/Tag sind heute nicht mehr zu verwenden und auch nicht mit den Vorgaben der EMA/BfArM vereinbar, welche eine Zulassungsdosierung von 20 mg pro Tag vorsehen, aber eine Höchstdosierung von 10 mg pro Tag empfehlen

[8]„Lurasidon ist in Deutschland für die Behandlung der Schizophrenie zugelassen, die Substanz kann aber nicht zulasten der GKV verordnet werden." Abweichungen von den Zulassungsdosierungen (siehe jeweilige Fachinformation) dürfen nur in besonderen Ausnahmen unter Einbeziehung der wissenschaftlichen Evidenz erfolgen und gelten als off-label Anwendung, über die gesondert aufzuklären ist

Tab. 5.3 Unerwünschte Wirkungen von Antipsychotika. Die Tabelle wurde basierend auf den CINP Schizophrenia Guidelines und der dortigen Referenzen [193] sowie der vorherigen AWMF-Leitlinie „Schizophrenie" [161] erstellt und im Expertenkonsens basierend aus Informationen aus Fachinformationen und neueren Meta-Analysen [177, 185] angepasst. Fehlende Daten wurden durch die Fachinformationen und anhand des Standardwerks für Psychopharmakologie [176] in Deutschland ergänzt. Die Angaben zur Pneumonie wurden aus einer Meta-Analyse extrahiert [194]. Prinzipiell können bei breiter Anwendung der Präparate auch unerwartete Nebenwirkungen auftreten, so dass die Pharmakovigilanz (siehe Tab. 5.1) stets erfolgen muss

	Aka-thisie	Parkin-sonoid	Spät-dyski-nesien	Ge-wichts-zunahme	Meta-bolische Verände-rungen	Dia-betes mel-litus	Obsti-pation	Hyper-pro-laktinä-mie	Dysme-norrhoe/Ame-norrhoe	Sexuelle Dys-funktion	Sedie-rung	Orthost-atische Dysre-gulation	Verlän-gerung der QTZeit	Transa-minasen-/Biliru-binanstieg	Blutbild-verände-rungen	Agranu-lozytose/Panzy-topenie	Epi-lepti-sche Anfälle	MNS	Pneu-monie
Amisul-prid	+	+	+	0/+	0/+	0/+	++	+++	++	++	0/+	0/+	++	0/+	0/+	0/+	0/+	?	0
Aripip-razol	++	+	+	0/+	0/+	0/+	0/+	0/+	0/+	0/+	0/+	0/+	0/+	0/+	0/+	0/+	0/+	0/+	?
Carip-razin	++	++	+	0/+	0/+	0/+	0	0	0	0	0	0/+	0/+	++	0/+	0/+	0/+	0/+	?
Clozapin	+	0	0	+++	+++	+++	+++	0/+	0/+	+	+++	+++	+	++	+	++	++	0/+	++
Flupen-tixol	+++	+++	++	++	+	+	++	0/+	0/+	+	++	++	0/+	+	0/+	0/+	+	0/+	?
Fluphena-zin	+++	+++	+++	0/+	0/+	0/+	+	0/+	0/+	+	++	++	+	+	+	0/+	++	0/+	?
Halope-ridol	+++	+++	+++	+	0/+	0/+	+	+++	++	++	+	0	0/+	++	+	0/+	0/+	+	?
Lurasi-don[1]	+/++	+/++	+	0/+	0/+	0/+	+	+	+	+	+	0/+	0/+	+	0/+	0/+	0/+	0/+	?
Melperon	0/+	0/+	0/+	0/+	0/+	0/+	0/+	0/+	0/+	0/+	++	++	+	0/+	+	0/+	?	0/+	?
Olanzapin	+	0/+	0/+	+++	+++	+++	++	+	0	+	+/++	++	0/+	+	0/+	0/+	0/+	0/+	+
Palipe-ridon	+	++	+	++	+	+	++	+++	+++	++	0/+	+	+	++	0/+	0/+	0/+	0/+	?
Perphena-zin	++	++	++	++	+	?	+	+	+	+	+	+	+	0/+	0/+	0/+	0/+	0/+	?
Pipam-peron	++	+	0/+	?	?	+	?	0/+	++	++	++	++	+	+	+	0/+	0/+	0/+	?
Quetiapin	+	0/+	0/+	++	++	++	+	0/+	0/+	+	++[2]	++[2]	+	++	++	0/+	0/+	0/+	+

	Aka-thisie	Parkin-sonoid	Spät-dyski-nesien	Ge-wichts-zunahme	Meta-bolische Verände-rungen	Dia-betes mel-litus	Obsti-pation	Hyper-pro-laktinä-mie	Dysme-norrhoe/ Ame-norrhoe	Sexuelle Dys-funktion	Sedie-rung	Orthost-atische Dysre-gulation	Verlän-gerung der QTZeit	Transa-minasen-/ Biliru-binanstieg	Blutbild-verände-rungen	Agranu-lozytose/ Panzy-topenie	Epi-lepti-sche Anfälle	MNS	Pneu-monie
Rispe-ridon	+	++	+	++	+	+	++	+++	++	++	+	+	+	+	0/+	0/+	0/+	0/+	+
Sertindol	+	0/+	+	++	+	+	+	+	+	+	0/+	+	+++	0/+	0/+	0/+	0/+	0/+	?
Zipra-sidon	+/++	+	+	0/+	0/+	0/+	0/+	+	0/+	+	+	0/+	++	+	0/+	0/+	0/+	?	?
Zuclopen-thixol	+++	+++	++	++	+	+	++	++	++	++	+++	++	0/+	0/+	0/+	0/+	+	0/+	?

[1]„Lurasidon ist in Deutschland für die Behandlung der Schizophrenie zugelassen, die Substanz kann aber nicht zulasten der GKV verordnet werden." 0=nicht vorhanden, (+)=vereinzelt oder kein signifikanter Unterschied zu Plazebo, +=selten, ++=gelegentlich, +++=häufig ?=keine ausreichende Datenlage zur Abschätzung der Häufigkeit. Zu beachten ist, dass es sich hier nicht um systematisch zusammengetragene quantitative Häufigkeitsabschätzungen handelt, sondern um qualitativ abgeschätzte klinische Erfahrungswerte unter Berücksichtung der zu Beginn genannten Quellen. MNS: Malignes Neuroleptisches Syndrom

war jedoch effektiver als eine reine Plazebobehandlung (CI: 0,24–0,58) [198]. Die AWMF-Leitlinie „Schizophrenie" 2006 beschreibt die besondere Behandlungsbedingung einer Ersterkrankung bei vorliegenden Gründen, die gegen eine kontinuierliche Behandlung sprechen, und empfiehlt dort mit geringer Evidenz die intermittierende Behandlung als Ausnahmefall, sofern die psychosozialen Rahmenbedingungen für diese Strategie gegeben sind [161].

5.5.2 Bestimmung der niedrigst möglichen Dosierung

Unter einer niedrigst möglichen Dosierung soll diejenige Dosis eines Antipsychotikums verstanden werden, bei der eine zufriedenstellende Wirkung bei geringstmöglichen Nebenwirkungen erzielt werden kann. Insbesondere da die meisten Nebenwirkungen dosisabhängig sind, ist das Finden der niedrigst möglichen Dosierung im Sinne einer optimalen Risiko-Nutzen-Abwägung (Wirkungs-Nebenwirkungs-Relation) wesentlich. Verschiedene Faktoren, wie z. B. Ersterkrankung, weibliches Geschlecht oder hohes Lebensalter sind mit geringeren Dosierungen assoziiert. Es muss jedoch beachtet werden, dass es ausgeprägte interindividuelle Unterschiede gibt und keine Response-Einzelfallprädiktoren verfügbar sind. Tab. 5.2 beschreibt mögliche Dosisbereiche für die niedrigst mögliche Dosierung. Ferner kann eine weitere Verbesserung auch noch nach Wochen der Behandlung mit der gleichen Dosierung eintreten, weswegen Dosiserhöhungen nicht innerhalb kurzer Zeit erfolgen sollten. In der klinischen Praxis empfiehlt sich ein pragmatisches Vorgehen zum Finden der niedrigst möglichen Dosierung, welches stets in Bezug auf das klinische Bild und die subjektive Symptomlast angepasst werden muss. So gibt es Evidenz dafür, dass die Wahl einer höheren Einstiegsdosis zu schnellerem Therapieansprechen führt, was z. B. bei Menschen mit akuten Positivsymptomen sinnvoll sein kann [200]. Gleichzeitig besteht hierbei das Risiko, dass die Patienten eine höhere Dosis erhalten als sie benötigen. Allgemein empfiehlt sich daher folgendes Vorgehen:

- Beginn der Behandlung mit geringen Dosierungen (Einstiegsdosis) und langsame Dosissteigerung in Richtung des individuell wirksamen Bereichs des jeweiligen Antipsychotikums („start low, go slow")
- Nach relevanter Dosiserhöhung zunächst abwartendes Verhalten, je nach Notwendigkeit und Ausmaß der subjektiven Besserung des Zustands auch ggf. für 2 bis 4 Wochen.
- Engmaschiges Monitoring von unerwünschten Arzneimittelwirkungen (in der Akutbehandlung insbesondere motorische Nebenwirkungen), regelmäßige Risiko-Nutzen Evaluation mit ggf. erneuter Dosisreduktion
- Dosisreduktion, falls eine Dosiserhöhung keinen klinischen Mehrwert erbracht hat
- In der Rezidivprophylaxe kontrollierte Dosisreduktion unter Abwägung gegenüber einem ggf. erhöhten Rezidivrisiko (siehe Absatz kontrollierte Dosisreduktion)

5.5.3 Kontrollierte Dosisreduktion

Eine kontrollierte Dosisreduktion ist im Verlauf der Rezidivprophylaxe meist aus einem oder mehreren der folgenden Gründe klinisch zu begründen:

- Reduktion von in der Akutbehandlung gegebenen und zur längerfristigen Rezidivprophylaxe nicht notwendigen hohen Dosierungen
- Auffinden der individuellen niedrigst möglichen Dosierung in der Rezidivprophylaxe mit einer möglichst günstigen Wirkung-Nebenwirkungs-Relation
- Minimieren der häufig dosisabhängigen unerwünschten Arzneimittelwirkungen der Antipsychotika
- Patientenwunsch nach einer möglichst niedrigen Dosierung
- Korrektur und Reduktion bestehender Polypharmazie durch Absetzen von zusätzlichen Präparaten.
- Dosisreduktion nach einem erfolglosen Eskalationsversuch mit einer höheren Dosis auf eine vorherige geringere Dosis

Die schrittweise Dosisreduktion ist ein klinisch-pragmatisches Vorgehen, um die individuell niedrigst mögliche Dosierung in der Langzeitbehandlung zu ermitteln. Da diese Dosierung individuellund von vielen Faktoren (z. B. Symptomatik, Lebensumstände, Pharmakokinetik, Pharmakodynamik u. a.) abhängig ist, wird hier auch der Begriff der individuell (niedrigst/minimal) effektiven Dosierung in der Literatur verwendet [176]. Es gibt Hinweise aus der Literatur, dass erstmals erkrankte Patienten, bei denen der Versuch einer schrittweisen Dosisreduktion unternommen wurde, im Langzeitverlauf (nach 7 Jahren) öfter ein soziales Recovery erreichen als Patienten, bei denen ein solcher Versuch nicht unternommen wurde, auch wenn die zugrundeliegende Untersuchung aufgrund methodischer Schwächen (u. a. war hier die Follow-up Untersuchung naturalistisch angelegt und die initial durchgeführte kontrollierte Studie hatte diese Nachbeobachtung und diesen Endpunkt nicht a priori definiert [201]) einer Replikation bedarf [202]. Zudem wurden in dieser Studie die meisten der Patienten (ca. 80 %) weiterhin mit Antipsychotika behandelt, die Gruppe der initialen Dosisreduktion hatte jedoch zu Beginn der Behandlung auch im naturalistischen Follow-up trotz gleicher Remissionsraten und erhöhter sozialer Recovery-raten geringere Dosierungen erhalten (2,27 mg vs. 3,60 mg Haloperidol Äquivalente) [202]. Eine andere Studie untersuchte den 10-Jahresverlauf von 178 Patienten mit einer Ersterkrankung, die nach einem Jahr Remission unter Behandlung innerhalb von 6 Wochen entweder auf eine Erhaltungstherapie mit 400 mg Quetiapin oder Plazebo umgestellt worden waren. In der Originalstudie zeigten sich im 1-Jahres Follow-up 41 % Rezidive in der Quetiapingruppe und 79 % Rezidive in der Plazebogruppe, wobei jedoch keine indivudell angepasste Dosisreduktionsstrategie beschrieben worden war [203]. Diese Patienten wurden nach 10 Jahren erneut untersucht und der Langzeitverlauf evaluiert. Als schlechter Verlauf definiert wurde das Vorhandensein von persistierenden Positivsymptomen (erhoben durch Interviews und PANSS), die Notwendigkeit einer Behandlung mit Clozapin oder Suizide. Dies bedeutet, dass analog zu der zuvor zitierten Arbeit von Wunderink et al. [202] auch hier post-hoc ein Outcomeparameter definiert worden ist. 74 Patienten aus der initialen Quetiapingruppe und 68 Patienten aus der initialen Plazebogruppe konnten nach 10 Jahren interviewt werden und die Statistik wurde basierend auf dem ITT Prinzip an 178 Patienten durchgeführt [204]. 39 % der Patienten in der initialen Absetzgruppe und 21 % in der initialen Erhaltungstherapiegruppe hatten einen schlechten Langzeitverlauf (95 % CI 1,15–2,96, p = 0,012) [204]. Diese Daten stehen im Gegensatz zur zuvor zitierten Arbeit von Wunderink [202], auch wenn hier von einer Positivselektion der initialen Population (12-Monats-Remission) ausgegangen werden kann und die Definition für einen guten oder schlechten Verlauf v. a. anhand symptomatischer und pharmakologischer Kriterien gewählt worden war. Deutlich wird durch diese beiden sich gegenüberstehenden Befunde, dass weiterer Forschungsbedarf in dieser Frage besteht.

In Bezug auf die Dosisreduktion ist zu beachten, dass die Befundlage sowohl für Menschen mit einer Erst- als auch mit einer Mehrfacherkrankung unterschiedlich ist. In einer randomisierten kontrollierten Studie mit kleiner Stichprobengröße (N = 44) erfolgte bei Menschen mit einer Ersterkrankung nach einem Jahr stabiler postakuter niedrigdosierter Erhaltungstherapie entweder die Fortsetzung der Erhaltungstherapie (N = 23) oder ein protrahiertes Absetzen der Medikation mit engmaschigem Monitoring von Prodromalsymptomen des Rezidivs und dann intermittierender Behandlung (N = 21). In der Dosisreduktionsgruppe kam es zu mehr Rezidiven (19 % vs. 0 %) und mehr symptomatischer Verschlechterung (57 % vs. 4 %) [205]. Aufgrund der hohen Drop-Out Rate in der Akutphase muss angenommen werden, dass es sich bei den Studienteilnehmern in der Erhaltungsphase um Patienten handelte, welche die antipsychotische Therapie eher gut vertragen haben, so dass von einer Positivselektion der Studienpopulation ausgegangen werden kann. Eine andere, einige Jahre zuvor veröffentlichte Re-Analyse verschiedener Studien verglich in einem offenen Design drei verschiedene Behandlungsstrategien: *(1) kontinuierliche Erhaltungstherapie* (kontinuierliche Gabe von minimal 100 mg Chlorpromazin Äquivalenten), *(2) Intervention basierend auf Prodromalsymptomen* (graduelles Absetzen, 50 % alle zwei Wochen nach klinischer Stabilisierung und Erhöhung der Dosierung beim Auftreten von Prodromalzeichen für ein Rezidiv), und *(3) Krisenintervention* (graduelles Absetzen, 50 % alle zwei Wochen nach klinischer Stabilisierung, dann Absetzen der Medikation und erneute Medikation nur bei einem vollständigem Rezidiv nach operationalisierten Kriterien) [206]. Die vorhergehende Version dieser Leitlinie fasste das Ergebnis dieser Analyse zusammen [161]: Während Mehrfacherkrankte im Zweijahresverlauf von der kontinuierlichen Erhaltungstherapie profitierten, wiesen Ersterkrankte unter einer prodrombasierten intermittierenden antipsychotischen Pharmakotherapie genauso hohe Rezidivraten auf wie unter kontinuierlicher Erhaltungstherapie. Die Behandlungsadhärenz war unter der intermittierenden Pharmakotherapie besser und die kumulative antipsychotische Dosis geringer [206]. Aus diesen Studien kann extrapoliert werden, dass Ersterkrankte präferentiell gegenüber Mehrfacherkrankten mit einer vorsichtig reduzierten und prodrombasierten Intervalltherapie (auch im Sinne einer Dosisreduktion) behandelt werden können, wenn dies aus begründetem Anlass geboten ist und diese über die Wirksamkeit der Langzeittherapie hinsichtlich der Rezidivprophylaxe, aber auch die Risiken der Langzeittherapie, aufgeklärt worden sind.

Prinzipiell besteht jedoch großer Forschungsbedarf in diesem Bereich, weswegen weitere prospektive und kontrollierte Studien zu dieser Thematik aktuell in Deutschland und international durchgeführt werden. In der klinischen Praxis wünschen viele Patienten aus verschiedenen Gründen (z. B. längerfristige klinische Stabilität, unerwünschte Wirkungen) eine Dosisreduktion bzw. ein Absetzen der antipsychotischen Medikation. Eine Begleitung hierbei – unter gleichzeitiger Aufklärung über ein erhöhtes Rezidivrisiko – geht mit der Forderung nach mehr Patientenautonomie konform. Eine kontrollierte Dosisreduktion kann die Adhärenz fördern, weil Patienten die medikamentöse Therapie ansonsten möglicherweise unkontrolliert beenden. Eine bessere Adhärenz kann bei Dosisreduktion auch deswegen gegeben sein, weil geringere Dosierungen mit weniger unerwünschten Arzneimittelwirkungen assoziiert sind. Etabliert ist, dass unerwünschte Arzneimittelwirkungen eine wesentliche Ursache für die unkontrollierte Beendigung der antipsychotischen Behandlung sind. In der EUFEST Studie waren beispielsweise unerwünschte Arzneimittelwirkungen eine der wesentlichen Ursachen für Therapieabbrüche im ersten Behandlungsjahr [207]. Wie in der gesamten Medizin werden auch für die Behandlung mit Antipsychotika (insbesondere nach tierexperimentellen Studien) sowohl eine Veränderung der Sensitivität der Zielrezeptoren (wie der D2-Rezeptoren) als auch die Gefahr eines Rebounds als klinisch relevant erachtet. Damit einhergehen können das Risiko eines raschen Rebounds nach abruptem Absetzen, eine Abnahme der Wirksamkeit der Antipsychotika bis hin zur Entstehung einer Behandlungsresistenz [208, 209], eine Assoziation mit Spätdyskinesien und das Wiederauftreten von psychotischen Symptomen bei gleicher Dosierung, was beständige Dosiserhöhungen mit ungünstiger Wirkungs-Nebenwirkungs-Relation nach sich ziehen kann [209, 210]. Verschiedene Autoren diskutieren basierend auf tierexperimentellen Daten Effekte einer erhöhten Sensitivität für die Dauer von mehr als einem Jahr (Übersicht bei: [209, 211]). In klinischen Studien konnte dieses Phänomen bislang nicht belegt werden. In einer Meta-Analyse [184] zum Vergleich von Antipsychotika versus Plazebo in der Rezidivprophylaxe wurde sekundär versucht zu klären, ob Supersensitivität und mögliche Reboundpsychosen beim Auftreten von Rückfällen eine Rolle spielen: Rückfälle traten nicht häufiger bei abruptem als bei graduellem Absetzen oder bei Beendigung einer Depotmedikation auf. Auch nach 9 Monaten ohne Rezidiv und Antipsychotikabehandlung war die Rezidivrate nach Absetzen unter Plazebo noch deutlich höher, was gegen einen hohen Reboundeffekt in der Gruppe mit Weiterführung der Antipsychotikatherapie spricht. Auch war kein Unterschied im Rezidivrisiko nach Jahren der Behandlung und Absetzen im Vergleich zu kürzerer Behandlung und Absetzen zu erkennen [184]. In der klinischen Praxis müssen bei der langfristigen Behandlung mit Antipsychotika immer alle Risiken (z. B. unerwünschte Arzneimittelwirkungen, Veränderung der Rezeptoranzahl) gegenüber dem Nutzen (z. B. Rezidivprophlyaxe, Symptomkontrolle) abgewogen werden. In Bezug auf die niedrigst mögliche Dosierung ist die dosisangepasste Rezidivprophylaxe nicht mit einem vollständigen Absetzen von Antipsychotika gleichzusetzen. Vielmehr zielt eine kontrollierte Dosisreduktion zunächst auf eine individuell verträgliche niedrigst mögliche Dosis ab. Gründe für die Behandlung mit der nied-

Tab. 5.4 Mögliche Reduktions- bzw. Absetzphänomene (modifiziert und erweitert nach [212–214])

- Absetzsymptome können in der Regel innerhalb von Tagen bis Wochen nach deutlicher Dosisreduktion oder nach schnellem Absetzen der Antipsychotika auftreten
- Kognitive Störungen von Konzentration, Aufmerksamkeit und Gedächtnis
- Vegetative Störungen: Magen-Darm-Störungen (wie Übelkeit, Erbrechen und Durchfall), Schwitzen, Schwindel, Tachykardie, Hochdruck, Zittern, Kollaps, grippeähnliche Symptome, übermäßige Schmerzempfindlichkeit, Kopfschmerz, Delir (z. B. bei schnellem Absetzen von Clozapin)
- Emotionale Instabilität, Angst, Unruhe, Depression, Reizbarkeit, Aggressivität und maniforme Symptome. Auch diese Symptome entstehen meist innerhalb von Tagen oder Wochen nach dem Reduzieren oder Absetzen des Medikaments
- Abnorme unwillkürliche Bewegung des Gesichts, von Lippen, Kiefer, Zunge, Armen, Handgelenken, Händen, Fingern, Beinen, Knien, Gelenken, Zehen, Nacken, Schultern, Hüften (Absetzdyskinesien). Diese Symptome treten häufig in den ersten Wochen nach Absetzen auf und können Monate persistieren
- Psychotische und andere Verhaltenssymptome, die jedoch nicht immer von der ursprünglichen psychotischen Störung unterschieden werden können. Sie entstehen meist innerhalb von Tagen bis ungefähr sechs Wochen nach der Reduktion und bessern sich oftmals erst nach Wochen. Insbesondere Clozapin sollte nur langsam reduziert und abgesetzt werden, da hier ein erhöhtes Risiko für einen Rebound angenommen wird.

rigst möglichen Dosierung werden oben aufgelistet. Zur Vermeidung von Reduktions- bzw. Absetzphänomenen (siehe Tab. 5.4) generell ist eine langsame Reduktion (teilweise über Monate) der antipsychotischen Medikation sinnvoll. Am häufigsten scheinen vegetative und psychische Symptome Ausdruck der Reduktions- und Absetzsyndrome zu sein [212]. Eine Abgrenzung zu den wiederauftretenden ursprünglichen Symptomen kann schwierig sein. Deswegen ist die Erstellung einer Liste von Frühwarnsymptomen vor Dosisreduktion hilfreich.

Zusätzlich liegt bei einem Anteil von ca. 20 % der Menschen mit einer Schizophrenie eine Therapieresistenz auf Antipsychotika vor (siehe Definition der medikamentösen Therapieresistenz und Ursachen für eine Pseudotherapieresistenz im Folgenden). Folgen dieser klinischen Situation können sehr hohe Dosierungen und Polypharmazie sein, die bei fehlendem klinischem Nutzen häufig nicht rückgängig gemacht werden und zu einem ungünstigen Risiko-Nutzen-Verhältnis führen können. Zum konkreten Vorgehen kontrollierter Dosisreduktionen über einen längeren Zeitraum fehlen randomisierte kontrollierte Studien und auch hier besteht Forschungsbedarf. Aus diesem Grund müssen Befunde aus Studien und Meta-Analysen, welche die intermittierende Behandlung mit einer kontinuierlichen Behandlung verglichen haben, aus nicht-kontrollierten Kohortenstudien, narrativen Übersichtsarbeiten, Betroffenenbefragungen sowie Expertenmeinungen berücksichtigt werden. Eine hohe Evidenz für ein erhöhtes Rezidivrisiko liegt dabei im Rahmen von intermittierenden Behandlungsstrategien im Vergleich zu einer kontinuierlichen Behandlung bei kurzfristigen Beobachtungszeiträumen im Zeitraum von bis zu einem Jahr vor [199]. Nicht nur unter der Annahme, dass es beim Menschen Supersensitivitätseffekte gibt (s.o.), sondern auch aufgrund des Risikos von Absetzphänomenen ist bei schneller Dosisreduktion bzw. abruptem, unkontrolliertem Absetzen ein erhöhtes Rezidivrisiko anzunehmen. Eine Vorhersage, ob bzw. bis zu welcher Dosis eine kontrollierte Dosisreduktion im individuellen Fall erfolgen kann, ist bisher nicht möglich. Ebenso sind keine validen Prädiktoren für ein Rezidiv der psychotischen Episode im Einzelfall nach Dosisreduktion oder Absetzen verfügbar. Jeder Reduktionsprozess muss dementsprechend individuell unterschiedlich gestaltet werden. Hierbei müssen vielfältige biologische, psychische und soziale Aspekte berücksichtigt werden (Tab. 5.5).

Tab. 5.5 Voraussetzungen für eine Dosisreduktion zur Ermittlung der individuell niedrigst möglichen Dosierung sowie für Absetzversuche (modifiziert nach [176, 215, 216])

- Gute Vorbereitung vor dem Reduktionsprozess und den einzelnen Reduktionsschritten sowie engmaschig psychiatrisch-psychotherapeutische Begleitung
- Prüfen, ob es in früheren Phasen (nicht bei Ersterkrankung) bereits erfolgreiche oder erfolglose begleitete Dosisreduktionsversuche gegeben hat
- Definition klarer Ziele (z. B. Reduktion unerwünschter Arzneimittelwirkungen, Zukunftsziele, Verträglichkeit, unabhängigere Lebensführung) der Dosisreduktion jenseits des Reduktionswunschs der Medikation an sich
- Erstellung eines Krisenplans mit Frühwarnzeichen und therapeutischen Strategien oder Ergreifung anderer Maßnahmen der Vorsorgeplanung
- Behandlung in einem multiprofessionellen Team und, falls gewünscht, Unterstützung durch Peers und Teilnahme an Selbsthilfegruppen
- Nach Einverständnis des Betroffenen Einbeziehung möglichst aller wichtigen professionellen und privaten Bezugspersonen sowie Aufklärung über Absetzphänome und Frühwarnzeichen
- Sicherung einer guten sozialen Unterstützung mit stabilem sozialen Umfeld
- Berücksichtigung der Krankheitsschwere und der individuellen Symptomlast durch die psychotische Erkrankung

Empfehlung 22	Empfehlungsgrad
Antipsychotika sollen innerhalb des entsprechenden internationalen Konsenses empfohlenen Dosierungsbereiches so niedrig wie möglich und so hoch wie nötig angeboten werden (niedrigst mögliche Dosierung). Besonders bei Ersterkrankungen soll die Dosis im niedrigen Bereich gewählt werden, da eine höhere Empfindlichkeit für Nebenwirkungen und ein insgesamt besseres Ansprechen auf eine niedrigere Dosierung besteht	**A**

Adapatation und Anpassung NICE-Leitlinie „Psychosis and schizophrenia in adults:" 2014 [149], SIGN-Leitlinie „Management of schizophrenia" [195] und Meta-Analyse LoE1+ Uchida et al. 2011 [217]. Es wird ein Evidenzgrad vergeben, da in vielen Arbeiten kein Vorteil einer erhöhten Dosierung, wohl aber eine Zunahme der Nebenwirkungen gezeigt worden ist, und da zudem für niedrige Dosierungen eine Patientenpräferenz besteht

Empfehlung 23	Empfehlungsgrad
Eine antipsychotische Pharmakotherapie zur Rezidivprophylaxe sollte im Sinne einer kontinuierlichen Strategie angeboten werden.	**B**

Adapatation und Anpassung NICE-Leitlinie „Psychosis and schizophrenia in adults:" 2014 [149], SIGN-Leitlinie „Management of schizophrenia" [195], Meta-Analyse LoE1+ DeHert et al. [199], Meta-Analyse LoE1+ Sampson et al. [198]. Die vorhandenen Daten würden einen Empfehlungsgrad A erlauben, da diese Daten jedoch nur bis zu einem Follow-up von sechs Monaten die entsprechende methodische Qualität haben, wurde hier der Empfehlungsgrad herabgestuft

Empfehlung 24	Empfehlungsgrad
Bei Stabilität und vorliegenden Gründen gegen die Fortführung einer kontinuierlichen Langzeitmedikation (z. B. mangelnde Akzeptanz) sollte nach schrittweiser Dosisreduktion der Versuch einer begleiteten intermittierenden Therapie mit gezielter Frühintervention bei Auftreten von Prodromen eines drohenden Rezidivs angeboten werden.	**KKP**

Empfehlung 25	Empfehlungsgrad
Nach der Entscheidung für eine Dosisreduktion der Antipsychotika sollte diese kontrolliert, unter Berücksichtigung der empfohlenen Behandlungsdauer (Empfehlungen 36 und 37) in minimalen Dosisschritten in 6- bis 12-wöchigen Zeitabständen entsprechend der Präferenz des Patienten unter Einbezug von Vertrauenspersonen, einem Gesamtbehandlungsplan, dem bisherigen Behandlungsverlauf und der Verträglichkeit der bestehenden antipsychotischen Medikation angeboten werden.	**KKP**

Empfehlung 26	Empfehlungsgrad
Die Reduktion und ggf. das Absetzen der Antipsychotika in allen Stadien der Erkrankung kann im Sinne einer partizipativen Entscheidungsfindung zwischen Patient und behandelndem Arzt angeboten werden, sofern eine ausreichende Stabilität, ausreichend psychosoziale Unterstützung und regelmäßige Verlaufskontrollen der Symptomatik gewährleistet sind und keine Hinweise auf eine Eigen- oder Fremdgefährdung bestehen. In jedem Fall soll über das erhöhte Rezidivrisiko des Absetzens aufgeklärt werden. Vorschläge für die Dosisreduktion und das Absetzen finden sich im Hintergrundtext.	**KKP**

Empfehlung 27	Empfehlungsgrad
Nach Absetzen der Antipsychotika sollte im Rahmen des Gesamtbehandlungsplans ein kontinuierliches Monitoring klinischer Zeichen und Symptome für ein Rezidiv für mindestens zwei Jahre erfolgen.	**KKP**

Adaptation und Anpassung NICE-Leitlinie „Psychosis and schizophrenia in adults:" 2014 [149]

5.6   Response, Remission und Zeitpunkt der Umstellung der antipsychotischen Medikation im Falle von Non-Response

Response (Ansprechen) definiert eine klinisch relevante Verbesserung der jeweiligen Zielsymptome. Remission definiert prinzipiell die Abwesenheit signifikanter klinischer Symptome [218]. Response und Non-Response (Nicht-Ansprechen) sowie Remission und Non-Remission können mittels der PANSS [219] oder BPRS Skala [220] anhand verschiedener Kriterien quantifiziert werden. Eine minimale Response sollte als 20 %ige Verbesserung und eine gute Response als 50ige% Verbesserung definiert werden [218]. Remission sollte anhand der Konsensus Kriterien der Remission der Schizophrenia Working Group (RSWG) [64] (Andreasen-Kriterien) definiert werden. Die Remissionskriterien nach Andreasen sind dann erfüllt, wenn ein Patient bei 8 bestimmten Items der PANSS Skala den Grad „leicht (mild) ausgeprägt" (Schwergradkriterium) über mindestens

6 Monate (Zeitkriterium) aufweist. Dabei handelt es sich um die Items P1 (Wahn), P2 (Konzeptionelle Desorganisation), P3 (Halluzinationen), G5 (Manierismen), G9 (ungewöhnliche Denkinhalte), N1 (verflachter Affekt), N4 (sozialer Rückzug) und N6 (Mangel an Spontanität) – diese Items bilden den Kern der DSM-IV und DSM-5 Diagnosen der Schizophrenie und wurden aus diesem Grund aus den 30 PANSS Items gewählt. Die Andreasen-Kriterien sind auch anhand der BPRS ermittelt worden [64].

Die hier genannten Skalen werden vor allem in der klinischen Forschung verwendet, und die Nutzer müssen für die entsprechende Anwendung geschult werden, was die Anwendung im klinischen Alltag schwierig macht. Arbeiten haben gezeigt, dass die Veränderung in der ubiquitär verfügbaren und leicht durchführbaren CGI Skala [221] auf „leicht gebessert" mit einer Reduktion der PANSS im Rahmen von 19 % bis 28 % korrespondiert, also zur Abschätzung der Response verwendet werden kann [218].

Clinical Global Impression (CGI) [221, 222]: Hier handelt sich um eine Skala für den klinischen Gesamteindruck. Sie dient zum einen zur Erfassung der Erkrankungsschwere (CGI-S), die von 1 (gesund, nicht erkrankt) bis 7 (schwerst erkrankt) skaliert ist. Zum anderen dient diese Skala zur Erfassung der Verbesserung/Verschlechterung (CGI-I) und ist ebenfalls 7-stufig: 1: Zustand ist sehr viel besser; 2: Zustand ist viel besser; 3: Zustand ist nur wenig besser; 4: Zustand ist unverändert; 5: Zustand ist etwas schlechter; 6: Zustand ist viel schlechter; 7: Zustand ist sehr viel schlechter.

Bei primärer Non-Response, d. h. nach Ausschluss von sekundären Faktoren (z. B. fehlender Adhärenz, Substanzgebrauch, unzureichender Dosierung, Nebenwirkungen, unpassender Diagnose, siehe Empfehlung 28) für eine Non-Response, muss ein Wechsel des Präparats diskutiert werden. Wesentlich sind hierbei die Fragen, auf welches Präparat und wann eine Umstellung erfolgen soll. Pragmatische Überlegungen haben zu der etablierten Strategie geführt, dass im Falle eines Wechsels ein Präparat mit einem anderen Rezeptorbindungsprofil als das initiale Präparat ausgewählt wird. Die frühere Annahme eines deutlich über eine Woche verzögerten Wirkungseintritts von Antipsychotika wurde durch verschiedene Arbeiten entkräftet. Hier ist zu bedenken, dass jede betroffene Person anders auf die Behandlung mit Antipsychotika reagiert und es sicher Patienten gibt, die längere Zeit für ein Ansprechen auf eine Therapie benötigen als andere. Eine Analyse mit 7450 Teilnehmern aus 119 Studien konnte zeigen, dass auch unter Berücksichtigung eines Plazebo-Effekts die wesentlichen Effekte der antipsychotischen Behandlung in den ersten zwei Wochen nachweisbar waren [223]. Eine Meta-Analyse, basierend auf den Einzeldaten der Studienteilnehmer, konnte diesen Effekt einer frühen Wirkung der Antipsychotika bestätigen und darüber hinaus zeigen, dass die Effekte, die in den ersten vier Wochen erreicht werden, bei zwei Dritteln der Teilnehmer auch die Effekte sind, die nach einem Jahr erreicht werden [224]. Eine aktuelle Meta-Analyse, basierend auf 34 Studien mit 9460 Teilnehmern zeigte, dass die fehlende Response nach zwei Wochen mit einer Spezifität von 86 % die Response nach sechs Wochen prädiziert [225].

Auch unter Anwendung der Andreasen-Kriterien konnte die Assoziation aus frühem Ansprechen nach zwei Wochen und dem weiteren Ansprechen nach sechs Wochen in einer gepoolten Analyse aus drei randomisierten kontrollierten Studien bestätigt werden [226].

Empfehlung 28	Empfehlungsgrad
Bei einem unzureichenden Behandlungsansprechen trotz ausreichender Behandlungsdauer sollen die Diagnose, psychiatrische und somatische Komorbiditäten, die Adhärenz, der Gebrauch von illegalen Substanzen, das Vorhandensein von belastenden Nebenwirkungen, die effektive Dosierung (inkl. Serumspiegelmessung und Interaktionsprüfung), Umweltfaktoren (z. B. Stress, High Expressed Emotions) und die effektive Behandlungsdauer überprüft werden. Diese sekundären Ursachen für ein unzureichendes Behandlungsansprechen sollen untersucht und ggf. adressiert werden, bevor ein Medikamentenwechsel angeboten wird.	**KKP**

Adaptiert und erweitert nach AWMF-Leitlinie „Schizophrenie" 2006 [161]

Empfehlung 29	Empfehlungsgrad
Der Response-Status soll nach zwei Wochen (spätestens vier Wochen) mittels einer dafür geeigneten Skala (optimal: PANSS, BPRS; einfacher: CGI) überprüft werden (A). Bei fehlendem Ansprechen (globale klinische Einschätzung unverändert oder schlechter (CGI < 3)) trotz ausreichender Dosierung und nach Ausschluss von sekundären Ursachen soll dem Patienten ein Wechsel auf ein Antipsychotikum mit einem anderem Rezeptorbindungsprofil zum Erreichen einer Response angeboten werden (KKP).	**A/KKP**

LoE 1+ (Meta-Analyse: Samara et al. [225]. Da die Meta-Analysen nicht direkt den Effekt des Wechsels des Antipsychotikums auf den Verlauf untersucht haben, wird für den zweiten Teil der Empfehlung ein KKP vergeben)

Empfehlung 30	Empfehlungsgrad
Im Falle eines ausreichenden Behandlungsansprechens, aber Problemen mit der Verträglichkeit, kann bereits vorzeitig ein Medikamentenwechsel hin zu einem Präparat mit anderem Nebenwirkungsprofil angeboten werden.	**KKP**

5.7   Strategien zur Umstellung von Antipsychotika

Eine Umstellung von einem Antipsychotikum auf ein anderes ist anhand dreier Strategien möglich:

1. Start-Stop: Plötzliches Absetzen der einen Substanz im Austausch gegen eine andere.
2. Cross-Taper: Überlappung beider Substanzen mit allmählichem Auf- bzw. Abdosieren.
3. Overlap-and-Taper: Fortsetzung der ersten Substanz bis die zweite Substanz aufdosiert ist und allmähliches Abdosieren der ersten Substanz.

Insbesondere Strategie 2 und 3 werden als vergleichbar effektiv, sicher und verträglich angesehen [227]. Strategie 1 sollte Fällen vorbehalten bleiben, in denen das initiale Präparat aufgrund von unerwünschten Arzneimittelwirkungen rasch abgesetzt werden muss. Bei plötzlichem Absetzen von typischen Antipsychotika sind aus älteren Studien Entzugssymptome bzw. Absetzphänomene mit Unruhe, Unwohlsein, Schlaflosigkeit, Schweißausbrüchen etc. beschrieben worden [228, 229], die in der Regel spätestens einige Tage nach dem Absetzen auftreten und nur bei der Depotformulierung eine längere Latenzzeit aufweisen. Einige der Absetzphänomene wurden als Folge einer cholinergen Überempfindlichkeit bei Langzeitbehandlung mit Antipsychotika erklärt [230]. Deswegen wurde beim Absetzen ein schrittweises Vorgehen empfohlen [231] (siehe Tab. 5.6). Bei der Umstellung auf ein anderes Antipsychotikum, können vermutlich in Abhängigkeit von einem veränderten Rezeptorbindungsprofil ebenfalls Absetzphänomene auftreten. Bisweilen kann es auch zu einer vorübergehend verstärkten, extrapyramidal-motorischen Symptomatik kommen. Dies ist einer der Gründe, weshalb bei Abwägung des Risikos pharmakologischer Wechselwirkungen zumeist eine überlappende Behandlung präferiert wird [227, 232]. Für die Umstellung auf Clozapin sollte die Cross-Taper-Strategie mit einer Reduktion des initialen Präparats angewendet werden, um so eine langsame Eindosierung des Clozapins zu ermöglichen [227].

Tab. 5.6 Grundideen der Reduktionsschritte einer kontrollierten Dosisreduktion

- Patienten sowie deren Umfeld sollten über Absetzphänomene, aber auch über die hohen Rezidivraten (siehe Statement 2 und 3) aufgeklärt werden
- Bei jedem Reduktionsschritt sollten Absetzphänomene in den ersten Wochen beobachtet und entsprechend eingeordnet werden. Es sollte ein Zeitraum von einigen Wochen mit adäquater Stabilität vor dem nächsten Reduktionsschritt bestehen
- Reduktionsschritte sollten am Anfang in größeren und am Ende in kleineren Schritten erfolgen. Sie sollten etwa zwischen 5–20 % der aktuellen Dosis betragen, wobei hier pragmatisch auch ein individuelles Vorgehen bei fehlender Verfügbarkeit entsprechender Dosierungen zur Anwendung kommen kann (z. B. Tropfenform, Pendelschemata, Individualdosierungen)
- Reduktionsabstände sollten zwischen 6 bis 12 Wochen betragen, wobei für die Auswahl des nächsten Reduktionszeitpunkts die Erfahrungen des letzten Reduktionsschritts und die Gesamtbehandlungsdauer mit Antipsychotika seit der letzten psychotischen Episode einbezogen werden sollten
- Auf eine ausreichende Schlafdauer- und qualität sollte geachtet werden. Reduktionsbedingte Schlafstörungen können kurzfristig mittels Sedativa gemäß den Vorgaben der Schlafmedizin behandelt werden
- Bei einem aufkommenden Rezidiv sollte auf die zuvor genutzte Dosis zurückgegriffen werden, ggf. auch 10 % oder mehr über der vorherigen Dosis, sowie weitere Maßnahmen zur Krisenbewältigung genutzt werden
- Vor dem endgültigen Absetzen sind unter Berücksichtigung der Umsetzbarkeit sehr kleine Reduktionsschritte zu wählen

Empfehlung 31	Empfehlungsgrad
Bei jedem Medikamentenwechsel kann es zu einer Verschlechterung der Symptomatik oder zu vermehrten Nebenwirkungen kommen. Für die antipsychotische Umstellung kann die Cross-Taper- oder die Overlap-and-Taper-Strategie angeboten werden. Die Stop-Start-Strategie kann in Fällen, in denen aufgrund von Nebenwirkungen ein sofortiges Absetzen des Antipsychotikums notwendig ist, angeboten werden. Für die Umstellung der antipsychotischen Therapie sollte eine Orientierung an Äquivalenzdosen erfolgen.	**KKP**

5.8 Antipsychotika zur Behandlung psychotischer Symptome in der Akutphase – Ersterkrankung und Rezidiv

Ersterkrankung

Prinzipiell ist zu beachten, dass keine Studien bei ersterkrankten Patienten verfügbar sind, die die Wirksamkeit eines Antipsychotikums mit Plazebo vergleichen. Im Folgenden werden jedoch verschiedene Meta-Analysen dargestellt, die die Effektivität verschiedener Antipsychotika im Vergleich auf verschiedene Endpunkte (symptomatische Verbesserung, Response, Remission) bei Menschen mit einer Ersterkrankung untersucht haben. Eine Netzwerk-Meta-Analyse von 19 randomisierten Ersterkranktenstudien mit 2669 Teilnehmern (78,9 % verblindet, Studiendauer im Median 8 Wochen, 47,4 % der Studien durch die Industrie gefördert) verglich 12 verschiedene Antipsychotika miteinander [233]. In Bezug auf die symptomatische Verbesserung waren Amisulprid (95 % CI −0,61 bis −0,14), Olanzapin (95 % CI −0,39 bis −0,12), Risperidon (95 % CI −0,27 bis −0,01) und Ziprasidon (95 % CI −0,48 bis −0,01) effektiver als Haloperidol, und Amisulprid (95 % CI −0,50 to −0,01) war effektiver als Quetiapin [233]. In Bezug auf die Verbesserung der Positivsymptome konnte kein Unterschied zwischen den 12 untersuchten Substanzen gefunden werden, während verschiedene Subgruppenvergleiche in Bezug auf Negativsymptomatik und Therapieabbrüche in den Studien prinzipiell eine Überlegenheit verschiedener Antipsychotika gegenüber Haloperidol gezeigt haben [233]. Prinzipiell waren die Unterschiede zwischen den verschiedenen Substanzen in Bezug auf verschiedene Effektivitäts-Endpunkte aber minimal bis moderat. In Bezug auf die Nebenwirkungen traten mehr motorische Nebenwirkungen (inkl. Gebrauch von Anticholinergika) unter Haloperidol und Aripiprazol auf. Olanzapin und Quetiapin waren hier besser verträglich [233].

Eine Meta-Analyse mit gepaarten Vergleichen untersuchte 22 Publikationen mit 2509 Teilnehmern und die 20 Vergleiche zwischen den 12 Antipsychotika zeigten ein vergleichbares Befundmuster [234]. Die Gruppe der SGAs unterschied sich nicht von der Gruppe der FGAs (Haloperidol) im Vergleich zur allgemeinen Veränderung der Psychopathologie, Depressivität und Response und zur metabolischen Veränderung. Unterschiede fanden sich in Bezug auf Behandlungsabbrüche, Negativsymptome, kognitive Symptome und motorische Nebenwirkungen hier mit Vorteilen für die Gruppe der SGAs, während FGAs Vorteile in Bezug auf die Gewichtszunahme hatten [234]. Allerdings waren die Unterschiede in Bezug auf Effektivitäts-Endpunkte (primär und sekundär) auch hier minimal bis moderat.

Menschen mit einer Ersterkrankung haben in einer aktuellen Meta-Analyse von 17 randomisierten Studien (keine plazebokontrollierte Studie konnte in dieser Population identifiziert werden, 12 Studien waren verblindet, Studiendauer im Median 12 Wochen) mit 3156 Teilnehmern deutlich höhere Responseraten gezeigt als Menschen mit einem rezidivierenden Krankheitsverlauf (siehe unten) [185, 235]. 81,3 % der Patienten zeigten eine minimale Response (≥ 20 % Verbesserung der Psychopathologie in PANSS/BPRS) und 51,9 % der Patienten zeigten eine gute Response (≥ 50 % Verbesserung der Psychopathologie in PANSS/BPRS) [235].

Auch wenn beide Meta-Analysen methodisch nicht direkt vergleichbar sind, scheinen Patienten in der Phase der Ersterkrankung ungefähr doppelt so hohe Responseraten zu haben wie Menschen mit einem akuten Rezidiv der Erkrankung. Dieser Sachverhalt erklärt möglicherweise die teilweise sehr geringen Effektivitätsunterschiede zwischen einzelnen Substanzen in dieser Population [233].

Einzelfallprädiktoren für das therapeutische Ansprechen bei der Ersterkrankung sind nicht verfügbar, aber es gibt eine Vielzahl von etablierten Gruppenprädiktoren. Ein schnelles Ansprechen auf die antipsychotische Medikation (frühe Response nach 2 Wochen, siehe Empfehlung 29), weibliches Geschlecht oder ein gutes prämorbides soziales Funktionsniveau können einen positiven Einfluss auf den Therapieverlauf haben [160, 161, 195, 233]. Ein schlechtes Ansprechen im Verlauf wird durch ein unzureichendes Ansprechen nach Therapieeinleitung, durch fehlende Adhärenz, männliches Geschlecht, Substanzgebrauch, fehlende Krankheitseinsicht, eine forensische Anamnese oder Traumatisierung prädiziert [160, 161, 195].

Rezidivierende Erkrankung
Eine Meta-Analyse hat alle randomisierten und plazebokontrollierten Studien zur Wirksamkeit von Antipsychotika bei Menschen mit einer Schizophrenien von 1955 (1953: Einführung des Chlorpormazins) bis 2016 untersucht und konnte 167 Studien mit 28102 Teilnehmern identifizieren [185]. Diese Analyse berücksichtigte keine Studien, die ausschließlich ersterkrankte Patienten oder Patienten mit einer pharmakologischen Behandlungsresistenz eingeschlossen hatten, da solche Studien mit dem hier geforderten Design nicht verfügbar sind. 42 % der Studien waren durch den Hersteller des jeweiligen Präparats finanziert, 43 % waren nicht durch die Industrie gesponsert und 15 % machten keine Angaben in Bezug auf die Finanzierung [185]. Die mittlere Effektstärke über alle Studien zusammen war 0,47, und Patienten, die auf ein Antipsychotikum randomisiert worden waren, respondierten doppelt so häufig wie Patienten, die auf ein Plazebo randomisiert worden waren (NNT = 6). 51 % der Patienten mit Antipsychotikabehandlung und 30 % der Patienten unter Plazebo erfuhren eine minimale Response ($\geq$ 20 % Verbesserung der Psychopathologie in PANSS/BPRS) (NNT = 5) [185]. 23 % der Patienten mit Antipsychotikabehandlung und 14 % der Patienten unter Plazebo zeigten eine gute Response ($\geq$ 50 % Verbesserung der Psychopathologie in PANSS/BPRS) (NNT = 8) [185]. Unter Antipsychotika (13 %) gab es weniger Therapieabbrüche in den Studien als unter Plazebo (26 %) (NNT = 7). Während der Antipsychotikabehandlung traten mehr motorische Nebenwirkungen (NNH = 12), mehr Sedierungen, mehr Gewichtszunahmen, mehr Prolaktinanstiege und mehr QTc-Verlängerungen auf [185]. Weiterführende Moderatoranalysen zeigen, dass die Effektivität von Plazebo in den letzten 60 Jahren kontinuierlich gestiegen ist, während die Effektivität der Antipsychotika gleich geblieben ist [185].

Die seit den 1970er-Jahren beobachtete Zunahme der Plazeboresponse wurde also nicht durch eine Abnahme der Antipsychotika-Response begleitet, so dass die Abnahme der Effektstärken der geprüften Präparate durch eine Zunahme der Plazebo-Response erklärt werden kann, nicht aber durch einen Effektivitätsverlust der aktiven Substanzen.

Da die Antipsychotika-Response unverändert blieb, hatte dieser Effekt keinen Einfluss auf den klinischen Alltag. Neben dieser zunehmenden Plazeboresponse war Industriesponsorenschaft der einzig weitere relevante Moderator – durch die Industrie geförderte Studien hatten geringere Effektstärken für die Antipsychotika als nicht-geförderte Studien, wobei es insgesamt einen Publikationsbias gab [185].

Eine Netzwerk-Meta-Analyse untersuchte 212 publizierte und unpublizierte randomisierte klinische Studien, die mindestens einfachblind (13 einfachblind, die 199 anderen doppelblind) waren, mit insgesamt 43049 Teilnehmern. Ausgeschlossen wurden Studien, die Patienten mit prädominant negativen Symptomen, einer pharmakologischen Behandlungsresistenz, einer somatischen Erkrankung oder mit stabiler Psychopathologie untersuchten [177]. 144 Studien waren industriegesponsert. Diese Meta-Analyse zeigte, dass alle der 15 untersuchten Einzelsubstanzen effektiver als Plazebo in der Reduktion von psychotischen Symptomen (95 % CI im Bereich von −0,33 bis −0,88) und in Bezug auf Behandlungsabbrüche in den Studien (NNT von 6 bis 20) waren [177]. Clozapin war hier in Bezug auf die symptomatische Verbesserung am effektivsten, gefolgt von Amisulprid, Olanzapin und Risperidon die effektiver waren als alle anderen Präparate (außer als Zotepin und Paliperidon), wobei auch hier die Effektstärken moderat bis gering waren [177].

Eine weitere Meta-Analyse untersuchte 150 randomisierte doppelblinde Studien mit 21533 Teilnehmern mit klassischen Paarvergleichen. In Bezug auf die symptomatische Verbesserung in PANSS/BPRS waren von allen getesteten SGA-Antipsychotika Clozapin, Amisulprid, Olanzapin und Risperidon effektiver als die Vergleichsgruppe der FGA-Antipsychotika (Hedges' g −0,13 bis −0,52) [236]. Die zitierten Meta-Analysen untersuchten verschiedene Nebenwirkungen (Gewichtszunahme, Bewegungsstörungen, Prolaktinzunahme, QTc Verlängerungen, Sedierung), und alle zeigen, dass a) Antipsychotika mehr unerwünschte Arzneimittelwirkungen induzieren als Plazebo (Ausnahme: Clozapin verursacht weniger Bewegungsstörungen als Plazebo), und dass b) sich Antipsychotika in Bezug auf die individuellen Nebenwirkungsprofile deutlich unterscheiden [177, 185, 236].

Insgesamt kann geschlussfolgert werden, dass die verfügbaren Antipsychotika als chemisch heterogene Klasse effektiver als Plazebo in der Akutbehandlung psychotischer Symptome sind, aber die Unterschiede der einzelnen Antipsychotika in der Wirkstärke untereinander geringer sind als die Unterschiede in dem jeweiligen Nebenwirkungsprofil. Dieser durch verschiedene Meta-Analysen mittlerweile etablierte Sachverhalt zeigte sich deutlich in Mitte der 2000er-Jahre durchgeführten industrieunabhängigen Phase IV-Studien. Obwohl teilweise methodisch kritisiert [237], konnten weder die doppelblind-durchgeführte CATIE-Studie (Clinical Antipsychotic Trials of Intervention Effectiveness, CATIE, N = 1493, gefördert vom National Institute of Mental Health, USA) [238], noch die einfachblind-durchgeführte CUtLASS-Studie (Cost Utility of the Latest Antipsychotic Drugs in Schizophrenia Study, CUtLASS 1, N = 227, gefördert UK NHS Technology Assessment Program) [239] oder die offene und an ersterkrankten Patienten durchgeführte

EUFEST-Studie (European First-Episode Schizophrenia Trial, EUFEST, N = 498, gcför
dert durch einen unrestricted grant von AstraZeneca, Pfizer, Sanofi-Aventis) [207] eine
klare Überlegenheit einer bestimmten Substanzklasse zeigen. Jedoch konnten kleinere
Unterschiede in der Effektivität der Antipsychotika etabliert werden, wobei die Unterschiede in den Nebenwirkungen der jeweiligen Präparater prominenter darstellbar waren.

Entsprechend dieser Befunde haben die NICE-Leitlinien [160] ausschließlich eine allgemeine Empfehlung für den Einsatz von Antipsychotika zur Behandlung akuter Episoden einer schizophrenen Erkrankung (Ersterkrankung und Rezidiv) gegeben, ohne gezielt
ein Präparat, eine chemische Gruppe oder eine Gruppe mit einem spezifischen Rezeptorbindungsprofil zu empfehlen. Stattdessen wurde die Bedeutung der partizipativen Entscheidungsfindung und der Präferenz der betroffenen Person unter Berücksichtigung von
metabolischen, motorischen, kardiovaskulären, hormonellen und anderen subjektiv als
belastend erlebten Nebenwirkungen hervorgehoben.

Somit sollen diese Faktoren, und nicht die Wirksamkeitsfaktoren in der akuten Phase
(ob Ersterkrankung oder Rezidiv) die Auswahl des Präparats bestimmen [160]. Die SIGN-
Leitlinie empfiehlt mit der höchsten Evidenz für diese Indikation Amisulprid, Olanzapin
und Risperidon, aber auch niedrigpotente Antipsychotika [195]. Wenn die Entscheidung
für eine Behandlung mit FGAs in der Akuttherapie der Schizophrenie getroffen ist, liegt
die beste Erfahrung für Haloperidol, Flupentixol, Fluphenazin und Perazin vor [161].

Empfehlung 32	Empfehlungsgrad
Eine pharmakologische Therapie mit einem Antipsychotikum mit dem Ziel der Reduktion psychotischer Symptome soll als Monotherapie angeboten werden.	A

LoE1++, basierend auf nahezu allen in den Recherchen identifizierten Meta-Analysen, da wenn
nicht anders vermerkt nur Studien mit einer antipsychotischen Monotherapie untersucht worden
sind. Auch ist das Risiko für Nebenwirkungen in der Regel im Rahmen einer Monotherapie geringer
als mit einer Kombinationstherapie

Empfehlung 33	Empfehlungsgrad
Während der Akutphase soll in angemessenen Abständen eine Überprüfung und Dokumentation des psychopathologischen Befundes erfolgen, so dass eine Eigen- und Fremdgefährdung rechtzeitig erkannt werden kann und eine Beurteilung des Ansprechens auf die Therapie möglich ist.	KKP

Leilinienadaption und Erweiterung AWMF-Leilinie „Schizophrenie" 2006 [161]

Die folgende Empfehlung 34 muss in Zusammenhang mit der Beschreibung der Nebenwirkungen der antipsychotischen Behandlung (siehe 5.19) betrachtet werden. Insbesondere Menschen mit einer Ersterkrankung zeichnen sich durch eine hohe Sensibilität für
Nebenwirkungen aus – besonders zu nennen sind hier motorische und metabolische Nebenwirkungen, wobei letztere auch das erhöhte Risiko für die Induktion eines Diabetes
mellitus bei Anwendung bestimmter Substanzen beinhaltet.

Empfehlung 34	Empfehlungsgrad
Antipsychotika sollen im Falle einer Ersterkrankung nach Berücksichtigung des jeweiligen Risiko-Nutzen-Profils zur Reduktion psychotischer Symptome angeboten werden. Die Risiken der Behandlung leiten sich aus den jeweiligen Nebenwirkungsprofilen der angewendeten Antipsychotika ab. Aufgrund geringer Wirksamkeitsunterschiede der einzelnen Präparate und allgemein hohen Ansprechraten bei der Ersterkrankung soll die Auswahl primär an den Nebenwirkungen orientiert erfolgen.	**A**

LoE1+ Meta-Analyse Zhu et al. [233], LoE1- Meta-Analyse Zhu et al. [235], LoE1+ Meta-Analyse Zhang et al. [234], LoE1+ Alvarez-Jimenez et al. [240], LoE1++ Leucht et al. [184]

Die folgende Empfehlung 35 muss in Zusammenhang mit der Verkürzung der Duration of untreated psychosis (DUP, siehe Kap. 7) betrachtet werden. Prinzipielles Ziel ist es, die DUP so kurz wie möglich zu halten, was jedoch keinen sofortigen Beginn einer antipsychotischen Behandlung begründet, insbesondere in diagnostisch nicht klaren Fällen oder in Fällen, in denen der Verdacht auf eine substanzinduzierte psychotische Störung vorliegt. Ein abwartendes Verhalten von Tagen bis Wochen, z. B. mit dem Angebot einer Behandlung mit Benzodiazepinen (siehe Empfehlung 35), der Reizabschirmung und/oder psychotherapeutischen und psychosozialen Therapien (inkl. Soteria Elementen), kann für bestimmte Patienten sowie v. a. in der Phase der diagnostischen Klärung (insbesondere im Falle von akuten Intoxikationen) sinnvoll sein. Die Entscheidung für einen schnellen Beginn einer antipsychotischen Behandlung oder für ein abwartendes Verhalten erfolgt individuell, situationsbezogen und risikoadaptiert.

Empfehlung 35	Empfehlungsgrad
Im Falle einer Ersterkrankung sollte eine frühestmögliche antipsychotische Behandlung angeboten werden. Abhängig von Psychopathologie, Behandlungssetting und Präferenzen des Patienten kann vor Initiierung der antipsychotischen Pharmakotherapie bei Ersterkrankung ein Zuwarten von einigen Tagen bis Wochen im Rahmen eines psychosozialen Gesamtkonzepts unter engmaschiger Kontrolle der Psychopathologie angeboten werden.	**KKP**

5.9 Antipsychotika zur Prophylaxe weiterer psychotischer Episoden (Rezidivprophylaxe)

Ein wesentliches Ziel der antipsychotischen Langzeit- oder Erhaltungstherapie ist neben der Symptomsuppression die Verhinderung von Rezidiven. Hierbei stellt die Kombination einer medikamentösen Langzeitbehandlung mit psychotherapeutischen und psychosozialen Verfahren (Kap. 6) einen Standard dar, da so das Rezidivrisiko weiter reduziert und der Krankheitsverlauf weiter verbessert werden kann. Die Vorteile einer kontinuierlichen antipsychotischen Behandlung über einen gewissen Zeitraum (siehe oben) müssen dabei gegen mögliche unerwünschte Arzneimittelwirkungen im Verlauf immer wieder kritisch abgewogen werden.

Abhängig vom Beobachtungszeitraum zeigen 12 % bis 22 % derjenigen Patienten, die eine erste psychotische Episode erleben, im Verlauf keine erneuten psychotischen Symptome mehr [241–244], wobei der individuelle Verlauf heterogen und von vielen therapeutischen und psychosozialen Faktoren sowie von Umweltfaktoren abhängig ist. Bisher existieren jedoch keine prognostischen Einzelfallprädiktoren für medikamentös unbehandelte günstige Verläufe oder Faktoren, die eine solide Abschätzung des Ansprechens auf die pharmakologische Therapie in der Postakutphase ermöglichen.

Es gibt keine klar operationalisierten Kriterien für ein Rezidiv, aber allgemein werden eine relevante Zunahme insbesondere von Positivsymptomen und die Wiederaufnahme in eine Klinik aufgrund von Symptomen als Indikatoren für ein Rezidiv angesehen [195]. Entscheidend ist stets die Frage nach dem Follow-up-Intervall von randomisierten und kontrollierten klinischen Studien – belastbare Zahlen für den Langzeitverlauf nach über 2 Jahren gibt es prinzipiell ausschließlich aus Kohortenstudien und naturalistischen Beobachtungsstudien.

Ersterkrankung und rezidivierende Erkrankung
Eine Meta-Analyse untersuchte 116 Publikationen von 65 randomisierten-kontrollierten Studien (davon 63 doppelblind-plazebokontrolliert) mit 6493 Teilnehmern während eines maximalen Beobachtungszeitraums von 2 Jahren. Es wurden sowohl Studien mit ersterkrankten Patienten als auch mit Patienten, die bereits eine oder mehrere Episode(n) erlebt hatten, untersucht [184]. Der primäre Endpunkt dieser Analyse waren Rezidive zwischen 7 und 12 Monaten (wie in den jeweiligen Studien definiert). Die Wahrscheinlichkeit für ein Rezidiv in diesem Zeitraum war signifikant geringer unter Antipsychotika als unter Plazebo (95 % CI −0,46 bis −0,32). Die Rezidivwahrscheinlichkeit war unabhängig von der Studiendauer (gewichtete mittlere Studiendauer 9 Monate, N = 62 Studien) unter Antipsychotika-Behandlung geringer als unter Plazebo (95 % CI −0,43 bis −0,33, NNTB 3). Auch für andere Endpunkte wie die Wiederaufnahme in eine Klinik, studienbedingte Therapieabbrüche, Anzahl an Patienten ohne symptomatische Verbesserung oder Verschlechterung sowie aggressives Verhalten waren während des Beobachtungszeitraums unter Antipsychotika geringer als unter Plazebo [184]. Wurden ausschließlich Studien herangezogen, die stationäre Wiederaufnahmen untersuchten, zeigte sich, dass 25 % der Patienten mit einem Antipsychotikum, aber 69 % der Patienten mit Plazebo während der Beobachtungszeiträume ein Rezidiv hatten, und dass 10 % der Patienten mit einem Antipsychotikum, aber 25 % der Patienten mit einem Plazebo wiederaufgenommen wurden. Patienten mit einem Antipsychotikum benötigten mehr anticholinerge Medikation (95 % CI 0,02 bis 0,16), waren mehr sediert (95 % CI 0,00 bis 0,10) und hatten eine höhere Gewichtszunahme (95 % CI 0,3 bis 0,07) als Patienten mit einem Plazebo. Diese Effekte waren sowohl bei ersterkrankten Patienten als auch bei Patienten mit bereits erlebten psychotischen Episoden nachweisbar. Unterschiede zwischen SGAs und FGAs konnten nicht etabliert werden [184].

In Bezug auf das Konzept der Supersensitivitätspsychose (Status der Erkrankung, in dem durch die langjährige kontinuierliche Behandlung mit D2-Rezeptorantagonisten eine erhöhte Sensibilität dieser Rezeptoren und damit eine erhöhte Vulnerabilität für Rezidive nach Absetzen besteht [67, 210, 245]), welches für eine Subgruppe von Patienten diskutiert wird, haben die Autoren einer Meta-Analyse zwei verschiedene Absetzstrategien untersucht: Es gab keinen Unterschied in den Rezidivraten zwischen abrupten und graduellen Absetzstrategien, und auch wenn ausschließlich Patienten untersucht wurden, die neun Monate kein Rezidiv hatten (im Bereich, der als kritisch für die Supersensitivität diskutiert wird [67]), waren die Rezidivraten in der Plazebogruppe höher als in der Antipsychotikagruppe [184].

Eine weitere Meta-Analyse untersuchte 18 Studien und vier verschiedene Strategien zur Rezidivprophylaxe (spezielle Ersterkranktenprogramme, KVT, Familieninterventionen (siehe Module 4b und 4c), Antipsychotika) [240]. Diese vier Elemente stellen wesentliche Bestandteile der Behandlung der Schizophrenie nach der Akutphase dar und diese Meta-Analyse konnte zeigen, dass sowohl die psychosozialen Interventionen als auch die antipsychotische Medikation rezidivprophylaktisch wirken [240].

Eine andere Meta-Analyse verglich SGAs und FGAs in Bezug auf die Rezidivprophlyaxe. Basierend auf 23 Studien mit 4504 Teilnehmern konnte prinzipiell keine Überlegenheit eines spezifischen SGAs über ein FGA gezeigt werden, aber SGAs als Gruppe waren FGAs überlegen in Bezug auf den Endpunkt Rezidivfreiheit (29,0 versus 37,5 %, RR = 0,80, CI: 0,70–0,91, P = 0,0007, NNT = 17). Eine weitere Überlegenheit fand sich in Bezug auf Rezidive nach 3, 6 und 12 Monaten (P = 0,04, P < 0,0001, P = 0,0001) [246].

Eine Netzwerk-Meta-Analyse untersuchte 56 Publikationen (publiziert von 1960 bis 2014, 41 % durch die Industrie gesponsert, wobei für 23 % keine Angabe gemacht worden war) mit 10177 Teilnehmern, einer mittleren nominalen Studiendauer von 48 Wochen (4 bis 156 Wochen) und verschiedenen Kriterien für ein Rezidiv (z. B. symptomatische Verschlechterung, stationäre Aufnahmen, Notwendigkeit für einen Präparatewechsel) [247]. Auch in dieser Meta-Analyse waren alle Antipsychotika unabhängig von der Studiendauer effektiver als Plazebo in der Rezidivprophylaxe (Ausnahme: Trifluoperazin), wobei die Unterschiede zwischen den einzelnen Präparaten gering waren [247]. In Bezug auf den Endpunkt stationäre Aufnahmen zeigte sich diese Überlegenheit gegenüber Plazebo für Amisulprid, Haloperidol, Olanzapin, Quetiapin und Ziprasidon, aber nicht für Aripiprazol, Chlorpromazin, Paliperidon und Trifluoperazin [247]. Olanzapin war in verschiedenen Vergleichen mit anderen Antipsychotika am häufigsten überlegen in Bezug auf die beiden genannten Endpunkte. Die Verteilungswahrscheinlichkeit für substanzspezifische unerwünschte Arzneimittelwirkungen folgte den zuvor beschriebenen Mustern [247].

Die zusammengefasste Evidenz macht deutlich, dass prinzipiell alle verfügbaren Antipsychotika in der Verhinderung von Rezidiven aktiv sind, ein klarer Unterschied zwischen einzelnen Präparaten jedoch nicht immer sicher aufgezeigt werden konnte. Olanzapin scheint eine gewisse Überlegenheit gegenüber einzelnen anderen Vergleichssubstanzen zu haben, aber dieses muss stets in Beziehung zum individuellen Nebenwirkungsprofil gesetzt werden. Die verschiedenen unerwünschten Arzneimittelwirkungen spielen hingegen in der

Erhaltungstherapie eine noch größere Rolle als in der Akutphase, so dass hier Überlegungen zu möglichen Nebenwirkungen ein wesentliches Element bei der Auswahl des Präparats sein müssen. Es gibt keine randomisierten kontrollierten klinischen Studien, die eine Laufzeit von über zwei bis drei Jahren haben. Dementsprechend gibt es für den Langzeitverlauf über diesen Zeitraum hinweg nur wenige Daten aus Studien mit hoher methodischer Güte, was bei der Indikationsstellung für eine Therapie über diesen Zeitraum stets berücksichtigt werden muss. Eine auf dem nationalen finnischen Register basierende nicht-kontrollierte Studie, die methodisch jedoch auch kritisiert worden ist, untersuchte 8738 Ersterkrankte mit einer Schizophreniediagnose im 20-Jahres-Follow-up zwischen 1996 und 2014. Die Autoren konnten zeigen, dass Patienten unter einer kontinuierlichen antipsychotischen Behandlung das geringste Risiko für eine Rehospitalisierung oder Tod hatten, und dass das Risiko für ein Rezidiv oder Tod auch nach mehrjähriger Therapie bei Absetzen signifikant im Vergleich zur Fortsetzung der antipsychotischen Behandlung erhöht ist [248].

Empfehlung 36	Empfehlungsgrad
Menschen mit einer Schizophrenie (Ersterkrankte und Mehrfacherkrankte) soll nach individueller Risiko-Nutzen-Evaluation eine Behandlung mit Antipsychotika zur Rezidivprophylaxe angeboten werden.	A

Meta-Analyse LoE1++ Kishimoto et al. [246]. Meta-Analyse LoE1++ Leucht et al. [184]

Empfehlung 37	Empfehlungsgrad
Das Antipsychotikum, welches bereits zu einem guten Therapieansprechen oder einer Remission geführt hat, soll, sofern keine Verträglichkeitsgründe dagegensprechen, für die Rezidivprophlyaxe angeboten werden (A). Bei der Auswahl des Antipsychotikums in der Rezidivlprophylaxe sollen die Präferenz, die Vorerfahrungen der betroffenen Person sowie das unterschiedliche Nebenwirkungsrisiko im Hinblick auf Spätdyskinesien, Sedierung, kardiale, metabolische, endokrine und andere Effekte beachtet werden (KKP).	A/KKP

Meta-Analyse LoE1++ Kishimoto et al. [246]. Meta-Analyse LoE1++ Leucht et al. [184]

5.10   Dauer der antipsychotischen Behandlung

Die Frage, ob und nach welchem Zeitraum Antipsychotika abgesetzt werden können, ist nicht leicht zu beantworten, da die prospektiven Phasen randomisierter Studien aus Gründen der Machbarkeit nicht länger als 2–3 Jahre dauerten (siehe auch 5.9). Eine Meta-Analyse, die sich detailliert mit der Rezidivprophylaxe unter Antipsychotika im Vergleich zu Plazebo beschäftigte, fand Einjahresrezidivraten unter Antipsychotikum und Plazebo von 27 % und 64 % [184]. Ferner näherten sich die Autoren bei Menschen mit einem chronischen Erkrankungsverlauf der Frage nach der Dauer einer Rezidivprophylaxe folgendermaßen an: Sie führten eine Subgruppenanalyse durch, in der Patienten vor der Randomisierung unterschiedlich lang unter Antipsychotika stabil geblieben waren, nämlich zwischen 4 Wochen und 3–6 Jahren. Die Dauer der vorausgehenden Stabilität hatte aber keinen Einfluss auf den Unterschied im Rezidivrisiko zwischen Antipsychotika und Plazebo. Auch die Patienten, die in zwei kleinen Studien bereits 3–6 Jahre lang Rezidiv frei geblieben waren, profitierten weiterhin von der Antipsychotika Behandlung, im Sinne signifikant seltenerer Rückfälle. Auch in einer Metaregression war die Dauer der Stabilität kein signifikanter Prädiktor für den Unterschied zwischen Medikament und Plazebo. Haupteinschränkung dieses Ergebnisses war neben der kleinen Fallzahl und den methodischen Schwächen der einzelnen Studien die Tatsache, dass die Antipsychotika abrupt abgesetzt wurden. Hier gibt es die plausible, wenn auch im Humanexperiment schwer zu beweisende Theorie, dass nach Dauerbehandlung mit Antipsychotika an den Rezeptoren Adaptationsprozesse im Sinne einer größeren Empfindlichkeit selbiger eintreten (sogenannte supersensitivity [249]). Wird abrupt abgesetzt, könnte es daher zu Rebound-Psychosen kommen. In der Meta-Analyse fand sich jedoch kein Zusammenhang zwischen abruptem versus graduellem Absetzen von Antipsychotika und einem Rezidivrisiko [184]. Ferner stellte sich heraus, dass auch bei den Patienten, die in den Studien 9 Monate ohne Rezidiv geblieben waren (ein für Reboundpsychosen, die rasch nach Absetzen auftreten, ausreichender Zeitraum), das Risiko in der Plazebogruppe immer noch deutlich erhöht war. Daraus wurde geschlussfolgert, dass Menschen mit einem langfristigen Erkrankungsverlauf mindestens 3–6 Jahre von der Rezidivprophylaxe profitieren [184]. Die genannten Zahlen bedeuten nicht, dass nach diesem Zeitraum das Rezidivrisiko sinkt – vielmehr gibt es für längere Zeiträume keine Daten aus kontrolllierten Studien. Diese Evidenz müsste im Einzelfall mit Nebenwirkungen abgewogen werden, und zudem müssten andere Aspekte wie Schweregrad der Indexepisode (z. B. Selbst- oder Fremdgefährdung) in Betracht gezogen werden. Bei erstmals erkrankten Patienten war das Einjahresrückfallrisiko unter Antipsychotika und Plazebo etwa gleich hoch. Wurde erneut die Dauer der Stabilität vor dem Absetzen als Kriterium gewählt, so war das Rezidivrisiko nach Absetzen auch bei den Patienten erhöht, die ein Jahr lang unter Medikamenten stabil oder sogar remittiert geblieben waren [184]. Dies war entsprechend als Zeitkriterium für den am frühsten möglichen Absetzversuch empfohlen worden.

Die SIGN-Leitlinie (2013) empfiehlt (Expertenempfehlung, Empfehlungsgrad 4) basierend auf einem anderen Expertenkonsens [232], nach Remission bei Patienten mit einer Ersterkrankung eine Erhaltungstherapie für 18 Monate. Für Menschen mit einer Schizophrenie in Remission empfiehlt die SIGN-Leitlinie mit dem Empfehlungsgrad A eine antipsychotische Erhaltungstherapie für zwei Jahre. Die NICE-Leitlinie benennt keinen Zeitraum für die Erhaltungstherapie bei Erst- oder Mehrfacherkrankten, betont jedoch, dass dem Absetzen eine mindestens zweijährige Phase folgen soll, in welcher die Zeichen und Symptome eines Rezidivs überwacht werden. Für Patienten in Remission nach einem Rezidiv empfiehlt die SIGN-Leitlinie eine Erhaltungstherapie von mindestens 2 Jahren (2–5 Jahre). Die 2004 publizierten APA-Leitlinien (American Psychiatric Association) empfehlen für die Ersterkrankung eine mindestens sechsmonatige Erhaltungstherapie und nach einem Rezidiv eine langfristige Therapie [250]. Die AWMF-Leitlinie „Schizophrenie" aus dem Jahr 2006 empfiehlt bei der Ersterkrankung eine Erhaltungstherapie von 12 Monaten und im Falle eines Rezidivs auch 2–5 Jahre und die WFSBP-Leitlinien (The World Federation of Societies of Biological Psychiatry) folgen diesen Empfehlungen [251]. Die RANZ-CP-Leitlinie (The Royal Australian and New Zealand College of Psychiatrists) empfiehlt ohne weitere Spezifikation eine mindestens 12 Monate anhaltende Erhaltungstherapie [111], sofern der Patient vollständig genesen (full recovery) und für den genannten Zeitraum stabil gewesen ist. Eine hochwertige Evidenz zur optimalen Dauer der Erhaltungstherapie bei Patienten mit einer Ersterkrankung oder nach einem Rezidiv ist jedoch nicht verfügbar. Aus Absetzstudien und entsprechenden Meta-Analysen können, wie oben geschildert, jedoch Hinweise für Empfehlungen abgeleitet werden [184, 199].

Eine aktuelle Meta-Analyse untersuchte 11 randomisierte doppelblinde Studien mit 2816 Patienten und konnte zeigen, dass eine Behandlung mit Plazebo zu einer kontinuierlichen Verschlechterung der Ausgangssymptomatik um circa 50 % führte, während dieser Anteil nur bei 10 % unter Behandlung mit einem Antipsychotikum betrug [197, 252]. Es gibt einen gewissen Anteil von Patienten mit einer Ersterkrankung, die im Verlauf auch ohne Erhaltungstherapie kein Rezidiv der Erkrankung zeigen – dieser Anteil wird mit 12 % bis 22 % angeben [241–244, 253]. Dementsprechend muss bei der Ersterkrankung das Risiko eines Rezidivs gegenüber der Möglichkeit einer einmaligen Episode in einer kleinen Subgruppe und gegenüber möglichen unerwünschten Arzneimittelwirkungen abgewogen werden. Kontrollierte Dosisreduktionsversuche sollten sich an der minimal empfohlenen Dauer der Behandlung von sechs Monaten orientieren [250].

Die **folgenden Statements** stehen in Beziehung zu den **Empfehlungen 36 und 37**, die sich mit der Indikation für eine antipsychotische Rezidivprophylaxe auseinandersetzen. In der vorherigen Version dieser Leitlinie wurden noch Zeitkriterien (12 Monate für die Ersterkrankung, 2–5 Jahre, ggf. lebenslang) definiert [161], wobei die aktuelle NICE-Leitlinie keine Angaben zur Dauer der Rückfrallprophylaxe macht [160]. Die Leitliniengruppe hat sich nach intensiven Diskussionen gegen eine allgemeine Aussage zur Behandlungsdauer analog zu NICE ausgesprochen, sondern stattdessen den Rahmen definiert, innerhalb welchem die Entscheidung über die Dauer der Rezidivprophylaxe zwischen Arzt und Patient besprochen wird. Hieraus ergibt sich, dass das Risiko eines Rezidivs nach Absetzen für die Entscheidung der Dauer der Rezidivprophylaxe gewürdigt und im shared-decision-making Prozess berücksichtigt werden sollen (Statement 2), und dass verschiedene Rahmenbedingungen und individuelle Faktoren (Statement 3) einbezogen werden sollen.

Statement 2

Menschen mit einem rezidivierenden Erkrankungsverlauf, ihre Angerhörige und andere Vertrauenspersonen sollen darüber informiert werden, dass sich das Risiko für ein Rezidiv bei einem Absetzen nach einem Jahr verdoppelt (27 % bei Weiterbehandlung, 65 % bei Absetzen), und im Verlauf von 3–6 Jahren weiterhin erhöht bleibt (22 % bei Weiterbehandlung, 63 % bei Absetzen).

Meta-Analyse LoE 1++ Leucht et al. [184]

Statement 3
Die Behandlungsdauer wird durch eine Reihe von Rahmenbedingungen und individuellen Faktoren wie die Schwere der Indexepisode, das Ansprechen auf die Behandlung, unerwünschte Arzneimittelwirkungen, die Motivation der Betroffenen, die Familienanamnese, die Erkrankungsschwere, die psychosoziale Situation, die vorhandenen psychotherapeutischen und psychosozialen Behandlungsangebote und die Versorgungsituation insgesamt beeinflusst, die in der individuellen Situation berücksichtigt werden sollen.

Kein LoE, Expertenkonsens

5.11   Depotantipsychotika

Langwirksame Depot-Formen von Antipsychotika haben verschiedene pharmakologische Vorteile gegenüber den oralen Darreichungsformen, wie die Vermeidung der hepatischen First-Pass-Metabolisierung, die Vermeidung stärkerer Spiegel-Schwankungen, das geringere Risiko von unerwünschten Wirkungen, die durch wechselnd hohe Plasmaspiegel gefördert werden, sowie die gesicherte Applikation. Zu den Nachteilen gehören mit der Injektion verbundene Probleme und hier insbesondere die erlebte Stigmatisierung sowie die geringere Steuerbarkeit. Die belegte rezidivprophylaktische Wirkung oral verabreichter Antipsychotika gegenüber Plazebo [184] ist durch verschiedene randomisierte und doppelblinde Zulassungsstudien auch für die Depotformen der jeweiligen Medikamente etabliert, obgleich dies insgesamt durch weniger Studien belegt wurde. Die NICE-Leitlinie empfiehlt Depotantipsychotika bei Menschen mit einer Schizophrenie anzubieten, die nach eine akuten Episode eine solche Behandlung wünschen, oder wenn die Verhinderung der Non-Adhärenz klinische Priorität hat (NICE-Empfehlung 10.11.1.27) [149]. Die SIGN-Leitlinie empfiehlt mit einem Empfehlungsgrad B die Anwendung von Depotantipsychotika bei Menschen, die hier eine Präferenz haben oder bei welchen es möglicherweise Adhärenzprobleme gibt (SIGN-Empfehlung Abschnitt 5.6.5) [195]. Meta-Analysen von randomisierten und kontrollierten Studien konnten keine Überlegenheit einer Depot-Formulierung im Vergleich zur oralen Darreichungsform der gleichen Substanz in Bezug auf Rezidive und Therapieabbrüche zeigen [254–256] (CI: 0,80–1,08 [254]; NNT: 8–20 [255]). Meta-Analysen unter Einbeziehung naturalistischer Studien [257] oder sogenannte Meta-Analysen von Mirror-Image Studien [258] zeigten eine Überlegenheit hinsichtlich Therapieabbrüchen (CI: 0,48–0,81; 0,44–0,71) und Hospitalisierungen (CI: 0,35–0,53). Diese Hinweise auf eine Überlegenheit der Depotantipsychotika in Bezug auf die genannten Endpunkte im klinischen Alltag wird beispielsweise auch durch eine naturalistische Kohortenstudie mit 29823 Patienten unterstützt (CI: 0,72–0,84, gesamte Kohorte) [259].

In einer weiteren naturalistischen Kohortenstudie an ersterkrankten Menschen mit einer Schizophrenie (N = 2588) reduzierten Depotantipsychotika das Rehospitalisierungsrisiko signifikant stärker als die entsprechende orale Form des gleichen Antipsychotikums

(RR = 0.36, 95 % CI = 0,17–0,75) [260]. Diese Unterschiede zu den doppelblinden Studien sind vermutlich auch dadurch zu erklären, dass diejenigen Patienten, welche bedingt durch eine geringe Compliance am ehesten von einer Depotmedikation profitiert hätten, nicht in randomisierte und kontrollierte Studien eingeschlossen werden konnten. Bei Patienten mit einer Ersterkrankung zeigten Studien vergleichbare Ergebnisse. Auch konnte in kontrollierten Studien der Unterschied zwischen den beiden Formulierungen nicht sicher abgebildet werden, versorgungsnahe Studien zeigten in dieser Population jedoch eine Überlegenheit der Depotform (Übersicht bei: [261, 262]) (Tab. 5.7).

Tab. 5.7 Übersicht über die in Deutschland verwendeten Depotpräparate mit Dosierungsintervallen und Dosierungen

Präparat	Dosisintervall (Wochen)	Dosierung (mg)
Aripiprazol (Abilify-Maintena ®)	4	400/300
Olanzapinpamoat (Zypadhera ®)*	2–4	210/300/405
Paliperidonpalmitat (Xeplion ®; Trevicta ®)	4, 12	25–150
Risperidon-Mikrosphären (Risperidon Consta ®)	2	25/37,5/50
Fluphenazindecanoat	1–4	12,5–50
Flupentixoldecanoat	2–3	20–100
Haloperidoldecanoat	4	100–200
Perphenazindecanoat	2–4	50–200
Zuclopenthixoldecanoat	<1/2–3	50–150/100–400

*Risiko für Postinjektionssyndrom (siehe Fachinformation) muss berücksichtigt werden

Empfehlung 38	Empfehlungsgrad
Depotantipsychotika sind wie auch die oralen Antipsychotika wirksam in Hinblick auf die Rezidivprophylaxe ohne relevante Unterschiede in der Wirksamkeit. Depotantipsychotika sind aufgrund ihrer gesicherten Applikation und guten Bioverfügbarkeit eine wirksame Alternative zur oralen Medikation und sollten in der Rezidivprophylaxe als Behandlungsalternative angeboten werden.	**B**

Adaptation und Anpassung NICE-Leitlinie „Psychosis and schizophrenia in adults:" 2014 [149], SIGN-Leitlinie „Management of schizophrenia" [195] und weitere Literatur, die nicht systematisch gesucht worden ist (siehe Hintergrundtext)

Empfehlung 39	Empfehlungsgrad
Aufgrund nicht ausreichend belegter überlegener Wirksamkeit einzelner Depotantipsychotika untereinander sollte die Auswahl anhand des Nebenwirkungsprofils und des gewünschten Injektionsintervalls vorgenommen werden. Vor Beginn einer Behandlung mit einer Depotform eines Antipsychotikums sollte in einer mindestens mehrwöchigen Behandlungsphase mit der oralen Form des entsprechenden Antipsychotikums dessen Wirksamkeit und Verträglichkeit sichergestellt worden sein.	**KKP**

5.12   Pharmakologische Behandlung der Negativsymptomatik

Negativsymptome der Schizophrenie können in eine primäre Negativsymptomatik, welche zur Kernsymptomatik der Schizophrenie gerechnet werden kann, und eine sekundäre Negativsymptomatik als Folge positiver Symptome (z. B. sozialer Rückzug wegen paranoiden Erlebens), aufgrund extrapyramidaler Symptome (z. B. bei antipsychotika-bedingter Akinese), bei depressivem Erleben (postpsychotisch oder pharmakogen) oder aufgrund von Umweltfaktoren (z. B. bei mangelnder sozialer Stimulation und Anforderung) differenziert werden [263]. Sekundäre Negativsymptome können durch die Beseitigung der vermuteten Ursache häufig therapiert werden, für die primären Negativsymptome als Kernsymptomkomplex der Schizophrenie gibt es jedoch nur wenige überzeugende pharmakologische, psychosoziale oder andere Behandlungsoptionen. Von Bedeutung ist hier, dass Negativsymptome in vielen Studien mittels der PANSS-Subskala (oder entsprechenden geclusterten Subskalen) oder der SANS-Skala häufig als sekundärer Endpunkt miterfasst und dementsprechend auch meta-analytisch untersucht worden sind. Zudem ist zu berücksichtigen, dass in den Akutstudien eine Verbesserung in diesem Bereich nicht unabhängig von der Positivsymptomatik betrachtet werden kann und eine Differenzierung zwischen primärer und sekundärer Negativsymptomatik nur erschwert möglich ist.

Die aktuell umfassendste Meta-Analyse basierend auf 69 Studien mit 18632 Teilnehmern hat Studien an Patienten mit prädominanter Negativsymptomatik zwar ausgeschlossen, jedoch wurde eine signifikante Überlegenheit der Gruppe der Antipsychotika im Vergleich zu Plazebo in der Verbesserung der Negativsymptomatik gefunden (Standardisierte Mittelwertdifferenz (SMD): 0,35) [185]. Eine weitere Meta-Analyse für Antipsychotika allgemein hat eine höhere SMD von 0,58 für die Verbesserung der Negativsymptome im Vergleich zu Plazebo gefunden [264], wobei diese Meta-Analyse aufgrund methodischer Probleme kritisiert und die SMD möglicherweise überschätzt wird [185]. Die aktuell größte Netzwerk-Meta-Analyse hat Negativsymptome nicht untersucht [177], so dass nur die 2009 publizierten Meta-Analysen für die Evaluation möglicher Wirkunterschiede verschiedener Antipsychotika auf die Negativsymptomatik herangezogen werden [178, 236]. Amisulprid (95 % CI −0,40 bis −0,14), Clozapin (95 % CI −0,42 bis −0,13), Olanzapin (95 % CI −0,47 bis −0,16) und Risperidon (95 % CI −0,21 bis −0,06) waren der Gruppe der FGAs in der Verbesserung der Negativsymptomatik überlegen, während diese Überlegenheit nicht für Aripiprazol, Quetiapin, Sertindol, Ziprasidon und Zotepin etabliert werden konnte. Die Effektstärken der Überlegenheit der vier genannten Substanzen lagen im Bereich von 0,13 bis 0,32, was für kleine bis moderate Effekte spricht [236]. Der Vergleich verschiedener Antipsychotika gegenüber Plazebo zeigte prinzipiell für alle Antipsychotika (für Quetiapin erst in der Sensitivitätsanalyse nach Ausschluss einer kurzen 2-Wochen-Studie) eine Überlegenheit in der Verbesserung der Negativsymptomatik [178]. Eine Netzwerk-Meta-Analyse bei Patienten mit einer Ersterkrankung zeigte mit kleinen bis moderaten Effektstärken (0,20 bis 0,31), dass Olanzapin in der Verbesserung der Negativsymptomatik Haloperidol und Risperidon überlegen war [233].

Prädominant negative Symptome wurden jedoch in wenigen Studien direkt adressiert. In der o. g. 2009 publizierten Meta-Analyse [178] wurden sechs Studien (N = 4 Amisulprid, N = 1 Olanzapin, N = 1 Zotepin) untersucht und es wurde berichtet, dass für diese Population nur Amisulprid und Olanzapin, nicht aber Zotepin als effektiv angesehen werden können [265–270]. Neuere Studien bestätigten diese Effekte und erbrachten Hinweise, dass auch Ziprasidon in dieser Indikation einen Stellenwert haben könnte [271, 272]. Für Amisulprid wird in der Anwendung für diese Indikation eine Dosierung im unteren Dosisbereich (siehe Tab. 5.4, z. B. 100 bis 300 mg) diskutiert, wobei es auch Diskussionen für eine Wirksamkeit von bereits 50 mg Amisulprid gibt. Allerdings wurde dies nicht in kontrollierten Studien untersucht und die hier genannten sehr niedrigen Dosisbereiche sind aus Erfahrungen in der klinischen Praxis abgeleitet. Eine nach Abschluss der Recherchen und Konsentierung dieser Leitlinie publizierte Meta-Analyse untersuchte 21 randomisiertekontrollierte Studie mit 3541 Teilnehmern mit einer Schizophrenie und prädominanten Negativsymptomen [273]. Amisulprid war für diesen Endpunkt Plazebo überlegen (N = 4; n = 590, SMD 0,47, 95 % CI 0,23 bis 0,71). Olanzapin war in einzelnen Studien Haloperidol (N = 1, n = 35, SMD 0,75, 95 % CI 0,06 bis 1,44) und Risperidon (N = 1, n = 235, SMD −0,30, 95 % CI −0,04 bis −0,56) überlegen und es wurden keine statistischen Unterschiede zwischen Olanzapin und Amisulprid (N = 1, n = 140, SMD −0,06, 95 % CI −0,39 bis 0,27) gefunden. Allerdings konnte in einer anderen Studie keine Überlegenheit von Olanzapin im Vergleich zu Plazebo gefunden werden. Quetiapin war in einer weiteren kleinen Studie Risperidon für diese Indikation überlegen (N = 1, n = 44, SMD −1,34, 95 % CI −2,00 bis −0,68). Cariprazin war in der größten verfügbaren Studie zur prädominaten Negativsymptomatik Risperidon überlegen, wie im Folgenden dargestellt.

Eine industriegesponserte (Hersteller des Präparats) multizentrische randomisiertdoppelblinde Studie mit 533 stabilen Schizophreniepatienten mit prädominanten Negativsymptomen und wenig Positivsymptomen untersuchte die Effektivität von Cariprazin im Vergleich zu Risperidon für die Verbesserung der Negativsymptomatik [274]. Beide Präparate führten zur einer Verbesserung der Negativsymptome (gemessen als PANSS-FSNS-Cluster), ab Woche 14 bis zum Studienende in Woche 26 aber war Cariprazin dem Risperidon überlegen (95 % CI −2,39 bis − 0,53, p = 0,022, Effektstärke = 0,31, NNT = 9) [274]. Am 04.10.2018 und somit nach Abschluss der Recherchen und Konsentierung dieser Leitlinie gewährten der G-BA und das IQWiG im Rahmen des AMNOG-Verfahrens einen Zusatznutzen für Cariprazin gegenüber Risperion für die Behandlung von Menschen mit einer Schizophrenie und prädominanten Negativsymptomen, sowie einen nicht-quantifizierbaren Zusatznutzen allgemein in der Behandlung dieser Population [275]. Aufgrund des Erscheinungsdatums wurde dieser Bericht durch die Leitliniengruppe nicht methodisch bewertet. Vergleichsstudien zu Amisulprid oder Olanzapin (siehe Empfehlung 40) liegen jedoch nicht vor [273].

Der vor einigen Jahren diskutierte Glyzin-Wiederaufnahmehemmer Bitopertin als add-on Behandlung zur Verbesserung der Negativsymptomatik konnte in zwei großen kontrollierten Studien keine Überlegenheit gegenüber Plazebo erreichen [276]. Die Augmentationsbehandlung mit bestimmten Antidepressiva (Mirtazapin, SSRI) zur Behandlung von Negativsymptomen wurde vielfach untersucht (siehe Empfehlung 41) und war effektiv in der aktuellsten Meta-Analyse [277]. Obwohl diese Meta-Analyse eine signifikante Überlegenheit einer antidepressiven Pharmakotherapie gegenüber Plazebo zeigte, sind jedoch auch negative Studien für diese Präparate verfügbar [277]. Psychosoziale Therapien (siehe Kap. 6) und die Neurostimulation (siehe weiteren Text) zur Behandlung der Negativsymptomatik werden an anderer Stelle beschrieben. Da sekundäre Negativsymptome insbesondere mit einer starken Blockade von D2-Rezeptoren in Verbindung gebracht werden, werden im Vergleich zur Behandlung von Positivsymptomen eher geringere Dosierungen sowie die Anwendung von Präparaten mit niedrigerer D2-Rezeptor-Affinität diskutiert [161].

Empfehlung 40	Empfehlungsgrad
Bei prädominanten Negativsymptomen sollte Amisulprid (in niedriger Dosis) oder Olanzapin angeboten werden. Generell sollte auf eine starke Blockade des D2-Rezeptors durch die Wahl entsprechender Präparate oder die Applikation hoher Dosierungen in dieser Indikation verzichtet werden.	**B**

Meta-Analyse LoE 1++ Leucht et al. [178] und Meta-Analyse LoE1+ Zhu et al. [233], sowie weitere Arbeiten im Hintergrundtext. Insbesondere die Evidenz für Amisulprid und Olanzapin basiert auf Meta-Analysien von kleineren Studien mit einem erhöhten Verzerrungsrisiko. Vor diesem Hintergrund wurde der Empfehlungsgrad B für die gesamte Empfehlung gewählt

Für die folgende Empfehlung 41 ist zu beachten, dass präferenziell nebenwirkungs- und interaktionsarme Antidepressiva für diese Indikation angeboten werden sollen. Hintergrund ist, dass eine Zunahme von Nebenwirkungen die Symptomatik verschlechtern und die Adhärenz reduzieren kann. Interaktionen können die Nebenwirkungen ebenfalls verstärken und stellen ein Risiko für die behandelten Personen dar.

Empfehlung 41	Empfehlungsgrad
Bei unzureichendem Ansprechen auf eine antipsychotische Monotherapie sollte Patienten mit prädominanten Negativsymptomen eine zusätzliche Behandlung mit Antidepressiva angeboten werden.	**B**

Meta-Analyse LoE 1++ Helfer et al. [277]. Da es sich prinzipiell häufig um sekundäre Endpunkte in den Primärstudien handelt, wurde der Empfehlungsgrad B anstelle von A konsentiert

5.13   Lebensqualität

Die Verbesserung der gesundheitsbezogenen Lebensqualität ist Ziel vieler medizinischer Therapien, und Lebensqualität ist einer der wichtigsten patientenrelevanten Endpunkte. Lebensqualität ist dabei ein multidimensionales Konstrukt, welches Elemente wie selbstständiges Leben und Wohnen, dem Nachgehen einer Arbeit, Partnerschaft und andere soziale Funktionen beinhaltet, aber auch beispielsweise mit dem Vorhandensein von psychotischem Erleben assoziiert sein kann [278, 279]. Auch wenn die Lebensqualität aufgrund der Multidimensionalität und der häufig sehr individuellen Definitionen nicht ohne weiteres beurteilt werden kann, wurden die Effekte einer antipsychotischen Behandlung auf Skalen der Lebensqualität in der Vergangenheit untersucht und es sind zudem randomisierte-kontrollierte Studien verfügbar, die diese Skalen als primäre Endpunkte verwendet haben. Die Lebensqualität kann prinzipiell mit verschiedenen Skalen erfasst werden, die häufig als sekundärer Endpunkt bei pharmakologischen Akutstudien angewendet werden, aber kontrollierte Studien, welche die Lebensqualität als primären Endpunkt definieren und längere Beobachtungszeiträume haben, sind kaum vorhanden. In Bezug auf die Antipsychotikabehandlung wird kritisch diskutiert, ob es Unterschiede zwischen den einzelnen Präparaten in Bezug auf die Verbesserung der Lebensqualität im Sinne der verwendeten Skalen (siehe unten) gibt. Auch wird diskutiert, ob die Informationen aus Phase-III Zulassungsstudien zur Beurteilung des Effekts der antipsychotischen Behandlung auf die Lebensqualität die tatsächliche klinische Realität abbilden [280]. Darüber hinaus haben Nebenwirkungen der Behandlung (motorische Nebenwirkungen, sexuelle Dysfunktion, Gewichtszunahme) stets einen Einfluss auf die Lebensqualität und die subjektive Zufriedenheit mit der Behandlung, da die Lebensqualität und das subjektive Therapieansprechen miteinander assoziiert sind [281]. Eine Meta-Analyse zeigte dabei für sechs verschiedene Antipsychotika (Aripiprazol, Quetiapin, Lurasidon, Cariprazin, Olanzapin und Paliperidon) in der gepoolten Analyse von 1900 Teilnehmern einen signifikanten Vorteil der Antipsychotikabehandlung in der Verbesserung der Lebensqualität mit moderater Effektstärke (SMD = 0,35) im Kontext der untersuchten Kurzzeitstudien [185]. Die gleiche Meta-Analyse untersuchte weitere 10 Studien (Thioridazin, Lurasidon, Olanzapin, Risperidon, Paliperidon, Brexpiprazol, Aripiprazol) mit 3077 Teilnehmern, und die gepoolte Analyse zeigte erneut mit moderater Effektstärke (SMD = 0,34) eine Überlegenheit der antipsychotischen Behandlung gegenüber der Plazebotherapie [185]. Eine weitere Meta-Analyse untersuchte drei Studien (7 bis > 12 Monate) mit 527 Teilnehmern mit einem Vorteil für Antipsychotika gegenüber Plazebo mit guter Effektstärke (SMD = 0,62), wobei diese Studien eine deutliche Heterogenität aufwiesen. In Bezug auf das Funktionsniveau untersuchte diese Meta-Analyse zwei Studien mit 259 Probanden (Endpunkt: Arbeit) und konnte keinen Unterschied zwischen Antipsychotika und Plazebo finden [183]. Der Vergleich zwischen SGAs und FGAs erfolgte basierend auf 17 Studien in einer Meta-Analyse, wobei ein Vorteil für Amisulprid, Clozapin und Sertindol gefunden werden konnte [236]. Bei Patienten mit einer Ersterkrankung konnte in kurzfristigen Studien kein Unterschied zwischen einzelnen Präparaten in Bezug auf die Lebensqualität und das Funktionsniveau in einer Netzwerk-Meta-Analyse gefunden werden [233], was sicher in Teilen mit der hohen Responserate [235] und dem ausschließlichen Einschluss von Akutstudien [233] in diese Analyse erklärt werden kann.

Die randomisierte und doppelblinde Neuroleptic Strategy Study (NeSSy, N = 149) nahm die subjektive Lebensqualität und die Krankheitsschwere nach 24 Wochen als primären Endpunkt an und erlaubte anhand einer doppelten Randomisierung eine individualisierte Zuteilung entweder in Form einer Behandlung mit einem FGA (Flupentixol, Haloperidol) oder einem SGA (Aripiprazol, Quetiapin, Olanzapin) [280]. Basierend auf Nebenwirkungsüberlegungen im Vergleich zu Effektivitätsüberlegungen fiel die Entscheidung hier doppelt so häufig auf ein Präparat aus der zugeteilten Liste. In beiden Gruppen gab es eine Verbesserung der subjektiven Lebensqualität (SF-36) und der Erkrankungsschwere (CGI), allerdings war in der Gruppe der SGAs die Zunahme der subjektiven Lebensqualität (SF-36) höher als in der Gruppe der FGAs bei vergleichbarer Verbesserung der Erkrankungsschwere und vergleichbarer Psychopathologie (PANSS) [280]. Lebensqualität war auch der primäre Endpunkt in der einfachblinden CUtLASS-Studie. Nach 52 Wochen konnte kein Unterschied zwischen der Gruppe der FGAs und SGAs in Bezug auf den primären Endpunkt gefunden werden, wobei das mit Abstand am häufigsten verwendete FGA hier Sulpirid war, das von vielen Autoren eher als „atypisch" eingestuft wird [239]. Die industriegesponserte, randomisierte und einfachblinde QUALIFY-Studie zeigte nach 28 Wochen einen Vorteil der Behandlung mit Aripiprazol-Depot im Vergleich zum Paliperidon-Depot in Bezug auf die Lebensqualität als primären Endpunkt, wobei keine Daten zur Psychopathologie verfügbar waren [282]. In der großen offenen Phase-IV EUFEST Studie mit 498 ersterkrankten Patienten besserten sich die Lebensqualität und das Funktionsniveau als sekundäre Endpunkte nach 52 Wochen in allen Gruppen. Ein signifikanter Unterschied zwischen Haloperidol, Amisulprid, Olanzapin, Quetiapin und Ziprasidon in Bezug auf den sekundären Endpunkt Lebensqualität konnte zwar nicht gefunden werden, wohl aber ein höheres Funktionsniveau in der Amisulprid-Gruppe [207]. Die doppelblinde Phase-IV CATIE-Studie mit 1493 chronisch erkrankten Patienten [238] zeigte nach 6, 12 oder 18 Monaten eine moderate Verbesserung des Funktionsniveaus und der Lebenszufriedenheit in allen Gruppen, aber keine relevanten Unterschiede zwischen Olanzapin, Perphenazin, Quetiapin, Risperidon oder Ziprasidon [283, 284]. Die NICE-Leitlinie [160] definiert Lebensqualität als relevanten Endpunkt, aber beschreibt keine pharmakologischen Strategien hierfür. Die SIGN-Leitlinien [195] beschreiben keinen Unterschied zwischen einzelnen Substanzen in Bezug auf die Lebensqualität, basierend auf den Ergebnissen der CUtLASS-Studie [239].

5.14   Kognitive Symptome

Kognitive Defizite sind ein Kernsymptom der Schizophrenie und bestehen zum Teil bereits vor der Einleitung der ersten antipsychotischen Behandlung [285]. Die pharmakologische Behandlung kognitiver Symptome ist nach wie vor eine große Herausforderung in der klinischen Praxis. Kognitive Trainings und andere psychosoziale Behandlungsoptionen zur Verbesserung kognitiver Defizite bei der Schizophrenie werden in Kap. 6 beschrieben. Inwiefern eine antipsychotische Behandlung einen direkten Effekt auf kognitive Symptome hat, oder ob die beschriebenen prokognitiven Effekte nicht sekundäre Effekte der Reduktion des psychotischen Erlebens sind, wird diskutiert. Auch muss beachtet werden, dass insbesondere die Behandlung mit Präparaten die mit einem hohen Risiko für motorische Nebenwirkungen behaftet sind und die damit assoziierte Gabe von Anticholinergika ebenfalls kognitive Funktionen einschränken kann (siehe unten). Methodisch problematisch ist zum Einen die geringe Verfügbarkeit randomisiert-kontrollierter klinischer Studien, welche die Verbesserung der Kognition als primären Endpunkt definieren, zum anderen die Tatsache, dass es bei der Erhebung der Kognition oft Lern- und Übungseffekte gibt, und dass zudem kognitive Defizite häufig mit der Negativsymptomatik korrelieren. Die großen Phase-IV Studien CATIE (chronisch erkrankte Patienten) und EUFEST (Ersterkrankte) konnten zeigen, dass die antipsychotische Behandlung zu einer moderaten Verbesserung kognitiver Funktionen nach 2 oder 12 Monaten führt, zwischen den untersuchten Antipsychotika aber konnten keine stabilen Unterschiede gefunden werden [286, 287]. In der CATIE-Studie fand sich nach 18 Monaten ein Vorteil des Perphenazins gegenüber Olanzapin und Risperidon, was die Autoren u. a. mit der geringen Dosierung und der damit verbundenen selteneren Gabe von Anticholinergika erklären [287]. Eine Vielzahl von Studien hat jedoch in direkten Vergleichen Vorteile für SGAs (u. a. Olanzapin, Quetiapin, Risperidon) gesehen [287], so dass das Ergebnis der CATIE-Studie prinzipiell für sich alleine steht.

Es sind vier Meta-Analysen mit paarweisen Vergleichen verfügbar [288–291], die für alle Antipsychotika als Gruppe einen moderaten positiven Effekt der Behandlung auf kognitive Funktionen zeigen konnten, und zwar mit prinzipiellen Vorteilen für Präparate, die eine eher geringere D2-Bindungsaffinität haben. Eine aktuelle Netzwerk-Meta-Analyse untersuchte 9 Studien mit einer Mindeststudiendauer von 26 Wochen un einer medianen Studiendauer von 52 Wochen [292]. In dieser Analyse hatten Quetiapin (Effektstärke = 0,27), Olanzapin (Effektstärke = 0,21) und Risperidon (Effektstärke = 0,16) moderat bis minimal bessere Effekte auf die globale Kognition als Amisulprid und Haloperidol. Die Einbeziehung spezifischer kognitiver Domänen erbrachte dezent andere Ergebnisse mit einer Überlegenheit von Ziprasidon gegenüber Amisulprid und Haloperidol bei Gedächtnisaufgaben, oder einer Überlegenheit von Quetiapin gegenüber anderen Substanzen bei Aufmerksamkeits- und Verarbeitungsgeschwindigkeitsaufgaben [292].

Eine weitere Netzwerk-Meta-Analyse schloss mehr Studien ein (37 Studien mit 3526 Teilnehmern), da die Mindeststudiendauer auf acht Wochen (mediane Studiendauer war 23,6 Wochen) heruntergesetzt worden war [293]. Der Vergleich einer antipsychotischen Behandlung in Monotherapie erbrachte keine signifikanten Unterschiede (Ausnahme: Sertindol war effektiver als Clozapin oder Quetiapin oder FGAs) zwischen verschiedenen SGAs und im Vergleich zur Gruppe der FGAs in Bezug auf die Verbesserung der globalen Kognition [293]. In Bezug auf das verbale Arbeitsgedächtnis war Ziprasidon verschiedenen FGAs und SGAs überlegen und Risperidon war der Gruppe der FGAs überlegen. Sertindol und Quetiapin waren der Gruppe der FGAs in Bezug auf die Verarbeitungsgeschwindigkeit überlegen. Clozapin und Olanzapin zeigten eine Überlegenheit in Bezug auf die Verbesserung der Wortflüssigkeit [293].

Überzeugende Evidenz für den Einsatz Azetylcholin-Esterase-Inhibitoren für die Behandlung von kognitiven Defiziten bei Menschen mit einer Schizophrenie findet sich nicht [294].

5.15   Pharmakologische Behandlungsresistenz

Trotz hoher Response-Raten in verschiedenen Stadien der Erkrankung [185, 235] sprechen nicht alle Menschen mit einer Schizophrenie auf eine medikamentöse Therapie an. In solchen Fällen kommen neben der Umstellung auf andere als die initial eindosierten Antipsychotika, der Eindosierung von Clozapin sowie psychotherapeutischen Verfahren (Siehe Kap. 6) auch nicht-invasive Stimulationsverfahren wie die Elektrokonvulsionstherapie (EKT) zur Anwendung. Die Prävalenzraten der Patienten, die relevante Restsymptome haben oder die Kriterien für eine Behandlungsresistenz erfüllen, sind nicht gut abschätzbar, da es vielfältige Definitionen für die Behandlungsresistenz gibt. Auf der Basis von Medikamentenstudien wird angenommen, dass ca. 30 % der Menschen mit einer Schizophrenie die Kriterien für eine pharmakologische Behandlungsresistenz erfüllen [295], wobei hier vor allem Positivsymptome betrachtet werden. Die Anwendung breiterer Kriterien für Behandlungsresistenz unter Einbeziehung des Funktionsniveaus führte zu Prävalenzen von > 50 %, was bei Einschluss kognitiver Defizite, Negativsymptomen, niedrigem sozialem und beruflichen Funktionsniveau und schlechter Lebensqualität noch höher sein dürfte [295–297].

5.15.1 Pseudotherapieresistenz

Vor der Feststellung einer Therapieresistenz muss eine sogenannte Pseudotherapieresistenz (sekundäre Therapieresistenz) ausgeschlossen werden. Dieser Begriff definiert einen Zustand, bei dem es keine ausreichende Response auf die Behandlung gibt, jedoch aus anderen Gründen als bei der echten Therapieresistenz. In der klinischen Praxis haben sich folgende Fragen als hilfreich erwiesen [298]:

- *Stimmt die Diagnose einer Schizophrenie?* Andere Differenzialdiagnosen wie beispielsweise eine chronisch wahnhafte Störung, eine affektive Erkrankung mit Wahnsymptomatik, eine Autismusspektrumstörung oder auch schwere Persönlichkeitsstörungen können in bestimmten Fällen ähnliche klinische Präsentationen wie eine Schizophrenie zeigen. Hier können standardisierte diagnostische Instrumente (z. B. SCID) und neurokognitive Testungen die differentialdiagnostische Einschätzung erleichtern.
- *Beeinträchtigen Nebenwirkungen den Therapieerfolg?* Verschiedene Nebenwirkungen, wie beispielsweise Akathisie oder Frühdyskinesien, Sedierung, aber auch depressiogene Effekte bestimmter Präparate, können die Ansprechrate auf die primäre Therapie beeinflussen.
- *Besteht fortgesetzter Substanzkonsum?* Verschiedene legale (z. B. Benzodiazepine, Alkohol) oder illegale (z. B. Canabinoide, NPS, Amphetamine) Substanzen können psychotische Symptome, aber auch Negativsymptome und kognitive Defizite induzieren.

- *Liegt ein ausreichender Antipsychotika Serumspiegel vor?* Die Gründe für einen unzureichenden Antipsychotika-Serumspiegel sind vielfältig. Neben einer fehlenden Adhärenz können unzureichende Dosierungen, falsche Medikamenteneinnahme (z. B. bei Ziprasidon, Quetiapin prolong) oder auch Interaktionen zu geringen Serumspiegeln führen. Der Serumspiegel sollte in solchen Fällen durch Spiegelkontrollen überprüft werden. Siehe die 2017 publizierten AGNP-Leitlinie für eine Liste der therapeutischen Spiegel [189].
- *Liegt eine ausreichende Therapiedauer vor?* Wie im bisherigen Text dargestellt muss sichergestellt werden, dass fü reine ausreichende Zeitdauer die medikamentöse Behandlung erfolgt ist.

Bei Verdacht auf Pseudotherapieresistenz siehe auch die Empfehlungen 28 und 29.

5.15.2   Definition pharmakologischer Behandlungsresistenz

Es gibt verschiedene Definitionen für die pharmakologische Behandlungsresistenz. 2017 hat eine internationale Konsensusgruppe eine standardisierte Definition für die pharmakologische Behandlungsresistenz vorgeschlagen, welche die Elemente der ausbleibenden symptomatischen Verbesserung, der Behandlungsdauer, der Dosierung, der Adhärenz und die Dimensionen Symptomschwere und Funktionsniveau beinhaltet [299].

Diese Definitionen beinhalten folgende Aspekte:

- Pharmakologische Behandlungsresistenz wird standardisiert und operationalisiert definiert (moderater Schweregrad und weniger als 20 %ige Symptomverbesserung in den Skalen des PANSS, BPRS, SANS oder SAPS, während 6-wöchiger Behandlungsphasen (s.u.)) und erst dann festgestellt, wenn eine Pseudotherapieresistenz ausgeschlossen worden ist.
- Die Gesamtbehandlungsdauer mit einem Präparat beträgt mindestens 12 Wochen, wovon jeweils mindestens 6 Wochen auf die Behandlung mit zwei unterschiedlichen Antipsychotika entfallen.
- Die durchschnittliche Dosierung beträgt 600 mg Chlorpromazin-Äquivalente und es sind mindestens 80 % der empfohlenen Dosierung (Adhärenz) eingenommen worden.
- Eine Early-Onset-Therapieresistenz wird im ersten Jahr, eine Medium-Onset-Therapieresistenz in den Jahren 1 bis 5 und eine Late-Onset-Therapieresistenz 5 Jahre nach Beginn der Behandlung definiert.
- Situationen, in denen Patienten auf eine mindestens dreimonatige Behandlung mit Clozapin mit Serumspiegeln im therapeutischen Referenzbereich nicht respondieren, werden als Ultra-Therapieresistenz bezeichnet.
- Die klinischen Endpunkte sind zum einen die Symptomschwere (Positivsymptome, Negativsymptome oder kognitive Symptome) und zum anderen das gemessene Funktionsniveau (z. B. gemessen mit SOFAS).

Empfehlung 42	Empfehlungsgrad
Vor Diagnose einer medikamentösen Behandlungsresistenz soll eine Pseudotherapieresistenz ausgeschlossen werden. Hierbei sollen folgende Merkmale beachtet werden: Adhärenz, Gebrauch von illegalen Substanzen, das Vorhandensein von belastenden Nebenwirkungen, Komorbiditäten (z. B. Trauma), die effektive Dosierung (inkl. Serumspiegelmessung und Interaktionsprüfung) und Umweltfaktoren (z. B. Stress, High Expressed Emotions).	**KKP**

5.15.3 Clozapin

Clozapin wird in den entsprechenden Quellleitlinien [160, 161, 195] und Referenzleitlinien [111, 191] mit hoher Evidenz als Behandlungsoption der ersten Wahl in der Situation der pharmakologischen Therapieresistenz angegeben. 2016 wurden unabhängig voneinander zwei Meta-Analysen zu dieser Thematik veröffentlicht, die allerdings zu unterschiedlichen Ergebnissen gekommen sind [300, 301]. Eine Netzwerk-Meta-Analyse von 40 verblindeten Studien (alle mit studienspezifischem Einschlusskriterium Behandlungsresistenz) mit 5172 Teilnehmern konnte keine Überlegenheit von Clozapin gegenüber Olanzapin und Risperidon, jedoch eine Überlegenheit dieser drei Präparate gegenüber anderen Antipsychotika in Situationen der pharmakologischen Behandlungsresistenz zeigen [300]. Eine weitere Meta-Analyse untersuchte 21 direkte Vergleiche (randomisiert, doppelblind oder einfachblind, Einschlusskriterien: Kane-Kriterien für Behandlungsresistenz) mit 2364 Patienten und konnte zeigen, dass Clozapin den anderen Antipsychotika als Gruppe überlegen war [301]. Unterschiede zwischen den Meta-Analysen sind die verwendeten statistischen Verfahren (Vergleich Einzelsubstanzen, Gruppenvergleiche) und die unterschiedlichen Einschlusskriterien. Die Überlegenheit von Clozapin in Fällen der pharmakologischen Therapieresistenz konnte in drei sogenannten real-world Studien gezeigt werden [302–304], was von den Autoren der Netzwerk-Meta-Analyse ebenfalls diskutiert wird [300]. Eine Kohortenstudie mit 2 × 3123 Patienten konnte zeigen, dass die Behandlung mit Clozapin im Verlauf eines Jahres zu weniger Hospitalisierungen (95 % CI 0,69 bis 0,88) oder Behandlungsabbrüchen (95 % CI 0,55 bis 0,65) führt als die Behandlung mit anderen Antipsychotika [305]. Eine weitere Kohortenstudie mit insgesamt 29823 Patienten unterstützte diese Befunde und ergab, dass die Behandlung mit Clozapin im Vergleich zu anderen oralen Antipsychotika mit weniger Hospitalisierungen (95 % CI 0,48 bis 0,58) und weniger gescheiterten Behandlungen (z. B. Wechsel des Präparats, Tod) (95 % CI 0,53 bis 0,63) assoziiert war [259]. Einzelfallprädiktoren für das therapeutische Ansprechen auf Clozapin sind nicht verfügbar. Unzureichende Medikamentenspiegel, Nebenwirkungen, fehlende Adhärenz, exzessiver Tabakkonsum, komorbider Substanzgebrauch und psychosoziale Faktoren (z. B. Umweltstress) können sich negativ auf das Ansprechen auf Clozapin in Fällen von Therapieresistenz auswirken [195, 306]. Positiv auf die Clozapin-Response wirken sich wenige Behandlungsversuche/Hospitalisierungen

und eine mildere Psychopathologie vor Beginn der Clozapin-Therapie aus [306, 307].
Hieraus ergibt sich die Notwendigkeit des rechtzeitigen Einsatzes von Clozapin, sobald
die Diagnose der pharmakologischen Therapieresistenz gesichert ist. In der klinischen
Praxis wird Clozapin jedoch in der Regel verspätet [308, 309] und, im Gegensatz zu Emp-
fehlungen aus verschiedenen Leitlinien, auch zu selten eingesetzt (Übersicht bei [310]).
Entscheidend scheinen dabei die Sorgen der verschreibenden Ärzte vor Clozapin-Neben-
wirkungen zu sein [311, 312], so dass hier mittels Fortbildung die Anwendungsraten des
Clozapins verbessert werden können.

Empfehlung 43	Empfehlungsgrad
In Fällen einer gesicherten medikamentösen Behandlungsresistenz soll nach Risiko-Nutzen-Evaluation, entsprechender Aufklärung und unter Einhaltung der notwendigen Begleituntersuchungen ein Behandlungsversuch mit Clozapin zur Behandlung der bestehenden psychotischen Symptomatik angeboten werden.	A

Adaptation und Anpassung NICE-Leitlinie „Psychosis and schizophrenia in adults:" 2014 [149],
SIGN-Leitlinie „Management of schizophrenia" [195]. Meta-Analyse LoE1++ Samara et al. [300],
Meta-Analyse LoE1+ Siskind et al. [301]. Da die Quellleitlinie NICE und SIGN Clozapin für diese
Indikation mit hohem Empfehlungsgrad empfehlen, wurde auf eine weitere systematische Literatur-
recherche verzichtet. Dennoch wurden die beiden aktuellsten Meta-Analysen (beide nach
Drucklegung von SIGN/NICE erschienen) mit aufgeführt, da hier teilweise sich wiedersprechende
Befunde vorhanden sind (siehe Hintergrundtext)

5.15.4 Andere Antipsychotika zur Behandlung der pharmakologischen Therapieresistenz

Neben Clozapin wurden auch andere Antipsychotika zur Therapie der Behandlungsresistenz untersucht. Andere Substanzen wurden für diese Indikation jedoch nur in geringerem
Umfang evaluiert. In einer aktuellen Netzwerk-Meta-Analyse waren Risperidon und
Olanzapin verschiedenen anderen antipsychotischen Substanzen in Bezug auf die allgemeine Verbesserung von Symptomen überlegen [300]. Einschränkend ist anzumerken,
dass es für viele antipsychotische Substanzen entweder keine Studien in dieser Indikation
gibt (z. B. Amisulprid) oder ausschließlich Direktvergleiche zu Clozapin durchgeführt
wurden. Insbesondere für Olanzapin scheint es die belastbarsten Daten zu geben. In der
Netzwerk-Meta-Analyse war Olanzapin dem Quetiapin (95 % CI −0,56 bis −0,02), dem
Haloperidol (95 % CI −0,44 bis −0,13) und dem Sertindol überlegen (95 % CI −0,80 bis
−0,06) [300]. In den paarweisen Vergleichen war Olanzapin auf der Basis von vier Studien
Haloperidol überlegen (95 % CI −0,53 bis −0,06), während Risperidon diese Überlegenheit auf der Basis von drei Studien nicht erreichen konnte (95 % CI −0,58 bis 0,12) [300].
Allerdings zeigte sich für Clozapin, Olanzapin und Risperidon insgesamt eine Überlegenheit bei dieser Netzwerk-Meta-Analyse, wobei die Befunde für Risperidon am wenigsten
konsistent waren [300]. Um die Wirksamkeit einer hohen (off-label) Dosierung von

Olanzapin bei Therapieresistenz zu untersuchen, wurde in einer doppelblinden randomisierten kontrollierten Studie Clozapin (mittlere Dosierung: 564 mg/Tag, N = 21) mit hochdosiertem Olanzapin (mittlere Dosierung: 34 mg/Tag, N = 19) verglichen. Nach sechs Monaten besserten sich beide Gruppen und es konnte kein Gruppenunterschied festgestellt werden. Allerdings erlauben die kleinen Fallzahlen keinen Schluss auf eine Gleichwirksamkeit der beiden Behandlungsstrategien. Zudem gab es unter Olanzapin eine signifikant höhere Gewichtszunahme [313].

Empfehlung 44	Empfehlungsgrad
Im Falle einer Unverträglichkeit zu Clozapin kann ein Behandlungsversuch mit Olanzapin oder Risperidon* angeboten werden.	**KKP**

Diese Empfehlung basiert nicht auf einer systematischen Recherche, so dass ein klinischer Konsens hergestellt worden ist. *Wesentliche Literatur findet sich im Hintergrundtext. Die Befunde für Risperidon waren weniger konsistent als die für Olanzapin

5.15.5 Hochdosisbehandlung

Die Wahrscheinlichkeit für das Auftreten von Nebenwirkungen und die Schwere dieser Nebenwirkungen stehen in Beziehung zur Dosierung des jeweiligen Antipsychotikums. Die Strategie, Medikamente über dem Zulassungsbereich zu dosieren, wird auch als Dosiseskalation bezeichnet und ist stets eine off-label Anwendung. Insbesondere bei Non-Response oder in Fällen medikamentöser Behandlungsresistenz werden Hochdosisstrategien in der klinischen Praxis angewendet. Eine Meta-Analyse hat fünf Studien mit 348 Teilnehmern untersucht, in denen eine Dosiseskalation des jeweiligen Antipsychotikums (Haloperidol, Flupentixol, Quetiapin und Ziprasidon) in Fällen der Non-Response angewendet wurde. Diese Analyse konnte keinen Vorteil der Hochdosisbehandlung in Bezug auf die Veränderung der Psychopathologie nachweisen (95 % CI 0,73 bis 1,27) [314]. Allerdings lagen in dieser Meta-Analyse die Mittelwerte der Effektschätzer der Einzelstudien, sowie die der gepoolten Studien, auf Seiten der Behandlung mit einer höheren Dosierung, wobei dieser Effekt nicht signifikant war [314]. Verschiedene Quell- und Referenzleitlinien [160, 191, 195] empfehlen auf der Basis von einem Expertenkonsens die Anwendung der Hochdosisbehandlung als Regelbehandlung bei Non-Response zu vermeiden. Auch zeigte eine Meta-Analyse eine vergleichbare Wirksamkeit geringerer Dosierung im Vergleich zur Standarddosierung in Bezug Behandlungsabbrüche, Rezidive und Hospitalsierungen, was ebenfalls gegen eine Anwendung der Hochdosisbehandlung spricht [217].

Empfehlung 45	Empfehlungsgrad
Eine Dosiseskalation über den Zulassungsbereich sollte bei fehlendem Ansprechen auf die Behandlung nicht erfolgen.	**B**

Meta-Analyse LoE 1+ Meta-Analyse: Dold et al. [314]
Hierbei (Hochdosisbehandlung) handelt es sich um einen **Off-Label Gebrauch**. Unter Off-Label-Use wird der zulassungsüberschreitende Einsatz eines Arzneimittels verstanden, insbesondere bei

der Anwendung eines zugelassenen Arzneimittels außerhalb der von den nationalen oder europäischen Zulassungsbehörden genehmigten Anwendungsgebiete (Definition des G-BA)
Um die Substanzen als Off-Label Gebrauch in der klinischen Praxis einzusetzen, müssen folgende Kriterien erfüllt sein:
- nachgewiesene Wirksamkeit;
- günstiges Nutzen-Risikoprofil;
- fehlende Alternativen – Heilversuch

Weiterhin hat der behandelnde Arzt eine besondere Aufklärungspflicht über mögliche Konsequenzen (keine Herstellerhaftung usw.) gegenüber dem Patienten. Eine gemeinsame Entscheidungsfindung ist notwendig

In besonderen Einzelfällen (z. B. bei Patienten, die als Ultrarapid-Metabolizer charakterisiert wurden, oder nach Ausschöpfen aller anderen therapeutischen Strategien) kann nach entsprechender Aufklärung und Risiko-Nutzen-Evaluation auch ein Dosierungsversuch oberhalb des Zulassungsbereichs eine pharmakologische Alternative sein. Bei solch einem Vorgehen im besonderen Einzelfall muss ein entsprechendes Behandlungssetting vorgehalten werden, welches z. B. eine engmaschige Kontrolle der Psychopathologie, der Medikamentenspiegel und der Nebenwirkungen in der Phase der Eindosierung und Dosiseskalation, aber auch darüber hinaus gewährleistet, falls langfristig mit einer entsprechend hohen Dosierung behandelt wird. Sollte ein solches Vorgehen gewählt werden, muss dieses (z. B. Indikationsstellung, Aufklärung über erhöhte Nebenwirkungen) dokumentiert werden. Im Falle eines erneut fehlenden Ansprechens muss die Behandlung mit diesen hohen Dosierungen beendet werden.

5.16 Augmentations- und Kombinationsstrategien

Eine antipsychotische Monotherapie ist generell aufgrund der besseren Steuerbarkeit und der fehlenden medikamentösen Interaktionen zu bevorzugen. Auch wurden die meisten pharmakologischen Studien in Monotherapie durchgeführt, so dass es für diese Strategie die größte Datenbasis gibt. In der klinischen Praxis ist jedoch die Polypharmazie häufig (> 30 %) und hängt mit der Krankheitsdauer und Chronizität zusammen [315, 316]. **Antipsychotische Kombinationstherapie** (antipsychotische Polypharmazie) bezeichnet die gleichzeitige Verwendung mehrerer Antipsychotika. Antipsychotika werden auf der Basis von Überlegungen zu einer möglichen günstigen, additiven Wirkung der Einzelsubstanzen durch Ergänzung von Rezeptorprofilen kombiniert. In der Praxis werden Kombinationen jedoch insbesondere polypragmatisch bei Patienten verwendet, die auf eine Monotherapie nicht ausreichend ansprechen. Niederpotente Antipsychotika werden häufig adjuvant zur Sedierung und Schlafanstoßung verschrieben (siehe Kap. 7). Die Kombination von Antipsychotika ist stets mit der Gefahr pharmakodynamischer und –kinetischer Interaktionen sowie einer Potenzierung von Nebenwirkungen verbunden. Als **Augmentationsbehandlung bei Antipsychotikatherapie** wird eine Kombinationsbehandlung von Antipsychotika mit anderen Substanzgruppen (wie z. B. Benzodiazepinen, Antidepressiva, Hypnotika,

Phasenprophylaktika etc.) verstanden. Eine Indikation hierzu kann sich bei unzureichender antipsychotischer Akut-Response, zur Behandlung von Begleitwirkungen oder speziellen Zielsymptomen (z. B. akute Erregung, Angst, Depression) ergeben, die nicht durch die Antipsychotika abgedeckt werden. In aller Regel empfiehlt sich im weiteren Vorgehen eine antipsychotische Basismedikation beizubehalten. Die Wahl der Kombination richtet sich auch hier nach dem jeweiligen klinischen Zielsyndrom. Mit Ausnahme der Behandlung der Negativsymptomatik und der depressiven Symptome liegen für die Behandlungsempfehlungen bei anderen Zielsyndromen außer klinischer Erfahrung kaum wissenschaftlich ausreichende Grundlagen vor. Eine Reihe von pharmakodynamischen und pharmakokinetischen (Plasmaspiegel) Interaktionen der Antipsychotika untereinander, sowie mit anderen Pharmaka und Substanzen, sind zu beachten.

Für die Kombinationsbehandlung ist eine aktuelle Meta-Analyse verfügbar, die insgesamt 31 Studien untersucht hat [317]. Diese Meta-Analyse hat gezeigt, dass offene Kombinationsstudien einen Vorteil für die Kombination gegenüber der Monotherapie in Bezug auf die Symptomverbesserung (16 Studien, N = 694, SMD = −0,53, 95 % CI: 20,87 bis 20,19, p = 0,0020) gefunden haben, dass dieser Vorteil jedoch nicht in methodisch hochwertigen (9 Studien, N = 378, SMD = −0,30, 95 % CI: −0,78 bis 0,19, p = 0,226) oder in doppelblinden Studien (10 Studien, N = 409, SMD = −0,37, 95 % CI: −0,38 bis 0,10, p = 0,120) nachweisbar war. Von den 31 untersuchten Studien hatten 20 Studien Clozapin als Kombinationspartner und auch die Sugbruppenanalysen der Clozapinstudien zeigten das gleiche Bild wie die Gesamtanalyse. Ein Mehrwert wurde nur in einer Subgruppenanalyse gefunden, welche die Kombination der Augmentation eines D2-Antagonisten mit einem partiellen D2-Agonisten auf den Endpunkt der Negativsymptome untersucht hat (8 Studien, N = 532, SMD = −0,41, 95 % CI: −0,79 bis −0,03, p = 0,036). Prinzipiell ist eine sehr große Zahl von möglichen Kombinationen denkbar, so dass eine wissenschaftliche Untersuchung aller Kombinationen nicht möglich ist.

Eine Publikation untersuchte 42 Meta-Analysen von Kombinations- und Augmentationsbehandlung (381 Studien mit 19833 Teilnehmern) und setzte diese miteinander in Beziehung [318]. Prinzipiell zeigte diese Meta-Analyse, dass viele Augmentationsstrategien keine Überlegenheit gegenüber einer Monotherapie in der Behandlung der Zielsymptomatik erbracht haben. Aus dieser Analyse gingen jedoch 14 Strategien hervor, die einen potentiellen Vorteil der Augmentationsbehandlung im Vergleich zur Monotherapie zeigten. Allerdings werden viele dieser Augmentationsstrategien nur durch wenige randomisierte klinische Studien mit teils geringen Fallzahlen gestützt und viele der zugrundeliegenden Meta-Analysen hatten nur eine unzureichende methodische Qualität, basierend auf dem AMSTAR-Score. Außerdem waren viele experimentelle Strategien (z. B. Serotonin-3-Rezeptor-Antagonisten, Östrogen, Minocyclin, Adenosin-Modulatoren, Azapirone, N-Acetylcystein, oder Stimulantien) unter den 14 zuvor genannten Strategien. Da diese Strategien oft nur mittels weniger Studien mit teils sehr geringer Fallzahl untersucht wurden, bleiben diese Strategien experimentelle Strategien, die allenfalls in therapeutischen Heilversuchen angeboten werden können. Die in der klinischen Praxis häufiger verwendete Strategie der Augmentation mit Stimmungsstabilisierern ist der Monotherapie nicht überlegen [318]. Für die Augmentationsbehandlung mit Valproat ist eine Cochrane Meta-Analyse verfügbar, die zwar eine Zunahme der klinischen Response durch Augmentation (14 Studien, N = 1049, RR 1,31, 95 % CI 1,16 bis 1,47) gezeigt hat, dieser Effekt aber nicht mehr signifikant wird, nachdem offene Studien aus der Analyse genommen worden waren [319]. Auf den Endpunkt Aggression (Modified Overt Aggression Scale) zeigte sich durch die Augmentation eine signifikante Reduktion der Aggression (3 Studien von geringer methodischer Qualität, N = 186, MD – 2,55, 95 % CI: −3,92 bis − 1,19) [319]. Auch die Cochrane-Metanalyse für Carbamazepin konnte keinen Mehrwert der Augmentation zeigen [320]. Für die Endpunkte allgemeine Verbesserung des Zustands (2 Studien, N = 38, RR 0,57, 95 % CI 0,37 bis 0,88) und EPS bei Therapie mit Haloperidol (1 Studie, N = 20, RR 0,38, 95 % CI 0,14 bis 1,02) zeigte sich ein Mehrwert der Augmentation [320]. Diese Effekte basieren jedoch nicht auf methodisch hochwertigen Studien. Die Cochrane Meta-Analyse für die Augmentation mit Lithium zeigte, dass diese Strategie zu einer signifikanten Zunahme des Endpunktes Response (10 Studien, N = 396, RR 1,81, 95 % CI 1,10 bis 2,97, methodisch nicht hochwertige Studien) führt. Allerdings wird dieser Effekt nicht mehr signifikant, wenn Studien ausgeschlossen wurden, die Menschen mit einer schizoaffektiven Störung untersucht hatten (7 Studien, N = 272, RR 1,64, 95 % CI 0,95 bis 2,81) oder wenn nicht-doppelblinde Studien ausgeschlossen worden waren (7 Studien, N = 224, RR 1,82, 95 % CI 0,84 bis 3,96) [321]. Aus diesen Befunden kann geschlussfolgert werden, dass die Augmentation mit Lithium für Menschen mit einer Schizophrenie keinen Mehrwert hat. Die Augmentation mit Topiramat wurde in einer Meta-Analyse untersucht und zeigte basierend auf 16 randomisierten-kontrollierten Studien einen Mehrwert der Augmentation auf die Gesamtsymptome (SMD: −0,58, 95 % CI: −0,82 bis −0,35), Positivsymptome (SMD: −0.37, 95 % CI: −0,61 bis −0,14), Negativsymptome (SMD: −0,58, 95 % CI: −0,87 bis −0,29) und Allgemeinsymptome (SMD: −0,68, 95 % CI: −0,95 bis −0,40). Die meisten der in diese Meta-Analyse eingeschlossenen Studien hatten jedoch das Ziel, den Effekt von Topiramat auf das Körpergewicht und andere anthropometrische Faktoren zu untersuchen und hatten nicht primär die Verbesserung der Psychopathologie adressiert. Weiterhin waren alle 16 eingeschlossenen Studien nicht multizentrisch und die jeweilige Fallzahl pro Studie war gering [322]. Die Effekte von Topiramat auf das Körpergewicht werden im weiteren Textverlauf dargestellt (siehe Empfehlung 56).

Empfehlung 46	Empfehlungsgrad
Bei medikamentöser Behandlungsresistenz soll zunächst eine Behandlung mit einem Antipsychotikum in Monotherapie angeboten werden (A). Die Kombination aus zwei Antipsychotika kann unter Kontrolle der Nebenwirkungen und Interaktionen angeboten werden, wenn eine Monotherapie mit drei verschiedenen Antipsychotika unter Einschluss von Clozapin kein ausreichendes Ansprechen bewirkt hat. (KKP) Dieses Vorgehen soll dokumentiert und im Falle eines weiteren fehlenden Ansprechens wieder eingestellt werden. (KKP)	**A/KKP**

Meta-Analyse LoE 1++ Galling et al. 2017 World Psychiatry 16: 77–89 [317]. Die A Evidenz wurde aus dem Befund abgeleitet, dass die zitierte Meta-Analyse keinen Mehrwert der Kombinationsbehandlung im Vergleich zu einer Monotherapie zeigen konnte, wenn nur methodisch hochwertige Studien eingeschlossen worden sind. Der Großteil der in dieser Meta-Analyse untersuchten Studien hat Menschen mit einer medikamentösen Behandlungsresistenz eingeschlossen, wobei die Definition über die Studien hinweg nicht standardisiert ist

Empfehlung 47	Empfehlungsgrad
Bei medikamentöser Behandlungsresistenz soll eine augmentative Behandlung mit Carbamazepin, Lithium, Lamotrigin oder Valproat zur Verbesserung der Allgemeinsymptome, Positivsymptome, Negativsymptome oder Aggressivität *nicht* als Regelbehandlung angeboten werden.	**A**

Meta-Analyse LoE1+ Correll et al. [318], Meta-Analyse LoE1+ Wang et al. [319], Meta-Analyse LoE1+ Leucht et al. [321]

5.16.1 Augmentation mit Antidepressiva

Die Augmentation einer antipsychotischen Behandlung mit einem Antidepressivum wurde in einer methodisch hochwertigen Meta-Analyse mit 28 Studien und 3608 Teilnehmern untersucht [277]. Diese Augmentationsstrategie zeigte im Gruppenmittel eine überlegene Wirksamkeit hinsichtlich der Verbesserung von depressiven Symptomen, negativen Symptomen, Allgemeinsymptomen, der Lebensqualität und eine Zunahme der Response-Wahrscheinlichkeit gegenüber einer antipsychotischen Monotherapie. Insbesondere für depressive (95 % CI −0,38 bis −0,12) und für negative Symptome (95 % CI −0,44 bis −0,16) scheint diese Strategie wirksam zu sein. Wichtig ist dabei, dass die Analyse für depressive Symptome diesen Effekt nur unter Einbeziehung aller Antidepressiva gegenüber der Monotherapie zeigte, und dass keine robusten Effekte auf der Ebene bestimmter Substanzgruppen gefunden werden konnten. Für die Behandlung von Negativsymptomen waren sowohl die Gruppenanalysen als auch die Subgruppenanalysen für einzelne Substanzklassen (SSRI, tetrazyklische Substanzen) oder Präparate (Selegilin, Duloxetin [nur eine Studie], Citalopram, Fluvoxamin und Mirtazapin) signifikant [277]. Die additive Gabe von Mirtazapin (7 Studien, 210 Teilnehmer) oder Citalopram (5 Studien, 369 Teilnehmer) bei prädominanten Negativsymptomen ist dabei am besten untersucht. Hier konnte ein Mehrwert der Augmentation mit Mirtazapin (95 % CI −1,31 bis −0,36) oder Citalopram (95 % CI −0,52 bis −0,10) gezeigt werden [277]. Im Falle der Anwendung solcher Augmentationsstrategien müssen die Effekte verschiedener Antidepressiva auf das CYP-Enzymsystem und die damit verbundenen Interaktionen und potentiell additiven unerwünschten Effekte (z. B. QTc-Verlängerung, Gewichtszunahme, sexuelle Dysfunktion) beachtet werden. Das Risiko einer Exazerbation psychotischer Symptome scheint dabei jedoch nicht relevant erhöht zu sein [277]. Siehe Empfehlung 39 für die Augmentation mit Antidepressiva auf den Endpunkt Negativsymptome, und Kap. 7 für die Empfehlungen in Bezug auf die Augmentation mit Antidepressiva für die Behandlung depressiver Syndrome (Empfehlung 102) bei Menschen mit einer Schizophrenie.

5.16.2 Clozapin Augmentations- und Kombinationsstrategien

Grundsätzlich sollen Antipsychotika nicht kombiniert werden (siehe Empfehlung 44). Für die Kombination von Clozapin mit einem anderen Antipsychotikum zeigt eine aktuelle Meta-Analyse von hochwertigen Studien (doppelblinde, ITT/LOCF) keinen Vorteil (95 % CI −0,783 bis 0,185) der Kombinationsbehandlung [317], eine Analyse aller verfügbaren Studien aber (hochwertige Studien + offene Studien/Studien, die nur vollständige Datensätze untersucht haben) zeigte einen Vorteil für die Kombinationsbehandlung (95 % CI −0,899 bis −0.142). Die Kombinationspartner waren dabei Aripiprazol, Risperidon/Paliperidon, Sertindol, Sulpirid und Ziprasidon. Amisulprid wurde in dieser Meta-Analyse nicht untersucht. Eine weitere Meta-Analyse untersuchte 10 Studien und zeigte einen moderaten Mehrwert der Kombinationsbehandlung für die Veränderung der Symptome über die Zeit (95 % CI −0,452 bis −0,026) [323]. Methodisch gesehen wäre es möglich, dass schwer erkrankte und deutlich beeinträchtigte Patienten die Teilnahme an doppelblinden Studien scheuen, was die statistischen Unterschiede in den beschriebenen Analysen erklären könnte.

Die bisher nur als Kongressbeitrag präsentierte randomisierte, doppelblinde und plazebokontrollierte AMICUS (Amisulpride Augmentation of Clozapine for Treatment-Refractory Schizophrenia) Studie untersuchte bei 68 Clozapin-Non-Respondern, ob die Kombination mit Amisulprid der Fortführung der Clozapin-Monotherapie überlegen ist. Nach 12 Wochen gab es mehr Responder und weniger Negativsymptome in der Kombinationsgruppe, wobei beide Befunde nicht die Signifikanzschwelle erreicht haben. Auch gab es in der Kombinationsgruppe mehr unerwünschte Arzneimittelwirkungen [324].

In einem doppelblinden Vergleich einer Kombination von Clozapin mit Aripiprazol versus Clozapin plus Plazebo (N = 207) zeigte die Kombination keine signifikanten Vorteile hinsichtlich einer Verbesserung des PANSS-, wohl aber hinsichtlich der klinischen Globaleinschätzung (CGI). Zudem hatten die mit Aripiprazol behandelten Patienten ein niedrigeres Körpergewicht, einen niedrigeren Body-Mass-Index (BMI) und niedrigere Cholesterinwerte [325]. Eine Publikation hatt die verfügbaren Meta-Analysen zur Augmentation von Clozapin mit einem Antidepressivum, mit Topiramat, mit Lamotrigin oder mit Glyzin evaluiert und konnte keinen Vorteil dieser Strategien nachweisen [318]. Einige Meta-Analysen zeigten zwar einen Mehrwert der Augmentation mit Topiramat oder Lamotrigin, aber nach Korrektur für statistische Ausreißer waren die Effekte nicht mehr signifikant [326]. Allerdings sind viele Kombinations- oder Augmentationsbehandlungen mit Clozapin nicht systematisch untersucht worden. Falls Kombinationen oder Augmentationen bei bestehender Clozapinbehandlung angewendet werden sollen, müssen Medikamenteninteraktionen und die Potenzierungen von Nebenwirkungen beachtet werden. Die u. a. im Standardwerk der deutschen Psychopharmakologie benannten, aus der klinischen Praxis bekannten Kombinationen, sind die Kombination von Clozapin und Amisulprid, Clozapin und Aripiprazol, aber auch die Kombination Clozapin mit den Substanzen ähnlicher Rezeptorbindungsprofile Olanzapin, Quetiapin oder Ziprasidon [176]. Aufgrund des sehr geringen D2-Antagonismus von Clozapin wird auch eine Kombination mit entsprechend potenteren D2-Blockern vorgenommen [176]. Es sind insgesamt 5 Studien verfügbar [327], welche die Kombination aus Clozapin und Risperidon untersucht haben. Drei dieser Studien zeigten einen Mehrwert der Kombinationsbehandlung [328–330] und zwei waren negativ [331, 332]. Allerdings hatte die eine als Positivstudie gewertete Arbeit nur einen numerischen Effekt auf den primären Endpunkt und einen signifikanten Effekt auf einen sekundären Endpunkt gezeigt [330], die methodisch hochwertigste Studie war negativ [332] und eine Meta-Analyse dieser Studie zeigte keinen Mehrwert der Augmentation mit Risperidon im Vergleich zu Plazebo auf Positivsymptome (95 % CI: −0,472 bis 0,472) oder Negativsymptome (95 % CI: −0,217 bis 0,604) [327]. Falls in besonderen Einzelfällen Kombinations- oder Augmentationsstrategien mit Clozapin angewendet werden, ist eine Aufklärung über die weitestgehend unklare Evidenzlage, die Gefahr einer Zunahme der Nebenwirkungen und die Möglichkeit von Interaktionen notwendig. Prinzipiell mögliche Kombinationsbehandlungen mit Clozapin wurden im Absatz zuvor beschrieben. Die Kombination Clozapin und Risperidon wurde prinzipiell gut untersucht, jedoch muss vor dem Hintergrund einer erhöhten Gefahr für kardiale Arrythmien und Agranulozytosen eine entsprechende Anwendung engmaschig überwacht werden [176]. Falls eine Kombination aus Clozapin mit einem anderen Antipsychotikum angeboten wird, muss dieses Vorgehen (z. B. Indikationsstellung, Aufklärung über erhöhte Nebenwirkungen) dokumentiert werden. Im Falle eines erneut fehlenden Ansprechens muss die Behandlung mit diesen hohen Dosierungen wieder eingestellt werden. Festzuhalten bleibt, dass es in diesem Bereich deutlichen Forschungsbedarf gibt.

5.17   Nicht-invasive Stimulationsverfahren

Mittlerweile sind verschiedene sogenannte nicht-invasive Stimulationsverfahren als somatische Therapien in Fällen einer pharmakologischen Therapieresistenz verfügbar. Zu unterscheiden sind dabei die nicht-invasiven konvulsiven von den nicht-invasiven nicht-konvulsiven Verfahren. Am besten etabliert ist dabei die Elektrokonvulsionstherapie (EKT), wobei sowohl die niedrigfrequente repetitive transkranielle Magnetstimulation (rTMS) zur Behandlung persistierender akustischer Halluzinationen als auch die hochfrequente rTMS zur Behandlung von Negativsymptomen als Verfahren einen gewissen Stellenwert haben. Die transkranielle Gleichstromstimulation (tDCS) und die Magnetkonvulsionstherapie (MST) sind noch Gegenstand der Forschung und deren Anwendung außerhalb von klinischen Studien allenfalls als individueller Heilversuch möglich.

5.17.1 Elektrokonvulsionstherapie (EKT)

Die Elektrokonvulsionstherapie (EKT) beruht im Wesentlichen darauf, dass in Narkose und unter Muskelrelaxation durch eine kurze elektrische Reizung des Gehirns ein generalisierter epileptischer Anfall ausgelöst wird. Nach heutigem Kenntnisstand ist die Wirkung auf neurochemische Veränderungen verschiedener Neurotransmittersysteme und auf neurotrophe Effekte zurückzuführen. Die Bundesärztekammer und die DGPPN beschreiben in der „Stellungnahme zur Elektrokonvulsionstherapie (EKT) als psychiatrische Behandlungsmaßnahme" [333] und der Stellungnahme „Elektrokonvulsionstherapie: *Psychiatrische Fachgesellschaften aus vier Ländern empfehlen einen rechtzeitigen und adäquaten Einsatz* [334]" die allgemeinen Einsatzgebiete der EKT. Empfohlen wird ein Einsatz [333, 334] insbesondere in Situationen, in denen die Notwendigkeit einer schnellen Verbesserung der Symptomatik erforderlich ist, wenn die Risiken der EKT geringer sind als die einer anderen Behandlung sowie in Situationen, in denen in der Anamnese das Ansprechen auf die EKT besser war als auf andere therapeutische Verfahren. Die EKT ist in der Behandlung der Schizophrenie bei vorliegender schwerer depressiver Verstimmung mit Suizidalität indiziert und wird bei akuter, lebensbedrohlicher (perniziöser) Katatonie als Therapie der ersten Wahl angesehen. Als Therapieoption der zweiten Wahl wird die EKT bei therapieresistenten, nicht lebensbedrohlichen Katatonien und anderen akut exazerbierten schizophrenen Psychosen nach erfolgloser Behandlung mit Antipsychotika sowie als Therapiemöglichkeit des Malignen Neuroleptischen Syndroms (MNS) eingestuft. Die EKT ist bei Patienten mit (perniziöser) Katatonie neben der Gabe von Lorazepam (siehe Kap. 7) die Therapie der ersten Wahl.

Eine 2005 publizierte Cochrane-Meta-Analyse konnte keinen sicheren Mehrwert der EKT zur Behandlung katatoner Symptome gegenüber der jeweiligen pharmakologischen Behandlung bei Menschen mit Schizophrenie nachweisen [335], wobei eine 2017 publizierte Meta-Analyse basierend auf nicht-kontrollierten Studien, ein anderes Ergebnis zeigte [336]. In letztgenannter Meta-Analyse wurden katatone Patienten mit verschiedenen Grunderkrankungen (inklusive Schizophrenie) eingeschlossen. Es zeigte sich bei großer Heterogenität zwischen den Studien ein signifikanter Effekt der EKT (SMD = $-3{,}14$, 95 % CI $-3{,}95$ bis $-2{,}34$). Untersucht wurden v. a. nicht-randomisierte und nicht-verblindete Studien [336], so dass hier auch im Vergleich zur anderen Meta-Analyse [335] ein relevantes Verzerrungsrisiko besteht. Kritisch zu bedenken ist, dass randomisierte und verblindete EKT-Studien schwer durchzuführen sind, dass Patienten in katatonen Zuständen oft nicht einwilligungsfähig sind, und dass es sich häufig um Notfallsituationen handelt. Diese Faktoren machen deutlich, dass die Evidenzlage für diese Indikation nicht die gleiche Güte wie die der pharmakologischen und psychotherapeutischen Verfahren haben kann.

Weiterhin ist die EKT bei medikamentöser Behandlungsresistenz oder bei Clozapinresistenz eine Behandlungsalternative. Die SIGN-Leitlinie empfiehlt im Expertenkonsensus, basierend auf der 2005 publizierten Cochrane-Meta-Analyse [335], die Anwendung der EKT in Fällen eindeutiger medikamentöser Behandlungsresistenz. Eine Meta-Analyse untersuchte in 11 randomisierten Studien mit insgesamt 818 Teilnehmern den Effekt der add-on EKT zu nicht-Clozapin-Antipsychotika bei Menschen mit einer behandlungsresistenten Schizophrenie. Es zeigte sich, dass die Durchführung der EKT in Bezug auf verschiedene Endpunkte wie kurzfristige und langfristige symptomatische Verbesserung (95 % CI $-0{,}77$ bis $-0{,}39$; $-0{,}95$ bis $-0{,}39$), Response (95 % CI $1{,}24$ bis $1{,}77$) oder Remission (95 % CI 1,45 bis 3,28) überlegen war [337]. Die add-on EKT-Behandlung bei Patienten mit einer Clozapin-Resistenz wurde in einer Meta-Analyse, basierend auf vier offenen und einer randomisiert-kontrollierten Studie mit insgesamt 71 Patienten, untersucht. Bei deutlicher Heterogenität zwischen den Studien und dem Einschluss von nicht-kontrollierten Studien war die Behandlung mittels EKT und Clozapin in Bezug auf Response einer Fortführung von Clozapin überlegen (95 % CI 0,29 bis 0,79). Dieser Effekt ist im Einklang mit der größten kontrollierten EKT-Studie bei Patienten mit Clozapin-Resistenz (N = 39), die auch eine Responserate von 50 % berichtete [338]. Eine Studie basierend auf der Krankenkassendatenbank Taiwans untersuchte 2074 Menschen mit einer Schizophrenie und verwendete die Rate einer Rehospitalisierung als Endpunkt. Sie zeigte, dass die Anwendung der EKT die Rate der Rehospitalisierung signifikant, im Vergleich zu einer Vergleichsgruppe ohne EKT im 1-Jahres-Follow-up, reduzierte [339]. Eine retrospektive Arbeit an 59 Patienten konnte zeigen, dass die Verbesserung der allgemeinen Psychopathologie laut PANSS auch im Follow-up (~ 30 Monate) bei circa 2/3 der Patienten nachweisbar war [340]. Die magnetische Konvulsionstherapie (MST) wird mit weniger kognitiven Nebenwirkungen als die EKT in Verbindung gebracht [341] und v. a. für die Behandlung depressiver Erkrankungen angewendet. Für die Anwendung bei der Schizophrenie fehlen aktuell noch klinische Studien, so dass keine Bewertung vorgenommen werden kann.

Empfehlung 48	Empfehlungsgrad
Bei eindeutiger medikamentöser Behandlungsresistenz nach adäquater Therapie in ausreichender Dosis und Zeitdauer, sollte eine EKT zur Augmentierung mit dem Ziel der Verbesserung des klinischen Gesamtzustands angeboten werden.	**B**

Adaptation SIGN-Leitlinie „Management of schizophrenia" [195], Meta-Analyse LoE1- Lally et al. [342], Meta-Analyse LoE1- Tharyan et al. [335]. Die den Meta-Analysen zugrundeliegenden Studien sind prinzipiell alle von geringer methodischer Qualität. Weitere nicht-systematisch gesuchte Literatur siehe Hintergrundtext

Es sind nur wenige Daten zu einer EKT Erhaltungstherapie bei der Schizophrenie verfügbar. In einer randomisierten Studie war nach Response der EKT bei Menschen mit einer Schizophrenie, die antipsychotisch mit Flupentixol behandelt worden waren, die Fortsetzung der EKT in Kombination mit Flupentixol der alleinigen Fortsetzung der EKT und der alleinigen Therapie mit Flupentixol überlegen [343]. In einer weiteren, methodisch weniger hochwertigen Studie zeigte sich, dass eine Erhaltungstherapie von EKT plus Risperidon der alleinigen Behandlung mit Risperidon bei Menschen die unter EKT respondiert haben in Bezug auf die Rezidivrate überlegen war [344]. Ein systematisches Review untesuchte 19 Studien (meist methodisch nicht hochwertig, geringe Qualität der Evidenz) und 18 Fallberichte und berichtete Hinweise für einen Mehrwert einer Erhaltungstherapie [345].

Die EKT wird in Deutschland am häufigsten bei Menschen mit einer schweren Depression angeboten und in der AWMF-Leitlinie „Unipolare Depression" findet sich unter dem

Absatz H3.5.1.2. eine ausführliche Darstellung der Nebenwirkungen einer EKT Behandlung [167]:

„EKT ist ein sicheres Behandlungsverfahren, bei dem die Mortalitäts- und Morbiditätsraten extrem gering sind [346, 347]. Abgesehen von erhöhtem intrakraniellen Druck, akutem Glaukom, zerebralem oder aortalem Aneurisma, zerebralem Angiom sowie kürzlich überstandenem Herzinfarkt und Hirninfarkt gibt es keine absoluten oder relativen Kontraindikationen für eine EKT-Behandlung. Eine sorgfältige anästhesiologisch und internistische Diagnostik sowie ggf. eine individuelle Nutzen-Risiko-Abwägung ist unerlässlich, insbesondere bei Patienten mit erhöhtem Risiko, z. B. aufgrund einer kardiovaskulären Erkrankung. Mit EKT wird eine Reihe kognitiver Nebenwirkungen in Verbindung gebracht: Objektive Gedächtnistests zeigen eine vorübergehende retrograde Amnesie, die mit der Zeit abnimmt, so dass spätestens sechs Monate nach der EKT-Behandlung keine kognitiven Defizite mehr nachweisbar sind, auch wenn dauerhaft punktuelle Gedächtnislücken bezüglich Erlebnissen in zeitlicher Nähe zur EKT bestehen können [347]. Subjektive Gedächtnisbeschwerden beinhalten unmittelbare und auch gelegentlich persistierende Defizite bezüglich einiger autobiographischer Erinnerungen, eher jedoch bezüglich allgemeiner Erinnerungen (z. B. öffentliche Ereignisse) [348]. "

Stärkere Nebenwirkungen sind meist verbunden mit:

- einer bilateralen EKT-Applikation;
- hohen elektrischen Dosierungen;
- zu hoher Dosis eines Barbituratnarkotikums;
- psychopharmakologischer Begleitmedikation;
- einer Behandlungsfrequenz von dreimal wöchentlich, im Vergleich zu zweimal pro Woche;
- andauernder depressiver Stimmungslage [21].

Die AWMF-Leitlinie „Unipolare Depression" (schreibt 152): „Es gibt keine Belege, dass EKT strukturelle Gehirnschäden verursacht [349]. Prospektive neurologische Studien mit bildgebenden Verfahren wie CCT und CMRT zeigen keine strukturellen Veränderungen des Gehirns nach einer EKT-Behandlung [347]" [167].

Kognitive Nebenwirkungen sind bei Menschen mit einer Schizophrenie, denen eine EKT angeboten wird, aufgrund der mit der Grunderkrankung assoziierten kognitiven Symptome von besonderer Bedeutung. In einer longitudinalen Untersuchung bei 20 Menschen mit einer Depression, die erstmalig eine EKT erhalten haben, zeigten sich 1 Woche sowie 6 Monate nach dem Ende einer EKT-Serie keine persistierenden kognitiven Defizite, sondern eine mit der Verbesserung der Depression assoziierte kognitive Verbesserung [350]. Eine andere Untersuchung an 14 Menschen mit behandlungsresistenter Depression zeigte hingegen eine Zunahme der Defizite im autobiographischen Gedächtnis durch die EKT Behandlung im Vergleich zu gesunden Probanden [351]. Eine retrospektive Untersuchung an 59 Patienten mit einer medikamentös-resistenten Schizophrenie/Schizoaffektiven Störung zeigte, dass 60 % der Untersuchten eine Verbesserung im PANSS Gesamtscore um 30 % und 13,6 % deutliche kognitive Nebenwirkungen aufwiesen. Diese Arbeit berichtete auch über einen Follow-up Zeitraum von durchschnittlich 30 Monaten und konnte zeigen, dass 72 % der Patienten unter der Behandlung mit Clozapin, nach der EKT, in einem guten klinischen Zustand blieben [340]. Eine andere retrospektive Untersuchung an 62 Patienten zeigte nach EKT sogar eine Zunahme im Montreal Cognitive Assessment von 16,94 auf 20,91 [352, 353]. Eine systematische Übersichtsarbeit fasste viele Studien seit 2017 zur Wirksamkeit und Sicherheit von EKT bei Menschen mit einer Schizophrenie zusammen und führte aus, dass sowohl eine kognitive Verschlechterung, als auch eine kognitive Verbesserung durch die EKT berichtet wurden und dass Defizite transient sind [353]. Ein Cochrane Review [335] führte keine statistische Analyse der kognitiven Effekte durch, da die verwendeten Tests in den Einzelstudien zu heterogen waren. Insbesondere ältere EKT Arbeiten berichteten jedoch teils von deutlichen kognitiven Defiziten durch die EKT [335].

Kognitive Nebenwirkungen und persistierende Defizite sind eine wesentliche potentielle Nebenwirkung für eine Subgruppe von Patienten, wobei insbesondere neuere Daten dies nicht mehr in großem Umfang belegen. Eine neuropsychologische Untersuchung (siehe Tab. 2.4, Kap. 2) vor und nach einer EKT, sowie im Intervall, erlaubt die Quantifizierung möglicher kognitiver, disruptiver Effekte im Einzelfall. Dies muss insbesondere im Falle einer Intervallbehandlung oder der Notwendigkeit einer erneuten EKT-Serie gewürdigt werden. In jedem Fall ist die Darstellung potentieller kognitiver Defizite ein wesentliches Kriterium im Rahmen der Aufklärung über die EKT. Weiterhin sind Maßnahmen zu treffen, die mögliche kognitive Nebenwirkungen reduzieren können (z. B. zwei statt drei Stimulationen/Woche, unilaterale Stimulation, Anwendung von einer möglichst geringen Zahl an Stimulationen). Empfehlung 48 formuliert die Anwendung der EKT als Augmentation bei medikamentöser Behandlungsresistenz. In dieser klinischen Situation erhalten viele betroffene Personen Clozapin. Da Clozapin die Konvulsionsschwelle reduziert, ist bei kombinierter Anwendung prinzipiell zunächst ein erhöhtes Risiko für langanhaltende Anfälle unter EKT, Spontan-Anfälle nach EKT oder ein Status non-konvulsivus [354] denkbar. Hier erlauben regelmäßige EEGs ein Monitoring möglicher Komplikationen. Da durch die EKT selbst die Konvulsionsschwelle im Verlauf erhöht wird [355], kann angenommen werden, dass dieses Risiko im Verlauf der EKT-Behandlung abnimmt.

5.17.2 Repetitive transkranielle Magnetstimulation (rTMS)

Die repetitive transkranielle Magnetstimulation (rTMS) stellt ein in den letzten 10 bis 15 Jahren intensiv untersuchtes Verfahren dar. Durch die Applikation eines Magnetfeldes können dabei nicht-invasiv, durch die Schädelkalotte kortikale Hirnareale elektrisch erregt werden. Das wesentliche Prinzip der rTMS ist eine neuronale Stimulation mittels elektromagnetischer Induktion. Abhängig von der Pulskonfiguration, Pulsstärke, Dauer und Muster der Stimulation sowie der Spulenrichtung, gelingt entweder eine aktivierende oder hemmende Stimulation kortikaler Areale [356].

Eine niederfrequente rTMS (in der Regel 1 Hz), appliziert über dem linken Temporallappen, wurde in vielen Studien zur Behandlung persistierender akustischer Halluzinationen untersucht. Eine international erstellte, jedoch nicht durchgehend systematisch recherchierte Konsensusleitlinie [357] empfiehlt mit einem geringen Evidenzgrad die Anwendung der rTMS für diese Indikation. Eine aktuelle Meta-Analyse untersuchte 13 randomisierte Studien und konnte zeigen, dass ein kleiner Effekt (95 % CI −0,57 bis −0,01) zugunsten der aktiven niedrigfrequenten rTMS add-on zur bestehenden Behandlung bei persistierenden akustischen Halluzinationen besteht [358]. Eine weitere Meta-Analyse untersuchte 25 randomisiert-kontrollierte Studien und konnte für den Vergleich aktive rTMS vs. Plazebo einen signifikanten Effekt zugunsten der aktiven Intervention für die Behandlung persistierender akustischer Halluzinationen (Hedge's g = 0,44) nachweisen [359]. Allerdings war eine relevante Heterogenität zwischen den Studien nachweisbar. Einige Studien zeigten ein negatives Outcome und große multizentrischen Studien waren für diese Fragestellung nicht verfügbar [358, 359].

Die Anwendung der hochfrequenten rTMS (in der Regel 10–20 Hz), appliziert über dem linken dorsolateral präfrontalen Kortex zur Behandlung von bestehenden Negativsymptomen, wurde ebenfalls in vielen Studien untersucht. Die zuvor zitierte Konsensusleitlinie empfiehlt die rTMS für diese Indikation mit etwas höherer Evidenz als für die Behandlung persistierender akustischer Halluzinationen [357]. Eine aktuelle Meta-Analyse basierend auf sieben Studien konnte keinen Mehrwert für diese add-on Strategie finden (95 % CI −1,16 bis 0,35) [358]. Eine andere Meta-Analyse inkludierte 16 Studien und konnte für den Prä-Post Vergleich der aktiven rTMS (N = 10 Studien, 95 % CI 0,228 bis 1,021) und für den Vergleich Verum vs. Plazebo (N = 13 Studien, 95 % CI 0,191 bis 0,874) einen positiven Effekt im Sinne einer moderaten Verbesserung der Negativsymptomatik zeigen [360]. Eine weitere Meta-Analyse untersuchte 24 Studien mit verschiedenen hochfrequenten rTMS Protokollen (3 Hz, 10 Hz, 20 Hz, iTBS) und zeigte eine Überlegenheit der aktiven Intervention gegenüber einer Plazebointervention im Hinblick auf den Endpunkt Verbesserung der Negativsymptome (g = 0,19, 95 % CI: 0,07 bis 0,32) [361]. Auch für die Anwendung der rTMS zur Behandlung von Negativsymptomen muss beachtet werden, dass es eine relevante Heterogenität zwischen den Studien gab, dass einige Studien ein negatives Outcome zeigten, aber auch, dass die einzig verfügbare große multizentrische randomisiert-kontrollierte Studie (N = 157) keinen Vorteil dieser add-on-Strategie fand [362]. Insgesamt besteht für die Anwendung der rTMS zur Behandlung verschiedener Symptomdomänen weiterhin Forschungsbedarf.

Empfehlung 49	Empfehlungsgrad
Bei medikamentöser Behandlungsresistenz sollte eine niederfrequente rTMS mit 1 Hz, appliziert über dem linken Temporallappen, bei persistierenden akustischen Halluzinationen im Rahmen eines Gesamtbehandlungsplans als Therapieoption angeboten werden.	**B**

Meta-Analyse LoE 1+ Slotema et al. [359], Meta-Analyse LoE1- He et al. [358], sowie weitere Literatur im Hintergrundtext

Empfehlung 50	Empfehlungsgrad
Bei medikamentöser Behandlungsresistenz kann eine hochfrequente rTMS mit 10/20 Hz, appliziert über dem linken dorsolateralen präfrontalen Kortex, zur Behandlung persistierender Negativsymptome im Rahmen eines Gesamtbehandlungsplans angeboten werden (0). Die Patienten sollen über die hohe Rate an möglicher Non-Response aufgeklärt werden (KKP).	**0/KKP**

Hochwertige randomisierte-kontrollierte Studie LoE1+Wobrock et al. [362], Meta-Analyse LoE1- Shi et al. [360], sowie weitere Literatur im Hintergrundtext. Auch wenn die Verfügbaren Meta-Analysen einen Mehrwert der rTMS für die Indikation im Vergleich zu einer Sham-Stimulaton gezeigt haben, wurde aufgrund der Heterogenität der Daten und des Negativbefundes der größten und einzigen multizentrischen Studien entschieden, den Empfehlungsgrad von B auf 0 abzustufen

5.17.3 Andere Neurostimulationsverfahren

Mittlerweile sind viele weitere invasive und nicht-invasive Hirnstimulationsverfahren verfügbar, die für die Behandlung von Patienten mit einer Therapieresistenz in Studien untersucht wurden. Für die transkutane Vagusnervstimulation zur Behandlung von Negativsymptomen gibt es eine kleine Pilotstudie, die keinen Mehrwert der Intervention im Vergleich zu einer Plazebostimulation erbracht hat [363]. Für die transkranielle Theta-Burst-Stimulation zur Behandlung akustischer Halluzinationen ist eine positive Pilotstudie [364], aber auch eine negative randomisiert-kontrollierte Studie [365] verfügbar. Vermehrt wird die transkranielle Gleichstromstimulation (tDCS) für die Behandlung persistierender akustischer Halluzinationen, sowie von Negativsymptomen wissenschaftlich untersucht. Auch hier ist eine nicht systematisch recherchierte internationale Konsensusleitlinie verfügbar, die aufgrund der deutlichen Heterogenität zwischen insgesamt sieben Studien keine klare Empfehlung für die tDCS zur Behandlung von persistierenden akustischen Halluzinationen oder Negativsymptomen abgibt [366]. Eine Meta-Analyse berichtete eine Überlegenheit der aktiven tDCS gegenüber einer Sham-tDCS auf den Endpunkt Negativsymptomatik (g = 0,44, 95 %CI −0,02 bis 0,97). Allerdings waren die zugrundeligenden 7 Studien monozentrisch, von geringer Fallzahl und nicht alle hatten die Veränderung der Negativsymptome als primären Endpunkt [361]. Hier besteht weiterer Forschungsbedarf im Sinne von randomisierten multizentrischen klinischen Studien.

5.18   Andere psychotrope Medikamente

Neben den Antipsychotika kommen bei der Behandlung von Menschen mit einer Schizophrenie Benzodiazepine, Stimmungsstabilisierer, Beta-Rezeptor-Antagonisten, Medikamente zur Behandlung von Bewegungsstörungen und Antidepressiva zum Einsatz.

Benzodiazepine

Benzodiazepine werden häufig adjuvant zur antipsychotischen Therapie verwendet. Als Monotherapie haben sie im Vergleich zu Antipsychotika geringere antipsychotische Wirksamkeit, können jedoch neben Angst und Agitiertheit auch Positivsymptome günstig beeinflussen [367, 368]. Benzodiazepine werden insbesondere in der Akuttherapie eingesetzt. Von einigen Behandlern wird zur Behandlung des akuten Erregungszustandes eine Benzodiazepin-Monotherapie im Vergleich zur Kombination mit typischen Antipsychotika aufgrund des günstigeren Nebenwirkungsspektrums bevorzugt. Die SIGN-und NICE-Leitlinien [160, 195] geben keine Empfehlungen zur Anwendung von Benzodiazepinen bei Menschen mit einer Schizophrenie ab. Die WFSBP-Leilinien und die RANCZP-Leitlinien erwähnen Benzodiazepine zur Behandlung von Unruhe, Agitation, Erregungszuständen und Stress, aber machen deutlich, dass die Evidenzlage hierfür nur gering ist [111, 191].

In der klinischen Praxis kommen Benzodiazepine zeitlich limitiert adjuvant zur antipsychotischen Pharmakotherapie zum Einsatz. Besondere Anwendungsbereiche sind neben psychotisch-agitierter und ängstlicher Symptomatik katatone Symptome, Akathisie und belastende Schlafstörungen bei der Schizophrenie [111, 191, 367, 368], wobei die Evidenzlage für diese Indikationen auch nur gering ist. Häufig verwendete Benzodiazepine sind Lorazepam, Diazepam, Oxazepam und Clonazepam. Nebenwirkungen sind Sedierung, Ataxie, kognitive Beeinträchtigung und bei einigen Patienten eine paradoxe Enthemmung. Benzodiazepine haben insbesondere bei längerer Gabe ein Abhängigkeitspotential. Bei zu raschem Absetzen nach längerer Gabe können psychotische Symptome und epileptische Anfälle auftreten. Epidemiologische Studien sehen einen Zusammenhang zwischen längerfristiger Benzodiazepingabe und erhöhter Mortalität bei Menschen mit einer Schizophrenie [369–371].

Eine Meta-Analyse untersuchte 16 Studien mit 1045 Teilnehmern und konnte keinen Mehrwert der add-on Behandlung mit einem Benzodiazepin zusätzlich zur antipsychotischen Behandlung in Bezug auf Responseraten finden (95 % CI 0,77 bis −1,22) [372]. Eine weitere Meta-Analyse untersuchte, basierend auf 21 Studien und 1968 Teilnehmern, den Effekt von Benzodiazepinen auf psychosebedingte Aggression sowie Unruhe und konnte bis auf einen moderat positiven Effekt für Sedierung (95 % CI 1,14 bis 2,67) keine Effekte zeigen [373]. Die Autoren beider Meta-Analysen weisen jedoch darauf hin, dass die Datenlage unzureichend ist, um definitive Empfehlungen abzugeben [372, 373]. Die Anwendung von Benzodiazepinen in der Phase der diagnostischen Klärung, zur Behandlung der Akathisie, zur Behandlung von katatonen Zuständen und die Anwendung zur Behandlung von Erregungszuständen werden im weiteren Verlauf der Leitlinie dargestellt.

Empfehlung 51	Empfehlungsgrad
Bei ausgeprägter Erregung, Angst und innerer Unruhe kann eine zeitlich befristete add-on Behandlung mit Benzodiazepinen (z. B. Lorazepam) nach den geltenden Bestimmungen angeboten werden. Eine langfristige Anwendung von Benzodiazepinen soll nicht erfolgen.	**KKP**

Stimmungsstabilisierer (Antikonvulsiva und Lithium)

Verschiedene Antikonvulsiva (Carbamazepin, Lamotrigin, Topiramat, Valproat) und Lithium werden in der klinischen Praxis adjuvant zur antipsychotischen Behandlung von Verhaltensauffälligkeiten, Aggressivität, affektiven Symptomen, Negativsymptomen und zur Durchbrechung der Therapieresistenz gegeben. Die Evidenz für diese Strategien ist weitestgehend unzureichend und wurde zuvor im Detail erläutert (siehe Empfehlung 47). Zudem erfolgt die Gabe in der Regel außerhalb der zugelassenen Indikation (off-label).

Antidepressiva

Antidepressiva verschiedener Klassen wie selektive Serotonin-Wiederaufnahmehemmer (SSRI), duale Substanzen (SNRI) oder trizyklische Antidepressiva werden zur Behandlung depressiver Symptome bei der Schizophrenie verwendet [277]. Sie werden adjuvant zur antipsychotischen Therapie eingesetzt und können auch bei residualen Negativsymptomen, Zwangs- und anderen Angstsyndromen wirksam sein. Insbesondere sollte auf pharmakokinetische Interaktionen mit Antipsychotika im Sinne einer möglichen gegenseitigen Erhöhung der Plasmaspiegel geachtet werden [374, 375] (siehe Kap. 7).

Beta-Rezeptor-Antagonisten

Beta-Blocker werden zur Behandlung medikamentös induzierter Akathisie verwendet. Beta-Blocker wurden in der Vergangenheit gelegentlich auch zur Augmentation der antipsychotischen Therapie oder zur adjuvanten Therapie aggressiver Symptome eingesetzt, insbesondere bei behandlungsresistenter Schizophrenie, obwohl es für diese Strategie keine sichere Evidenz gibt [376]. Siehe Darstellung im weiteren Textverlauf.

Anticholinergika

Verschiedene Anticholinergika (z. B. Biperiden, Benzatropin oder Trihexyphenidyl) werden für die Behandlung von Frühdyskinesien (außer Akathisie) und des Parkinsonoids verwendet. Siehe Darstellung im weiteren Textverlauf.

Andere neuroaktive Substanzen

Eine Vielzahl physiologisch verschiedenaktiver Substanzen (z. B. glutamaterg, nikotinerg) wurden in kleineren klinischen Studien insbesondere für die add-on Behandlung bei persistierenden Negativsymptomen, persistierenden kognitiven Symptomen oder bei Therapieresistenz untersucht. Bei ausgeprägter Heterogenität zwischen den Studien für einzelne Substanzen ergaben sich bisher für keine dieser experimentellen Ansätze stichhaltige Hinweise auf eine überlegene Wirksamkeit für die jeweilige Zieldomäne. Eine aktuelle Meta-Analyse hat alle experimentellen und nicht-experimentellen add-on Strategien untersucht. Einige experimentelle Ansätze zeigen zumindest die Möglichkeit eines zusätzlichen Effekts [318], wobei aktuell keine Bedeutung für die klinische Regelversorgung besteht.

5.19   Darstellung der Nebenwirkungen einer antipsychotischen Behandlung

Die Aufklärung über mögliche unerwünschte Wirkungen der Pharmakotherapie und das Abfragen des Auftretens solcher Nebenwirkungen ist ein wesentlicher Aspekt in der Behandlung von Menschen mit einer Schizophrenie. Insbesondere nach der Eindosierung eines Präparats ist das aktive und gezielte Abfragen der unerwünschten Wirkungen durch den Behandler entscheidend, da nicht immer davon ausgegangen werden kann, dass Nebenwirkungen spontan mitgeteilt werden [161]. Der Erörterung des Nutzens und der Risiken einer antipsychotischen Behandlung (aber auch andererer pharmakologischer Behandlungen und psychosozialer Therapien) als Teil der partizpativen Entscheidungsfindung kommt eine wesentliche Bedeutung in der Behandlung zu (siehe Kap. 3).

Empfehlung 52	Empfehlungsgrad
Menschen mit einer Schizophrenie, Angehörige und andere Vertrauenspersonen sollen nicht nur über mögliche unerwünschte Arzneimittelwirkungen aufgeklärt, sondern auch hinsichtlich der auftretenden Symptome informiert und der jeweils gegebenen Therapiemöglichkeiten beraten werden.	**KKP**

Adaptiert und erweitert nach AWMF-Leitlinie „Schizophrenie" 2006 [161]

In der NICE-Leitlinie wird die Aufklärung über metabolische (inklusive Gewichtszunahme und Diabetes), extrapyramidal-motorische (inklusive Akathisie, Dyskinesien und Dystonie), kardiovaskuläre (inklusive Verlängerung der QTc-Zeit), hormonelle (inklusive Prolaktinanstieg) und andere (inklusive subjektives Unwohlsein) Nebenwirkungen herausgehoben [160]. Neben diesen großen Bereichen spielen weitere Nebenwirkungen eine Rolle für das subjektive Wohlbefinden und die Sicherheit der betroffenen Personen.

Im Folgenden werden zunächst die Nebenwirkungen auf die verschiedenen Bereiche dargestellt, dann mögliche Therapieoptionen erörtert und notwendige Kontrolluntersuchungen für ein rechtzeitiges Erkennen der unerwünschten Arzneimittelwirkungen empfohlen.

5.19.1   Unerwünschte neurologische Nebenwirkungen – Extrapyramidal-motorische Störungen

Antidopaminerge Nebenwirkungen treten vor allem bei FGAs mit hoher D2-Blockade auf, sind aber prinzipiell bei jedem Antipsychotikum möglich. Unter die antidopaminergen Nebenwirkungen fallen extrapyramidal-motorische Störungen (EPS) wie Frühdyskinesien, Parkinsonoid, Akathisie und Spätdyskinesien sowie eine Erhöhung des Prolaktinspiegels, wobei letztere nicht zu den EPS zählt. Bei Aripiprazol, Risperidon, Paliperidon, Olanzapin, Amisulprid und Ziprasidon sind dosisabhängige EPS beschrieben. Bei Sertindol, Quetiapin und Clozapin ist die Wahrscheinlichkeit für EPS geringer. Entscheidend ist, dass es auch in der Gruppe der SGAs Unterschiede in der Wahrscheinlichkeit der Induktion von EPS gibt [377].

In der größten verfügbaren Netzwerk-Meta-Analyse sind unter Clozapin weniger extrapyramidal-motorische Störungen beobachtet worden (95 % CI 0,12 bis 0,62) als unter Plazebo [177]. In dieser Netzwerk-Meta-Analyse führten darüber hinaus Sertindol, Olanzapin, Quetiapin, Aripiprazol, Iloperidon, Amisulprid und Asenapin statistisch nicht zu mehr motorischen Nebenwirkungen [177]. Insgesamt hatten Clozapin, Sertindol, Quetiapin und Olanzapin das günstigste Profil in Bezug auf motorische Nebenwirkungen. Beachtet werden muss jedoch, dass motorische Nebenwirkungen am Gebrauch von Antiparkinsonmitteln (in der Regel Anticholingergika) gemessen wurden und die Analysen auf Kurzzeit-Studien basierten [177]. Ein ungünstiges Profil in dieser Analyse hatten Zotepin, Chlorpromazin, Lurasidon, Risperidon, Paliperidon und Haloperidol – letzteres wies die meisten motorischen Nebenwirkungen auf.

EPS können nach dem Zeitpunkt des Auftretens in akute und chronische Bewegungsstörungen unterteilt werden. Akute EPS treten in der Regel in den ersten Tagen und Wochen nach der Gabe von Antipsychotika auf, sind dosisabhängig und reversibel bei Dosisreduktion oder Absetzen des Antipsychotikums. Die akuten EPS können nach der Ausprägung in Frühdyskinesien oder –dystonien, Parkinsonoid oder Akathisie unterteilt werden [161, 378]. Chronische EPS (häufiger als Spätdyskinesien oder auch tardive Dyskinesien/Dystonien bezeichnet) treten in der Regel erst Monate bis Jahre nach Beginn der antipsychotischen Medikation auf, sind nicht unbedingt dosisabhängig und persistieren oft nach Absetzen der Medikation.

Frühdyskinesien sind unwillkürliche Kontraktionen und Spasmen verschiedener Muskelgruppen, welche bevorzugt als okulogyre Krise, Torticollis, Opisthotonus, Zungen-und Schlundkrämpfe bis hin zum Laryngospasmus sowie Arm – oder Handverkrampfungen auftreten. Üblicherweise ist die Muskulatur des Halses, des Nackens, der Augen und des Rumpfes betroffen [161, 379]. Das Risiko korreliert positiv mit der antipsychotischen Potenz, der Dosis des Antipsychotikums, einem jüngeren Alter der Patienten sowie mit dem männlichen Geschlecht.

Ein antipsychotikainduziertes **Parkinsonoid** äußert sich in Bradykinese, Rigor, Tremor, kleinschrittigem Gangbild, Gangunsicherheit, Hypersalivation und Seborrhoe. Die Häufigkeit eines Parkinsonoids unter Behandlung mit FGA wird auf 15 bis 50 % der Patienten geschätzt. Patienten, welche ein Parkinsoid entwickeln, haben ein erhöhtes Risiko für tardive Dyskinesien, wobei die Klärung dieses Zusammenhangs im Sinne gemeinsamer ursächlicher Risikofaktoren bisher noch nicht gelungen ist [161].

Eine **Akathisie** ist durch eine Bewegungsunruhe bevorzugt in den Beinen und eine innere Anspannung gekennzeichnet, die erhebliche Ausmaße annehmen kann. Oft ist dabei ein Hin- und Herschaukeln, Aufstehen und Hinsetzen, Trippeln auf der Stelle und dauerndes Übereinanderschlagen der Beine im Sitzen zu beobachten. Eine Akathisie unter FGAs tritt mit einer Frequenz von ca. 20 bis 30 % auf und beginnt schon in den ersten Tagen, kann aber auch erst in den ersten Wochen und Monaten der Therapie auftreten [380].

Da mit der Akathisie häufig eine dysphorische Stimmungslage verbunden ist, fällt bisweilen eine Differenzierung gegenüber psychotischer Agitation und Angst sowie sonstigem psychotischem Erleben schwer [381]. Eine Akathisie ist häufig mit einer höheren antipsychotischen Dosierung und anderen EPS assoziiert. Bestimmte Patientengruppen wie ältere Menschen, jüngere Patienten mit chronischer Verlaufsform, Frauen und Patienten mit begleitender somatischer Erkrankung weisen ein höheres Risiko für das Auftreten einer Akathisie auf [161, 382]. Die Akathisie ist von besonderer klinischer Bedeutung, da sie mit einem erhöhten Risiko einer Suizidalität assoziiert ist [383].

Spätdyskinesien oder Tardive Dyskinesien (TD) sind durch unwillkürliche, stereotype choreoathetotisch anmutende Bewegungsmuster wie z. B. orofazial durch mahlende oder mümmelnde Kaubewegungen, Schluckautomatismen, Schmatzen, Grimassieren, rollende Zungenbewegungen, Kopfwendungen, beständiges Blinzeln und andere Hyperkinesien, z. B. choreatiforme Bewegungen der Finger und Zehen, gekennzeichnet [161]. Diese TD können irreversibel sein und treten mit einer Inzidenz von 4 bis 8 % pro Behandlungsjahr unter konventionellen Antipsychotika auf [161, 384–386]. Die 10-Jahres-Inzidenz für Spätdyskinesien unter Behandlung mit FGAs wurde mit fast 50 % angegeben [387]. Deutliche Unterschiede in der Prävalenz der Spätdyskinesien zwischen FGAs und SGAs wurden in Übersichtsarbeiten berichtet [388], während auch Arbeiten verfügbar sind, die solche Unterschiede nicht zeigen konnten [389, 390]. Eine aktuelle Meta-Analyse, basierend auf 41 Studien (Querschnittsstudien, Anwendung von Fremdbeurteilungsskalen zur Erfassung der Spätdyskinesien) mit insgesamt 11493 Teilnehmern hat die Prävalenzen von Spätdyskinesien unter antipsychotischer Therapie untersucht [389]. 25,3 % aller Patienten (95 % CI 22,7 % bis 28,1 %) zeigten skalenbasierte Zeichen einer Spätdyskinesie, wobei in der Gruppe der SGAs die Rate bei 20,7 % und in der Gruppe der FGAs bei 30,0 % lag – Daten in Bezug auf die Schwere der Befunde oder die dadurch bedingte subjektive Beeinträchtigung sind nicht verfügbar [389]. Beachtet werden muss bei dieser Analyse, dass viele Studien eingeschlossen worden waren, in denen höhere Dosierungen verwendet wurden als heute üblich, dass die Untersuchten langjährig erkrankt und mit FGAs vorbehandelt waren und dass es deutliche regionale Unterschiede gab. Eine Subanalyse der Studien, bei denen Patienten nur SGAs erhalten hatten, zeigte eine Rate von 7,2 % [389]. Ältere Arbeiten zeigen, dass Menschen mit einer Schizophrenie auch ohne antipsychotische Behandlung ein altersabhängiges, höheres Risiko für die Entwicklung von spontanen Spätdyskinesien aufweisen, welches nur schwer von antipsychotikainduzierten TD zu differenzieren ist [391, 392]. Generelle Risikofaktoren sind höheres Alter, weibliches Geschlecht, vorbestehende EPS wie ein Parkinsonoid, Diabetes mellitus, affektive Störungen, vorbestehender Drogenkonsum sowie eine höhere Dosierung und Anwendungsdauer der antipsychotischen Therapie [161, 384–386]. Obwohl zahlreiche Patienten die Bewegungsstörung als solche nicht als sehr beeinträchtigend wahrnehmen [161, 393], reduziert die Symptomatik die Lebensqualität, führt zu sozialer Behinderung und zu einer Stigmatisierung in der Öffentlichkeit [161, 389, 394].

5.19.2 Malignes Neuroleptisches Syndrom

Ein Malignes Neuroleptisches Syndrom (MNS) wurde vor allem bei hochpotenten FGAs in den ersten zwei bis vier Wochen nach Beginn der Therapie beschrieben (Häufigkeit ca. 0,02–0,04 %, ältere Daten zeigen eine Häufigkeiten um 2 %), Prinzipiell kann ein MNS jedoch bei jedem Antipsychotikum und in seltenen Fällen auch bei anderen neuroaktiven Medikamenten wie Antidepressiva auftreten [395–399]. Es handelt sich dabei um eine vital bedrohliche psychiatrische Notfallsituation. Eine systematische Übersichtsarbeit hat kürzlich die klinischen Charakteristika des MNS, basierend auf den DSM-5 Kriterien, zusammengefasst [396]:

- Einnahme von antidopaminergen Substanzen (z. B. Antipsychotika, aber auch andere neuroaktive Medikamente), Entzug von Dopamin-Agonisten innerhalb der letzten 72 Stunden vor der Entwicklung von Symptomen sowie Hyperthermie > 38 °C bei mindestens zwei Messungen (oral) in Kombination mit starkem Schwitzen (Diaphoresis)
- Rigor und weitere neurologische Symptome wie Sialorrhoe, Akinesie, Dystonie, Trismus, Myoklonus, Dysarthrie, Dysphagie, Rhabdomyolyse
- Mindestens vierfach erhöhte CK
- Bewusstseinsstörungen, Delir
- Zeichen autonomer Dysregulation: (Tachykardie > 25 % Blutdruck-Erhöhung: systolisch oder diastolisch > 25 %, Fluktuation: $\geq$ 20 mm Hg diastolisch oder 25 mm Hg systolisch, Veränderung innerhalb von 24 Stunden)
  - Tachypnoe (durch respiratorische Azidose)
  - Diaphorese
  - Urin-Inkontinenz
  - Blässe
  - Hypermetabolismus
- Leukozytose; Erhöhung BSG, CRP, Transaminasen, LDH; Abnahme Eisen im Serum, Elektrolytverschiebungen, Anstieg der Liquorproteine

Diese Kriterien müssen als mögliche Kriterien verstanden werden [396], wobei insbesondere die motorischen Störungen (v. a. Rigor), Fluktuationen im Grad des Bewusstseins, die autonomen Funktionsstörungen und die Erhöhung der CK im Zusammenhang mit einem entsprechendem Auslöser (z. B. antidopaminerge Behandlung) indikativ sind.

5.19.3 Epileptische Anfälle

Epileptische Anfälle treten bei etwa 0,5 bis 0,9 % der Patienten unter antipsychotischer Pharmakotherapie auf, wobei eine Behandlung mit Clozapin mit der höchsten Inzidenz (ca. 3,5 %) und dem höchsten kumulativen Risiko (bis zu 10 % in 4 Jahren) assoziiert ist [161, 400]. Dabei zeigt sich ein dosisabhängiger Anstieg des Risikos [401]. Ab einem

Plasmaspiegel über 600 ng/ml Clozapin ist ein deutlich höheres Risiko zu verzeichnen, auch deswegen sollte, wenn höhere Dosierungen benötigt werden, eine regelmäßige Kontrolle des Blutspiegels und ggf. die regelmäßige Ableitung eines EEGs stattfinden.

5.19.4 Sedierung

Sedierung wird vor allem durch eine Behandlung mit niedrig- bis mittelpotenten Antipsychotika hervorgerufen, weil diese meist antihistaminische Eigenschaften aufweisen, aber sie tritt auch bei anderen antipsychotischen Substanzen auf. Sedierung ist in vielen klinischen Situationen auch eine gewünschte Wirkung der Behandlung, so dass hier unerwünschte und erwünschte Wirkungen im Sinne einer Risiko-Nutzen-Abwägung stets kritisch gegeneinander abgewogen werden müssen. Durch eine Sedierung steigen die Sturzgefahr und das Pneumonierisiko. In Kombination mit motorischen Nebenwirkungen steigt die Gefahr für Aspirationen. In einer Netzwerk-Meta-Analyse führten Amisulprid, Paliperidon, Sertindol und das in Deutschland nicht verwendete Iloperidon nicht zu mehr Sedierung als Plazebo [177]. Aripiprazol führte zu etwas mehr Sedierung als Plazebo. Eine deutlichere Sedierung wurde unter Risperidon, Haloperidol, Asenapin, Olanzapin, Quetiapin, aber auch Ziprasidon beobachtet. Die ausgeprägteste Sedierung trat unter Chlorpromazin, Zotepin und Clozapin auf [177], wobei die ersten beiden Präparate in Deutschland nicht verfügbar sind. Aufgrund von teilweise großen Konfidenzintervallen ist diese Reihung in Teilen als qualitativ anzusehen.

5.19.5 Prolaktinerhöhung

Es scheint kein linearer Zusammenhang, aber dennoch eine deutliche Assoziation zwischen der Dosierung eines Antipsychotikums und dem Plasmaprolaktinspiegel zu geben. Wesentliche Determinanten einer potenziellen Prolaktinerhöhung sind darüber hinaus die Affinität der Substanz zum D_2-Dopaminrezeptor und ihre physikochemischen Eigenschaften. Geschlechtsunabhängig können Libidoverlust, Galaktorrhoe, Gynäkomastie und Infertilität Folgen erhöhter Prolaktinspiegel sein. Bei Frauen besteht ein Zusammenhang zwischen hohen Prolaktinspiegeln und Amenorrhoe oder Oligomenorrhoe, Atrophie der Vaginalmuskeln, Dyspareunie, vaginaler Trockenheit, Akne sowie Hirsutismus. Spezifisch für Männer ist eine Oligospermie und eine Verminderung des Ejakulatvolumens [402]. Die längerfristige Einnahme kann bei Einsatz in jungen Lebensjahren zu einer sexuellen Entwicklungsverzögerung führen. Auch der Zusammenhang zwischen langfristig erhöhten Prolaktinspiegeln und Osteoporose wird diskutiert, während der Zusammenhang zum Mamma-Karzinom umstritten ist [402]. In einer Netzwerk-Meta-Analyse führten Aripiprazol, Quetiapin, Asenapin und Chlorpromazin (in Deutschland nicht mehr verfügbar) im Vergleich zu Plazebo zu keiner Zunahme des Prolaktins. Beachtet werden muss, dass bei Aripiprazol (über einen dopaminergen Partialagonismus) auch eine Reduktion des Prolaktins erreicht werden kann, wohingegen bei Asenapin und Chlorpromazin auch Zunahmen in Einzelstudien beobachtet worden sind [176, 177]. In dieser Meta-Analyse resultierte die Behandlung mit Risperidon und Paliperidon in der höchsten Prolaktinzunahme, wobei auch Haloperidol, Sertindol, Lurasidon, Ziprasidon und Olanzapin mit einer Prolaktinzunahme assoziiert waren [177]. Clozapin und Amisulprid konnten anhand fehlender Daten nicht in die Analysen einbezogen werden. Andere Untersuchungen belegen jedoch zweifelsfrei, dass substituierte Benzamide wie Amisulprid und Sulpirid zu den ausgeprägtesten Anstiegen des Prolaktins führen, während Clozapin hier eher unproblematisch ist [176].

5.19.6 Unerwünschte metabolische Wirkungen

Gewichtszunahme und Fettstoffwechsel
Eine Gewichtszunahme unter antipsychotischer Behandlung muss als multifaktorielles Geschehen aufgefasst werden. Diese Nebenwirkung stellt ein sehr ernstes Problem der Therapie insbesondere mit SGAs dar und ist eine Ursache für die erhöhte Mortalität bei der Erkrankung. Gewichtszunahme und metabolischen Veränderungen muss daher ein großer Stellenwert in der Beratung der Patienten eingeräumt werden. In einer aktuellen Netzwerk-Meta-Analyse ist eine Gewichtszunahme im Vergleich zu Plazebo für alle Antipsychotika bis auf Haloperidol, Ziprasidon und Lurasidon (in Deutschland nicht mehr verfügbar) beschrieben [177]. Olanzapin führte zu der ausgeprägtesten Gewichtszunahme, wobei auch Zotepin (in Deutschland nicht verfügbar) und Clozapin ähnlich starke Effekte zeigen [177]. Prinzipiell kann angenommen werden, dass die Gruppe der FGAs zu weniger Gewichtszunahme als die Gruppe der SGAs führt [236]. Aufgrund der multifaktoriellen Genese (u. a. auch Sedierung und EPS als Ursache) müssen diese Nebenwirkungen jedoch bei jeglicher Behandlung mit Antipsychotika beachtet werden. Kombinations- und Augmentationsbehandlungen sind hier als besonders problematisch anzusehen. Eine Dosisabhängigkeit konnte jedoch nicht sicher etabliert werden [176]. Die antihistaminischen Eigenschaften einer Substanz gelten als eine der wichtigsten pharmakologischen Charakteristika, die mit Gewichtszunahme im Rahmen einer Behandlung mit Antipsychotika korrelieren [403]. Weitere Prädiktoren für eine Gewichtszunahme sind Ersterkrankungsstatus, junges Alter, geringer BMI bei Behandlungsbeginn, kognitive Einschränkungen [404] und frühe Gewichtszunahme nach Initiierung der Therapie [176, 405–407].

Diabetes mellitus
Menschen mit einer Schizophrenie haben bereits vor Beginn einer antipsychotischen Behandlung ein erhöhtes Risiko für eine diabetogene Stoffwechsellage [176, 408, 409], was die besondere Vulnerabilität dieser Population für die Entwicklung eines Diabetes mellitus verdeutlicht. Die Wahrscheinlichkeit, an einem manifesten Diabetes mellitus zu erkranken, ist für Menschen mit einer Schizophrenie im Vergleich zur Allgemeinbevölkerung bis um den Faktor 5 erhöht [55, 135], so dass diese Nebenwirkung besonders beachtet werden

muss. Neben dem indirekten Effekt über die Gewichtszunahme wird bei einigen antipsychotischen Substanzen auch ein direkter diabetogener Effekt diskutiert. Insbesondere die Behandlung mit Quetiapin, Olanzapin und Clozapin, aber auch Risperidon scheint ein Risikofaktor für die Entstehung eines Diabetes mellitus zu sein [176, 410]. Epidemiologische Untersuchungen legen am ehesten ein deutlich erhöhtes Risiko für das Auftreten einer diabetischen Stoffwechsellage bei Clozapin und Olanzapin und ein moderateres erhöhtes Risiko bei Quetiapin und Risperidon (Paliperidon) nahe. Andere Substanzen (z. B. Aripiprazol, Lurasidon) scheinen für diese Komplikation ein geringeres Risiko zu haben [176, 411, 412]. Es müssen auch Lifestyle-Faktoren wie ungenügende Bewegung (z. B. als Folge einer Negativsymptomatik, von EPS oder einer Sedierung), Tabakkonsum oder ein allgemein ungesunder Lebensstil als mitverursachend diskutiert werden. Die pathophysiologischen Abläufe, die bei der Einnahme von Antipsychotika zur diabetogenen Stoffwechsellage führen können, sind bisher noch weitgehend unverstanden.

5.19.7 Kardiovaskuläre Nebenwirkungen

Unerwünschte kardiovaskuläre Begleiteffekte der antipsychotischen Pharmakotherapie manifestieren sich hauptsächlich in orthostatischer Hypotension, Tachykardie und Reizleitungsstörungen wie z. B. einer Verlängerung des QT-Intervalls. Die orthostatische Hypotension oder orthostatische Kreislaufdysregulation ist Ausdruck der antiadrenergen Nebenwirkung mit Blockade der postsynaptischen Alpha-1-Rezeptoren und tritt bei allen Antipsychotika auf, die Alpha1-Rezeptoren blockieren. Dazu zählen viele meist trizyklische FGAs und auch die meisten trizyklischen SGAs wie Clozapin, Olanzapin und Quetiapin. Auch das nicht-trizyklische Risperidon antagonisiert mit hoher Affinität Alpha1-Rezeptoren. Damit kann es zu Schwindel und einer vasovagalen Synkope mit nachfolgendem Sturzereignis und der Gefahr von Frakturen kommen. Eine posturale Hypotension kann auch eine Reflextachykardie induzieren. Eine Tachykadie kann auch direkt anticholinerg vermittelt sein.

5.19.8 Kardiale Nebenwirkungen

Kardiale Nebenwirkungen betreffen neben einer Veränderung der Herzfrequenz vor allem unerwünschte Einflüsse auf die Reizbildung und Reizleitung im Herzen. Leitungsverzögerungen können im EKG durch eine Verbreiterung der P-Welle, einer Verlängerung der PQ-Zeit (AV-Block I. Grades), in einer intermittierenden (AV-Block II. Grades) oder kompletten Blockierung der Überleitung vom Vorhof auf die Kammer (AV-Block III. Grades) oder in einer Veränderung des QRS-Komplexes sichtbar werden. Störungen der Depolarisation (QRS-Komplex) und vor allem der Repolarisation (T-Welle) zeigen sich auch in einer Verlängerung der QT-Zeit. Bei einer Verlängerung der frequenzabhängigen QT-Zeit (sogenannte QTc-Zeit) besteht ein erhöhtes Risiko ventrikulärer Tachykardien im Sinne von Torsade-de-Pointes mit dem Risiko des Übergangs in Kammerflimmern. Verlängerungen der QTc-Zeit treten vor allem bei Präparaten mit einer Klasse Ia bzw. Klasse III-antiarhythmischen Wirkung auf [413]. Dies gilt besonders für trizyklische Antipsychotika vom Phenothiazin-Typ (Chlorpromazin, Promethazin und insbesondere Thioridazin) sowie für Pimozid. In einer Netzwerk-Meta-Analyse hatten Sertindol, Amisulprid und Ziprasidon die ausgeprägtesten Effekte auf die QTc-Zeit, während Lurasidon, Aripiprazol und Paliperidon sich nicht von Plazebo unterschieden [177].

Myokarditis und Kardiomyopathie

Seltene, aber potentiell letale unerwünschte Arzneimittelwirkungen unter Antipsychotikatherapie sind Myokarditis, Perikarditis und Kardiomyopathie. Das erhöhte Myokarditisrisiko im Rahmen einer Clozapin-Therapie wird mit 1:100 bis zu 1:1000 geschätzt, wobei die Zahlen je nach Publikation variieren und sowohl höhere als auch geringere Inzidenzen angegeben werden [414, 415]. Das Risiko ist zu Beginn der Behandlung höher und die Inzidenz für eine Kardiomyopathie ist um den Faktor 10 geringer [415]. Auch wenn Myokarditis und Kardiomyopathie v. a. mit Clozapin assoziiert werden, gibt es Fallberichte dieser Komplikationen unter einer Behandlung mit Quetiapin oder Olanzapin, so dass diskutiert werden kann, ob diese Problematik mit der Benzodiazepinstruktur in Verbindung gebracht werden kann. Für die Neueinstellung mit Clozapin gibt es hier entsprechende Empfehlungen für ein Myokarditis-Monitoring [176].

5.19.9 Obstipation

Obstipation kann unter verschiedenen Antipsychotika, aber insbesondere unter Clozapin und mit etwas geringerer Wahrscheinlichkeit unter Olanzapin und Quetiapin, auftreten [416]. Sie wird auch unter trizyklischen FGAs mit anticholinerger Wirkung beobachtet. Über ein Drittel der mit Clozapin behandelten Patienten leidet unter chronischer Obstipation und bei circa 4 % können schwerwiegende Komplikationen bis hin zum paralytischen Ileus auftreten [417, 418]. Dementsprechend sollte das Monitoring der Obstipation im Rahmen einer Clozapinbehandlung (z. B. Stuhltagebuch, regelmäßiges Abfragen der Stuhlfrequenz) in der Pharmakovigilanz eine vergleichbare Bedeutung haben wie die Überwachung einer Myokarditis oder Agranulozytose.

5.19.10 Weitere vegetative Nebenwirkungen

Anticholinerge Nebenwirkungen werden ebenfalls eher unter konventionellen niedrig- bis mittelpotenten Antipsychotika gesehen, imponieren aber auch bei Olanzapin oder Clozapin. Risikofaktoren hierfür sind höheres Alter, vorbestehende hirnorganische Störungen, vorbestehende gastrointestinale oder urogenitale Störungen, Prostatahyperplasie, Engwinkelglaukom sowie eine anticholinerge Begleitmedikation. Ein verstärkter Speichelfluss, wie er besonders unter Clozapin zu beobachten ist, wird vor allem auf die agonistische Wirkung der Substanz (bzw. deren Metaboliten) am muskarinischen M1-Acetylcholinrezeptor zurückgeführt.

5.19.11 Blutbildveränderungen

Blutbildveränderungen werden eher unter trizyklischen Antipsychotika (bei Phenothiazinen und hier insbesondere Thioridazin, bei Thioxanthenen, Clozapin, Zotepin, Olanzapin, Quetiapin) registriert als unter Butyrophenonen, Diphenylpiperidinen und Benzamiden. Die Inzidenz einer Agranulozytose unter Clozapin ist mehr mit weiblichem Geschlecht sowie höherem Lebensalter assoziiert und beträgt ca. 0,8–2 %, so dass wöchentliche Kontrollen des Differenzialblutbildes bis zur 18. Woche nach Beginn der Therapie, danach alle 4 Wochen, vorgeschrieben sind.

5.19.12 Pneumonien

Für Antipsychotika wurde als unerwünschte Wirkung eine Erhöhung des Risikos für Pneumonien beschrieben, wobei die Ursachen multifaktoriell sind. Die hohe Prävalenz der Tabakabhängigkeit, die häufigen Hospitalisationen und immunologische Ursachen durch die Grunderkrankung werden hier diskutiert. Für Clozapin, Olanzapin, Quetiapin, Zotepin (in Deutschland nicht mehr verfügbar) und Risperidon wurde ein signifikant erhöhtes Risiko für Pneumonien nachgewiesen [194]. Amisulprid war hier weniger kritisch [194]. Am höchsten war das Risiko jeweils zu Beginn der Therapie (innerhalb der ersten 30 Tage) oder unter Kombination mit Clozapin [194]. Eine Arbeit zu rezidivierenden Pneumonien fand nur für Clozapin ein signifikant erhöhtes Risiko [419]. Insgesamt gibt es jedoch nur wenige Daten. Aufgrund der Beobachtung, dass Pneumonien bei Menschen mit einer Schizophrenie in der Regel schwerwiegendere Verläufe haben als in der Normalpopulation, sollten klinische Zeichen für eine Pneumonie unter Antipsychotika-Therapie (insbesondere bei älteren Patienten [420]) stets abgeklärt werden [421]. Als Ursachen für das erhöhte Pneumonierisiko im Rahmen einer antipsychotischen Behandlung werden längere stationären Aufenthalte, immunsuppressive Effekte durch Blutbildveränderungen, ein erhöhter Speichelfluss mit Aspiration, motorische Nebenwirkungen (mit folgender Aspiration oder reduzierten Schluck- und Hustenreflexen) sowie Motilitätsstörungen der Atemmuskulatur diskutiert.

5.19.13 Obstruktives Schlafapnoesyndrom

Das *obstruktive Schlafapnoesyndrom* tritt bei Menschen mit einer Schizophrenie häufiger auf als in der Normalpopulation und anderen psychiatrischen Störungen [422] und sollte bei typischen klinischen Zeichen wie Tagesmüdigkeit, Abgeschlagenheit, Übergewicht oder Schnarchen abgeklärt und bei Diagnosestellung behandelt werden.

5.19.14 Creatinkinase (CK)-Erhöhung

CK-Erhöhungen unter antipsychotischer Behandlung werden mit einer Inzidenz von 2 bis 7 % relativ häufig beobachtet, sind aber nicht gut wissenschaftlich untersucht [423]. CK-Erhöhungen können eine direkte Nebenwirkung der Behandlung sein, aber auch als Koinzidenz des hohen Bewegungsdrangs der Patienten durch die Symptomatik oder durch motorische Nebenwirkungen erklärt werden [423, 424]. Entscheidend ist hier die Differentialdiagnostik zwischen unspezifischer CK-Erhöhung, Rhabdomyolyse und MNS [424]. Beachtet werden muss jedoch, dass die beiden letztgenannten Konditionen umschriebene Syndrome sind und nicht durch den laborchemischen Befund alleine definiert werden dürfen.

5.19.15 Sonstige Nebenwirkungen

Weitere unerwünschte Arzneimittelwirkungen der Antipsychotika sind substanzabhängige dermatologische Störungen wie Hautallergien und Photosensibilisierung (z. B. bei Perazin), eine passagere Erhöhung der Leberwerte (Transaminasen, z. B. bei Olanzapin), die Entwicklung eines cholestatischen Ikterus sowie ophthalmologische Störungen wie Linsen– und Hornhauttrübungen (möglich z. B. bei Quetiapin) oder Pigmenteinlagerungen in der Retina. Weitere seltenere Nebenwirkungen sind eine nasale Hyperreaktivität (v. a. bei Sertindol), passagere Temperatursteigerungen (v. a. bei Clozapin), Temperaturabfall, Enuresis (v. a. bei Clozapin) oder Thromboembolien (bei Clozapin, Olanzapin, Quetiapin, Risperidon und Sertindol) [176].

5.19.16 Mögliche kognitive Einschränkungen durch Antipsychotika und Anticholinergika

Eine antipsychotische Behandlung kann sekundär zu einer Verbesserung kognitiver Funktionen führen [292, 293]. Ebenso müssen in Einzelfällen unerwünschte Effekte der antipsychotischen Behandlung auf kognitive Funktionen in der Therapie berücksichtigt werden. Hier sind vor allem die unerwünschten Effekte einer anticholinergen Begleitmedikation zur Behandlung von motorischen Nebenwirkungen [425], aber auch direkte Effekte der antipsychotischen Behandlung zu beachten. Auch wenn letztgenannter Bereich in Lehrbüchern nicht als Nebenwirkung geführt wird [176], und kognitive Nebenwirkungen v. a. bei Behandlung mit Antikonvulsiva [426] oder Benzodiazepinen [427] klinisch relevant sind, gibt es aus wenigen Studien auch für Antipsychotika Befunde, die einen solchen Effekt, v. a. auf das räumliche Arbeitsgedächtnis, gezeigt haben [428, 429]. Angenommen wird insbesondere der Zusammenhang zwischen starker D2-Blockade und kognitiven Nebenwirkungen der Antipsychotika, wobei beachtet werden muss, dass in Studien insbesondere bei den Präparaten, die durch eine starke D2-Blockade und motorische Nebenwirkungen charakterisiert sind, vermehrt anticholinerge Substanzen eingesetzt worden sind. Insgesamt wurde diese Thematik nicht umfangreich systematisch untersucht und hier besteht weiterer Forschungsbedarf.

5.19.17 MR-morphologischer Volumenverlust

In den letzten Jahren wurde ein MR-morphologischer Verlust in gruppenstatistischen Analysen von grauer und weißer Substanz im Kontext der Anwendung von Antipsychotika kontrovers diskutiert. Volumenverluste sind im Verlauf der Erkrankung bekannt und vielfältig untersucht worden. Es ist zu diskutieren, in welchem Umfang eine langfristige antipsychotische Behandlung im Rahmen eines multifaktoriellen Geschehens zu der in gruppenstatistischen Analysen nachgewiesenen Volumenreduktion beiträgt. Zur Begründung für den beschleunigten Volumenverlust wird die auch in Meta-Analysen gezeigte Assoziation zwischen Volumenverlust und aktueller antipsychotischer Dosierung in Querschnittsstudien oder kumulativer Dosis in Longitudinal-Studien herangezogen [430–433]. Einige Autoren diskutieren, ob Patienten mit höherer antipsychotischer Dosis nicht die stärker beeinträchtigten Patienten sind, die per se mehr Volumenverluste zeigen (kumulative Antipsychotika-Dosis als Proxy für die Erkrankungsschwere) [431]. Da dieser Hypothese folgend schwerer erkrankte Patienten oft höhere Dosierungen erhalten, wurde in den Studien und Meta-Analysen zusätzlich ein möglicher konfundierender Einfluss psychotischer Symptome (gemessen als Veränderung psychotischer Symptome über den Follow-up- Zeitraum) [430, 433] und von Negativsymptomen [432] statistisch kontrolliert. Die Korrelationen einer vermehrten Abnahme von Hirnvolumina mit höheren antipsychotischen Dosierungen zeigen sich auch in diesen gruppenstatistischen Analysen nach statistischer Kontrolle dieser konfundierenden Faktoren [430, 431, 433]. Auch haben Meta-Analysen gezeigt [430, 432], dass Antipsychotika mit stärkerer Affinität zum D2-Rezeptor und Kombinationen von Antipsychotika ein höheres Risiko einer Volumenreduktion mit sich bringen als SGAs in Monotherapie [430, 432].

Diesen Befunden, die eine durch Antipsychotika verstärkte Hirnvolumenminderung zeigen, müssen jedoch Befunde entgegengestellt werden, die gezeigt haben, dass in gruppenstatistischen Meta-Analysen bereits vor der Behandlung mit Antipsychotika (z. B. bei unbehandelten Ersterkrankten, Menschen mit einem erhöhten Psychoserisiko) Volumenverluste vorhanden sind [434]. Pneumoencephalographische Studien aus der Zeit vor Einführung der ersten Antipsychotika (vor 1951) und aus der Frühphase der Anwendung von Antipsychotika in den 1950er- und 1960er-Jahren zeigen Volumenzunahmen der Ventrikel als Korrelat für einen Volumenverlust (Übersicht bei: [435]). Auch wenn diese frühen Studien nicht die methodischen Standards aktueller Bildgebungsuntersuchungen haben können, weisen diese ebenfalls darauf hin, dass Volumenverluste bereits vor Beginn einer antipsychotischen Behandlung gruppenstatistisch nachweisbar sind. Aktuell wird diskutiert, ob eine antipsychotische Behandlung möglicherweise die erkrankungsbedingten Volumenverluste verstärken kann, wobei hier keine Aussagen für den Einzelfall getroffen werden können. Prospektive Studien sind daher notwendig, um die Kausalität dieses Sachverhaltes und die funktionelle Relevanz zu überprüfen. Ein solches Projekt ist beispielsweise APIC (Antipsychotic Induced Brain Changes) der RWTH Aachen (http://www.apic. rwth-aachen.de/), welches aktuell durchgeführt wird.

Insofern hat der gruppenstatistisch erhobene bildmorphologische Befund bei bisher unzureichend geklärter epidemiologischer, ätiopathogenetischer und funktioneller Relevanz keinen Eingang als aufklärungsbedürftige Nebenwirkung in die Fachinformationen gefunden. Eine Patienteninformation über diesen Befund und seine komplexen Zusammenhänge sollte aber im Sinne einer transparenten Informationsweitergabe über eine aktuelle Studienlage, in der Regel bei der Indikationsstellung und Empfehlung zu einer Langzeitbehandlung, in Betracht gezogen werden.

5.20   Diagnostik und Behandlung von Nebenwirkungen

Das Erkennen und die Behandlung von Nebenwirkungen sind ein entscheidendes Element der Risiko-Nutzen-basierten antipsychotischen Behandlung. Viele der folgenden Maßnahmen zur Diagnostik und Therapie sind in der klinischen Praxis gut etabliert, waren aber in relevantem Anteil nicht oder kaum Gegenstand von kontrollierten Studien. Hieraus ergibt sich, dass viele Empfehlungen durch Expertenkonsens oder klinischen Konsens entstanden sind, und die verfügbaren Meta-Analysen häufig aufgrund der geringen Fallzahlen in den zugrundeliegenden Studien negativ ausfallen.

Die folgenden beiden Empfehlungen müssen in Bezug auf alle Nebenwirkungen beachtet werden und beschreiben das allgemeine Vorgehen in der Diagnostik und Behandlung von Nebenwirkungen.

Empfehlung 53	Empfehlungsgrad
Antipsychotika-induzierte unerwünschte Arzneimittelwirkungen sollen aktiv erfragt und dokumentiert werden und bei Verdacht soll eine entsprechende Abklärung und Therapie angeboten werden.	**KKP**

Empfehlung 54	Empfehlungsgrad
In Abhängigkeit von der Schwere der antipsychotikainduzierten unerwünschten Arzneimittelwirkungen soll nach Risiko-Nutzen-Evaluation eine Dosisreduktion, eine Umstellung auf ein anderes Präparat oder das Absetzen angeboten werden.	**KKP**

5.20.1 Extrapyramidal-motorische Störungen (EPS)

EPS müssen in der klinischen Praxis erkannt und aktiv erfragt werden, da Patienten nicht immer die Symptomatik berichten und diese nicht immer im Kontakt sichtbar werden. Insbesondere eine Akathisie muss durch gezieltes Fragen von einer psychomotorischen Unruhe unterschieden werden, da erstere sonst unentdeckt bleibt. Bei den allgemeinen Prinzipien der Behandlung von unerwünschten Arzneimittelwirkungen (siehe Empfehlungen 53 und 54) ist die Dosisreduktion, das Umstellen oder in bestimmten Fällen auch das Absetzen des auslösenden Antipsychotikums die erste Behandlungsoption. Nur falls diese Optionen nicht erfolgreich oder nicht möglich sind, finden die folgenden Behandlungsmöglichkeiten Anwendung.

Frühdyskinesien werden durch Dosisreduktion oder Absetzen behandelt (siehe Empfehlungen 53 und 54) und bessern sich in der Regel gut auf die Gabe eines Anticholinergikums, wobei die parenterale Applikationsform oft einen rascheren Wirkungseintritt als die orale Verabreichung besitzt [161]. Die parenterale Gabe kommt v. a. bei laryngealen und pharyngealen Spasmen zu Anwendung [176]. In Deutschland kommt dabei insbesondere Biperiden (1–2 × 2–4 mg/Tag) zu Anwendung. Andere verfügbare Präparate sind Benzatropin (1–3 × 0,5–2 mg/Tag) oder Trihexyphenidyl (3–4 × 1–4 mg/Tag). Die Gabe sollte so rasch wie möglich beendet werden. Eine prophylaktische Gabe empfiehlt sich aufgrund der kognitiven Nebenwirkungen von Anticholinergika nicht [176, 425].

Bei einer **Akathisie** ist das Erkennen dieser unerwünschten Wirkung wesentlich, da Patienten diese zum einen oft nicht äußern und es viele Fälle ohne oder nur mit leichten objektiven Zeichen wie Umherlaufen, Wippen oder Tippeln gibt, und Professionelle zum anderen diese objektiven Zeichen als entscheidend für die Diagnose einstufen und die Symptomatik häufig nicht direkt explorieren [436]. Hier kann die ***Barnes Akathisia Rating Scale*** die Diagnostik unterstützen. Es handelt sich um eine Skala, die subjektive und objektive Aspekte der Akathisie abfragt und schnell durchführbar ist [437]. Wenn es anhand des psychopathologischen Befundes vertretbar ist, sind eine Dosisreduktion des Antipsychotikums oder die Umstellung auf ein Antipsychotikum mit weniger Risiko für eine Akathisie die üblichen Strategien (siehe Empfehlungen 53 und 54).

Sollte dies nicht möglich sein, so sollten bei Akathisie mit entsprechendem Leidensdruck verschiedene pharmakologische Behandlungsversuche verfolgt werden, wobei viele davon keine gute Evidenz haben.

Folgende Therapieoptionen werden in der Literatur diskutiert [176, 382, 438–441]:

- 5-HT2$_A$-Rezeptorantagonisten (Mirtazapin, Mianserin, Trazodon, Cyproheptadin)
- β-Rezeptorenblocker mit zentraler Wirkkomponente (z. B. Propranolol)
- Vitamin B6 (1200 mg/d)
- Benzodiazepine
- Niedrigdosierte Anticholinergika (Biperiden, Benzatropin, Trihexyphenidyl)
- Tetrabenazin (Cave: kann selbst auch Akathisien auslösen)

Die Evidenz für die in der Klinik häufig verwendete Strategie der Gabe von Anticholinergika oder Beta-Blockern ist gering [439, 440]. Die Gabe von Benzodiazepinen sollte aufgrund des Abhängigkeitspotentials zeitlich befristet werden und es gelten die allgemeinen Richtlinien für diese Substanzklasse. Bei der Behandlung mit Beta-Blockern und insbesondere bei Dosisänderungen sollte ein Monitoring von Blutdruck und Herzfrequenz erfolgen. Bei der Gabe von 5-HT$_{2A}$-Rezeptorantagonisten muss auf Interaktionseffekte und eine Zunahme der unerwünschten Arzneimittelwirkungen (z. B. Gewichtszunahme) geachtet werden.

Das **Parkinsonoid** ist üblicherweise nach Absetzen der Medikation (siehe Empfehlungen 53 und 54) rückläufig und verschwindet ganz, wobei es in einigen Fällen auch zu einem Weiterbestehen der Symptome kommen kann [442]. Eine wesentliche Therapiestrategie besteht also in der Reduktion der Dosierung bzw. in der bereits präventiven Verwendung von Antipsychotika mit einem geringen Risiko für motorische Nebenwirkungen. Wenn eine Dosisreduktion nicht möglich ist, sollte entweder auf ein Antipsychotikum mit weniger motorischen Nebenwirkung umgestellt werden oder eine begleitende Gabe von Anticholinergika (oder in bestimmten Fällen L-Dopa oder Dopaminagonisten) erfolgen. Dabei ist zu berücksichtigen, dass es unter der Behandlung mit Dopaminagonisten und Anticholinergika zu einer akuten Exazerbation oder Verschlechterung der Symptome kommen kann.

Bei **Spätdyskinesien (TD)** wird in erster Linie ein Absetzen bzw. eine Dosisreduktion des Antipsychotikums empfohlen (siehe Empfehlung 53 und 54), wobei zum Absetzen keine randomisierten, kontrollierten Studien vorliegen [161]. Eine Cochrane Meta-Analyse konnte basierend auf fünf Studien mit geringer Fallzahl keinen Mehrwert der Strategie zeigen [443], trotzdem ist dieses Vorgehen gängige klinische Praxis. Bei Dosisreduktion und Absetzen muss stets das Risiko einer erneuten psychotischen Exazerbation berücksichtigt werden. Zudem können sich Spätdyskinesien bei Absetzen des Antipsychotikums bzw. bei Dosisreduktion zunächst verschlimmern (Absetzdyskinesien). Basierend auf kleineren und zumeist nicht-kontrollierten Studien wird bei TD der Wechsel auf Clozapin oder andere Substanzen mit geringerer D$_2$-Blockade (z. B. Olanzapin oder Quetiapin) als Strategie vorgeschlagen [161, 190, 195, 251, 444–448]. Eine kleine offene Studie mit sieben Patienten konnte zeigen, dass die Langzeitbehandlung mit Clozapin über fünf Jahre zu einer anhaltenden Verbesserung der TD führt [449]. Meta-Analysen der Cochrane-Collaboration untersuchten die Effektivität von cholinergen Substanzen [449], Calciumkanal-Blockern [450], katecholaminergen Substanzen [451], GABA-Agonisten [452], Benzodiazepinen [453] und anticholinergen Substanzen [454] und konnten für diese Strategien keine überzeugende Evidenz aufzeigen. Die add-on Gabe von Tetrabenazin [455] in einer Dosierung von 12,5 bis 75 mg [176] ist eine weitere Therapiealternative. Die Substanz ist zur Behandlung von mittelschweren bis schweren Spätdyskinesien zugelassen. Sie hemmt den vesikulären Monoamintransporter (VMAT) und führt so zu einer Verarmung von Dopamin. Dadurch sind auch die wesentlichen unerwünschten Wirkungen (EPS, Depression) zu erklären. Kürzlich wurde Valbenazin, das über den vergleichbaren Mechanismus wie Tetrabenazin wirkt, für die Behandlung der

TD in den USA zugelassen [456]. In einer 6-wöchigen randomisierten, doppelblinden, plazebokontrollierten Studie mit 225 Patienten, die an einer TD litten, war Valbenazin (40 bis 80 mg) dem Plazebo in der Reduktion der Bewegungsstörungen signifikant überlegen [457]. Die Gabe von Tiaprid könnte für diese Indikation effektiv sein, es fehlen jedoch entsprechende qualitativ hochwertige Studien [451]. Ob sich Tiaprid als substituiertes Benzamid hinsichtlich seiner Wirkungen auf TD von anderen Benzamiden oder D_2-Antagonisten ganz generell unterscheidet, ist ungeklärt. Die add-on Gabe von Vitamin-B6 war in einer Meta-Analyse der Gabe von Plazebo in Bezug auf die Reduktion von TD Symptomen bei geringer methodischer Qualität überlegen (95 % CI −6,36 bis −1,79) [458]. Hier werden Vitamin-B6 Dosierungen von 1200 mg/Tag vorgeschlagen [176]. Auch für die Gabe von Vitamin E war Plazebo in der Reduktion von TD-Symptomen bei geringer methodischer Qualität überlegen (95 % CI 0,38 bis 0,16) [459], die Evidenz ist jedoch geringer als die für Vitamin-B6 anzusehen. Die Elektrokonvulsionstherapie wurde, basierend auf Fallberichten [460–463], immer wieder für diese Indikation diskutiert, wobei keine überzeugende Evidenz für diese Strategie vorliegt [464]. Gleiches gilt für die Anwendung der tiefen Hirnstimulation für Behandlung von schwersten therapierefraktären Fällen mit einer TD [464–466].

5.20.2 Malignes Neuroleptisches Syndrom

Behandlungsmaßnahmen des MNS bestehen im sofortigen Absetzen des auslösenden Agens (siehe Empfehlung 53 und 54), in der Stabilisierung und Aufrechterhaltung der Vitalfunktionen, der Fiebersenkung sowie einer Verhinderung von Komplikationen. In der Regel erfolgt die Behandlung auf einer Intensivstation. Daneben können spezifische pharmakotherapeutische Interventionen folgen. Die Evidenz für die Wirksamkeit einer EKT-Behandlung bei einem MNS ist niedrig [395, 467], wenngleich frühere Arbeiten die Effektivität der EKT analog zu der einer Pharmakotherapie des MNS ansahen [468]. Kontrollierte randomisierte, verblindete Studien zur spezifischen Pharmakotherapie des MNS fehlen, wobei pharmakologisch Dantrolen (v. a. bei Hyperthermie), Clonidin, Amantadin, Bromocriptin und Benzodiazepine zur Anwendungen kommen können [161, 251, 399].

Aufgrund auch negativer Evidenz wird Dantrolen nur bei Hyperthermie und nachgewiesenem Hypermetabolismus empfohlen [399, 469]. Benzodiazepine werden insbesondere bei diagnostischer Unsicherheit in der Abgrenzung zu einer katatonen Psychose (katatones Dilemma) eingesetzt. Insbesondere bei leichten Formen des MNS ergaben sich bei deren Einsatz positive Effekte [399, 470]. Die Verwendung von Lorazepam wird wegen seiner besseren Steuerbarkeit empfohlen, wobei Dosierungen von 4–8 mg/Tag vorgeschlagen werden [161].

Folgendes Stufenschema wurde für die Behandlung des MNS vorgeschlagen [399] (Tab. 5.8):

Nach Auftreten eines MNS werden bei Wiederaufnahme einer antipsychotischen Therapie vorrangig Antipsychotika mit wenig D2-Antagonismus empfohlen, Depot-Präparate

Tab. 5.8 Stufenweise Behandlung des Malignen Neuroeptischen Syndroms (MNS) [399]. Das Stadium des MNS orientiert sich an den Vorschlägen von Woodbury und Woodbury [471]

Stadium MNS	Klinisches Bild	Maßnahmen	Zusätzliche Intervention
Stadium I Medikamenteninduziertes Parkinsonoid	Rigor, Tremor	Reduktion der Dosis, Wechsel des Antipsychotikums	Anticholinergika
Stadium II Medikamenteninduzierte Katatonie	Rigor, Mutismus, Stupor	Absetzen des Antipsychotikums, Reduktion der Dosis, Wechsel des Antipsychotikum	Lorazepam (bis 8mg/Tag)
Stadium III Frühes (mildes) MNS	Milder Rigor, Katatonie oder Verwirrtheit, Temperatur $\leq$ 38 °C, Herzfrequenz $\leq$ 100	Absetzen des Antipsychotikums, Verlauf engmaschig überwachen, Risikofaktoren korrigieren	Lorazepam (bis 8mg/Tag)
Stadium IV Moderates MNS	Moderater Rigor, Katatonie oder Verwirrtheit, Temperatur 38–40 °C, Herzfrequenz 100 bis 120	Absetzen des Antipsychotikums, Flüssigkeitshaushalt optimieren, Risikofaktoren optimieren, Temperatur reduzieren, Intensivbehandlung	Lorazepam (bis 8 mg/Tag), Bromocriptin (bis 15 mg/Tag) oder Amantadin (bis 300 mg/Tag) EKT (second line)
Stadium V Schweres MNS	Schwerer Rigor, Katatonie oder Verwirrtheit, Temperatur $\geq$ 40 °C, Herzfrequenz $\geq$ 120	Absetzen des Antipsychotikums, Flüssigkeitshaushalt optimieren, Risikofaktoren optimieren, Temperatur reduzieren, Intensivbehandlung	Dantrolen (bis 10 mg/Tag), Bromocriptin (bis 15 mg/Tag) oder Amantadin (bis 300 mg/tag) EKT (second line)

sollten aufgrund der langen Halbwertszeit vermieden werden. Risikofaktoren, wie die schnelle Eindosierung von Antipsychotika oder hohe Dosierungen, sollten für zukünftige Behandlung reduziert werden und, falls möglich, sollte der Wiederbeginn der Behandlung erst 2 Wochen nach dem MNS erfolgen [399]. Die Information eines stattgehabten MNS sollte stets an alle Behandler, Betreuer und Angehörigen weitergegeben werden und in einem Patientenpass dokumentiert werden.

5.20.3 Kognitive Nebenwirkungen

Besteht der Verdacht auf kognitive Nebenwirkungen der antipsychotischen Behandlung erfolgt die Behandlung analog zu den allgemeinen Prinzipien der Behandlung von Nebenwirkungen mittels Dosisreduktion, Umstellung oder Absetzen. Am häufigsten in der klinischen Praxis sind kognitive Nebenwirkungen durch eine anticholinerge Begleitmedikation, so dass diese nicht prophylaktisch oder langfristig (siehe oben) erfolgen sollte.

5.20.4   Epileptische Anfälle

Epileptische Anfälle können im Notfall mit Benzodiazepinen (cave: Atemstillstand bei der Kombination Clozapin und i.v./i.m.Benzodiazepine) oder ansonsten mit Phenytoin, Valproat oder Levetiracetam (cave: Induktion von Aggression) effektiv behandelt werden. Carbamazepin sollte wegen der erhöhten Agranulozytose- und Neutropeniegefahr möglichst nicht in Kombination mit Clozapin verwendet werden. Generell sollten bei stattgehabtem epileptischem Anfall eine Spiegelkontrolle der Antipsychotika und eine Dosisreduktion dieser erfolgen. Über einen Wechsel der antipsychotischen Medikation sollte nachgedacht werden, wenn dies psychopathologisch vertretbar ist. EEG-Veränderungen ohne epileptische Anfälle bei Antipsychotika-Therapie stellen zunächst keine Indikation für eine antiepileptische Medikation dar, sollten jedoch Anlass zu einer Überprüfung der Antipsychotika-Blutspiegel sein und, falls die Antipsychotika-Therapie nicht die wahrscheinliche Ursache der EEG-Veränderungen ist, zu einer weiterführenden Diagnostik führen.

5.20.5   Metabolische Nebenwirkungen (Gewichtszunahme, Nüchternglukose und Fettstoffwechsel)

Die Ursachen der Gewichtszunahme bei Menschen mit einer Schizophrenie im Rahmen der Therapie sind multifaktoriell, sodass im Falle einer relevanten Gewichtszunahme stets verschiedene Interventionen angeboten werden sollen. Entscheidend ist das aktive Monitoring des Gewichts und der metabolischen Parameter, da viele Patienten die Gewichtszunahme von sich aus nicht beklagen. Krankheitsbedingt mangelnde Aufmerksamkeit von Symptomen sowie reduzierte körperliche Aktivität und ungünstige Essgewohnheiten können dabei einer adäquaten Beratung und psychotherapeutischen Behandlung zugänglich sein und sollten als Elemente in der Psychoedukation berücksichtigt werden. Auch hier gelten die allgemeinen Empfehlungen 53 und 54, dass eine Dosisreduktion, eine Umstellung und in bestimmten Fällen das Absetzen die ersten Behandlungsoptionen sind. Entscheidend ist jedoch zunächst das Erkennen dieser sehr relevanten Nebenwirkung. Ein Positionspapier der European Psychiatric Association (EPA), gemeinsam mit der European Association for the Study of Diabetes (EASD) und der European Society of Cardiology (ESC) empfiehlt eine Intervention, falls es in den ersten 6 Wochen nach Beginn einer antipsychotischen Behandlung zu einer Gewichtszunahme von mehr als 7 % des Ausgangsgewichts gekommen ist [472]. Vor allem für Olanzapin wurde eine initiale Gewichtszunahme in den ersten Behandlungswochen als prädiktiv für eine weitere Gewichtszunahme beschrieben [472] und es kann angenommen werden, dass dies auch bei anderen Substanzen möglich ist.

Vor Beginn einer Behandlung ist die erste Strategie, um Gewichtszunahme zu vermeiden, Präparate auszuwählen, die eher weniger eine Gewichtszunahme bedingen und im Falle einer Gewichtszunahme, wenn möglich auf solche Präparate zu wechseln. Hier sind neben klassischen hochpotenten D2-Antagonisten Ziprasidon, Lurasidon, Amisulprid und Aripiprazol mögliche Alternativen [177, 236]. Bei jedem Wechsel des Präparats ist jedoch die Gefahr der psychopathologischen Verschlechterung zu beachten, vor allem, wenn von Präparaten wie Clozapin oder Olanzapin (die mit einem hohen Risiko für eine Gewichtszunahme assoziiert sind) auf andere Präparate gewechselt wird. Eine Cochrane Meta-Analyse mit vier Studien und 636 Teilnehmern zeigte, dass der Wechsel von Olanzapin zu Aripiprazol oder Quetiapin zu einer Gewichtsabnahme (−1,92 kg) führte (95 % CI −3,9 bis 0,08) und dass sich der BMI und die Nüchtern-Blutglukosewerte verbesserten [473]. Der Wechsel auf Aripiprazol oder Ziprasidon wurde in verschiedenen kleineren, zumeist offenen Studien untersucht und konnte eine Reduktion des Gewichts nahelegen (Übersicht bei [251]). In der großen Phase-IV CATIE Studie führte ein Wechsel von Olanzapin zu einem anderen Präparat nicht zu einer Gewichtsabnahme, die Fortsetzung der Behandlung resultierte jedoch in einer weiteren Gewichtszunahme [474].

Vor einem Wechsel des Präparats sollten nicht-pharmakologische Maßnahmen wie Diätberatung, Psychoedukation und sogenannte Lebensstilinterventionen (Lifestyle Interventions) zur Anwendung kommen. Die SIGN-Leitlinie beschreibt eine Meta-Analyse, in der 10 Studien mit 482 Teilnehmern untersucht worden waren, die verschiedene Interventionen (u. a. Gewichtsberatung, KVT, Ernährungsberatung) erhalten hatten. Die Interventionen führten im Vergleich zum Treatment-as-usual (TAU) zu einer durchschnittlichen Gewichtsabnahme von 2,56 kg (95 %CI −3,20 bis −1,92) [475]. Eine neue Meta-Analyse untersuchte in der Gruppe der sogenannten severe mental illness (SMI), wozu auch die Schizophrenie gehört, den Effekt von Ernährungsprogrammen und konnte zeigen, dass solche Programme zur Gewichtsabnahme (N = 19 Studien, 95 % CI −0,56 bis −0,21), zu einer Abnahme des BMI (N = 17 Studien, 95 % CI −0,56 bis −0,22), zu einer Abnahme des Hüftumfangs (N = 11 Studien, 95 % CI −0,42 bis −0,12) und zu niedrigeren Nüchternglukosewerten (N = 5 Studien, 95 % CI −0,69 bis −0,05) führten [476]. Interventionen, die durch professionelle Ernährungsberater (N = 6 Studien) und Interventionen, die zu Beginn der antipsychotischen Behandlung initiiert worden sind (N = 4 Studien), zeigten dabei die höchsten Effektstärken [476]. Eine Meta-Analyse von 39 Studien konnte zeigen, dass Ausdauersport-Interventionen (aerobe Belastung) einen kleinen Effekt auf anthropometrische Maße bei Patienten mit einer SMI hatten (95 % CI 0,06 bis 0,41) [477].

Neben den in den Meta-Analysen geschilderten Effekten auf die Nüchternglukosewerte (eine Reduktion weist darauf hin, dass sich eine diabetische Stoffwechsellage auch wieder zurückbilden kann) muss die STRIDE-Studie berücksichtigt werden. In dieser Studie wurden 200 Patienten, die eine Behandlung mit einem Antipsychotikum erhalten hatten, in zwei Gruppen randomisiert. In der Interventionsgruppe erhielten die Teilnehmer eine komplexe psychosoziale Intervention (u. a. Ernährungsberatung, persönliche Diätpläne, Pläne für Essattacken, Bewegungstraining), die Kontrollgruppe erhielt TAU [478]. Durch die Intervention gelang nach 12 Monaten eine moderate Gewichtsabnahme (4,4 kg in der

Interventionsgruppe, 2,6 kg mehr als in der TAU Gruppe), eine deutliche Reduktion der Nüchternglukosewerte (im Mittel auf ~100 mg/dl) und des Framingham Diabetes Risk Score [478].

Empfehlung 55	Empfehlungsgrad
Zu Beginn der antipsychotischen Behandlung oder spätestens bei dem Auftreten einer antipsychotikainduzierten stärkeren Gewichtszunahme (>7 % vom Ausgangsgewicht) sollen psychotherapeutische und psychosoziale Interventionen (Ernährungsberatung, Psychoedukation, Bewegungsprogramme) zur Prävention einer Gewichtszunahme oder zur Gewichtsreduktion angeboten werden.	A

Diese Grenze wird in der NICE Leitlinie „Psychosis and schizophrenia in adults" 2014 [149] definiert und deckt sich mit der EPA Konsenus- Leitlinie [472]. Weitere Literatur siehe Hintergrundtext. Adaptation und Erweiterung NICE, so dass auch unter Würdigung der immensen klinischen Bedeutung und der Bedeutung für die Betroffenen ein Evidenzgrad vergeben worden ist. Lifestyle Interventionen werden in der SIGN-Leitlinie „Management of schizophrenia" 2013 [185] mit einer A Empfehlung empfohlen

Die add-on Gabe des oralen Antidiabetikums Metformin zu einer antipsychotischen Therapie war in einer Meta-Analyse Plazebo überlegen in Bezug auf eine Reduktion des Gewichts ($-3,27$ kg, 95 % CI $-4,66$ bis $-1,89$), einer Reduktion des BMIs ($-1,13$ kg/m^2, 95 % CI $-1,61$ bis $-0,66$) und des Insulin Resistance Index ($-1,49$, 95 % CI $-2,40$ bis $-0,59$), jedoch nicht in Bezug auf die Nüchternglukose ($-2,48$ mg/dl, 95 % CI $-5,54$ bis $0,57$) [479]. Diese Befunde wurden durch eine weitere Meta-Analyse bestätigt [480]. Eine weitere Meta-Analyse untersuchte 8 Studien mit 478 Teilnehmern und konnte zeigen, dass die add-on Gabe von Metformin zu Clozapin in Bezug auf Gewichtsabnahme ($-3,12$ kg, 95 % CI $-4,88$ kg bis $1,37$) und BMI Reduktion ($-1,18$ kg/m^2, 95 % CI $-1,76$ bis $-0,61$) der Plazebogabe überlegen war [481].

Die zusätzliche Gabe des Antikonvulsivums Topiramat zu einer laufenden antipsychotischen Therapie war in einer Meta-Analyse von 8 Studien mit 336 Teilnehmern der Plazebogabe in Bezug auf die Gewichtsreduktion ($-2,83$ kg; 95 % CI, $-4,62$ bis -1.03) überlegen [482]. Eine weitere Meta-Analyse konnte diesen Effekt von Topiramat auf das Köpergewicht ($-2,75$ kg, 95 % CI, $-4,03$ bis $-1,47$) und den BMI ($-1,77$, 95 % CI $-2,38$ bis $-1,15$) bestätigen [322].

Positive Evidenz aus gepoolten metaanalytischen Daten sind auch für die Antidepressiva Reboxetin oder Fluvoxamin verfügbar, wobei hier auf Interaktionseffekte geachtet werden muss [480].

Lifestyle-Interventionen (Bewegung, Diät), psychotherapeutische und psychosoziale Interventionen (Ernährungsberatung, Psychoedukation, Bewegungsprogramme), Metformin und Topiramat werden in der SIGN-Leitlinie als Interventionen bei Gewichtszunahme genannt, wobei erstere (Lifestyle Interventionen, psychotherapeutische und psychosoziale Interventionen) eine Empfehlung höchster Empfehlungsstärke (A) und Metformin eine Empfehlung mit einer geringeren Empfehlungsstärke (B) erhalten hat. Topiramat hat aufgrund möglicher psychiatrischer Nebenwirkungen trotz der gezeigten Wirksamkeit keine dezidierte Empfehlung erhalten [195]. Die NICE-Leitlinie verweist im Hintergrundtext auf die NICE-Leitlinie zur Verhinderung von Diabetes mellitus Typ 2 und nennt hier ebenfalls Lifestyle-Interventionen gefolgt von Metformin [160].

Empfehlung 56	Empfehlungsgrad
Bei starker Gewichtszunahme und der Notwendigkeit, die bestehende antipsychotische Medikation fortzuführen, nach Durchführung der genannten psychotherapeutischen und psychosozialen Interventionen (siehe Empfehlung 55 und Hintergrundtext) soll unter Berücksichtigung der Risiken für eine zusätzliche medikamentöse Behandlung ein Behandlungsversuch mit Metformin (erste Wahl) oder Topiramat (zweite Wahl) zur Gewichtsreduktion angeboten werden.	**A**

Für Metformin wurden Empfehlungen der NICE-Leitlinie „Psychosis and schizophrenia in adults" 2014 [149] und der SIGN-Leitlinie „Management of schizophrenia" 2013 [195] adaptiert und aufgrund der klinischen Bedeutung in dieser komplexen Situation ein Empfehlungsgrad A vergeben. Weitere ergänzende Literatur hierfür findet sich im Hintergrundtext

Für Topiramat (SIGN-Leitlinie „Management of schizophrenia" 2013 [195]) wurde eine Meta-Analyse per Handrecherche ergänzt und bewertet (Meta-Analyse LoE1- Zehng et al. [322]) und formell müsste hier ein KKP vergeben werden, im Kontext der Gesamtempfehlung wurde hier jedoch aufgrund der klinischen Bedeutung die Empfehlungsgrad A beibehalten

Hierbei (Metformin, Topiramat) handelt es sich um einen **Off-Label Gebrauch**. Unter Off-Label-Use wird der zulassungsüberschreitende Einsatz eines Arzneimittels verstanden, insbesondere bei der Anwendung eines zugelassenen Arzneimittels außerhalb der von den nationalen oder europäischen Zulassungsbehörden genehmigten Anwendungsgebiete (Definition des G-BA)

Um die Substanzen als Off-Label Gebrauch in der klinischen Praxis einzusetzen, müssen folgende Kriterien erfüllt sein:

- nachgewiesene Wirksamkeit;
- günstiges Nutzen-Risikoprofil;
- fehlende Alternativen – Heilversuch

Weiterhin hat der behandelnde Arzt eine besondere Aufklärungspflicht über mögliche Konsequenzen (keine Herstellerhaftung usw.) gegenüber dem Patienten. Eine gemeinsame Entscheidungsfindung ist notwendig

Ein Off-Label Gebrauch ist dementsprechend nur bei schwerwiegenden Erkrankungen zulässig, wenn es keine Behandlungsalternative gibt. Nach dem Stand der wissenschaftlichen Erkenntnisse muss die begründete Aussicht bestehen, dass die Behandlung zu einem Erfolg führt

5.20.6   Andere Nebenwirkungen

Für die Behandlung der nachfolgenden unerwünschten Wirkungen gibt es nur wenige kontrollierte Studien, und viele Empfehlungen leiten sich aus einem Expertenkonsens oder einem klinischen Konsens ab. In den folgenden Tabellen finden sich die verschiedenen Behandlungsoptionen, wobei die jeweilige Evidenz für die vorgeschlagene Behandlung nicht berücksichtigt ist. Diese Empfehlungen basieren auf verschiedenen nationalen und internationalen Therapieleitlinien [111, 160, 161, 190, 195, 250, 251] (Tab. 5.9 und 5.10)

Tab. 5.9 Behandlung unerwünschter Nebenwirkungen Teil 1

Nebenwirkung	Prävention	Behandlung
QTc Verlängerung	• Auswahl eines geeigneten Antipsychotikums bei Risikopersonen • Beachtung der Komedikation • EKG-Kontrollen	• Bei QTc-Zeit > 480–520 ms oder einer Zunahme der QTc-Zeit > 60 ms sollte eine Umstellung des Antipsychotikums erfolgen
Tachykardie	• Auswahl eines geeigneten Antipsychotikums bei Risikopersonen	• Wechsel des Antipsychotikums • Gabe eines geeigneten Beta-Blockers
Orthostatische Dysregulation	• Langsame Eindosierung • Möglichst niedrige Dosierung	• Anwendung eines Antipsychotikums mit wenig antiadrenergen Effekten • Verteilung der Medikamentengabe auf mehrere Zeitpunkte
Blutbild-Veränderungen	• Regelmäßige Blutbildkontrollen • Aufklärung des Patienten über klinische Zeichen einer Agranulozytose	• Bei Agranulozytose (<500 Granulozyten) sofortiges Absetzen und internistische Therapie, ggf. Gabe von GM-CSF/G-CSF • Bei Leukopenie oder Granulozytopenie (<1500 Granulozyten) muss das Blutbild kontrolliert werden und abhängig davon erneute Kontrollen erwogen oder Clozapin abgesetzt werden (siehe Fachinformation Clozapin für die entsprechenden Hinweise in der Anwendung)

Tab. 5.10 Behandlung unerwünschter Nebenwirkungen Teil 2

Nebenwirkung	Prävention	Behandlung
Prolaktinerhöhung	• Geeignetes Antipsychotikum • Messung des Prolaktinspiegels • Ausschluss anderer Ursachen	• Wechsel des Antipsychotikums • Niedrigdosiertes Aripiprazol (2,5–5 mg), in einigen Fällen auch höhere Dosierungen notwendig [483] • Cabergolin (250–500 µg) • Bromocriptin 1–5 mg/d
Sexuelle Funktionsstörung	• Geeignetes Antipsychotikum • Ausschluss anderer Ursachen • Messung des Prolaktinspiegels	• Beratung und Beobachtung • Wechsel des Antipsychotikums • Therapeutische Behandlung der Prolaktinerhöhung (s.o.) • Pharmakologische Behandlung der entsprechenden sexuellen Funktionsstörung (z. B. PDE-6-Inhibitoren unter strenger Risiko-Nutzen-Evaluation)
Mundtrockenheit	• Möglichst niedrige Dosierung • Geeignetes Antipsychotikum	• Öfter kleine Mengen trinken • Lutschtabletten, Kaugummis • Dosisreduktion

(Fortsetzung)

Tab. 5.10 (Fortsetzung)

Nebenwirkung	Prävention	Behandlung
Vermehrter Speichelfluss	• Möglichst niedrige Dosierung • Geeignetes Antipsychotikum	• Orale Gabe von Pirenzepin 25–50 mg/d • Botulinumtoxin-Applikation in Speicheldrüsen
Obstipation	• Ballaststoffreiche Ernährung • Körperliche Aktivität • Geeignetes Antipsychotikum	• Lactulose 5–10 mg/d • Macrogol 13–40 mg/d • Ggf. Natriumpicosulfat 5–10 mg/d
Miktionsstörung	• Geeignetes Antipsychotikum mit wenig anticholinergen Effekten • Möglichst niedrige Dosierung	• Carbachol 1–4 mg/d oral, bei akutem Harnverhalt ggf. 0,25 mg i.m. oder s.c • Distigmin 2,5–5 g/d oral • Wechsel des Antipsychotikums
Sedierung	• Geeignetes Antipsychotikum • Beachtung der Komedikation	• Dosisreduktion

5.21   Kontrolluntersuchungen

Empfehlung 57	Empfehlungsgrad
Betroffene, Angehörige und andere Vertrauenspersonen sowie Betreuer sollen über die erforderlichen Kontrolluntersuchungen informiert werden* (siehe Tab. 5.11), und die Durchführung der Kontrolluntersuchungen soll in den Gesamtbehandlungsplan integriert werden. *Dabei sind die Rechtsvorschriften im Zusammenhang mit der Schweigepflicht zu beachten.	**KKP**

Tab. 5.11 fasst die notwendigen Kontrolluntersuchungen zusammen. Die empfohlenen Kontrolluntersuchungen und zeitlichen Vorgaben sind als Orientierungshilfen gedacht. Bei Vorliegen klinischer Beschwerden (siehe mögliche Nebenwirkungen oben) oder pathologischen Vorbefunden müssen die Untersuchungsabstände angepasst werden und ggf. weitere Abklärungen erfolgen. Unter der Behandlung mit Quetiapin und Chlorpromazin (in Deutschland nicht mehr verfügbar) werden in einer Leitlinie jährliche augenärztliche Untersuchungen empfohlen [111].

Tab. 5.11 Diese Tabelle wurde basierend auf [176, 484] erstellt und im Expertenkonsens angepasst. Zu beachten ist, dass es sich hier um allgemeine Empfehlungen handelt. Der Umfang der Untersuchung kann im Rahmen der Vorgaben der jeweiligen Fachinformation risikoadaptiert und auf den individuellen Patienten abgestimmt, erweitert oder reduziert werden. Wesentliche Faktoren für die risikobasierte Anpassung sind: Komorbiditäten, Kumulation von Risikofaktoren, Kombinationsbehandlung, Dosissteigerungen, Alter, Auftreten von organspezifischen Symptomen. Insbesondere im Steady State und bei unverändertem Risiko- und Medikationsprofil können die Untersuchungsintervalle unter Berücksichtigung der jeweiligen Fachinformation verlängert werden. Die Darstellung der empfohlenen diagnostischen Prozeduren bei Ersterkrankung findet sich in Kap. 2

Untersuchung	Vorher	Monate							Monatlich	Viertel-jährlich	Halb-jährlich	Jährlich
		1	2	3	4	5	6				
Blutbild											
Andere AP	X	X	-	-	-	-	-	-	-	-	X
Clozapin	X	XXXX	XXXX	XXXX	XXXX	XX	X	X	-	-	-
Trizyklische AP[a]	X	X	-	X	-	-	-	-	-	X[c]	-
Blutzucker/HbA1c[b,m], Blutfette											
Clozapin, Olanzapin	X	X	-	X	-	-	X	-	-	X	
Quetiapin, Risperidon	X	X	-	X	-	-	X	-	-	-	X
Andere AP	X	-	-	-	-	-	X	-	-	-	X
Nierenparameter											
Creatinin/GFR	X	X	-	X	-	-	X	-	-	-	X
Leberenzyme											
Trizyklische AP[a]	X	X	-	X	-	-	X	-	-	X[c]	-
Andere AP	X	X	-	X	-	-	X	-	-	X[c]	-
EKG (QTc)[d], Elektrolyte											
Clozapin[e,f]	X	X	-	X	-	-	X	-	-	X[c]	
Andere AP[g,h]	X	X	-	-	-	-	X	-	-	-	X
Sertindol[i]	X	X	-	X	-	-	X	-	X	-	-
Thioridazin, Pimozid	X	X	X	X	X	X	X	X	-	-	-
EEG[j]											
Clozapin	X	-	-	-	-	-	-	-	-	-	-
Andere AP	(X)	-	-	-	-	-	-	-	-	-	-

(Fortsetzung)

Tab. 5.11 (Fortsetzung)

Untersuchung	Vorher	Monate						Monatlich	Viertel-jährlich	Halb-jährlich	Jährlich
		1	2	3	4	5	6				
RR/Puls	X	X	-	X	-	-	X	-	X	-	-
Motorische Nebenwirkungen	X	X		X			X		-	X^c	-
Sedierung	X	X		X			X		-	X^c	-
Sexuelle Nebenwirkungen	X	X		X			X		-	X^c	-
Körpergewicht (BMI)[k]	X	X	X	X	-	-	X	-	X	-	-
Echokardiografien	-	-	-	-	-	-	-	-	-	-	-
Prolaktin	X	-	-	-	-	-	-	-	-	-	-
Schwangerschaftstest	X	-	-	-	-	-	-	-	-	-	-

AP: Antipsychotika

X Anzahl der notwendigen Routinekontrollen; bei einmaliger Messempfehlung im 1. Monat kann die Messung zwischen der 3. und 6. Woche erfolgen – die Verlaufsuntersuchung im ersten Monat bezieht sich auf die übliche Eindosierungszeit eines Antipsychotikums

a Achtung: Die SGAs Olanzapin, Quetiapin und Zotepin sind strukturchemisch ebenfalls Trizyklika

b Ggf. auch Blutzuckertagesprofil oder Glukosetoleranztest, insbesondere bei Clozapin und Olanzapin

c Bei unauffälligen Konstellationen im steady state können jährliche Kontrollen oder auch längere Intervalle ausreichen

d Absolutwerte von > 440 ms (Männer) > 450 ms (Frauen) sowie medikamenteninduzierte Zunahmen > 60 ms sind auffällig. Bei QTc-Zeit > 480–520 ms oder einer Zunahme der QTc-Zeit > 60 ms sollte eine Umstellung des Antipsychotikums erfolgen

e Unter Clozapin sind toxisch-allergische Myokarditiden beschrieben; daher empfehlen sich unter Clozapin zusätzliche EKG-Kontrollen und ggf. die Durchführung einer Herzechokardiografie bei Auftreten von kardialen Symptomen und Fieber bzw. nach 14 Tagen Behandlungsdauer

f Bei Clozapin-Neueinstellung: vorher EKG, CRP und Troponin I oder T, RR, Puls, Temperatur empfohlen; dann für 4 Wochen wöchentlich CRP, Troponin I/T, alle 2 Tage RR, Puls, Temperatur

g Bei Vorliegen oder Auftreten kardialer Symptome oder einer signifikanten QTc-Zeit-Verlängerung ist eine kardiologische Abklärung notwendig; durch sie wird auch die Häufigkeit von EKG-Untersuchungen im Verlauf festgelegt

h Höherfrequente Kontrolle bei allen Patienten > 60 J. empfehlenswert, sowie bei kardialen Risiken ggf. auch häufiger; bei Ziprasidon, Perazin, Fluspirilen und hochpotenten Butyrophenonen sowie bei aufgetretenen QTc-Zeit-Verlängerungen und bei Kombinationstherapien mit anderen potenziell die QTc-Zeit verlängernden Substanzen sind häufigere EKG-Kontrollen empfohlen

i Unter Sertindol sind EKG-Kontrollen vor Beginn der Therapie, nach Erreichen des Steady State (3 Wochen) oder bei einer Dosis von 16 mg, nach 3 Monaten und danach in dreimonatigen Intervallen, vor und nach jeder Dosiserhöhung während der Erhaltungstherapie, nach jeder zusätzlichen Gabe oder Erhöhung der Dosis einer Begleitmedikation, welche zu einer Erhöhung der Sertindol-Konzentration führen könnte, empfohlen (bevorzugt morgens)

j EEG vor Eindosierung von Clozapin. EEG gehört bei Hinweisen auf ein organisches Geschehen zur Erstdiagnostik (siehe Kap. 2). EEG-Kontrollen im Verlauf bei klinischen Hinweisen auf ein Anfallsgeschehen. Häufigere EEG-Kontrollen auch bei zerebraler Vorschädigung, erhöhter Anfallsbereitschaft und ggf. bei sehr hohen Dosierungen (Kombinationen) vor und während einer AP-Behandlung sowie bei unklaren Bewusstseinsveränderungen (DD: nichtkonvulsiver Status)

k Messungen des Taillenumfangs werden zusätzlich zur Erfassung des BMIs empfohlen; zusätzlich monatliche Gewichtskontrollen durch den Patienten selbst

m Nur BZ und HbA1C, bei Auffälligkeiten und (b) ggf. Therapie und monatliche Kontrollen; bei Vorliegen eines metabolischen Syndroms monatliche BZ-Kontrollen und (b)

n Eine Dyspnoe oder unklare Erschöpfungszustände unter antipsychotischer Therapie sollten per Herzultraschall abgeklärt werden. Dieses gilt v. a. für die Behandlung mit Dibenzodiazepinen, Dibenzothiazepiren oder Thienobenzodiazepinen

o Vor Beginn einer antipsychotischen Behandlung empfiehlt die NICE-Leitlinie [160] eine Bestimmung des Prolaktins. Prolaktin soll im Verlauf nur bei entsprechender Symptomatik bestimmt werden

Inhaltsverzeichnis

© Deutsche Gesellschaft für Psychiatrie und Psychotherapie,
Psychosomatik und Nervenheilkunde e. V. (DGPPN) 2019
W. Gaebel et al., *S3-Leitlinie Schizophrenie*,
https://doi.org/10.1007/978-3-662-59380-6_6

6.1 Allgemeine Aspekte

In diesem Kapitel werden die Empfehlungen für die psychotherapeutische und psychosoziale Behandlung der Schizophrenie dargestellt. Psychotherapie und psychosoziale Therapien sind neben der Pharmakotherapie wesentliche Aspekte bei der mehrdimensionalen und multiprofessionellen Behandlung von Menschen mit einer Schizophrenie. Im Folgenden werden zunächst psychotherapeutische Verfahren im Sinne einer systematischen Psychotherapie besprochen.

Das Kapitel gliedert sich nach psychotherapeutischen Interventionen, und nicht nach Behandlungsphasen oder anderen Merkmalen und orientiert sich primär an den Verfahren, Methoden und Techniken, wie sie in der wissenschaftlichen Literatur konzeptualisiert, beschrieben und untersucht wurden.

In einer von der phasenspezifischen Behandlung abweichenden Systematik ist es jedoch wichtig, alle für das Versorgungssystem relevanten Angebote beurteilen zu können. Dies wären primär die Verfahren der sog. Richtlinienpsychotherapie, also die psychodynamisch orientierten Verfahren, sowie die Verhaltenstherapie. Weiterhin sind Verfahren relevant, die für die Ausbildung von psychologischen Psychotherapeuten vom Wissenschaftlichen Beirat Psychotherapie bei der Bundespsychotherapeutenkammer und der Bundesärztekammer anerkannt sind, was für die Systemische Therapie zutrifft. Nicht zuletzt sollen psychosoziale Interventionen betrachtet werden, die in der Versorgung von Menschen mit einer Schizophrenie etabliert sind und auf eine langjährige Tradition zurückblicken, wie die Ergo-, Physio- und Körpertherapie. Zusammenfassend werden folgende Interventionen in diesem Kapitel dargestellt:

- Psychoedukation
- Kognitive Verhaltenstherapie
- Familieninterventionen (psychoedukative, verhaltentherapeutische und systemische Therapien)

- Training sozialer Fertigkeiten
- Kognitive Remediation
- Psychodynamisch orientierte Psychotherapie
- Klientenzentrierte Psychotherapie
- Ergotherapie
- Physiotherapie
- Körpertherapie

Die Deutsche Gesellschaft für Psychologie hat 2018 nach Abschluss der Recherchen für diese S3-Leitlinie eine Publikation zur Psychotherapie von Schizophrenie und anderen psychotischen Störungen herausgegeben, welche den Fokus vor allem auf die Bewertung von Behandlungsverfahren für die ambulante Psychotherapie von Menschen mit einer Schizophrenie legt [485]. Dort werden die Zielvariablen der Psychotherapie und die zugrundeliegenden theoretischen Überlegungen dargestellt sowie eine Bewertung der vorhandenen Evidenz vorgenommen, wobei die evidenzbasierten Empfehlungen nicht im interdisziplinären Konsens verabschiedet wurden.

6.1.1   Allgemeine Ziele psychotherapeutischer und psychosozialer Interventionen

Trotz erheblicher Unterschiede der Ziele im Einzelnen lassen sich einige allgemeine Ziele von Psychotherapie und psychosozialen Therapien bei Menschen mit einer Schizophrenie identifizieren.

Psychotherapie und psychosoziale Therapien haben als übergeordnetes Ziel Recovery, d. h. neben der Verbesserung der Symptomatik die soziale Reintegration zu unterstützen bzw. die Voraussetzungen dafür zu schaffen, dass Betroffene die dazu erforderlichen Schritte erfolgreich bewältigen können. Psychotherapie orientiert sich u. a. daran, das soziale Funktionsniveau zu verbessern. Hiermit ist die Fähigkeit gemeint, tiefergehende soziale Beziehungen zu anderen Menschen aufzubauen und aufrechtzuerhalten, die Fähigkeit, eine befriedigende Arbeit regelmäßig auszuüben oder allgemein an sozialen Aktivitäten teilzunehmen.

Unterschiedliche Schwerpunktsetzungen in den psychotherapeutischen und psychosozialen Therapien finden sich in Bezug auf die Bedeutung von Symptomreduktion, die Bedeutung der Auseinandersetzung mit dem Erkrankungsbegriff, die Bedeutung des sozialen Umfelds und anderen Aspekten.

6.1.2   Kombination mit Psychopharmakotherapie

Es soll bereits einleitend darauf hingewiesen werden, dass seit den 1980'er-Jahren Studien zur Wirksamkeit von Psychotherapie bei der Schizophrenie regelhaft die Kombination mit einer Antipsychotikatherapie evaluiert haben. Angesichts der Wirksamkeit von Antipsychotika bei der Reduktion der Akutsymptomatik und in der Rezidivprophylaxe sind keine methodisch hochwertigen Studien durchgeführt wurden, die die Wirkung von Antipsychotika und Psychotherapie verglichen haben. Die Meta-Analyse von Huhn et al. [486] hat dies kürzlich noch einmal aufgezeigt.

Alle modernen Psychotherapie-Ansätze und psychosozialen Therapie- und Behandlungsverfahren sind daher bislang nicht hinsichtlich ihrer Wirkung als Monotherapie untersucht worden. Die wissenschaftliche Evidenz bezieht sich – mit wenigen Ausnahmen – auf Patienten, die vor Einschluss in die Studie eine Behandlung mit Antipsychotika erhalten haben. Entsprechend können Aussagen nur zur zusätzlichen Wirkung von Psychotherapie bei Patienten mit Antipsychotika-Behandlung getroffen werden.

> Dieses wird im weiteren Text aus Übersichtsgründen nicht mehr dezidiert dargestellt, so dass alle Empfehlungen in diesem Kapitel, sofern nicht anders vermerkt, sich auf die add-on Anwendung psychotherapeutischer und psychosozialer Verfahren zu einer bestehenden antipsychotischen Behandlung beziehen.

6.1.3 Verfahrens- und methodenübergreifende Empfehlungen

Bei psychotherapeutischen und psychosozialen Interventionen wird in der Regel zwischen den allgemeinen und den spezifischen Wirkfaktoren unterschieden. Jedes Psychotherapieverfahren und zu Teilen die psychosozialen Verfahren haben eine umfassende Theorie entwickelt, auf welche Weise die Therapiewirkungen zustande kommen sollen. Dies wird in den verfahrensspezifischen Abschnitten diskutiert. Daneben sind auch die allgemeinen Wirkfaktoren von großer Bedeutung. Diese stehen grundsätzlich unabhängig von den spezifischen Faktoren und betreffen Aspekte wie soziale Unterstützung, Optimismus, Hoffnung auf oder Erwartung von Besserung, Fähigkeit der Betroffenen zur Strukturierung des Erlebens und der Zeit, den emotionalen Austausch und vieles mehr.

Psychotherapie und psychosoziale Therapien umfassen einen interaktionellen Prozess der Begegnung von zwei oder mehreren Interaktionspartnern. In dieser Begegnung realisieren sich die allgemeinen Wirkfaktoren. In der Psychotherapie soll das Beziehungsangebot des Therapeuten in geplanter und reflektierter Weise erfolgen und die Bedürfnisse des Interaktionspartners aufgreifen.

Aber auch Therapeuten benötigen Unterstützung, wenn interaktionell herausfordernde Situationen auftreten. Hilfreiche Beziehungen anzubieten im Kontext von Aggression, Misstrauen, sozialem Rückzug oder Inaktivität seitens der Betroffenen erfordert Raum für Reflexion, Planung des therapeutischen Beziehungsangebots im Behandlungsteam und Unterstützung bei der Bewältigung belastender Erfahrungen. Daher sind Gelegenheiten zu Supervision, Intervision und Fallbesprechungen für Therapeutinnen und Therapeuten unerlässlich.

Die Bedeutung von Supervision und Fallbesprechungen ist bislang nicht Gegenstand wissenschaftlicher Untersuchungen. Gleichwohl besteht zu dieser Frage großer Konsens im Feld.

Empfehlung 58	Empfehlungsgrad
Eine qualitativ hochwertige psychotherapeutische Behandlung setzt Möglichkeiten zur Reflexion schwieriger Interaktionssituationen, systematische Planung des Vorgehens im Behandlungsteam und Zeiten für die Bewältigung belastender Erfahrungen voraus. Alle an der Behandlung beteiligten Personen sollen daher ausreichende Zeit und Gelegenheit zur Teilnahme an regelmäßiger Supervision, Intervision und teambasierten Fallbesprechungen haben. Behandlungsinstitutionen sollen dies durch die Bereitstellung von ausreichenden Ressourcen unterstützen.	**KKP**

6.1.4 Therapeutische Haltung

Mit der Bezeichnung therapeutische Haltung soll zum Ausdruck gebracht werden, dass es im Bereich der Psychotherapie und der psychosozialen Therapien nicht nur um systematische Psychotherapie im Sinne der definierten Psychotherapie-Verfahren, -Methoden und –Techniken geht, sondern vielmehr auch um Grundüberzeugungen für die Gestaltung der Zusammenarbeit mit dem Patienten.

Psychotherapeutische Haltung kann wie folgt beschrieben werden: Die therapeutische Haltung fokussiert sich auf die Erkrankung des Patienten in seiner psychologischen Dimension. In dieser sind die schizophrenen Psychosen im Kontext von problematischen oder gescheiterten Lern- und Entwicklungsprozessen und deren Auswirkungen in der Gegenwart zu verstehen. Der Patient wird nicht als hilfloses Opfer eines für ihn nicht einholbaren Krankheitsprozesses angesehen, sondern dazu ermuntert, professionell unterstützt und angeleitet, seine Kompetenzen zu schärfen und einzusetzen und damit den Verlauf der Erkrankung positiv zu beeinflussen. Die therapeutische Haltung zeichnet sich aus durch Respekt, wodurch Stigmatisierung vermieden wird, indem psychotisches Erleben als eine für alle Menschen in Extremsituationen mögliche Reaktionsweise verstanden wird. Die Haltung zeichnet sich außerdem aus durch Neugier für Auslösesituationen, Stressfaktoren und Belastungen. So ist der Patient automatisch eingebunden in die Erarbeitung eines Verständnisses für seine Problembereiche und von Überlegungen, welche Maßnahmen, Verhaltensänderungen und Änderungen in seinen Einstellungen hilfreich sein könnten. Mit dieser Haltung wird die Hierarchie zwischen Behandler und Behandeltem umgewandelt zu einem dialogischen Vorgehen. Diese Haltung ermöglicht es den therapeutisch tätigen Personen, authentisch und auch in schwierigen und ängstigenden Situationen gefestigt zu bleiben und einen Überblick zu bewahren oder wieder zu erlangen. Dabei spielen emotionale Kompetenzen wie Geduld, relative Angstfreiheit und die Fähigkeit, Unsicherheit zu ertragen, eine wichtige Rolle. Entscheidend ist weiterhin die gelebte Überzeugung, dass Hoffnung besteht und positive Entwicklungsprozesse für den Patienten möglich sind.

6.1.5 Besondere Merkmale der Forschung zu Psychotherapie und psychosozialen Interventionen

Die Wirksamkeit von Psychotherapie und psychosozialen Therapien kann mit Hilfe von Methoden der empirischen Wirksamkeitsforschung untersucht und festgestellt werden. Diese Aussage ist für die Entwicklung einer evidenzbasierten Behandlungsleitlinie eine fast triviale Feststellung, hat auf diesem Gebiet dennoch eine wichtige Bedeutung. Für die hier diskutierten Verfahren gelten grundsätzlich die gleichen methodologischen Anforderungen wie für allen anderen, insbesondere auch die pharmakotherapeutischen Behandlungsstrategien.

Jedoch sollten einige Besonderheiten beachtet werden, um eine angemessene Einordnung der Wirksamkeitsforschung zu ermöglichen.

Psychotherapiestudien und Studien mit psychosozialen Interventionen sind in der Regel sogenannte investigator initiated trials. Anders als in der Pharmakotherapieforschung gibt es in den allermeisten Fällen keine zentrale, die Forschung steuernde Institution. Vielmehr kommen Studien auf der Basis des Erkenntnisinteresses einzelner Wissenschaftler zustande, die aufgrund ihrer eigenen Bewertung und Präferenz in einem Forschungsfeld Schwerpunkte setzen und hierfür mit unterschiedlichem Erfolg finanzielle Unterstützung öffentlicher Drittmittelgeber suchen. Vor diesem Hintergrund ist das Feld von inhaltlicher und methodischer Vielfalt geprägt, was aggregierte Analysen und eine zusammenfassende Bewertung des Stands der Forschung zu einzelnen Verfahren und Methoden erschwert.

Psychotherapie und psychosoziale Therapien werden als „komplexe Intervention" verstanden. Mit diesem Begriff wird zum Ausdruck gebracht, dass die Beschreibungen von Psychotherapie immer eine Vielzahl von Vorgehensweisen umfassen, die schwer abgrenzbar sind und deren Umsetzung in einer Therapiestudie nur mit hohem Aufwand nachweisbar ist. Komplexe Interventionen beinhalten immer eine Vielzahl von Wirkfaktoren. In der Regel ist es nicht möglich genau festzustellen, auf welche Weise die Wirkung der Psychotherapie zustande kommt.

In methodologischer Hinsicht können an Psychotherapiestudien und Studien mit psychosozialen Interventionen die in der evidenzbasierten Medizin üblichen Maßstäbe angelegt werden. Zentrale Kriterien wie Randomisation, Kontrollgruppendesign, Operationalisierung der Zielkriterien, Intention to treat-Analysen etc., können hier in gleicher Weise umgesetzt werden. Zwar wird häufig argumentiert, dass die Verblindung der Psychotherapeuten nicht möglich ist, jedoch können die Forschungsmitarbeiter verblindet werden, die die Wirksamkeitsbeurteilung durchführen. Und da anspruchsvolle Methodik immer mit erhöhtem Aufwand verbunden ist, sind die Grenzen hier oft durch die Begrenzungen der Forschungsförderung und nicht durch eine methodologische Unmöglichkeit gesetzt. Siehe für weiterführende Informationen den Absatz „Methodenkritische Aspekte zu pharmakologischen und psychotherapeutischen klinischen Studien" im Anhang des Leitlinienreports.

Konsequenzen dieser Überlegungen sind:

- Die Einteilung von Psychotherapieverfahren ist unscharf. Unterschiedliche Leitlinienkommissionen und unterschiedliche Autorengruppen von Meta-Analysen können zu unterschiedlichen Einteilungen kommen.
- Trotz der inhaltlichen Einschränkungen ist eine möglichst präzise Definition der jeweiligen Vorgehensweise unerlässlich. Auch diese Definitionen sind als Konvention in einer Arbeitsgruppe zu verstehen. Die Empfehlungen können nur in Bezug auf die Definitionen angemessen verstanden werden.
- Die Qualität von Studien ist heterogen und bedarf besonderer Aufmerksamkeit.

6.2 Psychoedukation

Der Begriff Psychoedukation kam im Zusammenhang mit den sogenannten psychoeducational family interventions auf und wurde einfach eingedeutscht. Der Begriff wird in heterogener Weise verwendet und beschreibt einerseits jede Art von Informationsvermittlung an Patienten, andererseits aber auch sehr komplexe Interventionen, bei denen Patienten und Familien über eine längere Zeit zusammenarbeiten. Eine Arbeitsgruppe der Deutschen Gesellschaft für Psychoedukation (DGPE) hat eine Definition für Psychoedukation vorgeschlagen, auf deren Grundlage dieser Abschnitt basiert:

„Unter dem Begriff der Psychoedukation werden systematische didaktischpsychotherapeutische Interventionen zusammengefasst, die dazu geeignet sind, Patienten und ihre Angehörigen über die Krankheit und ihre Behandlung zu informieren, ihr Krankheitsverständnis und den selbstverantwortlichen Umgang mit der Krankheit zu fördern und sie bei der Krankheitsbewältigung zu unterstützen". Die in der Verhaltenstherapie verwurzelte Psychoedukation bildet im Rahmen der Psychotherapie denjenigen Interventionsbestandteil ab, bei dem die aktive Informationsvermittlung, der Erfahrungsaustausch unter den Betroffenen und die Bearbeitung allgemeiner Krankheitsaspekte im Vordergrund stehen" (487, S. 3).

Die Definition von Psychoedukation ist in der NICE-Leitlinie jedoch enger gefasst. Dort heißt es, dass psychoedukative Therapien definiert sind als Interventionen, die den betroffenen Personen oder ihren Angehörigen und andere Vertrauenspersonen primär Informationen über der Erkrankung vermitteln. Weiterhin gehören die Vermittlung von Unterstützung und Strategien im Umgang mit der Erkrankung zu diesen Interventionen. Die Interventionen sollten individuell auf die Bedürfnisse der betroffenen Personen und deren Umfeld (Angehörige und andere Vertrauenspersonen) angepasst sein [160].

Diese Definitionen werfen bereits die Frage auf, ob Psychoedukation den Psychotherapeutischen Verfahren zuzurechnen ist oder eine eigenständige Interventionsform ist. Für beide Positionen können Gründe gefunden werden. Die Beantwortung dieser Frage hängt im Einzelfall von den umgesetzten Interventionsstrategien ab. Je mehr eine Beschränkung auf Informationsvermittlung vorgenommen wird, umso weniger ist die Einordnung als Psychotherapie gerechtfertigt. Umso mehr andererseits die Krankheitsbewältigung in einem umfassenden Sinne und unter Einbeziehung der Angehörigen Gegenstand der Intervention ist, umso näher rückt der Begriff Psychoedukation an den Begriff Psychotherapie heran. Grenzziehungen sind demzufolge schwer möglich.

6.2.1 Wirksamkeit und Format der Psychoedukation

Es wurde konsentiert, die Fragestellungen zur Wirksamkeit und zum Format der Psychoedukation mit einer Leitlinien-Adaptation zu beantworten. Hierzu bietet sich die aktuelle Fassung der AWMF-Leitlinie Psychosoziale Therapien bei schweren psychischen Erkrankungen an [162]. Sie geht auf das deutsche Versorgungssystem ein und greift das Thema Psychoedukation auf.

Im Folgenden werden relevante Textpassagen dieser Leitlinie zitiert. Die erste Passage bezieht sich auf die Revision eines Cochrane Reviews zur Psychoedukation [488]. Dieses Cochrane-Review ist für die hier zu beantwortende Fragestellung einschlägig.

Der Cochrane Review zur Effektivität von Psychoedukation bei Menschen mit schizophrener Erkrankung schließt 44 RCTs ein, in denen psychoedukative Interventionen, in welchen ein direkter Austausch zwischen Professionellen und Patienten und Angehörigen erfolgt, gegenüber zumeist herkömmlicher Behandlung untersucht wird [488]. Die Interventionen variieren, sehen aber alle Wissensvermittlung, Support und Vermittlung von Managementstrategien vor. In mindestens 13 der Studien werden Angehörige aktiv einbezogen. Insgesamt schätzen die Autoren die Studienqualität als moderat ein. Es zeigen sich Vorteile durch Psychoedukation hinsichtlich der Compliance mit der Psychopharmakotherapie (NNT: 5 [95 % CI: 5 bis 7]), der Rezidivreduktion (NNT: 9 [95 % CI: 7 bis 14]), einschließlich der stationären Wiederaufnahmerate und − Behandlungsdauer (Reduktion stationärer Behandlungstage um ca. 8 Tage pro Jahr). Ebenso deutet sich ein Effekt auf die psychopathologische Symptomatik an. Effekte auf andere Outcomeparameter sind nicht sicher ableitbar (s. Tab. 4 des Cochrane Reviews). Subgruppenanalysen (kurz/Standard und Gruppen-/Einzelformat) bleiben ohne klare Ergebnisse. Die Schlussfolgerung dieses Cochrane Reviews lautet, dass Psychoedukation die Rezidivraten und die Rehospitalisierungsfrequenz reduziert, die Comploance verbessert, sowie die Dauer der stationären Aufenthalte verkürzt. [488].

Für die Ableitung der Behandlungsempfehlungen wird der folgende Text in der AWMF-Leitlinie „Psychosoziale Therapien" [162] zitiert (die Referenzen des Zitats beziehen sich auf die Originalpublikation):

„2009 schätzten die Autoren der NICE-Leitlinie die Befunde zur Wirksamkeit von Psychoedukation in der Behandlung von Erkrankungen aus dem Formenkreis der Schizophrenien noch wenig robust ein. Aufgrund der großen Heterogenität ließen sich lediglich Ergebnisse auf der Basis von Einzelstudien ableiten, die auf eine verbesserte Adhärenz, auf eine reduzierte Rezidivwahrscheinlichkeit, verringerte stationäre Behandlungszeiten und ein verbessertes psychosoziales Funktionsniveau verweisen. Dies galt umso mehr, wenn als Vergleichsintervention eine herkömmliche Behandlung herangezogen wurde [26]. Neben vier systematischen Übersichtsarbeiten, die bereits Eingang in die erste Auflage dieser Leitlinie gefunden hatten, sind weitere relevante Übersichtsarbeiten erschienen. Problematisch bleibt die hohe Varianz der Interventionsformen in Abhängigkeit von Dauer, Form und Intensität. Übersichtsarbeiten betrachten Interventionen, die sich explizit an Angehörige bzw. Familien richten [44, 45, 47, 48, 50], z. T. erfolgen diese ohne den Patienten selbst. Andere Autoren schließen gleichermaßen Angehörigen-, Familien- und Patientengruppen ein [1, 46, 49]. Eine Vergleichbarkeit ist zudem aufgrund unterschiedlich definierter Zielgrößen eingeschränkt. Grundsätzlich wurden in allen Meta-Analysen hohe Qualitätsstandards bei der Auswahl der einzelnen Studien angewandt. Deutlich wird über alle Übersichtsarbeiten und Meta-Analysen, dass Psychoedukation unabhängig vom Format das Rezidivrisiko in eine akute Krankheitsphase und die stationäre Wiederaufnahmewahrscheinlichkeit signifikant reduzieren kann [1, 44–47]. Lediglich Kurzzeitinterventionen erweisen sich hier weniger effektiv [48], wobei selbst Psychoedukation bis zu einer Sitzungszahl von 10 Sitzungen das Rezidivrisiko bei Schizophrenie reduzieren kann [49] und die Ergebnisse bei Okpokoro auf lediglich 4 RCTs beruhen. Das Rezidivrisiko ließ sich um 45 % über 12 Monate gegenüber TAU [47] und 20 % innerhalb eines 2-Jahres-Follow-ups [44] reduzieren. Bei Lincoln et al. (2007) ließ sich ein mittlerer Effekt unmittelbar nach Behandlungsende finden, der aber innerhalb der nächsten 12 Monate an Stärke verlor [46]. Positive Effekte wurden auch für die Verbesserung der medikamentösen Comliance [1, 45, 47, 49] und für den Wissenserwerb durch den Patienten [46, 49] evident. Allerdings wurde an anderer Stelle die Befundlage für die Outcomes Compliance [46] und Wissenserwerb [1] weniger konklusiv beurteilt. Wenig robust bleiben die Befunde aus den Meta-Analysen auch für die Symptomschwere, Behandlungszufriedenheit und – abbrüche, für das psychosoziale Funktionsniveau und das Belastungserleben bei den Angehörigen sowie andere angehörigenbezogene Outcomes. Es wird vermutet, dass die Reduktion von Rückfällen, ohne eine überzeugende Evidenz für eine verringerte psychopathologische Symptomatik, auf eine Stärkung der Familien im Rahmen der Behandlung zurückzuführen ist. Offenbar werden die Familien durch entsprechende psychoedukative Intervention dazu befähigt, mit der Erkrankung und den verbundenen Besonderheiten besser umzugehen. Belege für die Bedeutung des Umfangs von Psychoedukation lassen sich bei Pitschel-Walz 2001 finden. Arbeiten verweisen auch auf die größere Effektivität durch den gleichzeitigen Einbezug von Patienten und deren Angehörigen [44, 46]. Aus einer Meta-Analyse geht hervor, dass die Effekte auf ein reduziertes Rezidivrisiko und eine verringerte Wahrscheinlichkeit stationärer Wiederaufnahmen sowie auf ein vermindertes Belastungserleben in den Familien durch Einzel-Familien-Interventionen stabiler und anhaltender sind im Vergleich zu Mehr-Familiengruppen-Interventionen [45]."

Die AWMF-Leitlinie „Psychosoziale Therapien" [162], nimmt mit ihren Empfehlungen Bezug auf Menschen mit schweren psychischen Erkrankungen (severe mental illness, SMI). Für die vorliegende Leitlinie ist der Fokus auf die Schizophrenie erforderlich. Die Evidenzrecherche und der Hintergrundtext in der AWMF-Leitlinie „Psychosoziale Therapien bei schweren psychischen Erkrankungen" trennen die Studien zu den unterschiedlichen Erkrankungen in klarer Weise ab. Die auf die Schizophrenie bezogene Evidenz erlaubt die Eingrenzung des Empfehlungstextes auf die Schizophrenie.

Empfehlung 59	Empfehlungsgrad
Menschen mit Schizophrenie soll zur Verbesserung des Behandlungsergebnisses und Krankheitsverlaufs eine strukturierte Psychoedukation im Rahmen eines Gesamtbehandlungsplanes ausreichend lange und möglichst in Gruppen angeboten werden. Angehörige und andere Vertrauenspersonen sollen in die psychoedukative Intervention einbezogen werden.	A

Adaptation und Anpassung AWMF-Leitlinie „Psychosoziale Therapien bei schweren psychischen Erkrankungen" [162] und Meta-Analyse LoE 1+ Xia et al. [488]

6.2.2 Einbeziehung von Angehörigen

Bei Lincoln et al. [489] findet sich im Rahmen einer Meta-Analyse ein Hinweis darauf, dass Psychoedukation unter Einbeziehung der Angehörigen wirksamer ist als ohne deren Einbeziehung, da diese ohne Einbeziehung der Angehörigen hier keinen signifikanten Effekt in Bezug auf die Rezidivreduktion hatte. Dieses Ergebnis ist in der Empfehlung 59 bereits abgebildet.

6.2.3 Wirksamkeit in Abhängigkeit von der Berufsgruppe der Gruppenleiter

Die Frage, ob Psychoedukation unterschiedlich wirksam ist, wenn Mitglieder unterschiedlicher Berufsgruppen Leitungsverantwortung übernehmen, ist nicht untersucht worden, es liegt also kein gesichertes Wissen darüber vor. Die Arbeitsgruppe Psychoedukation der Deutsche Gesellschaft für Psychoedukation hat allerdings in ihrem Konsensuspapier formuiert: „Leitung und Qualitätssicherung der Gruppenarbeit sollte durch psychotherapeutisch erfahrene Ärzte und/oder Psychologische Psychotherapeuten erfolgen" [487]. Dies entspricht dem Verständnis, das Psychoedukation psychotherapeutische Aspekte beinhaltet und daher eine entsprechende berufsrechtliche psychotherapeutische Qualifikation erforderlich ist.

6.3   Kognitive Verhaltenstherapie

Bei der Definition Kognitiver Verhaltenstherapie sind unterschiedliche Verwendungen dieses Terminus zu beachten. In der vom angloamerikanischen Kontext geprägten internationalen Leitlinie wird ein enger Begriff von KVT verwendet. Die entsprechende Definition, wie sie in der NICE-Leitlinie [160] verwendet wird, lautet:

Kognitive Verhaltenstherapie ist eine eigenständige psychologische Intervention, in der Patienten Verknüpfungen zwischen ihren Gedanken, Gefühlen und Handlungen in Bezug auf gegenwärtige oder frühere Symptome und/oder ihre Funktionsfähigkeit herstellen und ihre Wahrnehmungen, Ansichten und Schlussfolgerungen in Bezug auf ihre Symptome neu bewerten. Kognitive Verhaltenstherapie sollte folgendes beinhalten:

- Die Patienten beobachten ihre eigenen Gedanken, Gefühle und Verhaltensweisen in Bezug auf die Symptome, auf das Wiederauftreten von Symptomen und/oder
- Förderung von alternativen Möglichkeiten zur Bewältigung der Symptome und/oder
- Reduktion von Disstress und/oder
- Verbesserung der Funktionsfähigkeit.

In diesem Abschnitt wird die von NICE verwendete Definition von KVT zugrunde gelegt. Es wurde bereits oben darauf verwiesen, dass diese Definition wesentlich enger gefasst ist als die Definition der Verhaltenstherapie, aber gut darunter subsumiert werden kann.

An dieser Stelle muss darauf hingewiesen werden, dass sich diese in NICE genannten Definitionen nicht mit den Definitionen von Psychotherapie decken, wie sie in der Psychotherapie-Richtlinie des GBA oder den Definitionen des Wissenschaftlichen Beirats Psychotherapie formuliert sind. So definiert der Wissenschaftliche Beirat Psychotherapie die Verhaltenstherapie folgendermaßen [490]:

„Die Verhaltenstherapie (VT) basiert auf der empirischen Psychologie. Sie umfasst störungsspezifische und -unspezifische Therapieverfahren, die aufgrund von Störungs- und Veränderungswissen eine systematische Besserung der zu behandelnden Problematik anstreben. Die aus einer Störungsdiagnostik und individuellen Problemanalyse abgeleiteten therapeutischen Maßnahmen setzen an den prädisponierenden, auslösenden und/oder aufrechterhaltenden Problembedingungen an. Sie verfolgen konkrete und operationalisierte Ziele auf den verschiedenen Ebenen des Verhaltens und Erlebens (unter anderem Modifikation von beobachtbarem Verhalten, psychophysiologischen und kognitiv-emotionalen Prozessen sowie Erreichen eines höheren Grades von Anpassung, erlebter Selbstkontrolle und Problemlösekompetenz). Zu den Grundprinzipien der Verhaltenstherapie gehören Problemorientierung, Zielorientierung, Handlungsorientierung, Transparenz, Hilfe zur Selbsthilfe, Überschreiten des therapeutischen Settings sowie das Bemühen um empirisch fundierte Weiterentwicklung."

Diese Definition ist erheblich weiter gefaßt als die Definition von CBTp (Cognitive Behavioural Therapy for Psychosis), wie sie u. a. in der o. g. NICE-Leitlinie zu finden ist [160]. Dort wird davon ausgegangen, dass die kognitiv-verhaltenstherapeutischen Interventionen im Sinne der internationalen Literatur lediglich einen Aspekt unter mehreren der Verhaltenstherapie darstellen. Die in anderen Abschnitten des Kapitels betrachteten Interventionen wie insbesondere Psychoedukation (insoweit sie in die Verhaltenstherapie integriert ist), Training sozialer Fertigkeiten oder verhaltenstherapeutisch orientierte Familieninterventionen können im Rahmen des deutschen Gesundheitssystems ebenfalls als verhaltenstherapeutische Interventionen angesehen werden.

Die kognitive Verhaltenstherapie bei Psychosen basiert auf psychologischen Modellen für die psychotische Symptomatik, die vor dem Hintergrund psychologisch-experimenteller Studien erarbeitet wurden. Diese Modelle [491–493] postulieren, dass wahnhafte Überzeugungen durch eine spezifische Störung der Informationsverarbeitung (z. B. reasoning biases) und die Aktivierung von Schemata über sich und andere generiert und aufrechterhalten werden. In neueren Modellen werden emotionale Faktoren stärker berücksichtigt [39]. Kognitive Modelle der Negativ-Symptomatik [494] schreiben dieser eine Schutzfunktion vor dem Hintergrund eines unerträglich hohen Stressniveaus zu. Rector et al. [495] betonen die Rolle dysfunktionaler Gedanken bei der Aufrechterhaltung der Negativ-Symptomatik. So könnte z. B. eine negative Konsequenzerwartung (z. B. „Wenn ich meine Gefühle zeige, werden andere meine Fehlerhaftigkeit sehen") bzw. eine geringe Kompetenzerwartung („Ich habe nicht die Möglichkeit, meine Gefühle auszudrücken") die Affektverflachung stabilisieren.

Eine zentrale Annahme ist die Kontinuitätshypothese [496]. Demnach gibt es zwischen dem unbeeinträchtigten „normalen" Erleben und psychotischen Symptomen keinen unüberbrückbaren Sprung der Uneinfühlbarkeit, sondern man geht davon aus, dass es fließende Übergänge z. B. von Befürchtungen, Mißtrauen, Beeinträchtigungsideen, Verfolgungswahn etc. gibt. In Bezug auf die Gestaltung der therapeutischen Beziehung wird besonderer Wert darauf gelegt, eine nicht-konfrontative, wertschätzende und unterstützende Beziehung anzubieten. Konfrontative Haltungen, wie sie prinzipiell bereits bei einer ausführlichen Exploration enthalten sind, belasten die Beziehungen und führen oft dazu, dass der Betroffene sich nicht öffnen möchte. Für die Durchführung der KVT liegen verschiedene publizierte Therapiemanuale vor. Aufgrund folgender englischsprachiger Publikationen wurde die KVT für Psychosen bekannt gemacht: Fowler et al. [497]; Kingdon und Turkington [494]; Chadwick et al. [498]. Jedoch sind ebenso deutschsprachige Manuale und Bücher mit therapeutischen Elementen verfügbar (z. B. von Vauth und Stieglitz [499], Lincoln [500], Mehl und Lincoln [501], Nelson et al. [502] oder Klingberg [503]).

6.3.1　Wirksamkeit der KVT

KVT im frühen Krankheitsstadium
Psychotische Ersterkrankungen sollen möglichst frühzeitig erkannt werden mit dem Ziel, die Dauer der unbehandelten Psychose (DUP) möglichst kurz zu gestalten. Menschen mit psychotischen Ersterkrankungen soll eine koordinierte, auf Ersterkrankte spezialisierte, multiprofessionelle Behandlung während der ersten 3 bis 5 Jahre der Erkrankung angeboten werden, um den Krankheitsverlauf und die sozialen Folgen möglichst günstig zu beeinflussen (siehe auch Kap. 7). Wesentlicher Bestandteil dieser Behandlung ist die kognitive Verhaltenstherapie, die im Rahmen der koordinierten, auf Ersterkrankte spezialisierten, multiprofessionellen Behandlung mit Familieninterventionen, Supported Employment und Education nach dem Individual Placement and Support (IPS) Model, antipsychotischer Pharmakotherapie und aufsuchenden Behandlungselementen kombiniert wird. In diesem Sinne sind die Effekte der KVT in den Evaluationen der koordinierten Therapie enthalten [96, 504, 505].

Dennoch gibt es einzelne Studien, die KVT bei Menschen mit ersten psychotischen Episoden ohne koordinierte Behandlung evaluieren. Die Meta-Analyse von Bird und Kollegen [96] fasst 4 RCTs (n = 620) zusammen, die zwischen 5 Wochen und 1 Jahr andauernde, spezifisch auf Menschen mit ersten psychotischen Episoden zugeschnittene KVT-Interventionen evaluieren. Im Zweijahres-Follow-up im Vergleich zur Standardbehandlung wurde die Positivsymptomatik (SMD −0,60; 95 % CI −0,79 bis −0,41) und Negativsymptomatik (SMD −0,45; 95 % CI −0,89 bis −0,09) signifikant reduziert, allerdings nicht direkt nach der Behandlung. Auch gab es keine signifikanten Effekte auf die Wiedererkrankungsraten (27,8 % vs 32,2 %, p = 0,44) und Rehospitalisierungsraten (38,4 % vs 38 %, p = 0,94). Die NICE-Leitlinie 2014 empfiehlt KVT bei Patienten mit ersten psychotischen Episoden [506].

Empfehlung 60	Empfehlungsgrad
Menschen mit einer ersten psychotischen Episode soll eine spezifische kognitive Verhaltenstherapie zur Besserung der Positiv- und Negativsymptomatik angeboten werden.	A

Adaptation NICE-Leitlinie „Psychosis and schizophrenia in adults" [149] und Meta-Analyse LoE1-Meta-Analyse Bird et al. [96]

KVT im weiteren Krankheitsverlauf

KVT wurde in den 1990'er-Jahren für die Patientengruppe entwickelt und angeboten, die trotz der Anwendung von Antipsychotika anhaltende Positivsymptome aufweist und durch diese Symptomatik in ihrer Lebensführung stark belastet und beeinträchtigt ist. Nach den anfänglichen Erfolgen wurden die Einschlusskriterien dann in verschiedene Richtungen ausgeweitet und die methodologische Qualität der Studien insgesamt erhöht. Die in evidenzbasierten Behandlungsleitlinien häufig anzutreffende Unterscheidung von Akut- und Langzeitbehandlung ist in Bezug auf Empfehlungen zur Kognitiven Verhaltenstherapie missverständlich. Mit dem Begriff Akut-Phase wird einerseits zum Ausdruck gebracht, dass die Erkrankung durch psychomotorische Erregung, Aggressivität oder intensive Ängste gekennzeichnet sein kann. Andererseits wird damit auch zum Ausdruck gebracht, dass Positivsymptome überhaupt bestehen. Daher wird hier auf diesen Begriff verzichtet. Für das Therapieziel der Symptomreduktion berichtete die Meta-Analyse von Wykes et al. [507] auf der Basis von 33 randomisierten klinischen Studien mit 1 964 Patienten eine Effektstärke von d = 0,400 (95 % CI: 0,252–0,548) in Bezug auf die jeweils primär untersuchte Symptomatik. Die Effektstärken für die einzelnen Symptombereiche lagen in vergleichbaren Größenordnungen (Positiv-Symptomatik: d = 0,372, 95 % CI: 0,228–0,516; Negativ-Symptomatik: d = 0,437, 95 % CI: 0,171–0,704; soziales Funktionsniveau: d = 0,378, CI: 0,154–0,602; Stimmung: d = 0,363, 95 % CI: 0,079–0,647). In der Sensivitätsanalyse finden methodisch bessere Studien dabei kleinere Effektstärken.

Jauhar et al. [508] untersuchten ebenfalls dezidiert den Einfluss von verschiedenen Verzerrungsfaktoren. Die gepoolte Effektstärke war −0,33 (95 % CI −0,47 bis −0,19) in 34 Studien mit dem Endpunkt Gesamtsymptome (overall symptoms), −0,25 (95 % CI −0,37 bis −0,13) in 33 Studien mit dem Endpunkt Positivsymptome und −0,13 (95 % CI −0,25 bis

−0,01) in 34 Studien mit dem Endpunkt Negativsymptome. Die Autoren berichten, dass Verblindung die Effektstärken signifikant beeinflusste: Gesamtsymptome: −0,62 (95 % CI −0,88 bis −0,35) vs −0,15 (95 % CI −0,27 bis −0,03), (p = 0,001); Positivsymptome −0,57 (95 % CI −0,76 bis −0,39) vs −0,08 (95 % CI −0,18 bis 0,03), (p < 0,001). Die Verwendung einer Kontrollintervention beeinflusste die Effektstärken nicht, ebenso konnte kein Publikationsbias beobachtet werden. Die Autoren schlussfolgerten, dass insbesondere Verblindung einen deutlichen Einfluss auf die Effektstärken hat, und dass zukünftige Studien diesen möglichen Verzerrungsaspekt adressieren müssen [508]. Lynch et al. [509] weisen darauf hin, dass eine Überlegenheit von KVT gegenüber aktiven Kontrollbedingungen wie supportiver Therapie in methodisch anspruchsvollen Studien bislang nicht gezeigt wurde. Dies war auch der Tenor der Cochrane-Analyse von Jones et al. [510]. Hier heißt es, dass basierend auf Interventionsstudien keine überzeugende Überlegenheit der KVT im Vergleich zu weniger strukturierten Therapien be Menschen mit einer Schizophrenie gezeigt werden konnte.

Jedoch ist auch dieses Ergebnis nicht unwidersprochen. Die Meta-Analyse von Sarin et al. [511] fand, dass KVT im Vergleich mit anderen psychotherapeutischen Intervention effektiver in der Reduktion von Positivsymptomen (p = 0,02), Negativsymptomen (p = 0,03) und Allgemeinsymptomen (p = 0,003) war.

Bei Turner et al [512] findet sich in der Ergebniszusammenfassung, dass KVT signifikant anderen Verfahren als Gruppe (z. B. kognitive Remediation, Soziales Kompetenztraining, unterstützende Gespräche) in der Reduktion von Positivsymptmen (g = 0,16) überlegen war. Dieses Ergebnis konnte auch in den Sensivitätsanalysen bestätigt werden, wobei aufgrund der fehlenden statistischen Power die Analyse unter Einbeziehung des Allegiance bias nicht mehr signfikant war.

In einer Meta-Analyse in Bezug auf Positivsymptomatik fanden Van der Gaag et al. [513], dass KVT effektiv in der Reduktion von akutischen Halluzinationen war. Auch konnte ein Effekt auf wahnhaftes Erleben gefunden werden, wobei aufgrund der Heterogenität und nicht-signifikanter Effektstärken dieses Ergebnis vorsichtiger interpretiert werden muss. In der NICE-Leitlinie (2014) wird eine manualisierte CBT im Einzelsetting mit mindestens 16 Einzelsitzungen empfohlen. Insgesamt kann also basierend auf den zitierten Meta-Analysen und der NICE-Leitlinie davon ausgegangen werden, dass KVT zur Reduktion der Gesamtsymptomatik und der Positivsymptomatik wirksam ist. Die Evidenz für die Reduktion von Negativsysmptomen und für die Senkung der Rezidivrate ist dagegen nicht ausreichend gut. Da die Suche nach Moderator-Effekten und Therapie-Erfolgsprädiktion bislang keine Hinweise auf die Einschränkung des Indikationsgebietes auf Teilpopulationen erbracht hat, sollte sich die Therapieempfehlung auf alle Patienten beziehen.

Empfehlung 61	Empfehlungsgrad
Menschen mit einer Schizophrenie soll eine kognitive Verhaltenstherapie angeboten werden.	**A**

Adaptation NICE-Leitlinie „Psychosis and schizophrenia in adults" [149]. Meta-Analyse LoE1++ Jauhar et al. [508], Meta-Analyse LoE1++ Wykes et al. [514], Meta-Analyse LoE1++ Turner et al. [512]

6.3.2 Durchführung von KVT

Sitzungszahl und Setting

Die Frage nach der Anzahl erforderlicher Sitzungen für die KVT kann derzeit nicht anhand solcher Studien beantwortet werden, die randomisierte Vergleichsgruppen mit unterschiedlicher Sitzungszahl untersuchen. Die NICE-Leitlinie empfiehlt, nicht weniger als 16 Sitzungen anzubieten, da Studien zur Standard-KVT mit weniger Sitzungen keine Wirksamkeit zeigen konnten. Sarin et al. [511] fanden in Ihrer Meta-Analyse eine überlegene Wirkung bei Durchführung $\geq$ 20 Sitzungen im Vergleich zu $\leq$ 16 Sitzungen in Bezug auf die allgemeine Symptomreduktion (SMD = −0,30 vs. −0,07) und die Reduktion von Negativsymptomen (SMD = −0,32 vs 0,17). Hazell et al. [515] sowie Naem et al. [516] führten systematische Reviews und Meta-Analysen zu KVT-Kurztherapien durch, allerdings sind die Kurzbehandlungen oft stärker auf ein einzelnes Therapieziel fokussiert (z. B. nur Wahn oder nur Halluzination) als eine Standard-KVT. Zudem liegen hierzu mehr Pilotstudien als große RCTs mit adäquater Power vor. Im Vergleich zu Kontrollgruppen waren die Effektstärken vergleichbar mit den Effekten längerer KVTs. Der Rückschluss, dass Standard KVT deshalb gekürzt werden kann, erscheint daher auch nicht ausreichend begründet. Die Frage nach der erforderlichen Sitzungszahl muss also künftig untersucht werden. Lincoln et al. [517] fanden in der Analyse einer versorgungsorientierten Studie, dass Änderungen in der Symptomatik erst ab der 15. Sitzung eintreten. Die maximale Veränderung wurde bei der 25. Sitzung erreicht, was allerdings nicht aufgrund eines kontrollierten Designs zustande kam. Ein randomisierter Vergleich von Einzel- versus Gruppentherapie liegt bislang nicht vor. Die NICE Leitlinie [160] fand bessere Therapieeffekte bei Einzelbehandlung in indirekten Vergleichen mit Gruppenbehandlungen.

Therapeutenqualifikation

In der überwiegenden Zahl der o. g. Studien waren die Therapeuten meist Clinical Psychologists, in selteneren Fällen Ärzte, Nurses (mit hoher psychotherapeutischer Qualifikation) oder andere Berufsgruppen. In wie fern die Qualifikation der Clinical Psychologists und Ärzten in diesen Studien mit den psychologischen Psychotherapeuten und Fachärzten für Psychiatrie und Psychotherapie in Deutschland vergleichbar ist, muss offen bleiben. Auch die Vergleichbarkeit der Nurses mit dem Pflegepersonal in deutschen Kliniken kann nicht ohne weiteres angenommen werden. Ein randomisierter Wirksamkeitsvergleich liegt nicht vor. Im deutschen Gesundheitssystem darf KVT als Psychotherapieverfahren nur von ärztlichen oder psychologischen Psychotherapeuten als persönliche Leistung erbracht werden.

Empfehlung 62	Empfehlungsgrad
Kognitive Verhaltenstherapie sollte mit einer Sitzungszahl von $\geq$ 16 Sitzungen angeboten werden. Zur Optimierung der Therapieeffekte und bei komplexeren Therapiezielen sollte eine Sitzungszahl von $\geq$ 25 Sitzungen angeboten werden.	**B**

Adaptation NICE-Leitlinie „Psychosis and schizophrenia in adults" [149], Meta-Analyse LoE1-Sarin et al. [511], LoE2+ Lincoln et al. [517]

Empfehlung 63	Empfehlungsgrad
Kognitive Verhaltenstherapie kann stationär oder ambulant durchgeführt werden. Bei stationärem Beginn sollte eine ambulante Fortsetzung erfolgen.	**KKP**

Adaptation NICE-Leitlinie „Psychosis and schizophrenia in adults" [149], Meta-Analyse LoE1-Sarin et al. [511], LoE2+ Lincoln et al. [517], Indirekte Evidenz

Empfehlung 64	Empfehlungsgrad
Therapeuten sollten sich an den Prinzipien individualisierter kognitiver Verhaltenstherapie im Einzelsetting sowie an störungsspezifischen Manualen orientieren. Besondere Merkmale der kognitiven Verhaltenstherapie bei Psychosen sind dabei ein nicht-konfrontatives, unterstützendes Beziehungsangebot, „Normalisierung" von Beschwerden, die Kontinuitätsannahme in Bezug auf die Symptomatik und die Orientierung an den Lebenszielen der Teilnehmer.	**B**

Abgeleitete Evidenz aus den Wirksamkeitsstudien: Adaptation NICE-Leitlinie „Psychosis and schizophrenia in adults" [149]. Meta-Analyse LoE1++ Jauhar et al. [508], Meta-Analyse LoE1++ Wykes et al. [514], Meta-Analyse LoE1++ Turner et al. [512]

6.3.3 KVT bei Ablehnung einer antipsychotischen Medikation

Wie in der Einleitung des Kapitels beschrieben, wird Psychotherapie bei schizophrenen Erkrankungen in den letzten 30 Jahren regelmäßig ausschließlich als add-on Behandlung bei solchen Patienten untersucht, die bereit sind, Antipsychotika einzunehmen. Dies geschieht aufgrund der Annahme, dass die Medikation erst die Basis für eine erfolgreiche psychotherapeutische Behandlung schafft. Vor dem Hintergrund der erfolgreichen Wirksamkeitsüberprüfung der KVT bei Patienten, die trotz Antipsychotikaeinnahme anhaltende psychotische Symptome haben, wird diese Grundannahme nun jedoch in Frage gestellt. Für die vergleichende Bewertung von Pharmako- und Psychotherapie wären vierarmige Studien erforderlich. Solche Studien liegen nicht vor und sind angesichts der Wirksamkeitsnachweise für die Pharmakotherapie auch schwer begründbar. Nun stellt sich die Frage, ob bei Patienten, die die antipsychotische Medikation nicht in Anspruch nehmen wollen, KVT positive Effekte erzielt. Da diese Entwicklung jedoch noch recht neu ist, liegt bislang auch nur eine einzige solche Studie vor [518]. In einer einfach verblindeten Studie mit hoher methodischer Güte wurden an zwei Zentren 74 Menschen mit Erkrankungen aus dem Schizophrenie-Spektrum (68 hatten eine Schizophrenie), die keine antipsychotische Behandlung wünschten, entweder in den Behandlungsarm TAU (N = 37) oder in den Behandlungsarm KVT+TAU (N = 37) randomisiert. Der primäre Endpunkt war die Veränderung des PANSS Gesamtscores über die Zeit (Baseline, 3, 6, 9, 12, 15 und 18 Monate). Aufgrund von fehlenden Ressourcen wurden nicht die geplanten 80 Einschlüsse erreicht. Die Adherenzrate war gut und 82 % der Teilnehmer nahmen an 6 oder mehr Therapiesitzungen teil. In der TAU + KVT Gruppe besserten sich die PANSS Gesamtwerte (95 %CI −10,79 bis −2,25), die PANSS Positivwerte (95 % CI − 4,00 bis −0,44) und die PANSS Allgemeinwerte (95 % CI −5,99 bis −1,27) signifikant mehr als in der TAU Gruppe [518]. Daraus kann die Empfehlung abgeleitet werden, KVT auch bei Ablehnung der Pharmakotherapie anzubieten. Die Stärken dieser Studie sind das hochwertige Studiendesign, die Intention-to-Treat-Analysen und auch die Erhebung von Nebenwirkungen. Schwächen umfassen TAU als passive Kontrollgruppe, den Ausschluss von akut stationär behandlungsbedürftigen Patienten und die kleine Fallzahl. Dennoch handelt es sich hier um eine besondere Pilotstudie, die weitere Studien dieser Art stimulieren soll, um weitere Therapieoptionen für Menschen mit Schizophrenien zu entwickeln, die keine Antipsychotika einnehmen wollen oder durch Nebenwirkungen der antipsychotischen Behandlung in der Einnahme eingeschränkt sind.

Empfehlung 65	Empfehlungsgrad
Kognitive Verhaltenstherapie sollte auch dann zur Reduktion der psychotischen Symptomatik angeboten werden, wenn Patienten eine Behandlung mit Antipsychotika ablehnen.	**B**

Hochwertige randomisierte Studie LoE 1+ Morrison et al. [518]

6.4 Trainingsbasierte Interventionen aus dem Spektrum der KVT/Metakognitives Training

Metakognitives Training (MKT) versteht sich als eine Variante der kognitiven Verhaltenstherapie für Psychosen [519].

Metakognition bedeutet Denken über das Denken. Entsprechend beabsichtigt die Behandlung, den Betroffenen psychosetypische kognitive Denkverzerrungen durch zahlreiche interaktive Übungen bewusst zu machen. Solche psychosetypischen kognitiven Verzerrungen sind z. B. Überkonfidenz, Inflexibilität und voreiliges Schlussfolgern [37, 520].

Die Intervention zielt darauf ab, Strategien zur Urteilsbildung zu vermitteln, Entscheidungsprozesse zu optimieren, z. B. indem bei unklaren Situationen weitere Informationen gesammelt werden und die Urteilsunsicherheit reduziert wird. Die Therapiemaßnahmen adressieren darüber hinaus in den aktuellen Auflagen der verfügbaren Manuale auch den Umgang mit Stigma. Es stehen Manuale für das Gruppentraining (MKT) und Einzeltherapie (MKT+) zur Verfügung.

Das MKT wird hier als Training bezeichnet, da es eine standardisiert durchgeführte Intervention ist. Auch das Einzeltherapie-Manual (MKT+) weist einen hohen Grad an Standardisierung auf, auch wenn hier die Individualisierung der Behandlung deutlich herausgearbeitet wird. Der Fokus der Behandlung ist denoch klar vorgegeben. Demgegenüber wird bei generischer KVT die Intervention auf der Basis einer individuellen Fallkonzeption geplant, bei der das Ziel der Verbesserung der Handlungsspielräume im Vordergrund steht und kognitive Prozesse dann fokussiert werden, wenn sie im Rahmen der Problemanalyse gemeinsam mit dem Betroffenen als relevant identifiziert werden.

Im Jahr 2016 erschienen zwei Meta-Analysen [521, 522]. In ihrer Meta-Analyse inkludierten Eichner & Berna [521] 15 Studien und fanden einen signifikanten schwachen bis mittleren Effekt zugunsten des MKT für Positivsymptome (g = 0,34) und Wahn (g = 0,41) sowie einen starken Effekt für die subjektive Akzeptanz/Wirksamkeit (g = 0,84). Die Meta-Analyse von van Oosterhout et al. [522] berücksichtigte zunächst 3–9 Studien und fand schwache Effekte für Positivsymptome (g = 0,26), Wahn (g = 0,22) und Entscheidungsverhalten (g = 0,31). Bei Berücksichtigung neuer Daten [523] waren die Effekte für Positivsymptome (g = 0,32) und Wahn (g = 0,31) signifikant mit einer schwachen bis mittleren Effektstärke, nicht jedoch für Entscheidungsverhalten (g = 0,11). Eine aktuell zur Publikation angenomme Meta-Analyse [524] untersuchte ausschließlich Wahn und berichtet einen signifikanten unmittelbaren (g = 0,38) und langfristigen Effekt (g = 0,35) im Bereich einer schwachen bis mittleren Effektstärke.

Empfehlung 66	Empfehlungsgrad
Zur Reduktion der Positivsymptomatik sollte/soll das Metakognitive Training angeboten werden.	**B**

Meta-Analyse LoE1+ Eichner et al. [521], Meta-Analyse LoE1+ van Oosterhout et al. [522]

6.5 Familieninterventionen und Zusammenarbeit mit den Angehörigen und anderen Vertrauenspersonen

Unter der Bezeichnung Familienintervention wird eine Vielzahl verschiedener Interventionsstrategien zusammengefasst. Familieninterventionen werden unterschiedlich definiert. Es bestehen Gemeinsamkeiten und Unterschiede mit fließenden Grenzen. Es besteht kein Konsens über definitorische Abgrenzungen.

Definition Familienintervention (NICE)
Familienintervention wurde definiert als eigenständige psychotherapeutische Intervention, bei der

- Familiensitzungen eine spezifisch unterstützende, edukative oder therapeutische Funktion haben und mindestens eine der folgenden Komponenten aufweisen:
- Problemlösung/Kriseninterventionsarbeit oder
- Intervention bei einem identifizierten Patienten [160]

Definition Verhaltensorientierte Familientherapie nach Falloon
Die verhaltensorientierte Familientherapie nach Falloon umfasst Problemlöse- und Kommunikationstrainings im Rahmen einer Einzel-Familien-Intervention im häuslichen Setting. Der Ansatz verfolgt nach einer Analyse der Stärken und Bedürfnisse der einzelnen Familienmitglieder sowie der Familie als Ganzes ein psychoedukatives Vorgehen, ergänzt durch das Vermitteln von Strategien für eine verbesserte Kommunikation sowie einen hilfreicheren Umgang mit entstehenden Problemen [162, 525].

Definition Psychoedukative Familienintervention (McFarlane, PEFI)
Bei der psychoedukativen Familienintervention spielt neben der systematischen auch die verhaltenstherapeutische Psychoedukation eine zentrale Rolle. Wichtige Therapiebestandteile sind die Informationsvermittlung, interdisziplinäre Problemlöseübungen und die Vernetzung der teilnehmenden Familien untereinander. Die drei Phasen der PEFI umfassen zunächst die individuelle Arbeit mit jeder Familie im Einzelsetting, der sich im weiteren Verlauf stark psychoedukativ geprägte Familiengruppeninterventionen anschließen. Daneben werden Veränderungsprozesse auf der Ebene der intrafamiliären Kommunikation angestrebt. In einer letzten Phase zielt die Intervention auf die Bildung von Netzwerken zwischen den teilnehmenden Familien sowie auf ein längeres zeitliches Bestehen von sozialen Kontakten und gegenseitiger Unterstützung ab [162, 526].

Definition Systemische Therapie/Familientherapie
Systemische Therapie/Familientherapie ist ein psychotherapeutisches Verfahren, dessen Fokus auf dem sozialen Kontext psychischer Störungen liegt und das zusätzlich zu einem oder mehreren Patienten (Indexpatienten, IPs) weitere Mitglieder des für den/die Patienten bedeutsamen sozialen Systems einbezieht und/oder fokussiert ist auf die Interaktionen zwischen Familienmitgliedern und deren sozialer Umwelt [527].

6.5.1 Wirksamkeit von Angehörigenarbeit

Der Begriff der Angehörigenarbeit ist unscharf. Insofern hier die Durchführung von Angehörigengruppen gemeint ist, kann auf das Kapitel zur Psychoedukation verwiesen werden. Dort wird darauf hingewiesen, dass die Einbeziehung von Angehörigen in die Psychoeduktion (z. B. in Form von Angehörigengruppen) für die Wirksamkeit der Psychoedukation von großer Bedeutung ist. Dieser Aspekt wird daher hier nicht weiter bearbeitet.

Die systematische Literaturrecherche ergab darüber hinaus einige Arbeiten, welche die Effekte von Familienintervention auf die Angehörigen und Bezugspersonen untersuchen.

Chen et al. [528] finden basierend auf neun Studien mit 608 Teilnehmern (321 in der Interventionsgruppe, 287 in der Kontrollgruppe), dass in Bezug auf die Pflegelast (Sorgelast, care burden) die Interventionen überlegen waren (95 % CI $-3{,}46$ bis $-0{,}74$), aber dass keine Effekte auf die Familienunterstützung, das Funktionieren der Familie und auf die Zufriedenheit festgestellt werden konnten. Eine weitere systematische Übersichtsarbeit [529] zeigte, dass durch Psychoedukation das Wissen der Familien um die Erkrankung sowie das Coping sich besserten und die Autoren schlussfolgerten, dass Psychoedukation regelhaft angeboten werden soll. In einer weiteren Meta-Analse [530] basierend auf 21 Studien mit 1589 Teilnehmern konnte gezeigt werden, dass die Erfahrung der Angehörigen durch die Psychoedukation (SMD $-1{,}03$, 95 % CI $-1{,}69$ bis $-0{,}36$) oder edukative Gruppen (SMD $-1{,}16$, 95 % CI $-1{,}96$ bis $-0{,}36$) zunahm. Im Verlauf von 6 Monaten nach der Psychoedukation, jedoch nicht direkt danach, reduzierte die Intervention den Stress der Angehörigen (SMD $-1{,}79$, 95 % CI $-3{,}01$ bis $-0{,}56$). Damit kann davon ausgegangen werden, dass Familieninterventionen hilfreiche Effekte für die Angehörigen von Menschen mit einer Schizophrenie haben, und dass diese Effekte auch dazu führen, die Situation für die Betroffenen zu verbessern. Effekte bei den Angehörigen sollten künftig als relevante Outcomes in Studien und in der klinischen Praxis betrachtet werden.

Empfehlung 67	Empfehlungsgrad
Angehörige und anderen Vertrauenspersonen von Menschen mit einer Schizophrenie sind erheblichen emotionalen Belastungen ausgesetzt. Gleichzeitig sind Angehörige und andere Vertrauenspersonen langfristig die wichtigste Quelle der sozialen Unterstützung für die Betroffenen. Sie sollen daher als Mitbetroffene angesehen werden. Sie sollen unter Wahrung der Schweigepflicht Informationen über schizophrene Erkrankungen angeboten bekommen. Der Unterstützungsbedarf soll regelmäßig in Erfahrung gebracht werden. Dem individuellen Bedarf entsprechend sollen sie Unterstützung zur Bewältigung der emotionalen Belastungen angeboten bekommen.	**KKP**

Empfehlung 68	Empfehlungsgrad
Wenn von den Betroffenen die Einbeziehung der Angehörigen und anderen Vertrauenspersonen in die Behandlung abgelehnt wird, soll dieses respektiert werden. Dennoch sollte den Angehörigen und Vertrauenspersonen die Möglichkeit gegeben werden, fremdanamnestische Informationen zu vermitteln und ihren Unterstützungsbedarf zu signalisieren. Auch ohne Zustimmung des Patienten sollten in diesem Fall den Angehörigen und anderen Vertrauenspersonen allgemeine, nicht personenbezogene Informationen unter Wahrung der Schweigepflicht angeboten werden, z. B. durch therapeutisches Personal, welches nicht in die Behandlung des Patienten einbezogen ist, durch Angehörigengruppen, trialogische Gruppen oder Angehörigen-Peers.	**KKP**

6.5.2 Wirksamkeit von Systemischer Therapie

Die Literaturrecherche identifizierte die Meta-Analyse von Pinquart et al. [531] sowie eine systematische Bewertung der Systemischen Therapie durch das IQWIG aus dem Jahr 2017 [532], welche im Rahmen eines Auftrags des G-BA zur Nutzenbewertung der Systemischen Therapie als Psychotherapieverfahren angefertigt wurde. Aufgrund der besonderen Relevanz für das deutsche Gesundheitssystem und des aktuellen Erscheinungsdatums der Analyse soll hier zunächst auf den IQWIG-Bericht eingegangen werden. In die Nutzenbewertung im Störungsbereich Schizophrenie und affektive psychotische Störungen gingen insgesamt 8 Studien ein, davon 5 Studien mit verwertbaren Ergebnissen. Vier Studien lieferten Ergebnisse zum Vergleich Systemische Therapie versus „Keine Zusatzbehandlung" [533–536]. Eine Studie [537] adressierte bipolare Störungen und ist daher hier nicht relevant. Drei weitere Studien wurden nicht berücksichtigt, da die Studienergebnisse auf weniger als 70 % der in die Auswertung eingeschlossenen Patienten basieren [538] und sich der Anteil fehlender Werte zwischen den Studienarmen um mehr als 15 % unterscheidet [539] bzw. erhebliche Diskrepanzen zwischen den Studienpublikationen bestehen [540].

Das Verzerrungspotenzial auf Studienebene wird für 4 Studien [533, 535–537] als hoch eingestuft. In diesen Studien blieben die Verdeckung der Gruppenzuteilung sowie die Angemessenheit der Erzeugung der Randomisierungssequenz unklar. Zudem wird die Verblindung der Patienten und der behandelnden Personen als nicht gegeben bewertet. In diesen 4 Studien überträgt sich das hohe Verzerrungspotenzial auf Studienebene auf das Verzerrungspotenzial auf Endpunktebene. Für die Studie Priebe et al. [534] wird das Verzerrungspotenzial auf Studienebene als niedrig eingestuft. Für alle Endpunkte wird das Verzerrungspotenzial aufgrund der fehlenden Verblindung der Endpunkterhebung als hoch bewertet. Außerdem beruht der Hinweis auf einen Nutzen auf Studien, deren Diagnosestellung anhand des chinesischen Klassifikationssystems „Chinese Classification of Mental Disorders" (CCMD) kodiert wurde. Zhang et al. [535] zufolge wird eine ausreichend hohe Äquivalenz der diagnostischen Kriterien nach DSM und CCMD angenommen. Auch kulturelle Unterschiede in Bezug auf die Familieninterventionen wären zu bedenken. Hier gibt es jedoch keine datengestützte Möglichkeit, die Größe der Interventionseffekte im Vergleich der Kulturen abzuschätzen. Da die Studie von Miller et al. [537] sich auf Bipolare Störungen bezieht und Priebe et al. [534] eine Einzelintervention darstellt, weisen alle drei Studien zur Systemischen Familientherapie bei schizophrenen Erkrankungen ein hohes Verzerrungspotential auf.

Laut IQWIG [532] soll die Systemische Therapie im Bereich der Schizophrenie einen Nutzen aufweisen. Im Bericht heißt es zusammenfassend:

> „Hinsichtlich des Endpunkts Schizophreniesymptomatik (global) ergibt sich ein Hinweis auf einen Nutzen der systemischen Therapie verglichen mit dem Komparator keine Zusatzbehandlung, basierend auf Ergebnissen zum Auswertungszeitpunkt 2 beziehungsweise 2,5 Jahre. Damit lässt sich hinsichtlich der Endpunktkategorie Schizophreniesymptomatik ein Hinweis auf einen Nutzen der systemischen Therapie verglichen mit dem Komparator keine Zusatzbehandlung feststellen. Hinsichtlich des Endpunkts allgemeines Funktionsniveau ergibt sich ein Anhaltspunkt für einen Nutzen der systemischen Therapie verglichen mit dem Komparator keine Zusatzbehandlung. Dieser beruht auf dem Auswertungszeitpunkt 2,5 Jahre."

Hinsichtlich der Endpunkte Symptomverbesserung manische und depressive Symptomatik, generelle psychiatrische Symptomatik, gesundheitsbezogene Lebensqualität und soziales Funktionsniveau ergibt sich kein Anhaltspunkt für einen Nutzen oder Schaden der Systemischen Therapie verglichen mit dem Komparator keine Zusatzbehandlung. Hinsichtlich der Endpunkte Mortalität, Zeit bis Symptomverbesserung manische und depressive Symptomatik und unerwünschte Ereignisse wird keine Aussage über einen Nutzen oder Schaden der Systemischen Therapie im Vergleich zu dem Komparator keine Zusatzbehandlung getroffen. Die Betrachtung der Meta-Analyse von Pinquart et al. [503] ergibt kein grundsätzlich anderes Bild. Diese Meta-Analyse hat eine Qualität, die mit anderen Meta-Analysen zur Psychotherapie vergleichbar ist. Es wurden 37

Studien eingeschlossen, wovon 7 Studien Menschen mit einer Schizophrenie untersucht haben. Keine dieser 7 Studien war verblindet. Die Intervention wird in diesen Studien als Systemische Therapie deklariert, wobei nähere Angaben und insbesondere Manuale überwiegend nicht verfügbar sind. Es sind Studien aus China inkludiert, die für die Meta-Analyse übersetzt worden waren, eine entsprechende Moderatoranalyse wurde jedoch nicht durchgeführt. Die Meta-Analyse [531] von Pinquart et al. zeigt, dass die Systemische Therapie moderate Effekte auf die Symptimatik der Schizophrenie ($g = 0{,}69$; 95 % CI = 0,39 bis 0,99) hat. Die Betrachtung des Follow-ups nach der Intervention zeigte ebenfalls signifikante Effekte der Intervention für die Schizophrenie ($g = 0{,}69$, 95 % CI 0,09 bis 1,29).

Empfehlung 69	Empfehlungsgrad
Zur Verbesserung der allgemeinen Symptomatik kann eine Systemische Therapie angeboten werden.	**0**

Meta-Analyse LoE1- Pinquart et al. [531] mit hohem Verzerrungsrisiko aufgrund der Quellstudien, sowie positive Nutzungsbewertung vom IQWIG, die jedoch das hohe Verzerrungsrisiko der eingeschlossenen Studien betont. Aus diesem Grund wurde ein Empfehlungsgrad von 0 anstelle eines B konsentiert

6.5.3 Wirksamkeit von Familieninterventionen

Die Literaturrecherche ergab eine Cochrane Meta-Analyse [541], einen systematisches Review im Bereich der Frühintervention [96] sowie eine Cochrane-Analyse über Familien-Kurzinterventionen [542]. Pharoah et al. [541] konnten 51 randomisierte kontrollierte Studien für diesen Bereich identifizieren und zeigen, dass Familieninterventionen die Häufigkeit von Rezidiven reduzieren (n = 2981, 32 RCTs, RR 0,55, 95 % CI 0,5 bis 0,6). Es fanden sich Hinweise, dass Familieninterventionen stationäre Aufnahmen reduzieren (n = 481, 8 RCTs, RR 0,78, 95 % CI 0,6 bis 1,0) und die medikamentöse Compliance (n = 695, 10 RCTs, RR 0,60, 95 %CI 0,5 bis 0,7) erhöhen können. Auf Behandlungsabbrüche konnte jedoch kein Einfluss gefunden werden (n = 733, 10 RCTs, RR 0,74, 95 % CI 0,5 bis 1,0). Zu berücksichtigen ist hier, dass in dieser Meta-Analyse keine Differenzierung hinsichtlich der inhaltlichen Ausrichtung der Intervention sowie der Formate vorgenommen wird. Familieninterventionen sind auch als Teil von Frühinterventionsprogrammen implementiert und untersucht worden. In den Evaluationen der koordinierten, auf Ersterkrankte spezialisierten, multiprofessionellen Behandlung [96, 505] sind Familieninterventionen enthalten. In die Meta-Analyse von Bird et al. [96] wurden zusätzlich 3 RCTs (n = 288) mit spezifisch auf die Bewältigung von ersten psychotischen Episoden ausgerichteten Familieninterventionen eingeschlossen, die nicht Teil einer koordinierten, multiprofessionellen Behandlung waren. Zwei Interventionen betreuten einzelne Familien, eine nur die Angehörigen in Multifamily-Gruppen. Als Strategien wurde Psychoedukation, Problemlösen und Krisenintervention zur Anwendung gebracht. Im Ergebnis reduzierte die Familienintervention im Vergleich zu Standardbehandlung im Einjahres-Follow-up die Wiederkrankungs- und Rehospitaisierungsraten (14,5 % v. 28,9 %; NNTB (number needed to treat for benefit) = 7). Eine der Studien, die zusätzlich nach 2 Jahren untersuchte, fand auch hier noch einen Unterschied (23,1 % v. 30,8 %, p = 0,38), dieser war jedoch nicht mehr signifikant. Bird et al. [96] fassen zusammen, dass Frühinterventionsprogramme die Hospitalisierungs- und Wiedererkrankungsraten, sowie die Symptomschwere reduzieren. Weiterhin verbessern solche Interventionen den Zugang zur und die Akzeptanz der Behandlung. Familieninterventionen alleine reduzieren die Hospitalisierungs- und Wiedererkrankungsraten und KVT verbesserte die Symptomschwere mit geringem Einfluss auf die Hospitalisierungs- und Wiedererkrankungsraten.

Meis et al. [543] recherchierten Studien, die verschiedene Familieninterventionen vergleichen, allerdings in Bezug auf viele psychische Störungen gemeinsam. Deren Ergebnisse können als Hinweis dafür verstanden werden, dass zum gegenwärtigen Zeitpunkt keine der verschiedenen Familieninterventionen überlegene Wirkung gegenüber anderen Familieninterventionen aufweist. In einer Meta-Analyse wurde die Wirksamkeit von Kurzinterventionen in der Familie untersucht [542]. Es zeigte sich, dass es nur wenig Daten zu dieser Fragestellung gibt, und dass die vorhanden vier Studien heterogen sind. Insgesamt sind Kurzinterventionen daher nicht zu empfehlen. Insgesamt wichtig ist die Meta-Analyse der NICE-Leitlinie aus dem Jahr 2014 [160]. Hier konnten 32 randomisierte kontrollierte Studien mit 2429 Teilnehmern identifiziert werden, die einen robusten und konsistenten Effekt der Familieninterventionen aufgezeigt haben. Im Vergleich zur allgemeinen Behandlung ohne Familieninterventionen reduzierte die Intervention das Risiko für ein Rezidiv mit der sehr relevanten NNT von 4 (95 % CI 3,23 bis 5,88) zum Ende der Behandlung und der Effekt war auch im Einjahres-Follow-up nachweisbar. Die bereits zuvor erwähnte Cochrane-Meta-Analyse [541] ist älter als die Recherche der NICE-Leitlinie von 2014, deshalb erscheint es sinnvoll, die NICE-Leitlinie Schizophrenie als Referenz für die Formulierung von Empfehlungen zu verwenden. Im Folgenden werden – dem allgemeinen Schema folgend – getrennte Empfehlungen für die unterschiedlichen Behandlungsphasen ausgesprochen [160]. NICE gibt zur Wirksamkeit von Familieninternvetionen verschiedene Empfehlungen ab, die u. a. die Grundlage der in dieser Leitlinien konsentierten Empfehlungen 70 bis 73 (siehe folgende Seiten) sind.

Bei Ersterkrankung laut NICE [160]
- Allen Patienten mit einer ersten psychotischen Episode soll die antipsychotische Medikation zusammen mit psychotherapeutischen Interventionen angeboten werden.
- Allen Familien von Menschen mit Psychosen oder Schizophrenie, die mit einem Erkrankten zusammenleben, oder im nahen Kontakt stehen, soll Familieninterventionen angeboten werden.
- Die Therapien können während der Akutphase oder später beginnen, auch im Krankenhaus.

Nach Rezidiven laut NICE [160]

- Allen Patienten bei akuter Exazerbation oder nach einem Rezidiv soll die antipsychotische Medikation zusammen mit psychotherapeutischen Interventionen angeboten werden.
- Allen Familien von Menschen mit Psychosen oder Schizophrenie, die mit einem Erkrankten zusammenleben, oder im nahen Kontakt stehen, soll Familieninterventionen angeboten werden.
- Die Therapien können während der Akutphase oder später beginnen, auch im Krankenhaus.

Langzeitbehandlung laut NICE [160]

- Familien von Menschen mit Psychosen oder Schizophrenie, die mit einem Erkrankten zusammenleben, oder im nahen Kontakt stehen, soll Familieninterventionen angeboten werden.

Familieninterventionen können besonders sinnvoll sein wenn Betroffene:

- ein Rezidiv hatten oder davon bedroht sind
- weiterhin Symptome haben.

Vorgehensweisen laut NICE [160]

Familieninterventionen sollen folgendermaßen durchgeführt werden:

- Einbeziehung der betroffenen Personen.
- Dauer zwischen drei Monaten und einem Jahr
- Mindestens 10 geplante Sitzungen,
- Berücksichtigung der Präferenz der Familie für eine Ein-Familienbehandlung oder eine Mehrfamilien- Gruppentherapie,
- Berücksichtigung der Beziehung zwischen dem Angehörigen und der erkrankten Per son
- Die Interventionen sollen unterstützend, edukativ oder verhaltenstherapeutisch ausgerichtet sein sowie Problemlösetraining oder die Erarbeitung eines Krisenplans beinhalten.

Angesichts einer Versorgungssituation, in der bislang eine systematische Einbeziehung der Familie leider kaum gelingt, ist die inhaltliche Ausrichtung der Familienintervention daher erst in zweiter Linie von Bedeutung. Zentral ist die Feststellung, dass die Familie einbezogen werden soll. Eine Unterscheidung der Behandlungsphasen erscheint aufgrund gesonderter Analysen für die Ersterkrankungssituation sinnvoll. Familieninterventionen sollen demnach auch als Teil der koordinierten, auf Ersterkrankte spezialisierten, multiprofessionellen Behandlung während der ersten 3 bis 5 Jahre der Erkrankung angeboten werden (siehe Kap. 7).

Empfehlung 70	Empfehlungsgrad
Familien mit Menschen mit ersten psychotischen Episoden soll eine spezifische, auf erste Episoden ausgerichtete psychotherapeutische Familienintervention zur Reduktion der Wiedererkrankungs- und Rehospitalisierungsraten angeboten werden.	A

Adaptation NICE-Leitlinie „Psychosis and schizophrenia in adults" [149] und Meta-Analyse LoE1-Meta-Analyse Bird et al. [96]

Empfehlung 71	Empfehlungsgrad
Bei akuter Exazerbation oder nach einem Rezidiv soll allen Familien von Menschen mit Schizophrenie, die mit einem Betroffenen zusammenleben, oder im nahen Kontakt stehen, Familieninterventionen angeboten werden. Diese können in der Akutphase oder später und auch im Krankenhaus begonnen werden.	**KKP**

Adaptation NICE-Leitlinie „Psychosis and schizophrenia in adults" [149] und Meta-Analyse LoE1+ Pharoah et al. [541]

Empfehlung 72	Empfehlungsgrad
Bei akuter Exazerbation oder nach einem Rezidiv soll die psychotherapeutische Behandlung unter Einbeziehung der Familie oder Vertrauenspersonen/Bezugspersonen stattfinden, wenn Betroffener und Familienmitglieder zusammenleben oder im nahen Kontakt stehen. Diese kann in der Akutphase oder später, auch im Krankenhaus, begonnen werden.	A

Adaptation NICE-Leitlinie „Psychosis and schizophrenia in adults" [149] und Meta-Analyse LoE1+ Pharoah et al. [541]

Empfehlung 73	Empfehlungsgrad
Psychotherapie unter Einbeziehung der Familie sollte folgendermaßen durchgeführt werden: • Sowohl die betroffene Person als auch die Familienmitglieder sollten mit einbezogen werden. • Die psychotherapeutische Behandlung sollte zwischen drei Monaten und einem Jahr dauern. • Sie sollte mindestens 10 geplante Sitzungen umfassen. • Die Präferenz der Familie für eine Ein-Familienbehandlung oder eine Mehrfamilien- Gruppenpsychotherapie sollte berücksichtigt werden. • Die Beziehung zwischen dem Angehörigen und der betroffenen Person sollte berücksichtigt werden. • Die Psychotherapie sollte eine spezifische unterstützende, psychoedukative und therapeutische Ausrichtung haben sowie Problemlösetraining oder die Erarbeitung eines Krisenplans beinhalten.	B

Adaptation NICE-Leitlinie „Psychosis and schizophrenia in adults" 2014 [149] und Meta-Analyse LoE1+ Pharoah et al. [541]. Da nur indirekte Evidenz besteht, wurde ein B anstelle eines A konsentiert

6.6 Training sozialer Fertigkeiten

Viele Probleme der Lebensführung von Menschen mit schizophrenen Erkrankungen sind assoziiert mit Einschränkungen der sozialen Kompetenz. Diese Einschränkungen bestehen oft über sehr lange Zeiträume. Im Kontext des Vulnerabilitäts-Stress-Coping-Modells der Schizophrenie ist anzunehmen, dass durch Verbesserung von sozialen Kompetenzen die Stressbelastung reduziert und der Krankheitsverlauf verbessert werden kann. Es gibt verschiedene Konzeptionen solcher Trainings, die u. a. hinsichtlich des Settings (isolierte Intervention vs. Einbettung in rehabilitativ orientierte Programme), der Dauer, den Inhalten und der Therapieprinzipien variieren. Relevant ist auch die Frage, ob explizit auf die Generalisierung erworbener Fertigkeiten in den Alltagskontext der Teilnehmer hingearbeitet wird.

Definition Training sozialer Fertigkeiten
In der NICE-Leitlinie 2014 wird das social skills training wie folgt definiert: Das Training sozialer Fertigkeiten wird definiert als eine strukturierte psychosoziale (Gruppen- oder Einzel-) Intervention, die darauf abzielt, die sozialen Kapazitäten auszuweiten und Disstress und Schwierigkeiten in sozialen Situationen zu verringern. Die Intervention muss auf einer verhaltensbasierten Einschätzung eines Spektrums sozialer und interpersoneller Kompetenzen beruhen und Wert sowohl auf verbale als auch nonverbale Kommunikation legen, auf die Fähigkeit des Individuums, relevante soziale Hinweise wahrzunehmen und zu verarbeiten sowie eine angemessene soziale Verstärkung bereitstellen [149]. Bei Turner et al. [544] wird definiert, dass das Training sozialer Fertigkeiten eine psychologische Intervention ist mit dem Ziel, die soziale Interaktion, die soziale Leistungsfähigkeit, sowie interpersonelle Fähigkeiten zu verbessern. Diese Intervention wird primär Menschen mit einer Schizophrenispektrumerkrankung oder psychotischen Erkrankung angeboten. Dieses Training wurde initial im Rahmen der De-Institutionalisierung in den 1970'er-Jahren entwickelt, als Patienten zurück in die Gemeinden kehrten, und beinahltet Techniken wie Rollenspiele, das Üben von Rollenmodellen, Coaching und Anweisungen in sozialen Situation.

6.6.1 Wirksamkeit des Trainings sozialer Fertigkeiten

Das Training sozialer Fertigkeiten ist eine verhaltenstherapeutische Standardmethode, die schon seit vielen Jahren bei vielen psychischen Störungen eingesetzt wird. Bereits in den 1980'er-Jahren erfolgte eine Modifikation und Anpassung an die Erfordernisse der Behandlung von Menschen mit schizophrenen Erkrankungen. Schon hier wurde auf sehr basale Kompetenzen sowie den Transfer in die Lebenswelt der Betroffenen Wert gelegt.

Speziell in Deutschland ist das Training sozialer Fertigkeiten als Teil des Integrierten Psychologischen Therapieprogramms (IPT) für Patienten mit schizophrenen Erkrankungen bekannt geworden, das von der Arbeitsgruppe von Brenner und Roder aktiv entwickelt und überprüft wurde [545].

Die Beurteilung der Wirksamkeit des Trainings sozialer Fertigkeiten ist jedoch seit vielen Jahren Gegenstand einer Kontroverse. Dies wird insbesondere dadurch deutlich, dass die NICE-Leitlinie [160] keine Empfehlung für die Routineversorgung ausspricht, für welche die amerikanische Leitlinie eine Empfehlung formuliert hat [250], die vorherige Version dieser Leitlinie [161] erteilt eine eingeschränkte Empfehlung, die AWMF-Leitlinie „Psychosoziale Therapien" [162] formulierte eine A-Empfehlung. Diese Unklarheit basiert zum einen auf dem breiten Spektrum dieser Interventionen, die unter der Überschrift Trainings sozialer Fertigkeiten in die aggregierten Analysen einbezogen werden, zum anderen auf methodologischen Qualitätsanforderungen an die Einzelstudien, die unterschiedlich streng gehandhabt werden.

Die Meta-Analyse von Kurtz und Mueser [546] berichtet Effektstärken des Trainings sozialer Fertigkeiten bei schizophrenen Störungen in Bezug auf verschiedene Zielkriterien. Dabei sind die Effektstärken umso höher, je näher die Zielkriterien an den Therapieinhalten orientiert sind. Trainierte Kompetenzen verbessern sich mit d = 1,2, Alltagskompetenzen mit d = 0,52, das Funktionsniveau mit d = 0,52, die Negativsymptomatik mit d = 0,40, andere Symptombereiche mit d = 0,15 und die Rezidivrate mit d = 0,23. Bereits 2001 betonten [547] dass Menschen mit Schizophrenie ihre soziale Kompetenz eindeutig mit dem Training sozialer Fertigkeiten verbessern können, was zu einer besseren Funktionsfähigkeit in der Gemeinschaft führen mag. Zu bedenken ist, dass diese Intervention bei eher chronischen Patienten eingesetzt wurde. Die ablehnende Empfehlung der NICE-Leitlinie basiert primär auf einer engeren Definition des Trainings, die nicht die Anwendung in komplexeren Interventionen impliziert [160].

Die jüngste Meta-Analyse von Turner et al. [544] betont die Effekte auf die Negativsymptomatik. Social Skills Training (SST) war TAU (g = 0,3), den aktiven Kontrollinterventionen (g = 0,2 bis 0,3) und den gepoolten Vergleichsgruppen (g = 0,2 bis 0,3) in Bezug auf den Endpunkt Negativsymptomatik überlegen. Gegenüber TAU (g = 0,4) und den gepoolten Vergleichsgruppen (g = 0,3) zeigte sich eine Überlegenheit in Bezug auf den Endpunkt allgemeine Psychopathologie. Auf diese Befunde hatten auch schon Kurtz et al. [546] hingewiesen. Angesichts der großen Herausforderung, welche die Behandlung von Negativsymptomatik für die Gesamtbehandlung darstellt, ist die Bedeutung dieses Effekts groß.

Die Evidenz für die Verbesserung der spezifischen Kompetenzen im Bereich sozialer Fertigkeiten kann als metaanalytisch gesichert angesehen werden. Kritik bezog sich auf den Transfer in den Alltag sowie auf methodologische Fragen der Studienqualität. Diese Kritik wird auch im aktuellen Cochrane-Review von Almerie et al. [548] formuliert, in dem auf die sehr geringe Qualität vieler einbezogener Studien hingewiesen wird. Dennoch stellen auch die Autoren fest, dass das Training sozialer Kompetenz zur Verbesserung der sozialen Kompetenz sowie zur Reduktion der Rezidivraten führen kann. Durch die o. g. Meta-Analyse von Turner et al. [544] kommt der Aspekt der Reduktion der Negativsymptomatik ergänzend hinzu, der klinisch von großer Bedeutung ist.

Empfehlung 74	Empfehlungsgrad
Bei Vorliegen relevanter Einschränkungen der sozialen Kompetenzen sowie bei anhaltender Negativsymptomatik soll ein Training Sozialer Fertigkeiten angeboten werden. Es sollte sich über mehrere Monate erstrecken und durch Aufgaben zum Alltagstransfer ergänzt werden.	A

Meta-Analyse LoE1+ Turner et al. [544], Meta-Analyse LoE1- Almerie et al. [548]

6.7   Kognitive Remediation

Kognitive Remediation ist definiert als eine trainingsbasierte Intervention zur Verbesserung kognitiver Prozesse (Aufmerksamkeit, Gedächtnis, Exekutivfunktionen, soziale Kognitionen oder Metakognitionen) mit dem Ziel der Dauerhaftigkeit und der Generalisierung (modifiziert nach ([549], S. 472), ([550], S. 84)).

6.7.1 Wirksamkeit der Therapie kognitiver Funktionsbeeinträchtigungen

Die überwiegende Mehrzahl der Menschen mit einer Schizophrenie weist neben der klinisch hervorstechenden Positiv- und Negativsymptomatik auch deutliche kognitive Beeinträchtigungen in einer Vielzahl von kognitiven Funktionsbereichen auf. Betroffen sind sowohl basale Kognitionen (im Angloamerikanischen auch als Neurokognitionen bezeichnet) wie Lernen und Gedächtnis, Aufmerksamkeit und exekutive Funktionen [551, 552] als auch sozial-kognitive Prozesse (d. h. die der sozialen Interaktion zu Grunde liegenden mentalen Prozesse der sozialen Wahrnehmung, Affektdekodierung, Attribution und Theory of Mind, [553]). Diese kognitiven Beeinträchtigungen sind in einem gewissen Anteil von Patienten trotz medikamentöser antipsychotischer Behandlung weitgehend verlaufsstabil und in etwas geringerem Ausmaß bereits in Hochrisikostadien vorhanden [554]. Die Notwendigkeit und Empfehlungen zur neuropsychologischen Diagnostik finden sich in Kap. 2 (siehe Tab. 2.4). Kognitiven Beeinträchtigungen kommt vor allem deshalb eine besondere Bedeutung zu, weil sie mit der sozialen Funktionsfähigkeit in engerer Beziehung stehen als die klinische Symptomatik, also wesentlichen Einfluss auf die bei Menschen mit der ersten Episode einer Schizophrenie häufig eingeschränkte Bewältigung des alltäglichen Lebens nehmen [555]. Insbesondere sozial-kognitive Beeinträchtigungen haben sich neben ihrer schon konzeptuell engeren Beziehung zur sozialen Funktionsfähigkeit auch empirisch als besonders bedeutsam für das psychosoziale Funktionsniveau erwiesen [556]. Die hohe Prävalenz, das klinisch relevante Ausmaß sowie die starke Bedeutung für das Funktionsniveau im Alltag bei gleichzeitiger Verlaufsstabilität infolge unzureichender Wirkung bisheriger Therapieansätze begründen einen Bedarf an neuen Behandlungsmethoden.

In den vergangenen Jahren sind verstärkt Therapieprogramme zur Verbesserung kognitiver Beeinträchtigungen unter dem Begriff Kognitive Remediation (cognitive remediation) entwickelt worden. Hierunter versteht man trainingsbasierte Interventionsansätze mit dem primären Ziel, die kognitive Leistungsfähigkeit zu verbessern und damit sekundär überdauernde Vorteile für die psychosoziale Funktionsfähigkeit zu erzielen [549]. Kognitive Remediationsansätze und –programme unterscheiden sich derzeit noch deutlich bezüglich ihres inhaltlichen Fokus und der verwendeten Therapiestrategien: So werden je nach Programm einzelne oder mehrere basal-kognitive und/oder sozial-kognitive Funktionen adressiert, die anhand eines restitutiven Ansatzes mittels wiederholtem Trainings bei sukzessiver Steigerung des Schwierigkeitsgrads (drill & practice) und/oder anhand eines kompensatorischen Ansatzes durch Vermitteln von Strategien zur Kompensation kognitiver Beeinträchtigungen verbessert werden sollen [557]. Die in kognitiven Remediationsprogrammen eingesetzten Techniken und Strategien entstammen großteils dem konzeptuellen und methodischen Repertoire der Neuropsychologischen Therapie. In Deutschland ist die Neuropsychologische Therapie eine wissenschaftlich anerkannte Psychotherapiemethode zur Behandlung „organisch bedingter psychischer Störungen". Sie bezieht außer der Remediation kognitiver Störungen auch emotionales Erleben und Krankheitsverarbeitung als Zielbereiche ein. Zur Abgrenzung bzgl. Indikations- und Zielbereichen und zur besseren Vergleichbarkeit mit international gebräuchlichen Bezeichnungen wird daher im Folgenden der Begriff Kognitive Remediation verwendet.

Die vorliegenden Meta-Analysen und systematischen Reviews zeigen, dass Kognitive Remediation zu deutlichen Verbesserungen mit mittleren bis großen Effektstärken in den jeweils angezielten basal-kognitiven [549, 558] (z. B. 95 % CI = 0,1 bis 1,2) oder sozial-kognitiven Funktionsbereichen [559–561] führen und diese Effekte auch über das Therapieende hinaus andauern (95 % CI = 0,18 bis 0,67) [549]. Zugleich finden sich Hinweise, dass Kognitive Remediation auch die soziale Funktionsfähigkeit mit zumindest mittleren Effektstärken verbessert [549, 558] (z. B. 95 % CI = 0,33 bis 0,97 oder 0,07 bis 0,62). Post-hoc-Analysen weisen darauf hin, dass solche Generalisierungseffekte auf die soziale Funktionsfähigkeit vor allem beim Einsatz strategieorientierter Remediationsansätze und in Kombination mit anderen psychosozialen und rehabilitativen Behandlungsmethoden [549] erzielt werden. Vergleichsweise hohe Effektstärken werden zugleich für sozial-kognitive Remediation berichtet [559], insbesondere, wenn diese breiter angelegt ist und neben sozial-kognitiven Prozessen auch basale Kognitionen und/oder verhaltensbezogene soziale Kompetenzen mit adressiert.

Empfehlung 75	Empfehlungsgrad
Kognitive Remediation soll bei Menschen mit Schizophrenie mit Beeinträchtigungen der kognitiven Prozesse (Aufmerksamkeit, Lernen und Gedächtnis, Exekutivfunktionen, soziale Kognitionen oder Metakognitionen) zur Verbesserung der kognitiven Leistungsfähigkeit und der psychosozialen Funktionsfähigkeit angeboten werden.	A

Meta-Analyse LoE 1+ Wykes et al. [549], Meta-Analyse LoE1- Kurtz et al. [560], weitere Literatur siehe Hintergrundtext

Empfehlung 76	Empfehlungsgrad
Kognitive Remediation sollte in Kombination mit anderen psychosozialen und rehabilitativen Behandlungsmethoden angeboten werden.	**KKP**

Indirekte Evidenz aus Meta-Analyse LoE 1+ Wykes et al. [549]

6.8   Psychodynamische oder psychoanalytische Therapie für Menschen mit einer Schizophrenie

In der NICE-Leitlinie werden Psychodynamische Interventionen definiert als regelmäßige Therapiesitzungen, die auf dem psychoanalytischen oder psychodynamischen Modell beruhen und/oder einer Reihe weiterer Strategien beruhen (u. a. explorative einsichtsorientierte, unterstützende oder leitende Aktivitäten), die flexibel angewendet werden können. Um als klar definierte psychodynamische Psychotherapie anerkannt zu werden, sollte die Intervention das Arbeiten mit (Gegen-)Übertragung und unbewussten Prozessen beinhalten. Psychoanalytische Interventionen werden definiert als regelmäßige individuell geplante Sitzungen, die wenigstens ein Jahr lang stattfinden, bei denen der Analytiker einer strengen Definition der psychoanalytischen Technik folgt. Um als klar definierte Psychoanalyse anerkannt zu werden, sollte die Intervention das Arbeiten mit dem Unbewussten sowie frühkindlichen und erwachsenen interpersonellen Beziehungen beinhalten [160].

6.8.1 Beschreibung eines modifizierten/modernen Konzepts psychodynamisch orientierter Psychotherapie

Der modifizierte psychodynamische Ansatz wurde dadurch entwickelt, dass psychoanalytische Konzepte störungsspezifisch modifiziert und an die besondere Problematik der Erkrankung angepasst wurden. Er liefert therapeutische Werkzeuge für ein störungsorientiertes Vorgehen in allen Erkrankungsphasen.

Das wesentliche Konzept der modifizierten psychodynamischen Therapie der Schizophrenie bezieht sich auf eine Problematik des Selbsterlebens. Die Fähigkeit, sich auf eine Beziehung einzulassen und dabei gleichzeitig die eigene Identität aufrecht zu erhalten, ist nur ungenügend oder instabil ausgebildet. Dies ist ein zentrales Dilemma, wobei selbst- und objektbezogen Tendenzen nicht im Sinne eines Kompromisses verarbeitet werden können. Das Dilemma (ähnliche Begriffe: Autonomie- Abhängigkeits-Dilemma, Nähe-Distanz- Konflikt), kann die Kapazitäten der Psyche überfordern. Dies geschieht vor allem in Situationen, in denen es darum geht, neue Beziehungen aufzunehmen, z. B. bei Verliebtheit, sich in neuen sozialen Rollen zu Recht zu finden oder auch sich zu trennen. Es kommt zu einer akuten Psychose, in der alle Bezüge zusammenbrechen und eine Reizüberflutung und eine massive Desorganisation des Ich stattfinden, beziehungsweise die Fähigkeit zur Repräsentation und Mentalisierung sowie der Differenzierung zwischen Selbst und Anderen gestört werden: Psychotische Symptome sind dann der Versuch, diese chaotische Situation zu restrukturieren. Dieses Konzept hat unmittelbare Relevanz für die Behandlung der Schizophrenie. Es erzeugt ein Verständnis und eine Sensibilität für die subjektive Dimension der Erkrankung und dadurch die Grundlage dafür, eine Beziehung zu den Erkrankten aufzubauen und eine Kooperation zu erreichen bzw. zu fördern. Ein solcherart informiertes Wissen vermeidet unnötige Eskalationen, die dann vermehrt auftreten, wenn Behandler die existenzielle Problematik der Nähe-Distanz-Regulation des Patienten nicht berücksichtigen.

In der akuten Phase der Erkrankung können Beziehungsaufbau, also die für einen positiven Verlauf der Behandlung grundlegenden Interaktionen zur Verständigung, nur dann gelingen, wenn das Identitätsdilemma des Patienten und sein labilisiertes oder desorganisiertes Ich mit berücksichtigt werden. Dazu ist eine psychotherapeutische Kompetenz i. S.

der Arbeit mit der Gegenübertragung unabdingbar. Nur dann kann eine adäquate und hilfreiche Regulation zwischen Annäherung und Distanzierung erreicht, eine konstruktive Begegnung mit dem Patienten hergestellt und Retraumatisierungen durch die Behandlung vermieden werden. In der akuten und subakuten Phase bearbeitet die modifizierte Behandlungstechnik die Problematik schizophrener Patienten primär durch Modellerfahrungen in Echtzeit, in deren Verlauf die Patienten ihre Fähigkeit zur primären und sekundären Repräsentation (Mentalisieren) und die Erfahrung von Abgegrenztheit und Urheberschaft wiederherstellen können, und neue Kompetenzen der interpersonellen Abstimmung und der Regulation von Emotionen erwerben (Phase 1). Erst nach dieser Phase, in der dilemmatische Beziehungsmuster abgemildert und interpersonelle Probleme im Hier und Jetzt bearbeitet werden, können durch einsichtsorientierte Methoden wie Rekonstruktion und Interpretation biografische Faktoren bearbeitet und reflektiert werden (Phase 2). Mit der Abmilderung der Dilemmata und der Reflexion von psychologischen Faktoren, die für den Ausbruch und Verlauf der Erkrankung wesentlich sind, werden neue soziale Kompetenzen geschaffen und stabilisiert und ein identitätsförderndes Narrativ gebildet. Dies kann zu strukturellen Veränderungen führen und psychotische Exazerbationen werden weniger oder bleiben aus, da sie ihre Grundlage verloren haben.

Psychodynamische Konzepte lassen sich als Einzeltherapie und auch als Gruppentherapie anwenden. Im Bezug auf Behandlungsteams ist es für eine erfolgreiche Behandlung notwendig, die in der Interaktion mit Menschen mit einer Schizophrenie regelmäßig unbemerkt ablaufenden emotionalen Prozesse zu reflektieren. In der akuten Phase kann das Team verhindern, selbst in einen Prozess der Desorganisation hineingezogen zu werden, indem es in einem Diskussionsprozess (Supervision/Intervision) gelingt, wieder ein kohärentes therapeutisches Vorgehen und ein kohärentes Bild des Patienten herzustellen. Zentral ist über den gesamten Behandlungsverlauf die gemeinsame Reflexion der Beziehungsdilemmata, wodurch es gelingen kann, die dauerhafte Etablierung dysfunktionaler Beziehungsmuster zu vermeiden.

Die moderne Psychodynamik hat sich bereits vor Jahrzehnten von der Methode der Schuldzuweisungen an die Angehörigen verabschiedet, und deckt auch nicht mehr lediglich unbewusste Inhalte auf, sondern schafft basale zwischenmenschliche Kompetenzen sowie Kompetenzen zur Abmilderung intrapsychischer Antagonismen. Dabei lassen sich auch Überschneidungen mit modernen verhaltenstherapeutischen Ansätzen beobachten.

6.8.2 Wirksamkeit psychodynamischer Therapien

Die systematische Recherche identifizierte ausschließlich die Arbeit von Leichsenring et al. [562], die einen Überblick über psychodynamische Therapieansätze bei psychischen Störungen im Allgemeinen gibt. In Bezug auf Schizophrenie und Schizophrenie-Spektrum-Störungen wird hier festgestellt, dass keine randomisiert-kontrollierten Studien verfügbar sind, aber dass es vielversprechende Ergebnisse einer quasi-experimentellen Studie gibt. Bei der im zitierten Text genannten Studie handelt es sich um die von Rosenbaum et al.

[563] Die weiteren zu besprechenden Studien ergaben sich aus der Handsuche. Malmberg et al. 2001 ([564], letztes Update ohne Änderung in 2012) führten ein Cochrane Review durch. Sie fassten zusammen, dass keine Studie mit einer psychoanalytischen Intervention identifiziert werden konnte, so dass keine Evidenz für einen positiven Effekt für die Intervention mit möglichen unerwarteten Effekten beachtet werden müssen. In der NICE-Leitlinie [160] findet sich ein ähnlicher Ergebnisbericht, so dass keine Empfehlung für diese Therapieform gegeben worden ist. Allerdings wird der Nutzen psychodynamischer Verfahren zum Verständnis des subjektiven Erlebens und der interpersonellen Beziehungen von Menschen mit Psychosen in der NICE-Leitlinie anerkannt [160].

Aus der Handsuche wurde des weiteren ein Review von Gottdiener und Haslam [565] ergänzt, obwohl dieser aus der Zeit vor dem Einschlusszeitraum für diese Leitlinienrevision stammt. Hier wurden insbesondere 27 Studien zur psychodynamischen Therapie (aus den 1950'er- bis 1980'er-Jahren) identifiziert und eine globale Effektstärke von 0,33 angegeben. Diese Meta-Analyse ist jedoch durch die begrenzte Aussagekraft vieler eingeschlossener Originalarbeiten limitiert.

Die psychodynamisch orientierte Psychotherapie ist in den letzten zwei bis drei Jahrzehnten umfangreich modifiziert worden. Für die Begründung von Leitlinienempfehlungen ist vor diesem Hintergrund die Frage zu stellen, ob es für diese modifizierte psychodynamische Psychotherapie stützende Evidenz gibt.

Eine RCT von Durham et al. [566] verglich kognitive Verhaltenstherapie, eine als psychodynamisch beschriebene Supportive Therapie (ST) und TAU (n = 65). Signifikante Unterschiede der drei Behandlungsarme ergaben sich nicht, gepoolt zeigten die beiden Psychotherapiearme jedoch im Vergleich zu TAU eine signifikant bessere Wirksamkeit auf Wahnerleben. Ein Vergleich von ST und TAU wird nicht berichtet.

Es wurde vorgeschlagen, die groß angelegte RCT von Gunderson et al. [567] neu zu interpretieren. Verglichen wurden RAS (reality-adaptive, supportive) vs. EIO (expressive insight-orientated) Psychotherapie, jeweils zusätzlich zur Standardbehandlung inklusive Medikation (n = 164; stationärer Beginn, ambulante Fortsetzung, Dauer 2 Jahre, Datenanalyse ab 12 Monaten, 42 % Drop-outs vor Monat 6; 69 % Drop-out- Rate nach 2 Jahren). EIO (n = 42) wurde zwei- bis dreimal wöchentlich, RAS (n = 52) einmal wöchentlich angeboten. In der RAS-Gruppe zeigten sich nach 12 Monaten signifikant weniger Hospitalisierungstage und ein Trend zu weniger Apathie (Gesamtstichprobe) sowie signifikant mehr Tage in Vollzeitbeschäftigung, weniger Apathie, mehr Übernahme von Verantwortung im Haushalt und ein Trend zu weniger Hospitalisierung (für die in für 2 Jahre in Therapie verbleibenden Personen (per-protocol Stichprobe) N = 37). Nach 24 Monaten zeigte sich in der per-protocol Stichprobe für Teilnehmer, die alle Erhebungszeitpunkte wargenommen haben, noch signifikant mehr Tage in Vollzeitbeschäftigung (n = 25).

Die Beschreibung des realitätsbezogenen Verfahrens RAS ähnelt in seinem Gehalt durchaus den aktuell angebotenen, niederfrequenten, tiefenpsychologisch fundierten Therapien bei Psychosen, bei denen Ich- und „abwehrstärkend", im „Hier-und-Jetzt" an gegenwärtigen interpersonellen Problemen und Beziehungsmustern gearbeitet wird. Es ist jedoch festzustellen, dass auch bei der vorgeschlagenen post-hoc Neubewertung die Kontrollbedingung EIO nicht angemessen ist, um eine Bewertung der psychodynamischen Therapie gegenüber TAU oder anderen aktiven und in der Literatur untersuchten Kontrollbedingungen vorzunehmen. Alternativ wurde vorgeschlagen, die RAS-Bedingung isoliert als Kohortenstudie anzusehen. Hier wären dann jedoch die durch die psychodynamische Therapie mit allen anderen nicht kontrollierten Einflussfaktoren konfundiert, so dass hieraus keine Evidenz für die Wirksamkeit der psychodynamischen Therapie herzuleiten ist.

Die bereits o. g. Studie von Rosenbaum et al. von 2012 setzt die modernen Konzepte psychodynamischer Therapie um [563]. In einer prospektiven, longitudinalen Multicenterstudie im Rahmen des Danish National Schizophrenia Project (n = 562 Patienten mit psychotischen Erstepisoden (F2x)) untersuchen Rosenbaum et al. [568] bereits 2001 die Wirksamkeit von Supportiver Psychodynamischer Psychotherapie (SPP; n = 119; nach Manual, einmal wöchtentlich, über ein bis drei Jahre, und/oder Gruppentherapie 1x/Wo., über 1–3 Jahre + TAU) vs. Integrierte Versorgung („IV"; n = 139; ACT+Mehrfamilien-PE+Social Skills Training, über 2 Jahre) vs. TAU (n = 304). Zwei Zentren (n = 293) randomisierten Patienten individuell zu IV oder TAU. Drei Zentren (n = 72) ordneten Patienten konsekutiv erst zu SPP (n = 43) und nachfolgend zu TAU (n = 29) zu. In 5 Zentren (21 % der Gesamtstichprobe, n = 76) wurde lediglich SPP angeboten. Assessments wurden zu Baseline und nach 1, 2, und 5 Jahren durchgeführt. Nach einem Jahr (n = 450, 80 %) zeigten sich im Gruppenvergleich lediglich nicht-signifikante Trends für eine Reduktion von Krankenhaus-Behandlungszeiten (IV = TAU>SPP, p = 0,08) und Verbesserungen im GAF (SPP = IV>TAU, p = 0,06). SPP zeigte sich jedoch hinsichtlich einer Verbesserung des GAF Gesamtwert der Standardbehandlung signifikant überlegen. In einer anderen Studie von Rosenbaum et al. zeigten sich bei Kontrolle für Alkohol-und Drogenmissbrauch signifikante Verbesserungen sowohl für SPP als auch für IV hinsichtlich des GAF Funktionswerts (nicht definiert, wie kalkuliert) und Negativsymptomatik im Vergleich zu TAU [568]. Nach 2 Jahren (64,4 %, n = 362) zeigten beide Interventionsgruppen im Vergleich zu TAU Vorteile hinsichtlich GAF Funktion, GAF Gesamt (nicht definiert, wie kalkuliert) und PANSS positiv, wobei die Gruppenunterschiede nur für die IV-Bedingung statistisch signifikant wurden [569].

Rosenbaum et al. [563] unternahmen eine Analyse der Daten aus den Zentren, die entweder SPP und/oder TAU anboten. Hierbei wurde auf Ausgewogenheit hinsichtlich der Verteilung der Zentren geachtet (Stadt/Land, universitär/nicht-universitär, große/kleine Abteilungen). N = 269 ersterkrankte Patienten aus 14 Zentren wurden eingeschlossen, SPP n = 119; TAU n = 150. Über 2 Jahre zeigte sich eine statistisch signifikante Verbesserung der SPP-Gruppe (n = 99) im Vergleich zu TAU (n = 113) hinsichtlich GAF Funktion (nicht definiert, wie kalkuliert) (eta^2 = 0,054) und GAF Symptomen (nicht definiert, wie kalkuliert) (eta^2 = 0,022), sowie statistischen Trends für PANSS positiv und negativ. Diese Effekte (Gruppe x Zeitpunkt) erwiesen sich im 5-Jahres-Follow-up als nicht nachhaltig; allerdings waren noch signifikante Gruppendifferenzen zugunsten SPP vs. TAU zum 5-Jahres-Follow-up hinsichtlich GAF function/symptom und PANSS positiv, auch unter Kontrolle der Baseline-Werte, nachweisbar [570].

Restek-Petrovic et al. [571] untersuchten 18 Patienten eines Frühinterventionszentrums, die über eine initiale Psychoedukation hinaus an einer wöchentlichen psychodynamischen

Gruppentherapie über 36 Monate teilgenommen hatten und verglichen diese mit 10 Patienten, die trotz Indikation aus rein organisatorischen Gründen nicht an der PD-Gruppe teilnehmen konnten. Bei der Untersuchung mittels einer neuropsychologischen Testbatterie zeigten sich signifikante Gruppe x Zeit-Interaktionen für den Gesamtscore (F [2,52] = 9,345, p = 0,000, eta^2 = 0,264) und einige kognitive Teilbereiche, welche auf eine relative Verbesserung kognitiver Symptome bei den Patienten, die mit Gruppentherapie behandelt worden waren, hinweisen. Da jedoch eine aktive Kontrollbedingung fehlt, ergibt sich heraus keine belastbare Evidenz für eine spezifische Wirksamkeit psychodynamischer Therapie.

Auch die drei nachfolgend aufgeführten naturalistischen Studien [572–574] stellen aufgrund des Fehlens einer Kontrollbedingung keinen spezifischen Wirksamkeitsnachweis psychodynamischer Therapie bei Menschen mit einer Schizophrenie dar.

Pec et al. [572] untersuchten 81 Patienten mit Erkrankung aus dem Formenkreis der Schizophrenie, welche an einem 9-monatigen, psychodynamisch basierten Tagesklinik-Programm teilgenommen hatten: Psychodynamische Gruppen mit 6–8 Teilnehmer 7,5 h/ Woche über 9 Monate. Dazu Kognitive Remediation (2,5 h/ Woche), Kunsttherapie (1 h/ Woche), Alltagstraining (5 h/ Woche) sowie Beschäftigungstherapie (1 h/ Woche). Untersuchungen erfolgten zu Baseline bei 9 und 12 Monaten. Im Prä-Post-Vergleich zeigten sich zu Therapieende und nach 12 Monaten signifikante Verbesserungen in HoNOS und WHO-QoL-BREF.

Dümpelmann et al. [573] berichten Routinedaten aus der Behandlung von 394 Patienten mit psychotischen Störungen, welche von März 2001 bis November 2011 in der Klinik Tiefenbrunn behandelt wurden (durchschnittliche Behandlungsdauer = 83,9 ± 38,7 Tage). Im individuellen Prä-Post-Vergleich werden hinsichtlich der Beeinträchtigungs-Schwere Effekte von d = 1,21 angegeben (weitere Prä-Post- Effekte: Inventar zur Erfassung Interpersonaler Probleme-64 d = 0,41; Symptom-Check-List-90 (SCL-90) d = 0,60).

Leichsenring et al. [574] beschrieben im stationären Behandlungsverlauf von 33 Patienten mit psychotischen, überwiegend Störungen aus dem Formenkreis der Schizophrenie in der gleichen Klinik signifikante Verbesserungen (prä-post) in Symptombelastung (SCL-90 d = 0,74). Für Lebenszufriedenheit, Befindlichkeit sowie interpersonelle Probleme ergaben sich mittlere und im Hinblick auf Zielerreichung und Beeinträchtigungsschwere starke Prä-Post-Effekte.

Empfehlung 77	Empfehlungsgrad
Psychodynamisch orientierte Psychotherapie kann zur Verbesserung des globalen Funktionsniveaus angeboten werden.	**0**

Kohortenstudie LoE2+ Rosenbaum et al. [563]

6.9   Gesprächspsychotherapie und Supportive Psychotherapie

Als Gesprächspsychotherapie wird definiert: „Ein humanistisches Therapieverfahren, das durch drei Prinzipien bestimmt ist: Authentizität des Therapeuten, empathiegeleitete Gesprächsführung und unbedingte Wertschätzung gegenüber dem Klienten. Der Therapeut verhält sich wenig lenkend und versucht dem Klienten die affektiven Inhalte seiner Aussage wiederzuspiegeln" [575]. Vertreter dieses Verfahrens legen großen Wert auf die Gestaltung der therapeutischen Beziehung und haben sich primär zu dieser Frage geäußert (z. B. [576]). Gesprächspsychotherapie ist in Deutschland die gebräuchlichste Bezeichnung für die auf dem personzentrierten Ansatz gründende Psychotherapieform. Ihr liegt die Überlegung zugrunde, dass der Mensch danach strebt, sich zu entfalten und weiterzuentwickeln (Aktualisierungstendenz). Eine Gesprächspsychotherapie dient dazu, Blockierungen dieser Selbst-Aktualisierungstendenz aufzuheben. Sie zielt darauf ab, dass sich die Selbstwahrnehmung der Patienten in Bezug auf ihre Erfahrungen und Gefühle ändert. Im Mittelpunkt steht das Erleben des Individuums, nicht das Problem, wie durch die Gesellschaft für Personzentrierte Psychotherapie und Beratung e.V. – GWG definiert worden ist. Mit der in der NICE-Leitlinie [160] getroffenen Definition ist der Überlappungsbereich, aber auch die inhaltlichen Unterschiede von Supportiver Therapie und Gesprächspsychotherapie aufgezeigt: Fokus auf der therapeutischen Beziehung, Unterstützung in Bezug auf die vom Patienten angesprochenen Inhalte, keine weitergehenden Annahmen zur Pathogenese und zu spezifischen Wirkfaktoren.

6.9.1 Wirksamkeit Gesprächspsychotherapie und Supportiver Psychotherapie

Die Gesprächspsychotherapie ist vom Wissenschaftlichen Beirat Psychotherapie im Jahr 2002 als wissenschaftlich anerkanntes Verfahren für die vertiefte Ausbildung zum Psychologischen Psychotherapeuten entsprechend § 1 Abs. 1 der Ausbildungs- und Prüfungsverordnung für Psychologische Psychotherapeuten zugelassen worden. Vor diesem Hintergrund soll in dieser Leitlinie zum Stellenwert der Gesprächspsychotherapie für die Behandlung der Schizophrenie Stellung genommen werden. Es ist jedoch zugleich festzustellen, dass die Schizophrenie keines der Anwendungsgebiete ist, für die der Nachweis der Wirksamkeit vom Wissenschaftlichen Beirat Psychotherapie als erbracht angesehen wurde. Weiterhin ist zu bemerken, dass zum Zeitpunkt der Erstellung dieser Leitlinie diese Anerkennung auf der Basis der Stellungnahme zur Humanistischen Psychotherapie wieder in Frage gestellt worden ist. Die Gesprächspsychotherapie gehört nicht zu den sogenannten Richtlinienverfahren, da sie vom G-BA nicht als Psychotherapieverfahren mit nachgewiesener Wirksamkeit für die Versorgung von psychisch kranken Menschen zu Lasten der Gesetzlichen Krankenversicherung zugelassen worden ist.

Die AWMF-Leitlinie „Schizophrenie" von 2006 hat folgende Empfehlung formuliert [161]: *„Aufgrund unzureichender Evidenz für die Wirksamkeit im Sinne von Symptomreduktion oder Rückfallverhütung kann die Durchführung von Gesprächspsychotherapie zur Behandlung der Schizophrenie nicht empfohlen werden. (Empfehlungsstärke C)"*

In der NICE-Leitlinie [160] ist das Kapitel zur Supportiven Therapie und dem Counselling zwar relevant, diese Begriffe bzw. Interventionen sind jedoch nicht deckungsgleich mit der Gesprächspsychotherapie im Sinne des Psychotherapieverfahrens im deutschen Gesundheitssystem. Allerdings ist der Fokus auf die Gestaltung der psychotherapeutischen Beziehung gewandt. Eine weitere Gemeinsamkeit kann darin gesehen werden, dass nur begrenzte Bezugnahme auf spezifische Theorien der Pathogenese der Schizophrenie erfolgt und daher auch kaum Wirkfaktoren der Psychotherapie jenseits der sogenannten common factors formuliert werden. Dieser Teil der NICE-Leitlinie ist 2014 vollständig aus der Leitlinie von 2009 übernommen worden. Zu Recht wird darauf hingewiesen, dass die Supportive Therapie primär als Komparator in vergleichenden Psychotherapie-Wirksamkeitsstudien für die Untersuchung anderer Therapieformen, insbesondere aber nicht nur der KVT, herangezogen wurde. Das schränkt die Aussagekraft in Bezug auf die Supportive Therapie ein. Darüber hinaus ist festzustellen, dass eine explizite Empfehlung in Bezug auf die Gesprächspsychotherapie nach Rogers hier nicht vorgenommen wird. Studien zur Untersuchung dieser Therapieform mit angemessener Methodik sind nicht bekannt.

Die NICE-Leitlinie spricht eine negative Empfehlung aus [160], aber diese negative Empfehlung bezieht sich auf das Routineangebot und basiert darauf, dass andere Psychotherapieverfahren, insbesondere die KVT, in Wirksamkeitsstudien bessere Wirkungen als die Supportiven Therapie nachgewiesen haben. Die negative Empfehlung basiert nicht auf Studien, die schädliche Therapieeffekte gezeigt hätten. Vor diesem Hintergrund ist der Hinweis auf die Patientenpräferenzen bzw. die lokale Verfügbarkeit zu verstehen, die einen Rechtfertigungsgrund für das Angebot Supportiver Therapie darstellen. Insofern besteht kein Anlass für eine generelle Negativempfehlung, sondern lediglich für Zurückhaltung in Bezug auf eine positive Empfehlung.

Empfehlung 78	Empfehlungsgrad
Gesprächspsychotherapie als systematische Form von Psychotherapie ist in Bezug auf die Schizophrenie nicht ausreichend untersucht. Da Gemeinsamkeiten von Gesprächspsychotherapie mit Supportiver Psychotherapie bestehen, kann sie angeboten werden, wenn besser untersuchte Verfahren nicht zur Verfügung stehen oder mit den Präferenzen der Patienten nicht übereinstimmen.	**0**

Adaptation NICE-Leitlinie „Psychosis and schizophrenia in adults" [149] und AWMF-Leitlinie „Schizophrenie" [161]

6.10　Ergotherapie

Ergotherapie ist ein klientenzentrierter Gesundheitsberuf, der sich mit der Förderung von Gesundheit und Wohlbefinden durch Betätigung befasst (Übersetzung basierend auf der Definition des Weltverbandes der Ergotherapeuten [577]). Der Deutsche Verband der Ergotherapeuten [578] konkretisiert: „Ergotherapie unterstützt und begleitet Menschen jeden Alters, die in ihrer Handlungsfähigkeit eingeschränkt oder von Einschränkung bedroht sind. Ziel ist, sie bei der Durchführung für sie bedeutungsvoller Betätigungen in den Bereichen Selbstversorgung, Produktivität und Freizeit in ihrer persönlichen Umwelt zu stärken. Hierbei dienen spezifische Aktivitäten, Umweltanpassung und Beratung dazu, dem Menschen Handlungsfähigkeit und Selbstständigkeit im Alltag, gesellschaftliche

Teilhabe und eine Verbesserung seiner Lebensqualität zu ermöglichen". Die Ergotherapie ist ein anerkanntes, gesetzlich verankertes Heilmittel und eine wissenschaftlich fundierte Therapieform, die sich mit Handlungen, Aktivitäten und Betätigungen, deren Ausführung und Auswirkungen auf den Menschen und seine Umwelt sowie deren Wechselwirkungen befasst. Dabei nehmen die für den Patienten persönliche und sozio-kulturelle Bedeutung der Tätigkeit, ihre Auswirkung auf dessen Gesundheit und deren Wechselwirkung mit dessen individueller Umwelt einen hohen Stellenwert ein. Ergotherapie beruht u. a. auf medizinischen, sozialwissenschaftlichen und psychologischen Grundlagen sowie den Handlungs- und Betätigungswissenschaften (occupational science). Ziele der Ergotherapie sind eine für den Patienten zufriedenstellende Ausführung persönlich bedeutungsvoller Betätigungen und die damit verbundene selbstbestimmte Teilhabe am soziokulturellen Leben sowie eine für ihn erlebbare, zufriedenstellende Lebensqualität. Da die moderne psychiatrische Ergotherapie klienten- und betätigungszentriert ausgerichtet ist, werden gemeinsam mit jedem Patienten auf Basis der Diagnose und der ergotherapeutischen Diagnostik die für seinen persönlichen Alltag bedeutungsvollen (Behandlungs-)Ziele und möglichen Wege, diese zu erreichen, erarbeitet und vereinbart. Durch ergotherapeutische Interventionen, d. h. Behandlung, Maßnahmen, Beratungen (inkl. Prävention) werden diese unterstützend verfolgt – immer mit dem Ziel größtmöglicher Selbstständigkeit, Teilhabe und Lebensqualität. In der Ergotherapie werden folgende Betätigungsbereiche im Leben und Alltag unterschieden (u. a. nach der Internationalen Klassifikation der Funktionsfähigkeit, Behinderung und Gesundheit (ICF), dem Canadian Model of Occupational Performance, etc.):

- Selbstversorgung (z. B. Körperpflege, sich anziehen, Nahrungsaufnahme)
- Freizeit (z. B. Familie / Freunde treffen, Hobbies ausüben, spielen)
- Produktivität: (z. B. Haushaltsführung, Ehrenamt ausüben, Berufstätigkeit, einen Schulaufsatz schreiben)

So vielfältig wie die möglichen Ziele in der Therapie sind auch die ergotherapeutischen Methoden und Verfahren, die im Rahmen der Behandlung zum Einsatz kommen. Beeinträchtigungen werden durch den gezielten Einsatz von individuell bedeutungsvollen Betätigungen behandelt. Durch die aktive Auseinandersetzung über praktisches Handeln mittels kreativ-gestalterischer, handwerklicher Mittel und Medien (u. a. arbeitstherapeutischer Verfahren inklusive Diagnostik), durch kognitives und auch psychoedukatives Training und lebenspraktische Übungen werden Einschränkungen erkennbar, und Fähigkeiten und Ressourcen (wieder-) entdeckt, die für die Wieder- /Eingliederung in den (Berufs-) Alltag förderlich sind. Beachtet werden muss, dass die beispielshaft genannten konkreten Verfahren nicht systematisch in Studien untersucht worden sind. Darüber hinaus ist die kritische Auseinandersetzung mit der eigenen Handlungs-, Arbeits- und Vorgehensweise notwendig, um zu einer realistischen Selbsteinschätzung der eigenen Handlungskompetenzen zu gelangen. Die Ergotherapie umfasst eine sehr große Bandbreite therapeutischer Interventionsarten, um u. a. die Problemlösekompetenz, die Kontakt- und Kommunikationsfähigkeit zu fördern, die Konzentrationsfähigkeit, Ausdauer und Belastbarkeit zu steigern und z. B. Kreativität und

Selbstvertrauen zu verbessern. Durch die Klientenzentrierung ermöglicht sie eine individuelle Behandlungstiefe und schlägt durch ihren Alltagsbezug und die Betätigungsorientierung eine Brücke zum persönlichen Alltag zum Patienten

6.10.1 Wirksamkeit Ergotherapie

Die Wirksamkeit der Ergotherapie wurde anhand einer Leitlinienadaptation der AWMF-Leitlinie „Psychosoziale Therapien erstellt. In der Zusammenfassung [162] wird auf die methodologischen Probleme hingewiesen. Der Empfehlungsgrad in der genannten Leitlinie 2013 war B und dieser wurde ebenfalls in der 2018'er Version so gewählt. Die Empfehlung lautet wie folgt [162]: „Ergotherapeutische Interventionen sollten bei Menschen mit schweren psychischen Erkrankungen im Rahmen eines Gesamtbehandlungsplanes und orientiert an den individuellen Bedürfnissen und Präferenzen des Patienten angeboten werden. Empfehlungsgrad B, Evidenzebene: Ib". Für die hier vorliegende-Leitlinie ist die in der AWMF-Leitlinie „Psychosoziale Therapien" zitierte Studie von Reuster [162] mit den diagnosenübergreifenden Stichproben schwer beurteilbar. Bei den anderen Studien halten sich positive und negative Ergebnisse in Bezug auf die Wirksamkeit der Ergotherapie die Waage. Einige Studien sind von der Fallzahl her oder aufgrund anderer Limitation als stark verzerrungsgefährdet anzusehen und können nur begrenzt herangezogen werden. Die Heterogenität der Outcomes macht eine aggregierte Beurteilung für Menschen mit einer Schizophrenie schwer. Unabhängig davon spielt die Ergotherapie in der Behandlung von Menschen mit einer Schizophrenie eine wichtige Rolle, insbesondere im akuten und teilstationären Setting (siehe auch Kap. 9). Eine detaillierte Aufarbeitung der Evidenz findet sich in der AWMF-Leitlinie „Psychosoziale Therapien bei schweren psychischen. Erkrankungen" [162].

Empfehlung 79	Empfehlungsgrad
Ergotherapeutische Interventionen können bei Menschen mit einer Schizophrenie im Rahmen eines Gesamtbehandlungsplanes und orientiert an den individuellen Bedürfnissen und Präferenzen des Patienten angeboten werden.	**0**

Adaptation AWMF-Leitlinie „Psychosoziale Therapie bei schweren psychischen Erkrankungen" [162]. Dort wurde ein Empfehlungsgrad B vergeben, aber da in vielen Studien nicht Menschen mit einer Schizophrenie untersucht worden sind, handelt es sich hier um extrapolierte Evidenz. Es erfolgte die Rücksprache mit der Steuergruppe der zitierten Leitlinie – auch in der neuen Version wird es keine Änderung der Empfehlung und Quellliteratur geben, so dass hier für die S3-Leitlinie Schizophrenie ein Empfehlungsgrad von 0 anstelle eines B vergeben worden ist

6.11 Künstlerische Therapien

In der Revision der AWMF-Leitlinie „Psychosoziale Therapien" [162] wird folgende Charakterisierung von Künstlerischen Therapien gegeben (die Referenzen des Zitats beziehen sich auf die Originalpublikation):

„Unter Künstlerischen Therapien werden „Therapieformen [verstanden], die von künstlerisch qualifizierten Therapeuten klientenzentriert ausgeübt" werden ([5], S. 19). „Die Aufgabe des Kunsttherapeuten besteht unter anderem darin, dem Patienten die Konzentration auf sein inneres Erleben und den inneren Dialog mit dem Werk zu erleichtern" ([3], S. 38). Neben Ansätzen der Kunst-, Musik-, Tanz- und Bewegungs- sowie Theater- und Dramatherapie werden beispielsweise auch Poesie- und Worttherapien (z. B. Schreibtherapie) sowie die Nutzung neuer Medien (z. B. Film und Fotografie) unter dem Begriff der Künstlerischen Therapien subsummiert [5, 6]. Rezeptive Methoden stehen dabei neben aktiven Methoden und finden sowohl im Einzel- als auch im Gruppensetting [5] sowie in Form von Projektarbeit Anwendung. Nahezu alle Ansätze Künstlerischer Therapien sind vor allem durch psychotherapeutische Theorie-Praxis-Modelle unterschiedlicher Schulenausrichtung beeinflusst, die für die künstlerisch-therapeutisch Praxis modifiziert und weiterentwickelt wurden [7]. Künstlerische Therapien stellen eine verfahrenübergreifende Methode dar, deren theoretische Konzeption aus verschiedenen Bezugswissenschaften wie z. B. der Neurobiologie, der Bindungs-, Säuglings- und der Kognitionsforschung abgeleitet wurde. "

6.11.1 Wirksamkeit künstlerischer Therapien

Für die Leitlinienadaptation konnte auf die aktuelle Revision der AWMF-Leitlinie „Psychosoziale Therapien bei schweren psychischen. Erkrankungen" [162] Bezug genommen werden. Die entsprechende Darstellung der gesamten Evidenz findet sich in der S3-Leitlinie AWMF-Leitlinie „Psychosoziale Therapien bei schweren psychischen. Erkrankungen" in der aktuellsten Version und die Empfehlung 80 wurde unverändert übernommen, da ein signifkanter Anteil der untersuchten Patienten eine Schizophrenie hatte.

Empfehlung 80	Empfehlungsgrad
Musiktherapie, Kunsttherapie bzw. Dramatherapie sollten Menschen mit einer Schizophrenie im Rahmen eines Gesamtbehandlungsplancs und gemessen an den individuellen Bedürfnissen und Präferenzen der Betroffenen zur Verbesserung der psychopathologischen Symptomatik angeboten werden.	B

Adaptation AWMF-Leitlinie „Psychosoziale Therapie bei schweren psychischen Erkrankungen"
[162]

6.12 Körper und Bewegungstherapie

Sport und Bewegungstherapien gehören zur Standardbehandlung von Menschen mit einer Schizophrenie. Zieldomänen der Behandlung sind die Verbesserung der psychischen Befindlichkeit sowie die Verbesserung der somatischen Gesundheit. Menschen mit schweren psychischen Erkrankungen bewegen sich im Alltag aus verschiedenen Gründen weniger, so dass Sport- und Bewegungstherapie auch als aktivierende Maßnahme eine besondere Bedeutung hat [579]. Prinzipiell werden folgende Verfahren für die Behandlung von Menschen mit schweren psychischen Störungen unterschieden (ergänzt nach [162]):

- Physiotherapeutische Verfahren
- Sporttherapeutische Verfahren
- Körpertherapeutische Verfahren
- Edukativ-psychosoziale Verfahren

Eine ausführliche Darstellung der Evidenzlage findet sich in der AWMF-Leitlinie „Psychosoziale Therapien bei schweren psychischen. Erkrankungen" [162], die 2018 aktualisiert worden ist. Dort werden verschiedene Verfahren dargestellt und Abb. 6.1 aus der AWMF-Leitlinie „Psychosoziale Therapien bei schweren psychischen. Erkrankungen" gibt basierend auf einer früheren Publikation [580] exemplarisch eine Übersicht über körper- und bewegungsorientierte Verfahren:

Eine spezifische Auswahl bewegungs- und körperzentrierter Verfahren in der Behandlung von Menschen mit einer Schizophrenie stellt Tab. 6.1 zusammen [581].

Neben diesen bewegungs- und körperzentrieten Verfahren werden vielfach auch Sporttherapien (aerobes Ausdauertraining, Yoga, Krafttraining, etc.) zur generellen Aktivierung und Steigerung des körperlichen Wohlbefindens von Menschen mit einer Schizophrenie angeboten [581]. Neuere Befunde weisen darauf hin, dass Sporttherapien darüber hinaus positive Effekte auf die Physiologie, Psychopathologie, das Funktionsniveau und die Kognition haben können [581]. Auch neurobiologische Effekte im Sinne einer verbesserten Plastizität wurden beschrieben, wobei hier noch eine unklare Befundlage besteht [582].

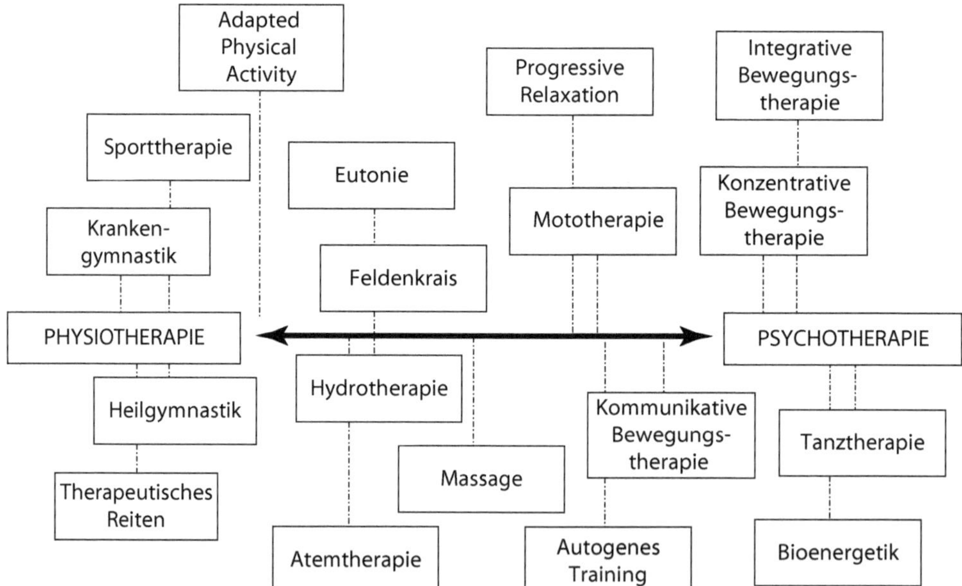

Abb. 6.1 Körper- und bewegungsorientierte Verfahren in der Psychiatrie – eine Auswahl (entnommen aus der AWMF-Leitlinie „Psychosoziale Therapien bei schweren psychischen. Erkrankungen" [162])

Tab. 6.1 Auswahl von Auswahl bewegungs- und körperzentrierter Verfahren in der Behandlung von Menschen mit einer Schizophrenie (entnommen aus der AWMF-Leitlinie „Psychosoziale Therapien bei schweren psychischen. Erkrankungen" [162])

Physiotherapie/Aktivierung	Psychotherapeutischer Ansatz
Krankengymnastik	Progressive Muskelrelaxation nach Jacobson
Kraftsport	Autogenes Training
Ausdauertraining	Tanztherapie
Sportspiele	Konzentrative Bewegungstherapie
Nordic Walking	Feldenkrais/Qigong
Wassertreten	Integrative Bewegungstherapie
Massage	Atemtherapie

Die neue AWMF-Leitlinie „Psychosoziale Therapien bei schweren psychischen. Erkrankungen" hat die Befundlage für Sport und Bewegungstherapie systematisch recherchiert und bewertet. Es wurden insgesamt sechs systematische Übersichtsarbeiten [477, 583–587] und 10 Einzelstudien bei Menschen mit einer Schizophrenie [588–597] in die Bewertung mit einbezogen. Die genaue Darstellung der Evidenz findet sich in der zitierten Leitlinie. Darüber hinaus sind für Menschen mit einer Schizophrenie weitere neue Meta-Analysen verfügbar, die den Effekt von Yoga (6 Studien, N = 586) [598], aerobem Ausdauersport (10 Studien, N = 385) [599] oder von Sport insgesamt (29 Studien, N = 1109) [600] auf verschiedene Endpunkte wie Psychopathologie, Kognition oder Funktionsniveau untersucht haben. Prinzipiell konnten alle Meta-Analysen einen Mehrwert der add-on Sportinterventionen zeigen, wobei die Effekte häufig klein bis moderat waren und auch negative Studien verfügbar waren. Die größte Meta-Analyse konnte zeigen, dass Sportinterventionen (Einschlusskriterium any type of exercise) zu einer Verbesserung der Symptomschwere (k = 14, n = 719: Hedges' g = 0,39, p < 0,001), der Positivsymptome (k = 15, n = 715: Hedges' g = 0,32, p < 0,01), der Negativsymptome (k = 18, n = 854: Hedges g = 0,49, p < 0,001), der Allgemeinsymptome (k = 10, n = 475: Hedges g = 0,27, p < 0,05), der Lebensqualität life (k = 11, n = 770: Hedges g = 0,55, p < 0,001), des globalen Funktionsniveaus (k = 5, n = 342: Hedges' g = 0,32, p < 0,01) und depressiver Symptome (k = 7, n = 337: Hedges g = 0,71, p < 0,01) führt. Diese Meta-Analyse weist allerdings methodische Kritikpunkte auf, da verschiedene Sportinterventionen (v. a. aerobes Training, Yoga) gemeinsam betrachtet worden waren, alle Einzelstudien monozentrisch und von geringer Fallzahl und die Beobachtungsphasen kurz (bis auf eine Studie alle mit einer Dauer unter 6 Monaten, die meisten Studien mit einer Dauer von weniger als 3 Monaten) waren.

Empfehlung 81	Empfehlungsgrad
Menschen mit einer Schizophrenie – je nach Beschwerdebild und Neigung sowie unter Berücksichtigung der körperlichen Leistungsfähigkeit – sollten Bewegungsinterventionen als Teil eines multimodalen Gesamttherapiekonzeptes angeboten werden.	**B**

Adaptation AWMF-Leitlinie „Psychosoziale Therapie bei schweren psychischen Erkrankungen" [162]. Der Empfehlungsgrad wurde in Bezug auf die Evidenzebene herabgestuft, da die Studienlage nicht einheitlich genug war, um eine starke Empfehlung zu rechtfertigen. Dies trifft auch auf die drei neuen Meta-Analysen zu, die in der AWMF-Leitlinie „Psychosoziale Therapien bei schweren psychischen Erkrankungen" nicht berücksichtigt worden sind.

Empfehlung 82	Empfehlungsgrad
Sportinterventionen (v. a. aerobes Ausdauertraining, Yoga) sollten unter Berücksichtigung der körperlichen Leistungsfähigkeit angeboten werden.	**KKP**

Behandlung unter besonderen Bedingungen (Modul 4c)

Inhaltsverzeichnis

© Deutsche Gesellschaft für Psychiatrie und Psychotherapie, Psychosomatik und Nervenheilkunde e. V. (DGPPN) 2019
W. Gaebel et al., *S3-Leitlinie Schizophrenie*,
https://doi.org/10.1007/978-3-662-59380-6_7

7.1 Komorbiditäten allgemein

Menschen mit Schizophrenie können weitere psychische Störungen aufweisen, die den Erkrankungsverlauf und den Behandlungserfolg ungünstig beeinflussen können. Zu diesen komorbiden Störungen oder komorbid auftretenden Symptomen zählen u. a.:

- Substanzmissbrauch und Substanzabhängigkeit (insbesondere Tabak, Alkohol und Cannabis)
- Depressionen und Suizidalität
- Zwangsstörungen
- Posttraumatische Belastungsstörung
- Angststörungen
- Unruhe und Erregungszustände
- Schlafstörungen

Die Prävalenzen dieser Komorbiditäten sind im weiteren Textverlauf dieses Kapitels beschrieben. In den folgenden Absätzen werden unter den besonderen Behandlungsbedingungen die o.g. Komorbiditäten bei Menschen mit Schizophrenie und die möglichen Behandlungsoptionen dargestellt. Aus der Literatur bekannt sind verschiedene Konstellationen für solche Komorbiditäten [601]:

- Zufälliges gemeinsames Auftreten beider Störungen
- Sekundäre Komorbidität als Folge der Schizophrenie
- Komorbidität als Risikofaktor für die Entstehung einer Schizophrenie
- Gemeinsame Risikofaktoren für die Entstehung beider Störungen

Generell hat das Erkennen und die Behandlung von Komorbiditäten im klinischen Alltag eine besondere Bedeutung, da diese die Lebensqualität negativ beeinflussen und

Ursache von ungünstigen Verläufen sein können [602, 603]. Da die Wahrscheinlichkeit für eine Komorbidität insbesondere bei Menschen mit einer Schizophrenie hoch [601] und zudem anzunehmen ist, dass diese Komorbiditäten nicht immer ausreichend erkannt werden, ist aktive Erfragung zugrundeliegender Symptome nach ICD-10 entscheidend.

Empfehlung 83	Empfehlungsgrad
Die Symptome der häufigen komorbiden psychischen Störungen bei Menschen mit einer Schizophrenie sollen aktiv erfragt werden. Bei Vorliegen der diagnostischen Kriterien und ggf. weiterer erforderlicher Abklärung einer solchen Komorbidität soll eine entsprechende leitliniengerechte Behandlung angeboten werden.	**KKP**

7.2 Therapie bei Unruhe, Erregungszuständen und in Notfallsituationen

Menschen mit Schizophrenie können in bestimmten Situationen aufgrund psychotischer Symptome wie Verfolgungswahn, Beziehungserleben und Halluzinationen oder aufgrund anderer Krankheitssymptome wie starker Angst ein agitiertes, aggressives oder gewalttätiges Verhalten zeigen. Zunehmend werden auch externe Faktoren und Rahmenbedingungen wie Überfüllung auf Stationen, Mangel an Privatsphäre, lange Wartezeiten auf eine Behandlung und Langeweile in reizarmen Institutionen als ursächliche oder modulierende Faktoren für aggressives Verhalten erkannt. Obgleich in älteren Studien aus großen Kohorten die Erkrankung Schizophrenie häufig mit gewalttätigem Verhalten assoziiert ist [604, 605], ist der Anteil von Patienten mit schizophrenen Störungen beispielsweise an gesellschaftlicher Gewalt mit etwa 10 % nicht sehr hoch [606]. Gewaltdelikte kamen in Deutschland lediglich bei 0,05 % der Menschen mit Schizophrenie vor (sind also etwa 200 Mal seltener als Suizidhandlungen). Gewalttätiges Verhalten tritt bei Menschen mit Schizophrenie jedoch deutlich häufiger auf als bei Personen ohne jegliche psychische Störung. Weitaus häufiger sind erstere jedoch Opfer von Gewalt [607]. Die Einschätzung von Aggressivität und möglichen drohenden gewalttätigen Übergriffen gehört zu den Kernkompetenzen psychiatrisch-psychotherapeutischer Tätigkeit. Prädiktoren für aggressives oder gewalttätiges Verhalten sind kriminelle Delikte in der Vorgeschichte, männliches Geschlecht, jüngeres Alter, eine hohe Anzahl an Voraufenthalten in psychiatrischen Kliniken, Subtanzabhängigkeit und eine antisoziale Persönlichkeitsstörung sowie lebensbedrohliche traumatische Erfahrungen [608]. Für die stationäre Behandlung sind zusätzliche klinische Faktoren von Bedeutung [606]. Hier erwiesen sich eine ausgeprägte Positivsymptomatik und das Vorliegen einer Substanzstörung (Missbrauch oder Abhängigkeit) als am besten geeignete Prädiktoren für aggressives Verhalten.

Eine weitere hohe Bedeutung haben in der stationären Therapie auch die Atmosphäre der Einrichtung, die Personalausstattung und -qualifikation sowie die organisatorischen Abläufe. In Bezug auf die Effektivität von dokumentierten Vorsorgeplanungen (z. B.: Krisenpass, Patientenverfügung; englisch: *advance treatment directives*) konnte eine systematische Übersichtsarbeit und Meta-Analyse bei Menschen mit schwerer psychischer Erkrankung nur zwei kontrollierte Studien mit 321 Teilnehmern sichten, jedoch keinen Vorteil solcher Maßnahmen in Bezug auf die Zahl der Hospitalisierungen, der Ambulanzkontakte, Compliance, Selbstschädigung oder Zwangseinweisungen identifizieren [609]. Vorteile dieser Maßnahmen waren allerdings weniger Zeitbedarf für sozialpädagogische Beratungen (95 %CI −156,2 bis −55,8) und weniger gewalttätiges Verhalten (95 % CI 0,1 bis 0,9, NNT = 8) [609]. Die Verwendung von Gesundheitskarten, Krisenpässen, Arztbriefen und anderen Dokumenten, aus denen die Behandlungsverläufe der betroffenen Person (englisch: *user-held information*) hervorgehen, wurde in einer Cochrane Meta-Analyse basierend auf vier kontrollierten Studien mit 607 Teilnehmern untersucht. Hier konnte kein statistisch signifikanter Vorteil dieser Maßnahmen gefunden werden [610]. Ein aktuelles Cochrane Review mit geplanter Meta-Analyse untersuchte 345 Referenzen und konnte keine einzige randomisiert-kontrollierte Studie identifizieren, die den Effekt von deeskalierenden Maßnahmen auf Agitation und Aggression bei psychotischen Patienten untersucht hat. Aus diesen Gründen sind keine weiteren Analysen erfolgt [611]. Die aktuellste Meta-Analyse zu der Frage, welche Interventionen Zwangseinweisungen reduzieren oder verhindern können, untersuchte 13 randomisierte klinische Studien mit 2970 Menschen mit einer psychiatrischen Erkrankung [612]. In den Originalstudien waren 66 % bis 75 % davon Menschen mit einer Schizophrenie und die Meta-Analyse zeigte, dass Krisenpässe/Behandlungsvereinbarungen (advanced statements, gemeinsame Krisenpläne/joint crisis plan) eine signifikante Reduktion des Risikos für Zwangseinweisungen bewirken können (95 % CI 0,60 −0,098, RR = 0,77, N = 1102) [612].

Maßnahmen zur Verbesserung der Adhärenz, integrierte Versorgung und ambulante Zwangsbehandlung/Behandlungsauflagen (community treatment order) zeigten keine signifikante Reduktion von Zwangseinweisungen. Risikofaktoren für Zwangseinweisungen und Zwangsbehandlungen sind männliches Geschlecht, junges Erwachsenenalter bis Mitte 30, Migrationshintergrund, die Diagnose einer Schizophrenie, bipolare oder andere psychotische Erkrankung, Vorgeschichte einer Zwangseinweisung, Aggression, und die Anwesenheit von männlichem Personal [613]. Wesentliche Elemente der hier getroffenen Empfehlungen wurden aus der letzten Version der AWMF-Leitlinie „Schizophrenie" [161] und der 2015 publizierten NICE-Leitlinie „Violence and aggression: short-term management in mental health, health and community settings" [614] berücksichtigt. Berücksichtig und überarbeitet wurden zudem einzelne Empfehlungen der AWMF-S2-Leitlinie „Therapeutische Maßnahmen bei aggressivem Verhalten in der Psychiatrie und Psychotherapie" [615]. Die Empfehlungen der UN-Behindertenrechtskonvention sind dabei zu beachten und die Patientenautonomie sollte in jeder Situation so weit wie möglich gewahrt bleiben.

Eine umfassenden Darstellung dieser Thematik, sowie entsprechende Empfehlungen finden sich in der 2018 publizierten **S3 Leitlinie „Verhinderung von Zwang: Prävention und Therapie aggressiven Verhaltens bei Erwachsenen"**, die nach Abschluss des Konsensusprozesses dieser Leitlinie veröffentlicht worden ist [86].

Infobox: Behandlungsvereinbarung (BV)

Eine BV ist eine schriftlich vereinbarte Übereinkunft zwischen dem behandelnden Arzt/Therapeuten oder den Mitarbeitern einer psychiatrischen Klinik und einem Patienten, wenn möglich, immer unter Einbeziehung seiner Angehörigen oder anderer Vertrauenspersonen. Sie hat zum Ziel, im Falle eines akuten Rezidivs mit der Notwendigkeit eines erneuten stationären Aufenthaltes den Rahmen der dann gegebenenfalls notwendigen Behandlung abzustecken, insbesondere auch für den Fall, dass der Patient krankheitsbedingt die notwendigen therapeutischen Maßnahmen ablehnt. Der Vertrag soll unter Verwendung geeigneter Vorlagen individuell mit dem Patienten erarbeitet werden. Eine Behandlungsvereinbarung kann von einem Patienten zu jeder Zeit widerrufen werden. Bisher haben nur wenige Kliniken Erfahrungen mit der BV, empirische Befunde über ihren Nutzen gibt es kaum. Eine bestehende BV entbindet den Behandler nicht davon, eine akute Gefährdungssituation auf der Grundlage bestehender Gesetze durch geeignete Maßnahmen abzuwenden. Insgesamt sind BV zwischen den Behandlern, den Patienten und ihren Angehörigen zu begrüßen, wobei die wichtigen Details so klar und konkret wie möglich beschrieben werden sollten (bevorzugte Medikation, Applikationsform, Bezugspersonen, Fixierung, Isolierung, sofort zu tätigende private und berufliche Maßnahmen wie zu versorgende Kinder, Haustiere, Krankmeldungen, Sonstiges). Das Original bleibt in einem jederzeit für den Behandler zugänglichen Ordner der Einrichtung, Kopien erhalten alle Mitunterzeichner, insbesondere der Patient selbst sowie seine Angehörigen bzw. anderen Vertrauenspersonen. Die *Behandlungsvereinbarung* ist nicht mit einer *Vorsorgevollmacht* oder einer *Patientenverfügung* zu verwechseln, die bei fehlender Einwilligungsfähigkeit wirksam werden.

Empfehlung 84	Empfehlungsgrad
Präventionsmaßnahmen gegen aggressives Verhalten und nachfolgende Zwangsmaßnahmen sollen durch Behandlungsinstitutionen (z. B. durch ruhige und gastfreundliche Umgebung mit Möglichkeiten des Rückzugs, bedürfnisorientierte Strukturen der Behandlungssettings (siehe Kap. 9), Deeskalationsmaßnahmen, offene Tür/Zugang nach Außen) und Behandlungsteams (z. B. durch gelassene Umgangsformen, empathische Gesprächsführung, individuelle Risikoeinschätzung, Mitarbeiterschulungen, Deeskalationsmaßnahmen) implementiert werden	**KKP**

Adaptiert und erweitert nach NICE-Leitlinie „Violence and aggression: short-term management in mental health, health and community settings" [614]

Empfehlung 85	Empfehlungsgrad
Menschen mit Schizophrenie soll die Erstellung von Krisenplänen und Behandlungsvereinbarungen zur Vermeidung von Zwangseinweisungen angeboten werden (A). Krisenpässe, Informationen über den bisherigen Erkrankungs- und Therapieverlauf und andere Maßnahmen der Vorsorgeplanung wie beispielsweise Behandlungsvereinbarungen sollen in der Akutsituation berücksichtigt werden (KKP).	**A/KKP**

Adaptiert und erweitert nach NICE-Leitlinie „Violence and aggression: short-term management in mental health, health and community settings" [614]. Meta-Analyse LoE1+ de Jong et al. [612]. Diese Meta-Analyse wurde per Handrecherche ergänzt und bewertet – es wurde aufgrund der besonderen Bedeutung für die betroffenen Personen ein Evidenzgrad vergeben

Empfehlung 86	Empfehlungsgrad
Ziel der Behandlung soll eine Beruhigung des Patienten sein, durch die eine Partizipation am weiteren Behandlungsprozess ermöglicht wird. Maßnahmen zur Gefahrenabwehr wie Isolierung, Fixierung oder medikamentöse Sedierung gegen den Willen des Patienten sollen unter Wahrung aller rechtlicher Vorgaben und enger Überwachung erst dann erfolgen, wenn alle Deeskalationsmaßnahmen nicht erfolgreich waren.	**KKP**

Adaptiert und erweitert nach NICE-Leitlinie „Violence and aggression: short-term management in mental health, health and community settings" [614]

In Ergänzung zu der folgenden Empfehlung 87 ist es erforderlich, Personen, die in die Versorgung von Menschen mit einer Schizophrenie involviert sind, in Bezug auf Notfallmaßnahmen, Deeskalationstechniken und das Management von restriktiven Maßnahmen zu schulen. Hier sind insbesondere regelmäßige Deeskalationstrainings für alle in die Behandlung von Menschen involvierten Berufsgruppen zu nennen. Hierzu zählen auch die Vermittlung von Kenntnissen in psychologischen Faktoren, die in der Beziehung zu Menschen mit einer Schizophrenie wichtig sind, wie insbesondere die Regulation von Nähe und Distanz und des Selbstwertes, sowie die Vermittlung prognostischer Faktoren in einer Notfallsituation.

Empfehlung 87	Empfehlungsgrad
Eine Nachbesprechung von aggressiven Vorfällen und Zwangsmaßnahmen soll in Abhängigkeit vom Befinden des Patienten zeitnah möglichst gemeinsam mit den pflegerischen Bezugspersonen, anderen involvierten Akteuren und den zuständigen Therapeuten angeboten werden. Die Gesprächsinhalte und getroffenen Absprachen sollten in der Patientenakte dokumentiert und in der Behandlungsplanung, auch bei Wiederaufnahmen, berücksichtigt werden. Bei schwerwiegenden Vorfällen sollte eine Patientenrunde durchgeführt werden und Mitpatienten, die durch den Vorfall stark belastet sind, sollen Einzelgespräche angeboten werden. Für das Behandlungsteam sollte zeitnah eine Supervision, präferenziell durch externe Supervisoren, als Reflexionsraum (und) für Lernprozesse angeboten werden.	**KKP**

Angepasst nach Adaptation DGPPN-S2-Leitlinie „Therapeutische Maßnahmen bei aggressivem Verhalten in der Psychiatrie und Psychotherapie" 2009 [615]

Ziel einer raschen sedierenden und anxiolytischen Therapie ist primär die Beruhigung und die Verminderung der Wahrscheinlichkeit von gewalttätigem Verhalten, um Schaden vom Betroffenen und seiner Umgebung abzuwenden. Die zugrundeliegende Erkrankung wird in der Regel hierdurch nicht ausreichend behandelt. Eine medikamentöse Therapie von Agitiertheit und Aggression sollte schnell wirken, wenige Nebenwirkungen aufweisen und in der Folge eine Partizipation der Patienten am Behandlungsprozess ermöglichen. Die Notwendigkeit einer raschen sedierenden und anxiolytischen Therapie ist laut NICE regelmäßig (mindestens einmal wöchentlich, in der Akutbehandlung einmal pro Tag) hinsichtlich der Zielsymptome, des Zeitrahmens bis zum erwarteten Ansprechen, der Gesamtdosis (Regel- und Bedarfsmedikation), der Menge und der Gründe ausgelassener Medikation, der klinischen Verbesserung und des Auftretens von unerwünschten Wirkungen zu überprüfen und zu dokumentieren [614]. Die SIGN-Leitlinie stellt dar, dass verschiedene antipsychotische Strategien für die Behandlung akuter Agitation wirksam sind, es aber keine relevanten Unterschiede in der Wirksamkeit zwischen den Präparaten gibt [195]. Es sind verschiedene Cochrane Meta-Analysen verfügbar, welche die Effektivität und Verträglichkeit verschiedener pharmakologischer Interventionen auf Aggression und Agitation bei psychotischen Patienten untersuchen. In diesen Meta-Analysen war die Kombination aus Haloperidol und Promethazin effektiver als Haloperidol alleine, als Olanzapin i.m., als Ziprasidon i.m., als Midazolam oder Lorazepam [616]. Eine weitere Meta-Analyse der Gruppe führt aus, dass Haloperidol i.m. in Monotherapie für diese Indikation nur in absoluten Notfällen anzuwenden ist, in denen keine andere medikamentöse Alternative vorliegt, und dass Haloperidol präferentiell in Kombination mit anderen sedierenden Präparaten angewendet werden soll [617]. Eine systematische Übersichtsarbeit untersuchte 11 Publikationen mit moderater Studienqualität zur vergleichenden Wirksamkeit von oral und parenteral applizierten Antipsychotika in einer Akutsituation und konnte zeigen, dass die orale Gabe vergleichbar effektiv und weniger belastend für Patienten und Personal ist [618]. Die genannten Vergleichsstrategien waren zwar gleich wirksam, aber unter Benzodiazepingabe kam es zu respiratorischen Beeinträchtigungen und Olanzapin bzw. Ziprasidon i.m. mussten häufiger nachgegeben werden. Haloperidol alleine führte zu vermehrten motorischen Symptomen ohne einen Wirksamkeitsvorteil, so dass diese Strategie als nicht sinnvoll diskutiert wurde [616]. Chlorpromazin in Monotherapie [619] war nicht effektiv, Droperidol (in Deutschland für diese Indikation nicht mehr zugelassen) in Monotherapie war für diese Indikation jedoch wirksam [620]. Die Daten für Zuclopenthixol-Acetat basieren auf wenigen Studien mit kleiner Fallzahl, wobei die Wirksamkeit auf den Endpunkt Beruhigung vergleichbar mit Haloperidol war. Die Therapie mit Zuclopenthixolacetat könnte aufgrund der Galenik zu weniger notwendigen Injektionen in der Akutsituation führen [621]. Eine weitere Meta-Analyse untersuchte 21 Studien mit 1968 Teilnehmern in Bezug auf psychotisch-bedingte Aggression und Unruhe und konnte basierend auf einer Studie (n = 102) im Vergleich zu Plazebo mit geringer Evidenz keinen Mehrwert der alleinigen Gabe von Benzodiazepinen zeigen. Basierend auf 5 Studien (n = 308, 95 % CI 0,85 bis 1,42) konnte eine vergleichbare Wirkung von Benzodiazepinen und verschiedenen Antipsychotika für diese Indikation nachgewiesen werden, aber Benzodiazepine führten, wie zu erwarten, zu weniger motorischen Nebenwirkungen. Die Kombination aus Benzodiazepinen und einem Antipsychotikum ist der alleinigen Gabe eines Antipsychotikums nicht prinzipiell überlegen, aber die Kombination hatte eine größere sedierende Wirkung (n = 172, 3 Studien, 95 % CI 1,14 zu 2,67) [373].

Eine andere Meta-Analyse basierend auf 34 Studien konnte keinen Vorteil der langfristigen Behandlung mit Benzodiazepinen in Monotherapie oder eine Augmentation der antipsychotischen Behandlung mit Benzodiazepinen bei Menschen mit einer Schizophrenie zeigen, jedoch einen Vorteil der Benzodiazepingabe für die kurzfristige Sedierung [372]. Zur Behandlung von Agitation steht auch das inhalierbare Loxapin zur Verfügung, welches noch nicht meta-analytisch untersucht worden ist. Verfügbar ist ein systematischer Review, mit Zusammefassung von verschiedenen Studien, welcher die Effektivität der Substanz zur Behandlung der Agitation belegt, wobei hier vor allem Studien der Herstellerfirma berücksichtigt worden sind [622]. Ein Vorteil ist der rasche Wirkeintritt ohne Notwendigkeit einer Injektion, Nachteile sind bestimmte Ausschlusskriterien und die notwendige Mitarbeit der betroffenen Person. Zwei Cochrane Meta-Analysen konnten in Bezug auf Aggression keinen überzeugenden Effekt von Valproat [319] oder Carbamazepin [320] nachweisen, wobei offene Studien einen positiven Effekt für Valproat in der Behandlung von rezidivierendem aggressiven Verhalten sehen [319].

Empfehlung 88	Empfehlungsgrad
Bei Erregungszuständen sollte nach Scheitern aller nicht-pharmakologischer Behandlungsoptionen zunächst die orale Gabe von Medikamenten angeboten werden. Erst, wenn dies nicht möglich ist, sollte eine parenterale Gabe erfolgen. Eine Alternative ist die Gabe eines inhalativen Antipsychotikums. Es soll die geringste wirksame Dosis angeboten werden und, falls notwendig, schrittweise höher dosiert werden.	**B**

Angepasst nach Adaptation AWMF-Leitlinie „Schizophrenie" 2006 [161] und durch aktuelle Literatur im Hintergrundtext ergänzt

Empfehlung 89	Empfehlungsgrad
Bei vergleichbarer Wirksamkeit von Lorazepam und Antipsychotika in der Akutbehandlung von Aggression und psychomotorischer Erregung sollte aufgrund des günstigeren Nebenwirkungsprofils Lorazepam* angeboten werden.	**B**

Angepasst nach Adaptation AWMF-Leitlinie „Schizophrenie" 2006 [161], basierend auf vier Originalarbeiten, *Die Kombination aus Lorazepam intravenös oder Lorazepam sublingual und Clozapin soll vermieden werden

In Bezug auf die Empfehlungen 88 und 89 ist zu beachten, dass Personen, welche die o.g. Notfallmaßnahmen anbieten und durchführen entsprechende Kenntnisse über die Wirkweisen und Risiken der eingesetzten Medikamenten aufweisen, sowie Reanimationstechniken beherrschen müssen. Folgende Risiken sind hierbei besonders zu beachten:

- Gefahr des Bewusstseinsverlustes
- Übersedierung
- Kumulation psychotroper Substanzen
- Einfluss auf die therapeutische Beziehung

Diese Kenntnisse sollen durch Schulungen und regelmäßige Fortbildung erworben werden. Das Vorhandensein von Notfall-Instrumenten- und Medikamenten unter Einschluss des Benzodiazepinantagonisten Flumazenil vor Ort, sowie das Vorhandensein von Standards (z. B. SOPs) für die Notfallbehandlung müssen gewährleistet sein (Tab. 7.1 und 7.2).

Tab. 7.1 Applikationsformen verschiedener in psychiatrischen Notfallsituationen eingesetzter Substanzen. Erstellt und adaptiert nach [623]. i.v. intravenös, p. inf. per infusionem, i.m. intramuskulär, s.c. subkutan, p.inh. per inhalationem, i.n. intranasal

Präparat	i.v. p.inf.	i.m. akut	p.inh./ i.n.	Schmelz-tablette	Lösung/ Tropfen	Orale Festform
Antipsychotika						
Haloperidol	(+)[a]	+	−/(+)	−	+	+
Benperidol	+[a]	+	−/−	−	+	+
Zuclopenthixol/-acetat[b]	−	+[b]	−/−	−	+	+
Olanzapin	−	+	−/−	+	+	+
Aripiprazol	−	+	−/−	−	+	+[c]
Ziprasidon	−	+	−/−	−	+	+[c]
Risperidon	−	−	−/−	+	+	+
Quetiapin	−	−	−/−	−	−	+
Loxapin	−	−	+/−	−	−	(+)[d]
Melperon	−	−	−/−	−	+	+
Pipamperon	−	−	−/−	−	+	+
Levomepromazin[e]	−	+	−/−	−	+	+

(Fortsetzung)

Tab. 7.1 (Fortsetzung)

Präparat	i.v. p.inf.	i.m. akut	p.inh./ i.n.	Schmelz-tablette	Lösung/ Tropfen	Orale Festform
Anxiolytika/Sedativa						
Lorazepam	+	+	−/(+)	+	−	+
Diazepam[f]	+	−[g]	−/(+)	−	+	+
Midazolam[f,h]	(+)	(+)	−/(+)	−	(+)	−
Promethazin	+[a]	+	−/−	−	+	+

+ Geeignet und zugelassen; − nicht verfügbar/nicht geeignet/nicht zugelassen; (+) geeignet/nicht zugelassen (off label). Hierbei handelt es sich um eine Bewertung nach Zulassungssituation und Expertenkonsens

[a]Aufgrund der Gefahr der QTc-Verlängerung soll Haloperidol nur noch unter Monitorbedingungen i.v. gegeben werden. Ein vergleichbarer Effekt auf die QTc-Verlängerung wurde auch für Benperidol als weiterem Butyrophenon angenommen, eine neuere Studie legt jedoch nahe, dass die QTc-Verlängerung unter Benperidol weniger ausgeprägt ist als unter Haloperidol [624]. Auch unter Promethazin ist mit QTc-Verlängerungen zu rechnen

[b]Zuclopenthixol liegt als Acetatester als Kurzzeitdepot mit Wirksamkeit für 2–3 Tage vor. Hier müssen die rechtlichen Rahmenbedingungen bei Gabe gegen den Willen des Patienten beachtet werden

[c]In oraler Applikation für den psychiatrischen Notfall in der Regel nicht geeignet

[d]In Deutschland nur als Inhalativum in begrenzter Indikation zugelassen

[e]Die Anwendung der Substanz empfiehlt sich wegen des Nebenwirkungsprofils nur in Ausnahmefällen und bei Versagen geeigneter Alternativen

[f]Diazepam und Midazolam liegen auch für die rektale Applikation (Rektallösung, Zäpfchen) vor

[g]Diazepam ist für die i.m.-Injektion zugelassen. Diese Applikationsform ist jedoch nicht sinnvoll, da die Resorption der sehr lipophilen Substanz aus dem Muskel unzuverlässig und langsam erfolgt

[h]Keine Zulassung in Deutschland für primär psychiatrische Indikationen (Indikation: Analgosedierung)

Tab. 7.2 Mögliche Stufentherapie der medikamentösen Behandlung bei akut agitiertem Verhalten. Fixierung bei akuter nicht anders abzuwehrender Eigen- oder Fremdgefährdung

Stufe	Intervention
1	Lorazepam oral als Monotherapie, Beginn mit 1–2,5 mg, eventuell Wiederholung, oder sekundär: geeignetes Antipsychotikum oral. Bei psychotischem Erregungszustand Kombination beider Substanzen. Ggf. Wiederholung unter Berücksichtigung der Tageshöchstdosierungen.
2	Lorazepam intravenös (i.v.) oder intramuskulär (i.m.) (1 bis 2 mg), oder sekundär: Antipsychotikum i.m., ggf. Kombination (eine Kombination von Olanzapin/Clozapin und Benzodiazepinen parenteral ist zu vermeiden). Intravenöse Gabe nur unter entsprechender Monitorüberwachung, jede parenterale Gabe sollte nur unter Überwachungsbedingungen (kontinuierliche ärztliche und pflegerische Überwachung) erfolgen.
3	Stufe 2 Wiederholen unter Berücksichtigung der Tageshöchstdosierungen.

7.3   Schlafstörungen

Eine Störung des Nachtschlafs ist bei Menschen mit einer Schizophrenie ein häufig beobachtetes Symptom und es wird abhängig von der aktuellen Psychopathologie eine Rate von bis zu 80 % angenommen [69, 625].

Die Ursachen für die Schlafstörungen sind dabei verschieden [625, 626]:

- Schlafstörung als Symptom der psychotischen Erkrankung (psychotisches Erleben, fehlende Tagesstruktur, lange Bettzeiten)
- Schlafstörungen als Symptome eines obstruktiven Schlafapnoesyndroms
- Schlafstörungen als Folge motorischer Nebenwirkungen (v. a. Akathisie, Restless-Legs-Syndrom, Periodic Limb Movement Disorder)
- Schlafstörungen als Folge von antriebssteigernden Nebenwirkungen

Die Folgen dieser Schlafstörungen sind dabei verstärkte Positiv- und Negativsymptome, eine erhöhte Suizidalität, eine höhere Krankheitsschwere und eine reduzierte Lebensqualität [625]. Neben der Beseitigung kausaler Faktoren für die Schlafstörungen (z. B. Akathisie, OSAS) gibt es kleinere Studien, die zeigen, dass Menschen mit einer Schizophrenie wenig Wissen in Bezug auf die Schlafhygiene und auf mögliche nicht-pharmakologische Behandlungsoptionen haben [627, 628]. Eine randomisierte kontrollierte Studie untersuchte die Effektivität einer kognitiven Verhaltenstherapie (n = 24) im Vergleich zur Routinebehandlung (n = 26) auf Insomnie bei Menschen mit einer Diagnose aus dem Formenkreis der Schizophrenie und persistierenden Positivsymptomen und zeigte, dass die Intervention zu einer deutlichen Reduktion der Insomnie nach 12 Wochen (95 % CI 3,0 bis 9,2; d = 1,9) führte [629]. Eine systematische Übersichtsarbeit zeigte, dass verschiedene SGAs einen positiven Effekt auf den Schlaf bei Menschen mit einer Schizophrenie haben, und dass der Wechsel von einem Präparat der ersten Generation auf eines der zweiten Generation Vorteile haben kann [626]. Die AWMF-Leitlinie „Nicht erholsamer Schlaf/Schlafstörungen" [630] empfiehlt die Durchführung kognitiver Verhaltenstherapie bei Schlafstörungen und fasst zusammen, dass in Deutschland Benzodiazepine, Z-Substanzen (Zopiclon, Zolpidem, Zaleplon), Anithistaminika, pflanzliche Präparate, Opipramol und Chlorhydrat für die allgemeine Behandlung von Insomnien zugelassen sind. Nicht immer zugelassen aber häufig verwendet werden bei dieser Indikation Antidepressiva und Antipsychotika mit sedierender Komponente [630].

In Deutschland häufig bei Schlafstörungen angebotene und zugelassene Antipsychotika zur Behandlung von allgemeinen Schlafstörungen sowie speziell in der Geriatrie und Psychiatrie und bei Psychosen sind Melperon und Pipamperon. Letzteres zeichnet sich durch weniger Interaktionspotential im Vergleich zum Melperon aus [176].

Empfehlung 90	Empfehlungsgrad
Im Falle des Auftretens einer Schlafstörung bei Menschen mit einer Schizophrenie soll eine Ursachenklärung (z. B. UAWs, OSAS) und falls möglich eine Beseitigung der Ursachen erfolgen.	**KKP**

Empfehlung 91	Empfehlungsgrad
Benzodiazepine und Z-Substanzen sollen aufgrund des Abhängigkeitspotenzials nur zeitlich befristet zur Behandlung von Schlafstörungen eingesetzt werden.	**KKP**

Empfehlung 92	Empfehlungsgrad
Antipsychotika mit einer sedierenden Komponente können nach Risiko-Nutzen-Evaluation für die Behandlung von Schlafstörungen bei Menschen mit einer Schizophrenie unter Beachtung der allgemeinen Hinweise für Kombinationsbehandlung angeboten werden.	**0**

Systematisches Review LoE2- Kaskie et al. [626]

Empfehlung 93	Empfehlungsgrad
Antidepressiva mit einer sedierenden Komponente können nach Risiko-Nutzen-Evaluation für die Behandlung von Schlafstörungen bei Menschen mit einer Schizophrenie unter Beachtung der allgemeinen Hinweise für Kombinationsbehandlung angeboten werden.	**KKP**

Die Wirksamkeit von KVT zur Verbesserung des Schlafes (Insomnie), die in der Regel aus einer Psychoedukation über Schlaf, der Verbesserung der Schafhygiene, der Einführung eines festen Schlaf-Wach-Rhythmus, Stimuluskontrolle und Förderung der Tagesaktivität besteht, ist bei Patienten mit psychotischen Störungen belegt [629, 631].

7.4 Katatonie (prädominante katatone Symptome)

Die Evidenz für die Anwendung der EKT zur Behandlung der Katatonie findet sich im Kap. 5. Weder die SIGN-Leitlinie [195] noch die NICE-Leitlinie [160] geben Empfehlungen für die Behandlung der Katatonie ab. Auch von der Cochrane-Gruppe konnten keine randomisierten kontrollierten Studien identifiziert werden, die metaanalytisch gemäß den Qualitätsstandards hätten ausgewertet werden können [632]. Evidenz aus Fallberichten ist verfügbar für verschiedene Antipsychotika wie Asenapin, Amisulprid, Aripiprazol, Clozapin, Haloperidol, Olanzapin, Quetiapin, Risperidon oder Zotepin, wobei kontrollierte Studien fehlen. [161, 176, 623].

Die beste klinische Erfahrung für die akute Katatonie besteht für eine hochdosierte Behandlung mit Benzodiazepinen (v. a. Lorazepam), wobei eine kleine randomisiert-kontrollierte Studie keinen Mehrwert der Lorazepamgabe bei chronischer Katatonie im Vergleich zu Plazebo gezeigt hat. Aufgrund einer möglichen Überschneidung zwischen Katatonie und einem MNS wird eher die Anwendung von Lorazepam oder von Antipsychotika mit geringem Risiko für MNS in der Behandlung der Katatonie vorgeschlagen [176]. Glutamatagonisten Amantadin (100–500 mg/Tag) oder Memantin (5–20 mg/Tag) wurden in zahlreichen Fallberichten als Alternativbehandlung in Fällen mit fehlender Wirksamkeit von Lorazepam beschrieben [633]. Bei akut katatonen Symptomen, die persistieren, muss stets eine ausführliche Organdiagnostik und Differentialdiagnostik gegenüber autoimmun-vermittelten Enzephalitiden und anderen organischen Ursachen der Katatonie erfolgen.

Empfehlung 94	Empfehlungsgrad
Bei katatoner Symptomatik oder katatoner Schizophrenie kann als pharmakologische Therapie zeitlich begrenzt Lorazepam (in Kombination mit Antipsychotika, die sich durch ein geringes Risiko für die Entwicklung eines malignen neuroleptischen Syndroms (MNS) auszeichnen), angeboten werden.	**0**

Angepasst nach Adaptation AWMF-Leitlinie „Schizophrenie" 2006 [161]

7.4.1 Sonderfall perniziöse Katatonie

Bei der katatonen Form der Schizophrenie (siehe Kap. 2) sind psychomotorische katatone Störungen typisch, die zwischen Erregung und Stupor wechseln können. Eine perniziöse Form der Katatonie liegt vor, wenn ein extremer Stupor mit Hyperthermie und vegetativer Dysregulation einhergeht, so dass eine Notfallsituation vorliegt. Die Abgrenzung einer perniziösen Katatonie von einem MNS ist in der klinischen Praxis oft schwierig, da die Symptomkonstellation sehr ähnlich ist (katatones Dilemma). Die EKT ist bei Menschen mit perniziöser Katatonie neben der Gabe von Lorazepam die Therapie der ersten Wahl (siehe obiger Abschnitt). Beide Therapieoptionen sind sowohl für die perniziöse Katatonie als auch das MNS wirksam. Ein aktuelles systematisches Review mit Meta-Analyse untersuchte 28 Studien mit 564 Teilnehmern, wovon 10 Studien dann für die quantitative Analyse verwendet wurden. Basierend auf 10 Studien zeigte sich unter EKT eine Verbesserung der katatonen Symptome auf der Bush-Francis-Catatonia-Rating Scale von −3,14 Punkten (95 % CI −3,95 bis −2,34) mit hoher Heterogenität. Der Ausschluss einer kritischen Studie reduzierte den Effekt auf −2,85 (95 % CI −3,32 bis −2,38), verringerte jedoch auch die Heterogenität [336].

Empfehlung 95	Empfehlungsgrad
Die Elektrokonvulsionstherapie (EKT) gehört bei der perniziösen Katatonie zu den Therapieoptionen der ersten Wahl und kann bei dieser Indikation angeboten werden. (0) Bei der perniziösen Katatonie soll nach einer erfolglosen Therapie mit einem Antipsychotikum und Lorazepam zeitnah eine EKT durchgeführt werden (A).	**0/A**

Angepasst nach Adaptation AWMF-Leitlinie „Schizophrenie" 2006 [161]. Meta-Analyse LoE1- Leroy et al. [336]. Auch wenn keine hochwertigen randomisierten kontrollierten Studien verfügbar sind, handelt es sich um eine absolute Notfallsituation, so dass für den Sonderfall perniziöse Katatonie und Versagen der pharmakologischen Therapie aufgrund der vitalen Indikation ein Empfehlungsgrad A verabschiedet worden ist

7.5 Suizidalität

Abhängig von der jeweiligen Studie wird angenommen, dass 5 bis 15 % der Menschen mit einer Erkrankung aus dem Formenkreis der Schizophrenie durch einen Suizid versterben, und dass etwa 10 % der Menschen mit einer neu diagnostizierten Schizophrenie innerhalb eines Jahres einen Suizidversuch unternehmen [57, 383, 634–638]. Insbesondere die Phase nach Erstdiagnose scheint dabei besonders kritisch zu sein (Übersicht bei [383]). Suizidversuche bei Menschen mit einer Schizophrenie enden häufiger tödlich als bei anderen psychischen Erkrankungen, da vermehrt aggressivere Methoden angewendet werden [639]. Demographische und klinische Faktoren, die sich als relevante Prädiktoren suizidalen Verhaltens bei Menschen mit einer Schizophrenie erwiesen haben, und die in der Einschätzung der Suizidalität berücksichtigt werden sollten, sind [160, 161, 383]:

- Depressive Symptome und vorherige Suizidversuche
- Schwere der Erkrankung, insbesondere Halluzinationen und Denkstörung
- Unbehandelte Erkrankung
- Panikattacken, Agitiertheit, Schlafstörungen und Angstsymptomatik
- Inadäquate antipsychotische Medikation
- Vorhandensein medikamenteninduzierter Akathisie
- Geringe Adhärenz
- Wiederholte kurze Krankenhausaufenthalte
- Hohe prämorbide Intelligenz und größere Einsicht in die Natur der Erkrankung und ihre Konsequenzen
- Substanzmissbrauch/Substanzabhängigkeit
- Frühe Erkrankungsstadien (v. a. Ersterkrankung)
- Belastende Lebensereignisse
- Geringe soziale Unterstützung, fehlende Partnerschaft, soziale Isolation
- Entlassung aus der stationären Behandlung
- Erlebte Stigmatisierung

Depressive Symptome (siehe weiteren Textverlauf), die häufig unterdiagnostiziert werden, sollten als wichtige Risikofaktoren für suizidales Verhalten systematisch erfasst und eingeschätzt werden, da eine effektive pharmakologische und nicht-pharmakologische Therapie möglich ist. Insbesondere ein niedriges Selbstwertgefühl mit negativer Lebensbilanzierung trägt zur postpsychotischen Depression und suizidalem Verhalten bei. Die SIGN-Leitlinie [195] und NICE-Leitlinie [160] geben keine Empfehlungen für die Behandlung der Suizidalität ab. Die vorherige Version dieser Leitlinie betonte in Empfehlung 123 die Notwendigkeit, das Auftreten von Suizidalität im Rahmen von psychoedukativen Maßnahmen (siehe Kap. 6) zu erkennen: „Generell soll bei der Durchführung psychoedukativer Maßnahmen und in der Patientenaufklärung darauf geachtet werden, dass durch die Einsicht in den chronischen Verlauf der Erkrankung keine Verstärkung der Suizidalität durch Stigmatisierung und ein Gefühl der Aussichtslosigkeit auftritt. Die Betroffenen sollten mit

den behandelnden Therapeuten Ängste in Bezug auf die Diagnose besprechen können."
[161]. An dieser Stelle wurde auf die Schlüsselempfehlung verzichtet, da ein solches Vorgehen als Standard in der Durchführung einer Psychoedukation gilt (siehe Kap. 6).

Empfehlung 96	Empfehlungsgrad
Es soll eine kontinuierliche Einschätzung suizidaler Gedanken, Pläne und suizidalen Verhaltens erfolgen. Insbesondere imperative Stimmen, Verfolgungsängste, Fremdbeeinflussungserleben, depressive Symptome und Angstzustände sollen dahingehend überprüft werden, ob sie Auswirkungen auf das Auftreten von Suizidgedanken oder selbstschädigendes Verhalten haben. Auch die Vermeidung von Akathisie und anderen belastenden medikamentösen Nebenwirkungen sowie die Reduktion eines komorbiden Substanzkonsums sollen angestrebt werden.	**KKP**

Angepasst nach Adaptation AWMF-Leitlinie „Schizophrenie" 2006 [161]

Empfehlung 97	Empfehlungsgrad
Bei Suizidalität soll diese offen und empathisch angesprochen werden. In diesem Rahmen ist auch das Suizidrisiko einzuschätzen. Die Frequenz der Gesprächskontakte soll sich an der verlässlich möglichen Zusage der Terminwahrnehmung seitens der suizidalen Person und der Einschätzung des Suizidrisikos orientieren. Ist auch bei engmaschiger Terminierung die Zusage nicht möglich, soll eine 1:1 Betreuung angeboten werden.	**KKP**

Im Falle eines Suizids werden auf verschiedenen Ebenen Angebote der Nachbesprechung empfohlen:

- Nach einem Suizid in einer Institution sollen je nach Einschätzung Gruppen- oder Einzelgespräche mit den Patienten, die den Verstorbenen kannten, angeboten werden, um die Verarbeitung dieses Ereignisses zu unterstützen und das Risiko für ein Nachahmen abzuschätzen und zu reduzieren.
- Den von einem Patientensuizid betroffenen Mitarbeitern und Hinterbliebenen sollen eine kompetente Anlaufstelle/Person zur Verfügung gestellt werden. Hier bietet sich der Kontakt zu Selbsthilfegruppen und anderen Institutionen an (z. B.: www.die-arche.de; https://www.suizidprophylaxe.de; https://www.agus-selbsthilfe.de)
- Nach dem Suizid eines Patienten soll eine reflektierende Teambesprechung angeboten werden, ggf. mit externer Supervision.

7.5.1 Medikamentöse Behandlungsoptionen

Relevante Unterschiede zwischen verschiedenen antipsychotischen Substanzen, mit Ausnahme von Clozapin, in Bezug auf die Verhinderung suizidalen Verhaltens konnten nicht etabliert werden. Diese Fragestellung ist allerdings auch nur selten direkt untersucht worden. Die vorherige AWMF-Leitlinie „Schizophrenie" 2006 [161], aber auch verschiedene andere Leitlinien [190, 250, 383, 640, 641], empfehlen die Anwendung von Clozapin bei Menschen mit einer Schizophrenie oder ausgeprägten und persistierenden Suizidgedanken, sowie bei suizidalem Verhalten. Die amerikanische Zulassungsbehörde FDA hat Clozapin für die Anwendung bei persistierender Suizidalität bei Menschen mit einer Schizophrenie zugelassen [636, 642]. Insbesondere die Ergebnisse der InterSePT-Studie (International Suicide Prevention Trial), einer zweijährigen randomisierten, offenen, Rater-blinden Studie, waren hier maßgeblich, da Clozapin in Bezug auf die Endpunkte Suizidversuche, Hospitalisierungen und Notfallinterventionen Olanzapin überlegen war [643]. Auch erhielten Patienten bei Clozapingabe in dieser Studie weniger Begleitmedikation als die Patienten unter Olanzapin [644]. Eine Meta-Analyse untersuchte sechs Studien unterschiedlicher methodischer Qualität (nur eine der Studien war jedoch randomisiert und prospektiv, InterSePT) und konnte zeigen, dass Clozapin allen anderen pharmakologischen Strategien in Bezug auf die Reduktion von Suizidalität überlegen war [645]. Diese Meta-Analyse war aufgrund der sehr variablen Einschlusskriterien für die Quellstudien jedoch methodisch kritisiert worden [646]. Im Falle akuter Suizidalität wird in Lehrbüchern als Notfalltherapie diagnoseübergreifend die Anwendung von Lorazepam in einer Dosierung von 2 bis 4 mg/Tag vorgeschlagen [623].

Empfehlung 98	Empfehlungsgrad
Bei stark und kontinuierlich erhöhter Suizidalität sollte eine Behandlung mit Clozapin nach Risiko-Nutzen Evaluation angeboten werden.	**B**

Angepasst nach Adaptation AWMF-Leitlinie „Schizophrenie" 2006 [161]. Da die Evidenzgrundlage auf einer randomisiert-kontrollierten Studie [643] basiert, besteht ein relevantes Verzerrungsrisiko, so dass der Empfehlungsgrad von A nach B angepasst worden ist
Hierbei handelt es sich um einen **Off-Label Gebrauch**. Unter Off-Label-Use wird der zulassungsüberschreitende Einsatz eines Arzneimittels verstanden, insbesondere bei der Anwendung eines zugelassenen Arzneimittels außerhalb der von den nationalen oder europäischen Zulassungsbehörden genehmigten Anwendungsgebiete (Definition des G-BA)
Um die Substanzen als Off-Label Gebrauch in der klinischen Praxis einzusetzen, müssen folgende Kriterien erfüllt sein:
• nachgewiesene Wirksamkeit;
• günstiges Nutzen-Risikoprofil;
• fehlende Alternativen – Heilversuch
Weiterhin hat der behandelnde Arzt eine besondere Aufklärungspflicht über mögliche Konsequenzen (keine Herstellerhaftung usw.) gegenüber dem Patienten. Eine gemeinsame Entscheidungsfindung ist notwendig
Ein Off-Label Gebrauch ist dementsprechend nur bei schwerwiegenden Erkrankungen zulässig, wenn es keine Behandlungsalternative gibt. Nach dem Stand der wissenschaftlichen Erkenntnisse muss die begründete Aussicht bestehen, dass die Behandlung zu einem Erfolg führt

7.6 Depression

Depressive Symptome können prinzipiell in jeder Phase der Erkrankung auftreten und sind im Verlauf häufig zu beobachten. Abhängig von einer untersuchten Stichprobe wurden Prävalenzraten von mehr als 25 % berichtet [601, 647–649]. Im Langzeitverlauf weisen bis zu

80 % der Menschen mit einer Schizophrenie zumindest zeitweise klinisch bedeutsame komorbide depressive Symptome auf [650], wobei depressive Symptome mit einem schlechteren Outcome und einer erhöhten Suizidrate einhergehen [651]. Neben der Anwendung der ICD-10 Kriterien für eine depressive Episode besteht die Möglichkeit, verschiedene in der Behandlung der Depression etablierte Selbst- und Fremdbeurteilungsinstrumente zur Einschätzung des Schweregrades einer depressiven Symptomatik zu verwenden. In der AWMF-Leitlinie „Unipolare Depression" werden zur Verlaufsbeurteilung einer depressiven Symptomatik z. B. der BDI, der HAMD oder die MADRS vorgeschlagen [167]. Bei Menschen mit einer Schizophrenie besteht jedoch die Gefahr, dass durch die Anwendung dieser Skalen z. B. Negativsymptome dazu führen, dass hohe Werte auf den Depressionsskalen beobachtet werden [652]. Hier hat eine vergleichende Arbeit einen Vorteil der Calgary Depression Scale for Schizophrenia (CDSS) in Bezug auf verschiedene Validitätskriterien zeigen können [652].

Empfehlung 99	Empfehlungsgrad
Menschen mit einer Schizophrenie sollten regelmäßig auf das Vorliegen depressiver Symptome untersucht werden. Präferentiell sollte bei Anwendung eines Ratinginstruments die CDSS verwendet werden.	**B**

Angepasst nach Adaptation AWMF-Leitlinie „Schizophrenie" 2006 [161] mit Vergabe eines Empfehlungsgrads aufgrund der klinischen Relevanz. Zusätzlich wurde per Handrecherche eine LoE 1- Publikation ergänzt: Lako et al. [652]. Diese ist im Sinne einer operationalisierten Diagnostik zu verstehen. Die CDSS ist auch eine wesentliche Skala in der größten verfügbaren Meta-Analyse zu dieser Thematik [277], so dass eine Vergabe des Evidenzgrads indirekt mitbegründet werden kann

Eine Meta-Analyse konnte basierend auf 14 Studien mit 1910 Teilnehmern zeigen, dass die Gruppe der Antipsychotika effektiver als Plazebo depressive Symptome bei Menschen mit einer Schizophrenie verbessert (95 % CI −0,38 bis −0,15) [178]. Vergleiche auf Ebene der Einzelsubstanzen konnten diese Überlegenheit gegenüber Plazebo für Amisulprid, Haloperidol, Olanzapin, Ziprasidon und Zotepin belegen, jedoch nur auf wenigen Studien basierend [178]. Eine weitere Meta-Analyse zeigte, dass Amisulprid (13 Studien, 95 % CI −0,44 bis −0,19), Aripirazol (1 Studie, 95 % CI −0,24 bis −0,01), Clozapin (6 Studien, 95 % CI −0,87 bis −0,14), Olanzapin (12 Studien, −0,35 bis −0,19) und Quetiapin (4 Studien, 95 % CI −0,41 bis −0,04), jedoch nicht Risperidon (11 Studien, 95 % CI −0,23 bis 0,03), Sertindol (2 Studien, 95 % CI −0,22 bis 0,14), Ziprasidon (3 Studien, 95 % CI −0,14 bis 0,16) oder Zotepin (2 Studien, 95 % CI − 0,48 bis 0,20) der Gruppe der FGAs in Bezug auf eine Verbesserung depressiver Symptome statistisch überlegen war [236]. Beachtet werden muss jedoch bei beiden Meta-Analysen, dass depressive Symptome in der Regel nicht der primäre Endpunkt der Quellstudien und zumeist Haloperidol aus der Gruppe der FGAs die Vergleichssubstanz war. In der Vergangenheit wurde diskutiert, dass antipsychotische Substanzen, die zu einer ausgeprägten D2-Blockade führen, depressive Symptome induzieren können (Übersicht bei [383]). Dagegen sprechen allerdings die zuvor zitierten Daten einer Meta-Analyse, die gezeigt haben, dass auch Haloperidol depressive Symptome bei Menschen mit einer Schizophrenie verbessern kann [178].

Auch konnte in einer sekundären Analyse der EUFEST Studie zwar eine Verbesserung depressiver Symptome (1,1 Punkte (±2,1) auf der CDSS Skala) gefunden, jedoch kein signifikanter Unterschied zwischen den fünf Studienmedikamenten (Haloperidol, Amisulprid, Olanzapin, Quetiapin und Ziprasidon) nachgewiesen werden [653]. Eine aktuelle Meta-Analyse untersuchte 82 randomisiert-kontrollierte Studien (75 mit einem doppelblinden Design) mit 3608 Teilnehmern und konnte zeigen, dass die add-on Gabe von antidepressiven Substanzen als Gruppe zur bestehenden antipsychotischen Therapie der Vergleichstherapie (Plazebo, keine add-on Behandlung) in Bezug auf die Verbesserung depressiver Symptome überlegen war [277]. Die Effektstärken waren stärker in der Subgruppe von Patienten mit deutlicher Ausprägung depressiver Symptome (95 % CI −0,58 bis −0,09) und bei therapieresistentem Verlauf (−0,96 bis −0,26) [277]. Dabei konnte keine Zunahme der psychotischen Exazerbationen oder der Behandlungsabbrüche durch die jeweilige Intervention gefunden werden [277]. Patienten, die eine add-on Behandlung mit einer antidepressiven Substanz erhalten hatten, zeigten im Vergleich zu der jeweiligen Kontrollintervention mehr abdominelle Schmerzen (3 Studien, NNH = 6), Verstopfung (7 Studien, NNH = 20), Schwindel (12 Studien, NNH = 20) und Mundtrockenheit (11 Studien, NNH = 17).

Eine Meta-Analyse konnte basierend auf 15 Studien zeigen, dass eine KVT zu einer Verbesserung der Stimmung bei Menschen mit einer Schizophrenie führt (Effektstärke = 0,363, 95 % CI 0,079 bis 0,647), wobei dieser Effekt v. a. in methodisch weniger hochwertigen Studien (N = 8; 95 % CI 0,174 bis 1,186) im Vergleich zu den methodisch hochwertigen Studien (N = 6; −0,154 bis 0,322, nicht signifikant) gemessen nach Clinical Trial Assessment Measure zu finden ist [514]. Zwölf der 15 Studien wurden als Einzel-KVT und drei im Gruppensetting durchgeführt. Als Endpunkt wird die Veränderung der affektiven Symptome auf der CDSS beschrieben. Beachtet werden muss, dass sowohl Menschen mit einer Schizophrenie als auch mit einer schizoaffektiven Störung eingeschlossen worden waren, die Ergebnisse für beide Gruppen jedoch gemeinsam berichtet wurden [514]. Eine Angabe des Erkrankungsstadiums ist nicht erfolgt. Aufgrund der Komplexität der Kombination aus depressiver Störung und Schizophrenie und der erhöhten Suizidalität empfiehlt die NICE-Leitlinie eine komorbide depressive Symptomatik mit KVT und/oder antidepressiver Medikation zu behandeln [160]. Erste kontrollierte Studien zeigten mittlere bis große Effekte unterschiedlicher kognitiv-behavioraler Interventionen (z. B. Achtsamkeitsbasierte Übungen, Soziales Kompetenztraining, Kognitive Intervention, Imaginationsbasierte Selbstwerttrainings), die gezielt komorbide depressive und nicht die psychotische Symptomatik bei Menschen mit Schizophrenie adressierten [654].

Empfehlung 100	Empfehlungsgrad
Bei bestehenden depressiven Symptomen, die nicht durch andere Ursachen wie derzeitige Lebensumstände, unerwünschte Arzneimittelwirkungen, Sedierung oder Negativsymptome erklärt werden können, soll zunächst eine Optimierung der antipsychotischen Medikation angeboten werden mit ggf. Umstellung auf eine Substanz mit höherer antidepressiver Wirkomponente.	A

Meta-Analyse LoE1++ Leucht et al. [178] und Meta-Analyse LoE1++ Leucht et al. [236]

Empfehlung 101	Empfehlungsgrad
Bei Menschen mit einer Schizophrenie, bei denen komorbid (zu teilremittierten psychotischen Symptomen) eine depressive Symptomatik vorliegt, sollte eine dies berücksichtigende psychosespezifische KVT angeboten werden.	B

Meta-Analyse LoE1++ Wykes et al. [514]. Empfehlungsgrad auf B abgestuft, da sekundärer Parameter in der MA, und da der Effekt in den methodisch hochwertigen Studien nicht mehr signifikant ist

Empfehlung 102	Empfehlungsgrad
Bei persistierenden depressiven Symptomen trotz Optimierung der antipsychotischen Therapie soll, sofern die Kriterien für eine depressive Episode erfüllt sind, eine zusätzliche medikamentöse antidepressive Therapie angeboten werden. Bei der Auswahl der Antidepressiva sollen medikamentöse Interaktionen beachtet und der Patient über die Möglichkeit einer Zunahme der unerwünschten Arzneimittelwirkungen aufgeklärt werden.	A

Meta-Analyse LoE1++ Helfer et al. [277]

Die Gabe von Lithium wurde in der 2006 publizierten Version der AWMF-Leitlinie „Schizophrenie" mit einem B-Evidenzgrad zur Behandlung von depressiven Symptomen bei Menschen mit einer Schizophrenie empfohlen [161]. 2015 wurde von der Cochrane Gruppe eine neue Meta-Analyse zur Anwendung von Lithium bei Menschen mit einer Schizophrenie vorgelegt [321]. Entsprechend den Daten vorheriger Meta-Analysen zu diesem Thema [655, 656] zeigten Patienten mit Lithium-Augmentation signifikant mehr klinische Response (10 Studien, 95 % CI 1,10 bis 2,97), wobei dieser Effekt nicht mehr signifikant war, wenn Patienten mit einer schizoaffektiven Störung oder nicht-doppelblinde Studien aus der Analyse ausgeschlossen wurden [321]. Unter Lithium wurden jedoch statistisch häufiger Behandlungsabbrüche beobachtet [321]. In den Einzelstudien des Reviews gab es keine Überlegenheit von Lithium bezüglich depressiver Symptome, wobei die Signifikanz der Synthese aufgrund der kleinen Fallzahlen der Einzelstudien unklar bleibt. Es gibt bisher keine ausreichende Evidenz für die Verbesserung depressiver Symptome unter der Augmentation mit Valproinsäure [319] und Carbamezepin [320]. Eine weitere Beschreibung der Evidenz findet sich in Kap. 5.

Empfehlung 103	Empfehlungsgrad
Lithium, Carbamazepin oder Valproinsäure sollte Menschen mit Schizophrenie zur Therapie depressiver Symptomatik nicht angeboten werden.	B

Meta-Analyse LoE1+ Wang et al. [319], Meta-Analyse LoE1+ Leucht et al. [321], Meta-Analyse LoE1- Leucht et al. [321]

7.7   Posttraumatische Belastungsstörung

Die Schätzung für die Höhe der Prävalenz für posttraumatische Belastungsstörungen (PTBS) liegt bei Menschen mit einer Schizophrenie bei etwa 30 % [601]. Bei Vorliegen einer komorbiden PTBS zeigt eine erste gut angelegte randomisiert-kontrollierte Studie, dass sowohl klassische Traumaexpositionsverfahren als auch Eye Movement Desensitization and Reprocessing (EMDR) wirksam im Hinblick auf die Reduktion der PTBS-Symptomatik sind [657]. In dieser Studie führte die Traumaexposition weder zu einer Zunahme der psychotischen Symptomatik noch zu einer Zunahme unerwünschter Nebenwirkungen (z. B. Suizidalität). Diese Ergebnisse weisen darauf hin, dass eine professionell durchgeführte Traumaexposition auch bei komorbider (akuter) psychotischer Symptomatik vielversprechend ist. Allerdings sind weitere Studien zu dieser Frage notwendig, um die Generalisierbarkeit der Effekte aus dieser Studie auf andere Settings zu überprüfen.

In der deutschen AWMF-Leitlinie „Posttraumatische Belastungsstörung" aus dem Jahre 2011 finden sich keine spezifischen Empfehlungen für die Behandlung einer PTBS bei Menschen mit einer Schizophrenie.

Menschen mit Schizophrenie weisen deutlich häufiger (2,3 bis 3,4-fach häufiger) sexuelle, emotionale und körperliche Mißhandlungen oder Vernachlässigungen in der Kindheit auf als gesunde Kontrollgruppen. Weiterhin erschweren Traumata in der Vorgeschichte den Behandlungsverlauf (z. B. [658, 659]) und scheinen auch mit einem erhöhten Übergangsrisiko (siehe 7.17) in eine manifeste psychotische Erkrankung assoziiert zu sein [660, 661].

7.8   Angststörungen

Angst ist ein häufiges Symptom bei Menschen mit einer psychotischen Erkrankung. Während psychotische Ängste häufig gut auf die antipsychotische Therapie (Kap. 5) respondieren, gibt es nur wenig Daten in Bezug auf die Behandlung komorbider Angststörungen oder anderer Angstsymptome in dieser Population. Komorbide Angststörungen und Angstsymptome treten bei ca. einem Drittel der Patienten komorbid zu psychotischen Störungen auf [601, 662] und wirken sich ungünstig auf das Wohlbefinden der Patienten aus [492]. Eine Meta-Analyse fand gepoolte Prävalenzraten von 14,9 % für die soziale Phobie, von 10,9 % für die generalisierte Angststörung und von 9,8 % für die Panikstörung [663].

Die AWMF-Leitlinie „Angststörungen" greift die Thematik der Behandlung von Angststörungen bei Menschen mit einer Schizophrenie nicht auf [664]. Eine systematische Übersichtsarbeit von geringer methodischer Qualität [665] empfiehlt die Anwendung einer KVT und von SSRIs für diese Indikation. Auch wenn die AWMF-Leitlinie „Angststörungen" keine spezifischen Empfehlungen für die Schizophrenie gibt, können die psychotherapeutischen Prinzipien der spezifischen Angststörungen auch für die Anwendung bei Menschen mit einer Schizophrenie unter Berücksichtigung der Grunderkrankung angewendet werden.

In einer kürzlich erschienen Übersichtsarbeit konnten 14 Studien identifiziert und darauf basierend gezeigt werden, dass komorbide Angstsymptome und Angststörungen bei Patienten mit Psychosen durch eine Bandbreite unterschiedlicher kognitiv-behavioraler Interventionen (z. B. Entspannungsverfahren, kognitive Therapie) erfolgreich behandelt werden konnten [654]. Im Durchschnitt zeigten sich in den Studien kleine bis große Effekte für die Reduktion komorbider Angstsymptome.

Empfehlung 104	Empfehlungsgrad
Leiden Menschen mit einer Schizophrenie an einer komorbiden Angststörung können unter Berücksichtigung der Grunderkrankung und der damit verbundenen Behandlung die für Angsterkrankungen etablierten und evidenzbasierten Therapieoptionen angeboten werden.	**KKP**

7.9 Zwangsstörung

Eine Meta-Analyse mit 3978 Teilnehmern aus 43 Studien zeigte eine Prävalenz für eine Zwangsstörung von 12,3 % und eine Prävalenz für Zwangssymptome von 30,7 % bei Menschen mit einer Schizophrenie [666], während eine andere Studie eine gepoolte Prävalenzrate von 12,1 % zeigen konnte [663]. Diese im Vergleich zur Allgemeinbevölkerung deutlich erhöhten Prävalenzraten werden zum einen durch sekundäre Zwangssymptome, induziert durch bestimmte Antipsychotika (v. a. Clozapin, aber auch durch andere SGAs) [667–669], und zum anderen als schwere Verlaufsform/Subgruppe der Grunderkrankung erklärt [670, 671]. Die AWMF-Leitlinie „Zwangsstörungen" empfiehlt für diese Indikation im Hintergrundtext den Einsatz von SSRIs und die Anwendung einer spezifischen KVT bei stabilisierten Menschen mit einer Schizophrenie [672]. Die NICE-Leitlinie zur Behandlung von Zwangsstörungen betont, dass die Behandlung von Betroffenen mit einer Schizophrenie und relevanten Zwangssymptomen aufgrund der Komplexität dieses kombinierten Störungsbildes eine Indikation für eine vollstationäre Behandlung sein kann [673]. Auch wenn die AWMF-Leitlinie „Zwangsstörungen" keine spezifischen Empfehlungen für die Schizophrenie gibt, können die gleichen psychotherapeutischen Prinzipien auch für die Anwendung bei Menschen mit einer Schizophrenie unter Berücksichtigung der Grunderkrankung angewendet werden.

Empfehlung 105	Empfehlungsgrad
Leiden Menschen mit einer Schizophrenie an Zwangssymptomen oder einer Zwangsstörung, kann bei Verdacht auf eine sekundäre Ursache durch die antipsychotische Behandlung eine Dosisreduktion oder ein Wechsel auf ein Präparat mit geringerem Risiko für Zwangssymptome (z. B. Aripiprazol, Risperidon) unter Aufklärung über das Risiko einer Zunahme des psychotischen Erlebens angeboten werden. Alternativ und in Situationen, in denen keine Anpassung der primären antipsychotischen Medikation möglich ist, soll eine Behandlung gemäß der AWMF-Leitlinie „Zwangsstörungen" erfolgen.	**KKP**

7.10 Substanzmissbrauch und Substanzabhängigkeit (Substanzstörung)

In verschiedenen Untersuchungen zeigte sich bei Menschen mit Schizophrenie eine hohe Lebenszeitprävalenz von circa 15 % bis zu 70 % oder mehr für das gemeinsame Vorkommen von Schizophrenie und Substanzmissbrauch oder -abhängigkeit [601, 674–676], wobei die Prävalenzraten von den jeweiligen Suchtstoffen sowie den untersuchten Populationen abhängen.

Der ätiologische Zusammenhang zwischen beiden Störungen ist allerdings bislang nicht abschließend geklärt. Folgende wesentliche Hypothesen werden diskutiert:

1. Die Substanzstörung ist Folge der schizophrenen Psychose, wobei am meisten das Modell der Selbstmedikation vertreten wird (z. B. Tabakabhängigkeit, Alkohol)
2. Symptome einer Schizophrenie sind durch den Substanzkonsum entscheidend mitverursacht (z. B. bei Cannabis und Amphetaminen)
3. Schizophrenien und Substanzstörungen haben eine gemeinsame neurobiologische Ursache.

Möglicherweise treffen für ein- und denselben Patienten je nach Erkrankungsphase eine oder mehrerer dieser genannten Erklärungsmöglichkeiten zu, so dass eine integrative Betrachtungsweise notwendig ist. Verglichen mit Menschen mit einer Schizophrenie ohne Substanzkonsum zeigten Patienten mit komorbider Substanzstörung (von Alkohol und illegalen Drogen) folgende Besonderheiten [161, 674–679]:

- niedrigerer sozioökonomischer Status
- reduzierte psychosoziale Funktionen
- höhere Rehospitalisationsrate
- höheres Suizidrisiko
- erhöhte Kriminalitätsrate
- höhere Rezidivrate
- geringere Behandlungseinbindung
- höhere Rate an HIV-Infektionen
- eine höhere Belastung der Angehörigen.

Die epidemiologischen Risikofaktoren sowohl für die Entwicklung einer Substanzstörung als auch für die Entwicklung einer Schizophrenie wie männliches Geschlecht, niedriges Erstmanifestationsalter der Schizophrenie und niedrigerer sozioökonomischer Status sind weitgehend vergleichbar. Das Risiko für Menschen mit einer Schizophrenie gleichzeitig eine Substanzstörung aufzuweisen, ist etwa 4,6-fach höher als in der Allgemeinbevölkerung [678], ohne dass die Tabakabhängigkeit mit einbezogen wird. Für die Tabakabhängigkeit als häufigste Abhängigkeitskomorbidität bei Schizophrenie werden Prävalenzraten von bis zu 80 % berichtet [680, 681]. Nach Tabak und Alkohol stellt zumeist Cannabis die am häufigsten konsumierte Substanz bei Menschen mit einer Schizophrenie dar [676, 679]. Ein multipler Substanzgebrauch ist dabei häufig [682–684]. Für die Behandlung der Tabakabhängigkeit und der Alkoholabhängigkeit liegen zwei AWMF-Leitlinien vor, welche Therapieempfehlungen bei der Komorbidität mit einer Schizophrenie beinhalten. Die Empfehlungen dieser Leitlinien wurden adaptiert und, wo notwendig, angepasst (inkl. Diskussion der Evidenz). Die Hintergrundtexte für die jeweiligen Empfehlungen finden sich in den Quellleitlinien [681, 685] und werden hier nicht separat wiedergegeben.

Grundlagen der Behandlung einer komorbiden Substanzstörung

Bei Menschen mit der Doppeldiagnose einer Schizophrenie und eines komorbiden Substanzmissbrauchs -oder abhängigkeit wird ein integrativer Therapieansatz empfohlen, da die Behandlung dieser Patientengruppe in voneinander getrennten Institutionen (primär psychiatrische Klinik und parallele oder nachfolgende Behandlung der Substanzstörung in einer suchtspezifischen Einrichtung) weniger erfolgsversprechend erscheint [161, 683]. Neben der fehlenden Kontinuität in der Betreuung sind Menschen mit einer Schizophrenie in einem suchtzentrierten Setting mit eher konfrontativem Interaktionsstil, hoher Eigenverantwortlichkeit und der beständigen Selbstmotivation insbesondere bei bestehenden kognitiven Defiziten häufig überfordert. Die Folgen mangelnder Berücksichtigung spezifischer Erfordernisse dieser Patientengruppe sind Behandlungsabbrüche, Rezidive der Substanzstörung und Exazerbation der psychotischen Störung [686, 687]. Im Rahmen eines integrativen Ansatzes kann das therapeutische Angebot entsprechend dem Konzept der niederschwelligen, langzeitlich angelegten Behandlung individuell auf den aktuellen Gesundheitszustand, die aktuelle Motivation, die kognitiven und psychosozialen Ressourcen und die derzeitigen Bedürfnisse des Patienten abgestimmt werden [161, 688]. Dabei sollte die Behandlung die Erstellung eines persönlichen Störungs- und Veränderungsmodells unter Berücksichtigung der Biografie und der aktuellen Lebensumstände des Patienten beinhalten [161]. Dementsprechende manualisierte psychoedukative Programme für den deutschsprachigen Raum liegen vor [689, 690].

Infobox

In der klinischen Praxis muss beachtet werden, dass eine Änderung des Konsumverhaltens zu einer Änderung der Medikamentenspiegel führen kann und ggf. eine Überprüfung der Spiegel und eine Dosisanpassung nach sich ziehen muss.

Empfehlung 106	Empfehlungsgrad
Bei Menschen mit einer Schizophrenie soll gezielt nach Substanz- und Drogenkonsum gefragt und dieser ausführlich exploriert werden. Bei klinischem Verdacht auf das Vorliegen eines zusätzlichen Substanzgebrauchs sollte, wenn möglich, eine toxikologische Untersuchung erfolgen. Bei Menschen mit einer Schizophrenie und komorbider Substanzstörung sollte ein integrativer Therapieansatz gewählt werden, bei dem in einem Setting und durch dasselbe Therapeutenteam angemessene Interventionen für beide Störungen angeboten werden. Wichtig ist eine konstante Betreuungsperson, die ambulant langfristig verfügbar ist und eine niedrigschwellige Zugangsmöglichkeit zum Versorgungssystem darstellt.	**KKP**

Adaptation AWMF-Leitlinie „Schizophrenie" 2006 [161].

Behandlungsoptionen in der Akutphase

Die pharmakologische Behandlung von Patienten mit der Komorbidität von Schizophrenie und Substanzstörung sollte generell in einen Gesamtbehandlungsplan eingebettet sein und im Rahmen eines integrativen Therapieansatzes erfolgen. Prinzipiell können mehrere wesentliche Behandlungsabschnitte und –schwerpunkte bei Patienten mit der Doppeldiagnose einer schizophrenen Störung und eines Substanzkonsums unterteilt werden, die einer pharmakologischen Therapie bedürfen [161]:

- Therapie von Intoxikationen und Entzugssymptomen
- Therapie von psychopathologische Symptome, z. B. schizophrenen oder depressiven Symptomen
- Rezidivprophylaxe bei der Schizophrenie
- Management unerwünschter Begleitwirkungen der antipsychotischen Medikation
- Reduktion/Rückfallverhütung in Bezug auf den Substanzkonsum

Die Behandlung von Intoxikationen bei Menschen mit Schizophrenie und komorbidem Substanzkonsum unterscheidet sich nicht von der Therapie intoxizierter Patienten ohne schizophrene Erkrankung. Allerdings sind Wechselwirkungen mit einer eventuell vorbestehenden antipsychotischen Medikation zu berücksichtigen [161]. Für die Therapie psychotischer Symptome bei Komorbidität mit Substanzstörungen sollten folgende Besonderheiten berücksichtigt werden: Drogen können zu verstärkten Halluzinationen, paranoiden Symptomen oder Ängstlichkeit führen [691–693]. Die Wahrnehmungsstörungen, die durch Drogen hervorgerufen werden, können jedoch bisweilen von den Patienten gegenüber psychotischem Erleben durch die Grunderkrankung abgegrenzt werden. Antipsychotika führen nicht notwendigerweise zur vollständigen Aufhebung der psychomimetischen Wirkung der individuellen Substanzen. Bei der Therapie ist auch einzubeziehen, dass bei Patienten mit Doppeldiagnose allgemein eine schlechtere Therapieadhärenz besteht [692, 694, 695]. Zudem besteht bei dieser Patientengruppe ein höheres Risiko für das Auftreten von extrapyramidal-motorischen Störungen (EPS) [696]. Eine Meta-Analyse untersuchte 16 Studien mit 3479 Teilnehmern und zeigte, dass das Auftreten und die Ausprägung der EPS mit einem Substanzgebrauch zusammenhingen (g − 0,260), und dass dieser Effekt am stärksten bei Kokain (g = 0,613) ausgeprägt war [696]. Weiterhin ist für bestimmte Suchtstoffe auch ein additiver Effekt für orthostatische Dysregulationen anzunehmen. Darüber hinaus können noch länger z. B. aus dem Fettgewebe nachresorbierte Substanzen gerade in der ersten Behandlungsphase für pharmakokinetische Wechselwirkungen verantwortlich sein. Die durch Drogen hervorgerufenen zusätzlichen produktivpsychotischen Symptome im Kontext einer Intoxikation remittieren in der Regel bei Abstinenz, somit bedürfen Menschen mit Schizophrenie mit einem zusätzlichem Substanzgebrauch keiner höher dosierten antipsychotischen Therapie als solche ohne komorbiden Substanzkonsum [161]. Auch unter adäquater antipsychotischer Therapie ist eine Symptomprovokation durch Psychostimulantien möglich [697, 698]. Bei der antipsychotischen Behandlung ist an die Möglichkeit der Verstärkung der kokaininduzierten Hyperthermie zu denken [699]. Die NICE-Leitlinie zur Behandlung von Menschen mit einer Doppeldiagnos betonte die Notwendigkeit einer engmaschigen somatischen Überwachung [700]. Weiterhin empfiehlt diese Leitlinie eine antipsychotische Behandlung gemäß den Vorgaben der NICE-Leitlinie Schizophrenie [149] ohne Priorisierung einer bestimmten antipsychotischen Substanz. Aufgrund der hohen Raten von Non-Adhärenz empfiehlt die NICE-Leitlinie in dieser Population die Anwendung von Depot-Präparaten [700]. Die SIGN-Leitlinie betont die Bedeutung von spezialisierten Behandlungssettings für Menschen mit einer Doppeldiagnose [195]. Eine Cochrane Meta-Analyse konnte jedoch für Menschen mit schweren psychischen Erkrankungen und komorbider Suchterkrankung keine klaren Vorteile für bestimmte psychosozialen Therapien in der Behandlung aufzeigen [701]. Psychotherapeutische und psychosoziale Intervention haben in der Behandlung von Suchterkrankung eine besondere Bedeutung. Hier sei auf die entsprechenden AWMF-Leitlinien verwiesen, die im weiteren Verlauf im Kontext der Behandlung von Menschen mit einer Schizophrenie diskutiert werden. Aktuelle nicht vollständig systematisch recherchierte Leitlinien [383, 702] fanden keine ausreichende und überzeugende Evidenz für ein bestimmtes Antipsychotikum in dieser klinischen Situation. Ein Vorteil der SGAs gegenüber den FGAs in der Behandlung von Menschen mit einer Doppeldiagnose wurde in der Vergangenheit gesehen [703–706]. Diese zum größten Teil auf kleineren Studien basierenden Befunde konnten jedoch bisher nicht in randomisierten kontrollierten Studien mit hoher Patientenzahl repliziert werden. Aus theoretischen Überlegungen im Hinblick auf die geringere Blockade des dopaminergen Belohnungssystems durch SGAs verglichen mit FGAs und Hinweisen aus den o.g. Studien mit geringerer Fallzahl auf eine Verringerung des Cravings unter SGAs, empfiehlt sich bei gleichwertiger Wirksamkeit auf psychotische Symptome grundsätzlich eher der Einsatz von SGAs bei Menschen mit einer Schizophrenie mit begleitender Substanzstörung [703, 704]. Allerdings ist auch hier eine individuelle Nutzen-Risiko-Abwägung im Hinblick auf andere relevante Nebenwirkungen (z. B. anticholinerge Wirkungen insbesondere bei Konsum von ebenfalls anticholinerg wirkenden Substanzen, metabolisches Syndrom, extrapyramidal-motorische Störungen) vorzunehmen. Bei Patienten mit therapieresistenter Symptomatik ist in Fällen einer Doppeldiagnose an eine Behandlung mit Clozapin zu denken. Retrospektiven Studien und Fallberichte geben Hinweise darauf, dass mit Besserung der psychotischen Symptomatik auch der Substanzkonsum abnimmt und die Therapietreue ansteigt [703, 705].

Empfehlung 107	Empfehlungsgrad
Menschen mit der Doppeldiagnose Schizophrenie und komorbider Substanzstörung soll eine antipsychotische Behandlung nach individueller Aufklärung über Nutzen und Risiken angeboten werden. Präferentiell sollten Präparate mit möglichst wenig anticholinergen und extrapyramidal- motorischen Nebenwirkungen in dieser Population zur Anwendung kommen. Gleichwertig sollen substanzspezifische psychotherapeutische und psychosoziale Interventionen angeboten werden.	**KKP**

7.10.1 Therapie einer komorbiden Tabakabhängigkeit

Die folgenden Empfehlungen wurden aus der AWMF-Leitlinien „Screening, Diagnostik und Behandlung des schädlichen und abhängigen Tabakkonsums" adaptiert [681]. Die entsprechenden Hintergrundtexte finden sich in der Quellleitlinie [681] und werden an dieser Stelle nicht wiedergegeben.

Empfehlung 108	Empfehlungsgrad
Unter Berücksichtigung von Akuität und Besonderheiten der Schizophrenie soll Menschen mit einer komorbiden Tabakabhängigkeit prinzipiell dieselben psychotherapeutischen und medikamentösen leitliniengerechten Prinzipien zur Reduktion oder Stopp des Nikotinkonsums angeboten werden wie Rauchern ohne zusätzliche psychische Störung.	**KKP**

Adaptiert nach AWMF-Leitlinien „Screening, Diagnostik und Behandlung des schädlichen und abhängigen Tabakkonsums" 2015 [681]

Empfehlung 109	Empfehlungsgrad
Rauchenden Menschen mit einer stabilen Schizophrenie sollte Bupropion oder Vareniclin unter Beachtung von und nach Aufklärung über mögliche Risiken angeboten werden.	**B**

Adaptiert nach AWMF-Leitlinien „Screening, Diagnostik und Behandlung des schädlichen und abhängigen Tabakkonsums" 2015 [681], weitere Literatur siehe Hintergrundtext

In Bezug auf die Behandlung mit Bupropion ist bei Menschen mit einer Schizophrenie der additive krampfschwellesenkende Effekt von Bupropion und verschiedenen antipsychotischen Substanzen zu berücksichtigen [400]. Hier können regelmäßige EEG-Kontrollen das Risiko für epileptische Anfälle zu minimieren. Nach Erscheinen der AWMF-Leitlinie „Screening, Diagnostik und Behandlung des schädlichen und abhängigen Tabakkonsums" [681] wurden die Ergebnisse der EAGLES Studie veröffentlicht [707]. In dieser industriegesponserten (Pfizer und GSK) randomisierten, doppelblinden, tripple-dummy Studie wurden 8155 Personen (4416 Teilnehmer mit einer psychischen Störung (inkl. Schizophrenie, unklarer Anteil), davon 4074 in der Safety-Kohorte, und 4028 Teilnehmer ohne psychische Störung, davon 3984 in der Safety Kohorte) auf vier Therapiearme in 140 Zentren aus 16 Ländern randomisiert: Nikotin Patch (21 mg/Tag), Vareniclin (2 × 1 mg/Tag), Bupropion (2 × 150 mg/Tag) oder Plazebo. Die Behandlung erfolgte für 12 Wochen mit einer zwölf-wöchigen Follow-up Phase ohne Therapie [707]. In der Kohorte der Menschen mit psychischer Störung traten moderate und schwere neuropsychiatrische Nebenwirkungen bei 6,5 % der Teilnehmer in der Vareniclin Gruppe, bei 6,7 % der Bupropion Gruppe, bei 5,2 % der Nikotin-Patch Gruppe und bei 4,9 % der Plazebogruppe auf [707]. Die Autoren schluss-folgerten, dass es somit keine Unterschiede zwischen den vier Behandlungsgruppen in Bezug auf neuropsychiatrische Nebenwirkungen in der Gruppe der psychisch erkrankten Person gab, und dass die Rate an unerwünschten Wirkungen denen in der nicht-psychisch erkrankten Kohorte von Rauchern entspricht [707]. In diesem Zusammenhang ist es wichtig zu betonen, dass es sich um stabile Patienten handelte. Stabilität wurde beispielsweise durch folgende Faktoren definiert: keine Exazerbation der Störung 6 Monate vor Studieneinschluss, seit 3 Monaten stabile Medikation, keine geplante medikamentöse Umstellung während der Studienphase [707]. Weiterhin wurden nach der Publikation der AWMF-Leitlinie „Screening, Diagnostik und Behandlung des schädlichen und abhängigen Tabakkonsums" [681] verschiedene Meta-Analysen zur Effektivität einer Behandlung mit Vareniclin oder Bupropion add-on zur bestehenden Therapie zur Tabakentwöhnung bei Menschen mit schweren psychischen Erkrankungen (Severe mental illnes, z. T. mit unklarem Anteil an Schizophrenie Erkrankter) publiziert. Davon ist die Netzwerk-Meta-Analyse von Roberts et al. (2016) die aktuellste, wobei diese die zuvor diskutierte EAGLES Studie nicht berücksichtigt hatte [708]. Die Autoren identifizierten 17 Publikationen aus 14 randomisiert-kontrollierten Studien mit 356 Teilnehmern (Effektivitätsanalysen) und 423 Teilnehmern (Sicherheitsanalysen). Sowohl Vareniclin (OR 4.51, 95 % CI 1,45 bis 14,04) als auch Bupropion (OR 1.15, 95 %, CI 0,24 bis 5,45) waren effektiver als Plazebo in Bezug auf die Tabakentwöhnung. Unterschiede in der Verträglichkeit konnten nicht gefunden werden. Beachtet werden muss, dass die Qualität der eingeschlossenen Quellstudien nach GRADE gering war [708]. Aus den beiden zusätzlich zur adaptierten AWMF-Leitlinie „Screening, Diagnostik und Behandlung des schädlichen und abhängigen Tabakkonsums" [681] diskutierten Publikationen [707, 708] ergaben sich jedoch keine Befunde, die eine Änderung der adaptierten Empfehlungen nach sich ziehen würden. Da Bupropion das dopaminerge System stimuliert, ist unter der Therapie mit Bupropion auf eine Verschlechterung der psychotischen Symptomatik zu achten und Bupropion ggf. wieder abzusetzen.

7.10.2 Therapie einer komorbiden Alkoholabhängigkeit

Die folgenden Empfehlungen wurden aus der AWMF-Leitlinie „Screening, Diagnose und Behandlung alkoholbezogener Störungen" adaptiert [685]. Die entsprechenden Hintergrundtexte finden sich in der Quellleitlinie [685] und werden an dieser Stelle nicht wiedergegeben.

Empfehlung 110	Empfehlungsgrad
Bei Menschen mit einer Schizophrenie und Alkoholabhängigkeit/-mißbrauch sollte die Behandlung für die beiden Störungen integriert in einem Therapieangebot erfolgen. Wenn das nicht möglich ist, sollte eine strukturierte Koordination der Behandlung, z. B. durch ein Case Management, gewährleistet sein.	**KKP**

Adaptiert AWMF-Leitlinie „Screening, Diagnose und Behandlung alkoholbezogener Störungen" 2016 [685]

Empfehlung 111	Empfehlungsgrad
Bei Menschen mit einer Schizophrenie und komorbider Alkoholkonsumstörung soll eine leitliniengerechte psychotherapeutische/ psychosoziale Behandlung für beide Störungen angeboten werden.	**A**

Adaptiert AWMF-Leitlinie „Screening, Diagnose und Behandlung alkoholbezogener Störungen" 2016 [685]. Evidenz aufgewertet nach Konsensfindung und der Wirksamkeit dieser Verfahren allgemein bei der Schizophrenie (seihe Kap. 6)

Empfehlung 112	Empfehlungsgrad
Bei Menschen mit einer Schizophrenie und alkoholbezogenen Störungen sollten motivationale Interventionen allein oder in Kombination mit kognitiver Verhaltenstherapie (KVT) angeboten werden.	**KKP**

Adaptiert AWMF-Leitlinie „Screening, Diagnose und Behandlung alkoholbezogener Störungen" 2016 [685]

Empfehlung 113	Empfehlungsgrad
Bei Menschen mit Schizophrenie und Alkoholabhängigkeit/mißbrauch sollen Psychotherapie bzw. psychosoziale Behandlung mit einer leitliniengerechten Pharmakotherapie für beide Störungen kombiniert werden.	**KKP**

Adaptiert AWMF-Leitlinie „Screening, Diagnose und Behandlung alkoholbezogener Störungen" 2016 [685]

7.10.3 Therapie einer komorbiden Cannabisabhängigkeit

Cannabis und verwandte Substanzen werden als wichtige Umweltfaktoren zur Entstehung von psychotischen Erkrankungen diskutiert. Unterschieden werden müssen hier substanzinduzierte psychotische Störungen von kurzfristigen, v. a. durch Intoxikationen bedingten, psychotischen Störungen. Die Frage, ob Cannabis ein unabhängiger Risiko-Faktor für die Entstehung psychotischer Erkrankungen ist, wird von einigen Autoren in Frage gestellt [709], während andere hier einen klaren Zusammenhang sehen [710].

Basierend auf Fall-Kontroll-Studien, Kohortenstudien und Querschnittserhebungen wird davon ausgegangen, dass ein statistischer Zusammenhang zwischen der Einnahme von Cannabis und dem Risiko der Entstehung einer anhaltenden psychotischen Erkrankung besteht, wobei die Stärke dieses Zusammenhangs unklar bleibt [711, 712]. Eine

Meta-Analyse basierend auf 10 Studien mit 66816 Teilnehmern berichtete einen statistischen Zusammenhang zwischen der Menge des konsumierten Cannabis und dem Risiko der Entstehung einer psychotischen Störung (Non-user vs. Heavy-user: OR 3,90 bei einem 95 % CI von 2,84 bis 5,34) [713].

Eine Meta-Analyse basierend auf 24 Einzelstudien mit 16.565 Teilnehmern zeigte unabhängig vom Erkrankungsstadium, dass die Fortsetzung des Cannabiskonsums zu einem erhöhten Rezidivrisiko einer psychotischen Erkrankung im Vergleich zu Nichtkonsumenten (d = 0,36 bei einem 95 % CI 0,22–0,50) und solchen Patienten, die den Cannabiskonsum beendet haben (d = 0,28 bei einem 95 % CI 0,12–0,44), führt [714]. Auch hatten Cannabiskonsumenten längere stationäre Aufenthalte als Nichtkonsumenten (d = 0,36 bei 95 % CI 0,13 bis 0,58). Meta-Regressionen zeigten, dass die Fortsetzung des Cannabisgebrauchs mit häufigeren Rezidiven, mehr Positivsymptomen und einem geringeren Funktionsniveau assoziiert war [714].

Eine weitere Meta-Analyse basierend auf 15 Beobachtungsstudien mit 3678 Teilnehmern zeigte, dass Cannabiskonsumenten im Vergleich zu Nichtkonsumenten ein höheres Risiko für Non-Adhärenz (OR = 2,46, n = 3055) hatten, und dass dieser Unterschied auch für den Vergleich mit früheren Konsumenten (OR = 5,5, n = 192) gefunden werden konnte [715].

Eine Meta-Analyse der Cochrane-Gruppe basierend auf acht randomisierten, kontrollierten Studien konnte keinen vorteilhaften Effekt für eine bestimmte psychosoziale Intervention oder eine bestimmte antipsychotische Strategie im Hinblick auf eine Reduktion des Cannabiskonsums finden. Die Autoren führen aber an, dass prinzipiell die vorhandene Studienlage aus RCTs nicht ausreichend für definitive Konklusionen ist [677]. Eine weitere Meta-Analyse der Cochrane-Gruppe konnte für die Cannabis-Abhängigkeit (nicht spezifisch bei psychotischen Erkrankungen) keinen Vorteil für eine spezifische pharmakologische Intervention zur Reduktion des Cannabiskonsums identifizieren, wobei hier auch die zugrundeliegende Datenbasis unzureichend war [716]. Bei ähnlichen methodischen Problemen fand eine weitere Cochrane Meta-Analyse für die gleiche Indikation einen kleinen Effekt für spezifische psychosoziale Interventionen [717].

Empfehlung 114	Empfehlungsgrad
Bei Menschen mit einer Schizophrenie und Cannabismißbrauch/abhängigkeit soll eine Reduktion des Konsums oder Abstinenz zur Reduktion des Risikos von Rezidiven, Reduktion des psychotischen Erlebens und Verbesserung des Funktionsniveaus, und zur Verbesserung der Medikationsadhärenz angestrebt werden.	**KKP**

Keine systematische Literaturrecherche, daher KKP. Weiterführende Literatur findet sich im Hintergrundtext

Eine umfassende Darstellung dieser Thematik findet sich in der 2019 vorgelegten systematisch recherchierten Publikation „Cannabis: Potenzial und Risiko – Eine wissenschaftliche Bestandsaufnahme" [718].

7.11 Schwangerschaft und Stillzeit

Bei vielen Frauen erfolgt die Erstmanifestation der Schizophrenie in einem Alter, in dem die Familienplanung eine große Rolle spielt, und in dem durch die Erkrankung und die pharmakologische Behandlung große Unsicherheiten entstehen. Zahlen über die Frequenz der gewollten Schwangerschaften in dieser Population sind nicht verfügbar, aber es kann davon ausgegangen werden, dass diese vergleichbar mit der Allgemeinpopulation sind.

Gleichzeitig ist die Rate an ungewollten Schwangerschaften bei Frauen mit einer Schizophrenie im Vergleich zu altersentsprechenden Vergleichspopulationen erhöht [719]. Eine systematische Übersichtsarbeit zeigte, dass Frauen mit einer Schizophrenie ein höheres Risiko für Geburtskomplikationen, Frühgeburten, thromboembolische Ereignisse, Gestationsdiabetes, Gestationshypertonie und Eklampsie/Präeklampsie aufweisen. Weiterhin haben die Kinder nach der Geburt statistisch ein niedriges Körpergewicht [720]. Auch die Rate von kongenitalen Malformationen war in einigen Studien erhöht [720]. Diese Befunde können zum Teil mit einer Erhöhung der bekannten Risikofaktoren Rauchen, Alkoholkonsum, Drogenmissbrauch und niedrigerem sozioökonomischen Status erklärt werden [720, 721]. Weiterhin erhalten schwangere Frauen mit einer Schizophrenie sowohl weniger Vorsorgeuntersuchungen in der Schwangerschaft als auch postpartale Nachsorge [722]. Dementsprechend ist von einer multifaktoriellen Genese der genannten Komplikationen auszugehen. Bei einer angenommenen Malformationsrate von 1 % bis 3 % in der Allgemeinbevölkerung werden relativ viele Fälle benötigt, um für die genannten konfundierenden Variablen zu korrigieren [720, 723, 724]. Hieraus ergibt sich, dass eine evidenzbasierte Beurteilung durch diese konfundierenden Variablen und die fehlenden Studien (s.u.) erschwert ist.

Empfehlung 115	Empfehlungsgrad
Frauen mit einer Schizophrenie im reproduktiven Alter soll Beratung zur Familienplanung, zu Besonderheiten in der Schwangerschaft (insbesondere Medikation), und zu Unterstützungsmaßnahmen angeboten werden.	**KKP**

Die besonderen Herausforderungen in der Behandlung von schwangeren Frauen mit einer Schizophrenie sind dabei das interdisziplinäre Management zwischen Psychiatrie, Gynäkologie, und Kinderheilkunde und die Entscheidung für oder gegen eine medikamentöse antipsychotische Behandlung. In der Literatur [383] werden prinzipiell vier klinische Situationen diskutiert, bei welchen im Kontext einer Schwangerschaft eine medikamentösen antipsychotische Behandlung erfolgen kann:

1) Frauen mit einer Schizophrenie unter stabiler Medikation, die einen Kinderwunsch haben
2) Frauen mit einer Schizophrenie unter stabiler Medikation, die ungewollt schwanger werden
3) Frauen, die im Rahmen einer Schwangerschaft oder postpartal die erste psychotische Episode entwickeln

4) Frauen mit einer Schizophrenie ohne Medikation, die im Rahmen einer Schwangerschaft oder postpartal ein Rezidiv der Erkrankung entwickeln.

In jeder Situation müssen daher die Folgen einer Antipsychotika-Exposition für das
ungeborene Kind gegenüber dem Risiko des Verzichts, des Absetzens oder der Dosisreduktion der Antipsychotika abgewogen werden. Insbesondere die hohe Rezidivrate nach
Absetzen von Antipsychotika [184] (siehe Kap. 5) bei Menschen mit einer Schizophrenie
resultiert in klinisch problematischen Situationen, falls bei Frauen mit einer Schizophrenie
die antipsychotische Medikation bei Bekanntwerden der Schwangerschaft abrupt abgesetzt wird [725]. Durch die psychotische Erkrankung und eine häufig damit einhergehende
Schwächung des unterstützenden sozialen Netzes kann die Mutter-Kind-Beziehung beeinträchtigt werden und es kann zu Situationen mit einer Gefährdung für die Mutter oder des
(ungeborenen) Kindes kommen. Daher sind die Optimierung der antipsychotischen Therapie in Schwangerschaft und Stillzeit, besondere Formen der Schwangerschaftserken-
nung und – betreuung und Familienplanungsmaßnahmen, sowie pädiatrische Nachsorge
unter Einbindung des psychiatrischen Behandlungsnetzwerks von besonderer Bedeutung.
In Bezug auf die Anwendung von Antipsychotika während der Schwangerschaft oder
postpartal identifizieren Übersichtsarbeiten verschiedene Gefahrenbereiche (Rezidiv der
Erkrankung, Schwangerschaftskomplikationen, Folgen für das Neugeborene) [720, 722,
723, 726–729], die für jeden Einzelfall und jede Substanz individuell einer Risiko-Nutzen
Bewertung unterzogen werden müssen. Generelle Problembereiche für Mutter und Kind
bei der Anwendung von neuroaktiven Medikamenten in der Schwangerschaft (nicht spezifisch für Antipsychotika) sind dabei u. a. Teratogenität, Entwicklungsverzögerungen,
Gestationsdiabetes, Geburtskomplikationen (inkl. Frühgeburt, aber auch Übertragung,
niedrige AGPAR-Scores, Respiratory Distress, Nebenwirkungen durch die Substanzen
durch Übertritt durch die Plazenta oder beim Stillen, langfristige Effekte auf die Kindsent-
wicklung [720, 722, 723, 726–729]). Aus ethischen Gesichtspunkten ist die Durchführung
von randomisiert-kontrollierten klinischen Studien bei schwangeren oder stillenden
Frauen mit einer Schizophrenie problematisch [730]. Daher fehlt die Datengrundlage für
die Bewertung möglicher Interventionen im Sinne einer hochwertigen Evidenz. Die Empfehlungen in dieser, aber auch in anderen Leitlinien, leiten sich daher v. a. aus Beobachtungsstudien, Registerstudien, Fallstudien oder Empfehlungen der Zulassungsbehörden
ab. Es sind verschiedene qualitative, aber auch systematische Übersichtsarbeiten sowie
Publikationen aus nationalen Registern zu diesem Thema verfügbar [720, 722, 723, 726–
729, 731]. Vielfältige methodische Probleme (z. B. Berichterstattung von Fällen mit Komplikationen, aber keine Berichterstattung unauffälliger Fälle, der Einfluss der genannten
konfundierenden Variablen, fehlende Daten zur Adhärenz, Follow-up Intervalle) erschweren dabei die genaue Einordnung der berichteten Komplikationen [720].
   Insgesamt gibt es eine Vielzahl Allgemeinprinzipien, die in den beschriebenen klinischen Situationen beachtet werden sollen. Diese Prinzipien sind aus verschiedenen Publikationen abgeleitet worden [720, 722, 723, 726–729, 732, 733] und sind nicht durch da-
tenbasierte Evidenz gesichert.

Empfehlung 116	Empfehlungsgrad
Eine multidisziplinäre Betreuung während und in den Wochen nach der Schwangerschaft durch Professionelle aus der Psychiatrie, Psychotherapie, Gynäkologie, Pädiatrie und ggf. Endokrinologie soll angeboten werden.	**KKP**

7.11.1 Allgemeine nicht-pharmakologische Prinzipien während und nach der Schwangerschaft

- Aufklärung der schwangeren Frau und des Umfelds (falls Einwilligung vorliegt) über die Nutzen und Risiken einer Behandlung mit Antipsychotika und anderen neuroaktiven Medikamenten in der Schwangerschaft.
- Verbesserung sekundärer Faktoren, die einen negativen Einfluss auf die Schwangerschaft und den Fetus haben können (z. B. stressiges Umfeld, Tabakabhängigkeit, andere stoffgebundene Süchte).
- Initiierung psychotherapeutischer und psychosozialer Interventionen (wie z. B. Reizabschirmung, Tagesstrukturierung, KVT) und engmaschige psychosoziale Begleitung der schwangeren Frau.
- Regelmäßige Überwachung der Nebenwirkungen der Behandlung bei der Mutter und dem ungeborenen Kind in Zusammenarbeit mit Gynäkologie und Endokrinologie (z. B. Gestationsdiabetes) und in Zusammenarbeit mit der Pädiatrie (z. B. hypertrophe oder hypotrophe Kindesentwicklung).
- Planung der Geburt in einem Zentrum der Maximalversorgung in interdiszplinärer Zusammenarbeit zwischen Gynäkologie, Pädiatrie, Psychiatrie und Psychotherapie.
- Nach der Geburt sollte in Fällen, in denen eine stationäre psychiatrische Behandlung für die Frau notwendig ist, versucht werden, die Bindung zwischen Mutter und Kind spezifisch zu fördern (z. B. durch Mutter-Kind-Einheiten).
- Im Falle von peripartalen und postpartalen Auffälligkeiten des Kindes sollte gemeinsam mit der Pädiatrie im Rahmen der üblichen Vorsorgeuntersuchungen ein Screening für Entwicklungsverzögerungen erfolgen.

7.11.2 Allgemeine pharmakologische Prinzipien während der Schwangerschaft

- Ein abruptes Absetzen oder das rasche Absetzen der Antipsychotika bei Feststellung der Schwangerschaft werden aufgrund des hohen Rezidivrisikos nicht empfohlen. Die bestehende Medikation sollte fortgeführt werden, sofern es keinen klaren Hinweis auf eine Teratogenität des Präparats gibt. Es sollten prinzipiell Präparate verwendet werden, die in der Vergangenheit effektiv und verträglich waren.
- Substitution von Folsäure (5 mg/Tag) drei Monate vor Empfängnis bis zum Ende der Schwangerschaft.

- Falls noch keine Behandlung erfolgt ist oder aktuell besteht, sollte versucht werden, unter engmaschiger Symptomkontrolle sowie psychotherapeutischen und psychosozialen Interventionen die pharmakologische Behandlung bis ins zweite Trimenon zu verzögern. Sollten die Beeinträchtigungen durch die psychotische Erkrankung zu groß sein, kann jedoch auch im ersten Trimenon eine medikamentöse antipsychotische Behandlung initiiert werden. Falls möglich, kann unter engmaschiger Symptomkontrolle in den Wochen vor der Entbindung die Medikation etwas reduziert werden, um das Risiko von peripartalen Komplikationen zu reduzieren.
- Generell sollte die niedrigstmögliche Dosierung, mit der eine ausreichende Symptomkontrolle erreicht werden kann, angestrebt werden. Kombinations- oder Augmentationsbehandlungen sollten vermieden werden. Bei der Dosierung sollte der potenziell veränderte Metabolismus während der Schwangerschaft beachtet werden. Hier kann auch eine Dosiserhöhung zur Sicherung der Wirkung indiziert sein. Eine regelmäßige Spiegelbestimmung kann helfen, das Präparat optimal zu dosieren und Nebenwirkungen zu reduzieren.

7.11.3   Spezifische pharmakologische Prinzipien in der Schwangerschaft

Prinzipiell gilt die Gruppe der Antipsychotika nach entsprechender Risiko-Nutzen-Evaluation in Bezug auf eine Teratogenität als eher sicher bei Anwendung in der Schwangerschaft [720, 725, 734], wobei Unterschiede zwischen verschiedenen Präparaten vorhanden sind. Alle Antipsychotika passieren zu einem unterschiedlichen Ausmaß die Plazenta, aber ein eindeutiger Nachweis der Teratogenität wurde bisher nicht erbracht [735]. Daher ist nicht auszuschließen, dass sich antipsychotika-spezifische Nebenwirkungen (z. B. veränderter Glukosemetabolsimus, motorische Nebenwirkugen) beim Neugeborenen manifestieren [723, 725]. Die FDA hat bereits Ende der 1970er-Jahre entsprechende Risikokategorien für die Beurteilung von Medikamenten in Schwangerschaft und Stillzeit vorgestellt und zuletzt 2015 angepasst [736]. Dabei handelt sich um eine eher allgemeine Einteilung in 5 Kategorien, und Präparate in der gleichen Kategorie können prinzipiell deutliche Unterschiede im Risikoprofil haben [725]. Folgende Kategorien sind zu unterscheiden (Tab. 7.3 und 7.4):

Zur individuellen Bewertung der verschiedenen Pharmaka im deutschsprachigen Raum ist die Datenbank Embryotox verfügbar: https://www.embryotox.de/wirkstoffe-auswahl.html.

Auch wenn aufgrund der beschriebenen methodischen Schwierigkeiten keine Evidenz aus kontrollierten klinischen Studien vorliegt, können aus der vorhandenen Literatur einige antipsychotische Substanzen in Fällen, in denen eine antipsychotische Behandlung in der

Tab. 7.3 FDA-Schwangerschaftskategorien (Definition, Übersetzung durch die Autoren der Leitlinie) [737]

Kategorie A	Methodisch geeignete und kontrollierte Studien haben keine Hinweise für ein erhöhtes Risiko auf den Fetus im ersten Trimenon erbracht, und es gibt auch keine Evidenz für ein Risiko in späteren Trimena.
Kategorie B	Es gibt keine methodisch geeigneten und kontrollierten Studien bei schwangeren Frauen, reproduktionsbezogene Tierversuche haben jedoch keine Hinweise für ein erhöhtes fetales Risiko ergeben.
Kategorie C	Reproduktive Tierstudien haben Hinweise für Nebenwirkungen des Fetus erbracht aber es gibt keine methodisch geeigneten und kontrollierten Studien bei schwangeren Frauen. Der potenzielle Nutzen der Anwendung im Vergleich zu den möglichen Risiken kann jedoch den Einsatz bei schwangeren Frauen rechtfertigen.
Katergorie D	Anwendungsbeobachtungen und Studien ergeben Hinweise für ein potenzielles Risiko auf den Fetus, aber der mögliche Nutzen kann die Anwendung bei schwangeren Frauen trotz der vorhandenen Risiken rechtfertigen.
Kategorie X	Studien am Tier oder am Menschen haben fetale Schädigungen gezeigt und/oder klinische Studien oder Anwendungsbeobachtungen haben ein Risiko auf den Fetus ergeben. Die Risiken der Anwendung in der Schwangerschaft übersteigen deutlich den Nutzen
Kategorie N	Das Präparat ist nicht in eine spezifische Kategorie klassifiziert.

Tab. 7.4 Klassifikation verschiedener in der Behandlung der Schizophrenie angewendeter Substanzen gemäß den FDA-Kategorien [725]

Kategorie A	---
Kategorie B	Clozapin, Lurasidon
Kategorie C	Aripiprazol, Asenapin, Olanzapin, Quetiapin, Paliperidon, Risperidon, Ziprasidon, Trifluperazin, Perphenazin, Haloperidol, Zolpidem, Lamotrigin, SSRI (außer Paroxetin), SNRI, Amitryptilin, Clomipramin
Kategorie D	Benzodiazepine, Lithium, Valproat, Carbamazepin, Paroxetin
Kategorie X	---
Kategorie N	Fluphenazin, Thiothixen, Loxapin, Chlorpromazin

Schwangerschaft nicht vermeidlbar ist und neu begonnen werden muss, vorgeschlagen werden. Hier werden in der einschlägigen deutschsprachigen Fachliteratur [733, 735] Olanzapin, Risperidon, Quetiapin und Haloperidol genannt, die alle in die FDA-Kategorie C fallen. Für diese Präparate liegen laut der Datenbank Embyrotox hohe Erfahrungswerte vor, die keine eindeutigen Hinweise auf eine erhöhte Fehlbildungsrate ergeben haben. Beachtet werden muss jedoch, dass in Übersichtsarbeiten auch andere Präparate (v. a. FGAs) als anwendbar genannt werden. Insbesondere im ersten Trimenon wird jedoch vom Einsatz von Phenothiazinen abgeraten [161]. Für Aripiprazol sind laut Embryotox ausreichend Sicherheitsdaten vorhanden, jedoch hat es im Tierversuch Hinweise für eine mögliche Teratogenität gegeben, so dass die Indikation für eine Anwendung in der Schwangerschaft laut Fachinformation sehr restriktiv gestellt werden muss [735]. Für Clozapin ist eine systematische Übersichtsarbeit verfügbar, die 21 Publikationen (viele Fallberichte) zusammengetragen und qualitativ ausgewertet hat [738]. Insbesondere aufgrund der hämatopoetischen, anticholinergen und metabolischen Nebenwirkungen wird ein Verzicht auf Clozapin in der Schwangerschaft in verschiedenen Publikationen vorgeschlagen [161, 733, 735, 738]. In besonderen Situationen, in denen der Einsatz von Clozapin unverzichtbar erscheint, muss der Nutzen streng gegenüber dem potentiellen Risiko abgewogen werden.

Empfehlung 117	Empfehlungsgrad
Bei schwangeren Frauen mit Schizophrenie sollten die in dieser Leitlinie beschriebenen nicht-pharmakologischen und pharmakologischen Maßnahmen (präferenziell Olanzapin, Risperidon, Haloperidol, Quetiapin)* angeboten werden. Das Angebot einer Behandlung mit psychotropen Medikamenten in der Schwangerschaft sollte auf Situationen beschränkt sein, bei denen die Folgen der medikamentös unbehandelten Erkrankung die möglichen Gefahren der kindlichen Medikamenten-Exposition überwiegen.	**KKP**

Adaptiert und erweitert nach AWMF-Leitlinie „Schizophrenie" 2006 [161], extrapoliert aus den zitierten systematischen Übersichtsarbeiten. *Die hier genannten Medikamente wurden am umfangreichsten untersucht. Im Alltag soll immer die Einzelfallprüfung unter Zuhilfenahme entsprechender Datenbanken, z. B. Embryotox (http://www.embryotox.de/einfuehrung.html), erfolgen

7.11.4 Stillen

Obwohl angenommen werden kann, dass bestimmte Antipsychotika auch in der Stillzeit angewendet werden können, ist die Datenlage für eine Beurteilung dieses Sachverhalts gemäß den Prinzipien der evidenzbasierten Medizin nicht ausreichend [739, 740]. In der klinischen Praxis müssen stets die Vorteile (siehe Empfehlungen der Nationalen Stillkommission) gegenüber den Gefahren des Stillens durch den Übertritt von Antipsychotika über die Muttermilch abgewogen werden. Auch hier bietet sich an, im Einzelfall die jeweilige Substanz in entsprechenden Datenbanken, z. B. Embryotox (http://www.embryotox. de/einfuehrung.html), zu prüfen. In anderen Leitlinien [161, 250] und Übersichtsarbeiten [739, 740] wird insbesondere aufgrund der unproblematischen Möglichkeit des Zufütterns vom Stillen abgeraten. Clozapin wird in verschiedenen Publikationen aufgrund der Induktion einer Agranulozytose beim Kind als kontraindiziert angesehen [735, 740]. In klinischen Situationen, in denen das Stillen unvermeidlich ist, müssen die Vorteile (z. B. Mutter-Kind-Interaktion) des Stillens streng gegenüber den Gefahren für das Kind durch die kontinuierliche Belastung durch die verabreichten Substanzen abgewogen werden.

7.11.5 EKT in der Schwangerschaft

Die Anwendung einer EKT bei schwangeren Frauen mit einer Schizophrenie ist in besonderen klinischen Ausnahmesituationen möglich, wobei die Evidenz aus kontrollierten klinischen Studien für eine Beurteilung der Wirksamkeit nicht ausreichend ist. Es besteht auch hier die Gefahr eines Publikationsbias, so dass berichtete Nebenwirkungen und Komplikationen vor diesem Hintergrund beurteilt werden müssen. Eine systematische

Übersichtsarbeit untersuchte 339 Fälle, in denen eine EKT bei schwangeren Patientinnen von 1941 bis 2007 durchgeführt wurde (v. a. schwangere Frauen mit einer Depression) [741]. Die Autoren berichteten eine hohe Effektivität der Intervention und insgesamt 25 fetale oder neonatale Komplikationen, wovon 11 (davon 2 Todesfälle) mit der Intervention in Verbindung gebracht worden sind [741]. Eine weitere systematische Übersichtsarbeit untersuchte 169 Fälle von schwangeren Frauen mit affektiven Psychosen (inkl. psychotischer Depression) und berichtete bei einem Drittel der Fälle über Komplikationen (Herzfrequenzabfälle beim Kind, vorzeitige Geburt, vermehrte Uteruskontraktionen) und eine Moralitätsrate der ungeborenen Kinder von 7,1 % [742]. Spezifische Übersichtsarbeiten für Frauen mit einer Schizophrenie und Schwangerschaft, die eine EKT erhalten haben, konnten jedoch nicht identifiziert werden.

Eine EKT in der Schwangerschaft bei schwangeren Frauen mit einer Schizophrenie ist eine klinische Sondersituation (z. B. bei Katatonie) und soll nur in Zentren der Maximalversorgung mit entsprechender Erfahrung in der Durchführung der EKT erfolgen. Hier sind die potenziellen Risiken für Mutter und ungeborenem Kind gegenüber dem möglichen erwarteten Vorteil der EKT streng abzuwägen.

7.12　Geschlechtsspezifische Aspekte

Die meisten epidemiologischen Studien zeigen, dass eine Schizophrenie bei beiden Geschlechtern gleich häufig auftritt [46, 743], wobei andere Daten auch eine leicht höhere Inzidenz für Männer berichten [45, 744]. Eine umfangreiche systematische Übersichtsarbeit untersuchte 132 Studien und konnte keinen Unterschied in der Prävalenz zwischen Männern und Frauen zeigen [46]. Weibliche Betroffene sind jedoch im Durchschnitt älter [745] bei der ersten stationären psychiatrischen Aufnahme und haben einen zweiten Erkrankungsgipfel nach der Menopause [746, 747]. Typischerweise erkranken Frauen im Alter von 25 bis 29 Jahren, wohingegen das Ersterkrankungsalter bei Männern zwischen 20 und 24 Jahren liegt [746, 748]. Durch Umwelteinflüsse (z. B. psychosozialer Stress, Cannabisgebrauch) kann sich das Ersterkrankungsalter jedoch bei beiden Geschlechtern verringern. Der Erkrankungsverlauf ist bei Frauen in der Regel günstiger als bei männlichen Betroffenen. Affektive Symptome wie Depressionen sind häufiger bei Frauen, wohingegen Negativsymptome wie Apathie, Affektverflachung und sozialer Rückzug bei Männern ausgeprägter sind [746, 749]. Insgesamt wird davon ausgegangen, dass Männer einen schwereren Erkrankungsverlauf haben [748, 749].

Diese Geschlechtsunterschiede wurden häufig auf eine mögliche protektive Wirkung des Hormons Östrogen auf die neuronale Entwicklung und auf dessen mögliche antidopaminerge Eigenschaften zurückgeführt [747, 749–751]. Obgleich Östrogen-Wirkungen auf die Ausprägung der psychopathologischen Symptomatik nachgewiesen wurden [751, 752], bleibt der Einfluss auf den Krankheitsverlauf unklar. Die Östrogenhypothese ist bisher nicht bestätigt worden. Zudem bleibt unklar, ob Frauen häufig niedrigere Dosierungen von Antipsychotika erhalten, weil ihre Symptome mit weniger Medikation ausreichend behandelbar sind, oder ob ihnen aus anderen Gründen geringere Dosierungen verschrieben werden. Frauen mit Ersterkrankung einer Schizophrenie scheinen auf die antipsychotische Therapie besser anzusprechen als Männer [753]. Aufgrund dieser geschlechtsspezifischen Effekte wird diskutiert, dass während hormoneller Umstellungen wie Schwangerschaft und Menopause stets geprüft werden sollte, ob eine Umstellung oder Dosisanpassung der antipsychotischen Medikation und anderer neuroaktiver Präparate erforderlich ist [161]. Eine Meta-Analyse untersuchte Determinanten für die antipsychotische Response in 29 randomisierten und Plazebo-kontrollierten Studien (n bei Intervention = 6971, n bei Plazebo = 2200) und validierte diese Befunde in fünf weiteren Studien (n bei Intervention = 1699, n bei Plazebo = 580) [753]. Diese Meta-Analyse zeigte weniger Plazebo-Response und ein leichtgradig bessere Verum-Response bei Frauen. Weibliches Geschlecht war ein positiver Prädiktor für Response (p $\leq$ 0,04) [753]. In verschiedenen Leitlinien, Meta-Analysen und Übersichtsarbeiten [161, 250, 753, 754] werden in Bezug auf Wirkung und Nebenwirkungen einige geschlechtsspezifische Besonderheiten diskutiert, die jedoch nicht durch Evidenz aus kontrollierten klinischen Studien bestätigt sind (siehe Tab. 7.5).

Eine Meta-Analyse untersuchte 24 Studien (1149 Teilnehmer) mit teils sehr kleinen Fallzahlen in Bezug auf den Mehrwert einer add-on Behandlung mit Östrogenen. Der positive Effekt auf verschiedene Symptomdomänen (z. B. Positivsymptome, Negativsymptome) konnte für die Subgruppen der prämenopausalen und postmenopausalen Frauen gefunden werden [752]. Beachtet werden muss jedoch, dass aufgrund der Heterogenität der Daten keine statistischen Analysen der Nebenwirkungen durchgeführt werden konnten. Auch muss die Nutzen-Schaden-Bilanz einer Hormontherapie mit Sexualhormonen im Kontext der Erfahrungen in der postmenopausalen Anwendung und der aktuellen AWMF-Leitlinie (aktuell in Revision, AWMF Registernummer 015–062) gewertet werden. Vor diesem Hintergrund ist die add-on Behandlung mit Östrogenen aktuell der wissenschaftlichen Anwendung in klinischen Studien vorbehalten.

Tab. 7.5 Geschlechterunterschiede in der Wirkung und Nebenwirkung der antipsychotischen Medikation. Diese qualitative Zusammenstellung ist nicht durch Evidenz aus kontrollierten klinischen Studien belegt

Wirkungen	Nebenwirkungen
Frauen benötigen geringere Dosierungen	Frühdyskinesien (Männer > Frauen)
Frauen sind responsiver für Antipsychotika	Spätdyskinesien (Frauen > Männer)
Frauen sind responsiver für Familieninterventionen	Clozapin-Agranulozytose (Frauen > Männer)
Männer sind responsiver für Training sozialer Fertigkeiten	Sexuelle Nebenwirkungen (Frauen > Männer)
	Prolaktinanstieg (Frauen > Männer)
	Metabolische Nebenwirkungen (Frauen > Männer)

Empfehlung 118	Empfehlungsgrad
Menstruationszyklus, Schwangerschaft, Postpartalperiode und Menopause führen zu hormonellen Umstellungen, die mit einer Veränderung der klinischen Symptomatik bei Frauen mit Schizophrenie einhergehen und eine Veränderung der Medikation und der Dosis erfordern können. Während dieser Zeit sollte die Entwicklung der klinischen Symptome besonders beobachtet werden.	**KKP**

Adaptiert und erweitert nach AWMF-Leitlinie „Schizophrenie" 2006 [161]

7.13   Ethnische und kulturelle Aspekte

Die Schizophrenie kommt in allen bisher untersuchten Ländern, Kulturen und Klimazonen vor. Hierbei können kulturelle und religiöse Wertesysteme zu unterschiedlichen Weltanschauungen und zu einer unterschiedlichen Ausprägung von Krankheitssymptomen beitragen. Bei der Behandlung von Menschen mit Schizophrenie aus anderen Kulturkreisen sollte dies beachtet werden. Verständnis für das Krankheitserklärungsmodell der Betroffenen kann zu einer Verbesserung des Behandlungserfolgs führen. Ein solches Verständnis erleichtert ein therapeutisches Bündnis und kann die Akzeptanz der Therapie verbessern. Obwohl die Kernsymptome der Krankheit in allen Ländern und Kulturen gleich sind, ist der Verlauf in Entwicklungsländern akuter und insgesamt etwas günstiger als in den entwickelten Ländern. Eine befriedigende Erklärung für diese Unterschiede ist noch nicht gelungen [161].

Eine Berücksichtigung des kulturellen Kontextes kann verhindern, dass kulturelle Besonderheiten als pathologisch fehlinterpretiert werden oder Krankheitsverhalten fälschlicherweise als kulturelle Besonderheit verkannt wird. Die Einbindung von Übersetzern, Sprach- und Informationsmittler und fremdsprachigen Informationsbroschüren oder entsprechenden modernen Medien (z. B. Audioguides) und die Vermittlung der Information in möglichst einfacher Sprache bei Patienten mit nicht ausreichenden Deutschkentnissen zur Klärung dieser Fragen sind sinnvoll [161, 195].

Sowohl in der NICE- als auch in der SIGN-Leitlinie finden sich allgemeine Hinweise zur Berücksichtigung ethnischer und kultureller Aspekte in der Behandlung von Menschen mit einer Schizophrenie [160, 195]: Professionelle, die keine Erfahrungen im Bereich transkultureller Behandlung von Menschen mit einer Schizophrenie haben, sollten durch in diesem Bereich erfahrene Personen geschult werden. Wichtige Punkte in der transkulturellen Arbeit in diesem Bereich sind [160, 195]:

- Die Kenntnis von kulturspezifischen Erklärungsmodellen für die Erkrankung und Einbeziehung dieser in der Erklärung der Ursachen und Therapiemöglichkeiten der Erkrankung.
- Berücksichtigung kultureller und ethnischer Besonderheiten und Unterschiede in Bezug auf die Erwartungen an die Behandlung und die Adhärenz.

- Die Berücksichtigung kultureller und ethnischer Besonderheiten sowie Unterschiede im Glauben und Ansichten in Bezug auf biologische und soziale sowie familiäre Einflüsse als Ursachen für psychische Störungen.
- Die Kenntnis von therapeutischen Verhandlungsfähigkeiten und Konfliktlösungsstrategien für die Interaktion mit den Familien der betroffenen Person in Bezug auf kulturelle Besonderheiten.

7.14 Kindes- und Jugendalter

Die klinisch-diagnostischen entwicklungsspezifischen Besonderheiten der Schizophrenie im Kindes- und Jugendalter sind in Kap. 2 dargestellt. Viele in dieser Leitlinie dargestellte Prinzipien der pharmakologischen (Kap. 5), psychotherapeutischen und psychosozialen Therapien (Kap. 6) sind auch Bestandteile der Behandlung von Kindern und Jugendlichen mit einer Schizophrenie. Im Folgenden erfolgt die Darstellung der Evidenz für die pharmakologische und psychotherapeutische Behandlung von Kindern und Jugendlichen mit einer Schizophrenie.

Die 2013 publizierte NICE-Leitlinie „Psychosis and schizophrenia in children and young people" [755] empfiehlt Kindern und Jugendlichen mit einer Schizophrenie die Verwendung eines oralen Antipsychotikums gemeinsam mit psychotherapeutischen Interventionen (individuelle KVT *und* Familienintervention) anzubieten (NICE-Empfehlung 7.8.4.1).

Alle weiteren Empfehlungen aus der NICE-Leitlinie für Kinder und Jugendliche decken sich ebenfalls mit den Prinzipien der NICE-Leitlinie im Erwachsenenalter [160] mit Betonung der allgemeinen Spezifika im Kindes- und Jugendalter (z. B. Einbeziehung der Eltern, spezifische Anforderungen in Schule und/oder Berufsausbildung, Einbeziehung der Jugendhilfe, besondere Beachtung und Monitoring von Nebenwirkungen, vorsichtige Dosierungen).

7.14.1 Antipsychotische Behandlung

Die antipsychotische Behandlung von Kindern und Jugendlichen, die an einer Schizophrenie erkranken, folgt stets den Prinzipien und Empfehlungen der allgemeinen und speziellen Behandlung der Schizophrenie, die in den Kap. 3 und 5 beschrieben worden sind. Für die Altersgruppe der Menschen < 18 Jahre (und insbesondere < 13 Jahre) wurden im Vergleich zu der Altersgruppe $\geq$ 18 Jahre jedoch deutlich weniger randomisierte klinische Studien durchgeführt, so dass in der klinischen Praxis häufig aus den Befunden der Studien bei Patienten $\geq$ 18 Jahren extrapoliert werden muss. Die meisten Zulassungsstudien für die in Deutschland verfügbaren antipsychotischen Substanzen sind überwiegend bei Menschen $\geq$ 18 Jahren durchgeführt worden. Dennoch sind für einige SGAs entsprechende Daten (insbesondere aus multizentrischen, internationalen Studien, die in den USA zur Zulassung bei Jugendlichen im Alter von 13–17 Jahren geführt haben) für diese Altersgruppe verfügbar. In Bezug auf die Zulassungssituation von Antipsychotika im Kindes- und Jugendalter muss beachtet werden, dass die Zulassungen der FGAs und auch des manchmal verwendeten Sulpirids auf Extrapolation von Daten bei Menschen mit einer Schizophrenie $\geq$ 18 Jahren basieren und zu großen Teilen zwischen 1953 und 1980 erfolgt sind. Obwohl es ältere RCTs zu FGAs für Jugendliche gibt, erfüllen diese nicht die Qualitätsmerkmale und/oder es liegen keine Ergebnisse vor, die in einer Meta-Analyse verwendet werden könnten und die eine ausreichende Evidenzgrundlage bieten würden. Dies trifft auf folgende Studien zu: Pool et al. 1976 (Loxapine 87,5 mg (25–200 mg) vs Haloperidol 9,8 mg (2–16 mg) vs Plazebo) [756]; Realmuto et al. 1984 (Thiothixen 16,2 mg vs Thioridazine 178,0 mg) [757] und Spencer et al. 1992 (Haloperidol 1,8 mg (0,5–3,5 mg) vs Plazebo, allerdings in einem Crossover Design) [758]. Randomisierte kontrollierte Studien von hoher methodischer Qualität bei Patienten < 18 Jahren (ganz überwiegend bei Jugendlichen im Alter von 13–17 Jahren) sind nur für SGAs verfügbar, so dass die aktuell verfügbaren Meta-Analysen qualitativ ausreichender, randomisierter, kontrollierter Studien prinzipiell nur Substanzen der Gruppe der SGAs untersucht haben [759], während eine andere aktuelle Meta-Analyse [760] eine offene, nicht-randomisierte Studie einschließt, bei der Haloperidol als Behandlungsarm verwendet wurde [761]. In der einen Meta-Analyse [759] wurde eine Studie mit Molindon, das ein mittelpotentes FGA darstellt, welches in Deutschland nicht verfügbar ist, mit eingeschlossen. In den USA sind folgende SGAs basierend auf entsprechenden Studien seitens der FDA für den Altersbereich 13 bis 17 Jahre zugelassen: Aripiprazol, Lurasidon, Olanzapin, Paliperidon und Quetiapin. Tab. 7.6 stellt einige in Deutschland zugelassene und gebräuchliche orale An-

Tab. 7.6 Diese Tabelle stellt einige in Deutschland zugelassene und gebräuchliche orale Antipsychotika für die Behandlung der Schizophrenie oder akuter psychotischer Syndrome im Kindes- und Jugendalter dar. In die Tabelle wurden nur die für einen Einsatz im Kindes- und Jugendalter zugelassenen Substanzen aufgenommen, für deren Anwendung in dieser Leitlinie eine (bedingte) Empfehlung ausgesprochen wird

FGAs[1]		SGAs	
Chlorprothixen	$\geq$ 3 Jahre[1,2]	Aripiprazol	$\geq$ 15 Jahre
Haloperidol	$\geq$ 13 Jahre[1,3]	Clozapin	$\geq$ 16 Jahre[4]
Levomepromazin[5]	$\geq$ 16 Jahre[1,2]	Paliperidon	$\geq$ 15 Jahre

[1]Die Zulassungen der FGAs basieren auf Extrapolation von Erwachsenendaten und sind Ende der 50'er Jahre erfolgt

[2]Erregungszustände im Rahmen akuter psychotischer Syndrome

[3]Wenn andere pharmakologische Therapien versagt haben oder unwirksam sind

[4]Nur zur Behandlung therapieresistenter Schizophrenie und Menschen mit einer Schizophrenie, die mit schweren, nicht zu behandelnden neurologischen unerwünschten Reaktionen auf andere Neuroleptika einschließlich eines atypischen Antipsychotikums reagieren. Therapieresistenz ist definiert als Ausbleiben befriedigender klinischer Besserung trotz Verwendung angemessener Dosen von mindestens zwei verschiedenen Antipsychotika einschließlich eines atypischen Antipsychotikums, die für eine angemessene Dauer verabreicht wurden. Die Jahresangaben beziehen sich auf das Alter der Betroffenen

[5]Die Fachinformation stellt explizit dar, dass Kinder und Jugendliche unter 16 Jahren nicht mit Levomepromazin behandelt werden sollten

tipsychotika für die Behandlung der Schizophrenie oder akuter psychotischer Syndrome im Kindes- und Jugendalter dar. In die Tabelle wurden nur die für einen Einsatz im Kindes- und Jugendalter zugelassenen Substanzen aufgenommen, für deren Anwendung in dieser Leitlinie eine (bedingte) Empfehlung ausgesprochen wird. Bei den FGAs wurden darüber hinaus neben Haloperidol zwei niederpotente Antipsychotika aufgeführt, deren antipsychotische Potenz zur Behandlung der Schizophrenie in der Regel nicht ausreichend ist, die aber unter strenger Indikationsstellung in akuten Krankheitsphasen mit ausgeprägter motorischer Unruhe und Ängsten vorübergehend in Kombination mit einer antipsychotisch stärker wirksamen Substanz zur Anwendung kommen können.

Bei der Bewertung der Antipsychotika für die medikamentöse Behandlung der Schizophrenie im Kindes- und Jugendalter ergibt sich das Problem, dass viele in Deutschland zugelassenen Präparate nie in dieser Zielpopulation untersucht worden sind, so dass auch keine Auswertung in entsprechenden Meta-Analysen erfolgen kann. Daher kann die Zulassungssituation in Deutschland nicht für die Empfehlung in diesem Kapitel maßgeblich sein. Für die Verordnung von Medikamenten außerhalb der arzneimittelrechtlichen Zulassung (off-label use) bestehen besondere rechtliche Vorgaben. Dabei sind haftungsrechtliche Aspekte von erstattungsrechtlichen Fragen zu unterscheiden. Haftungsrechtliche Besonderheiten einer off-label-Anwendung erfordern eine besonders umfangreiche Aufklärung des Kindes und Jugendlichen sowie seiner Eltern bzw. Sorgeberechtigten. Sie begründen eine besondere Sorgfaltspflicht des Arztes bei der Anwendung des Medikamentes und der Überwachung des behandelten Kindes oder Jugendlichen. Erstattungsrechtlich ist in § 2 Abs. 1a SGB V festgelegt, unter welchen Voraussetzungen ein Medikament außerhalb seiner Zulassung zu Lasten der gesetzlichen Krankenversicherung verordnet werden kann. Grundsätzlich kann davon ausgegangen werden, dass insbesondere schwere Formen von Schizophrenien die folgende Definition des Gesetzestextes erfüllen: *„Eine lebensbedrohliche oder regelmäßig tödliche Erkrankung oder eine zumindest wertungsmäßig vergleichbare Erkrankung, für die eine allgemein anerkannte, dem medizinischen Standard entsprechende Leistung (gemeint ist hier eine zugelassene Medikation) nicht zur Verfügung steht."* Eine Voraussetzung für eine Kostenübernahme durch die gesetzlichen Krankenkassen besteht im ambulanten Sektor allerdings zusätzlich darin, dass die Sorgeberechtigten oder der Arzt vor dem Einsatz des nicht zugelassenen Medikaments eine Kostenübernahmeerklärung der Krankenkasse einholen. Über den Einsatz eines nicht zugelassenen Medikaments ist stets aufzuklären. Die systematische Literatursuche identifizierte zwei Meta-Analysen zur Beurteilung der Effektivität von Antipsychotika zur Behandlung der Schizophrenie im Kindes- und Jugendalter. Die Netzwerk-Meta-Analyse von Pagsberg et al. [759] wurde 2017 publiziert und identifizierte 12 randomisierte-kontrollierte Studien (6 bis 12 Wochen Studiendauer) mit 2157 Menschen mit einer Schizophrenie in der Altersgruppe 8 bis 19 Jahre (15,3 Jahre im Mittel), die entweder eine antipsychotische Substanz mit Plazebo oder zwei oder mehr antipsychotische Substanzen miteinander verglichen haben. Studien aus China wurden aus Validitätsgründen a priori ausgeschlossen. Vier Studien mit 396 Teilnehmenden verglichen zwei oder mehr Antipsychotika miteinander (Olanzapin vs Risperidon; Risperidon vs Olanzapin vs

Molindon; Risperidon vs Quetiapin vs Olanzapin; Paliperidon versus Aripiprazol), wovon zwei offene Studien waren (Risperidon vs Quetiapin vs Olanzapin und Olanzapin vs Risperidon) [759]. Acht Studien waren doppelblind und plazebokontrolliert (Aripiprazol; Asenapin; Olanzapin; Risperidon; Paliperidon; Quetiapin und Ziprasidon) und untersuchten 1761 Teilnehmende [759]. Im Vergleich zu Plazebo waren in der Netzwerkanalyse alle Antipsychotika mit Ausnahme von Asenapin (95 % CI −0,80 bis 0,02) und Ziprasidon (95 % CI −0,40 bis 0,12) überlegen in Bezug auf die Veränderung des PANSS-Gesamtwerts. In Bezug auf die Verbesserung von Positivsymptomen waren alle untersuchten Antipsychotika bis auf Ziprasidon (95 % CI −0,49 bis 0,02) und in Bezug auf die Verbesserung von Negativsymptomen alle Antipsychotika bis auf Paliperidon, Quetiapin und Ziprasidon einem Plazebo überlegen [759]. Im Netzwerk-Vergleich untereinander waren in Bezug auf die Veränderung des PANSS-Gesamtwerts, PANSS-Positivwerts und PANSS-Negativwerts alle Antipsychotika vergleichbar mit Ausnahme von Ziprasidon (das verschiedenen Antipsychotika bezüglich PANSS-Gesamtwert und PANSS-Negativwert unterlegen war). Bis auf Molindon und Ziprasidon führten alle Antipsychotika zu einer Gewichtszunahme im Vergleich zu Plazebo, wobei der Anteil von ≥7 % Gewichtszunahme ausschließlich für Olanzapin, Quetiapin und Risperidon signifikant größer als bei Plazebo war. Motorische Nebenwirkungen traten bei allen Antipsychotika häufiger als bei Plazebo auf mit Ausnahme von Asenapin, Quetiapin und Olanzapin. Studienabbrüche aufgrund aller Ursachen unterschieden sich nicht zwischen Antipsychotika und Plazebo, während Studienabbrüche aufgrund von fehlender Effektivität bis auf im Vergleich zu Paliperidon unter Plazebo häufiger auftraten. Eine Sedierung trat außer bei Asenapin und Quetiapin vermehrt bei allen untersuchten Antipsychotika im Vergleich zu Plazebo auf. In der Netzwerk-Analyse unterschieden sich die Antipsychotika signifikant in Bezug auf verschiedene Nebenwirkungen. In Bezug auf eine Gewichtszunahme waren Aripiprazol Olanzapin, Paliperidon und Quetiapin überlegen; Asenapin war Olanzapin und Quetiapin überlegen; Paliperidon war Olanzapin überlegen; Risperidon war Olanzapin und Quetiapin überlegen; Ziprasidon war Asenapin, Olanzapin, Paliperidon, Quetiapin und Risperidon überlegen [759] (Tab. 7.7 und 7.8).

Diese relativen Unterschiede in Bezug auf die Verträglichkeit und weitere Nebenwirkungen (z. B. Veränderung von Triglyzeriden oder Prolaktinanstieg) entsprechen den substanzspezifischen Nebenwirkungen, wie sie auch bei Erwachsenen gefunden werden (siehe Kap. 5, Tab. 5.11). Prinzipiell zeigt diese Meta-Analyse, dass bis auf Ziprasidon (und Asenapin) alle untersuchten Antipsychotika vergleichbar in ihrer Wirkung sind und sich durch substanzspezifische Nebenwirkungen unterscheiden. Harvey et al. publizierten 2016 ebenfalls eine Netzwerk-Meta-Analyse in dieser Population, inkludierten jedoch auch nicht-randomisierte Studien und legten das Einschlussalter bei ≤ 18 Jahren fest [760]. Die untersuchten Endpunkte sind dabei mit der zuvor beschriebenen Meta-Analyse vergleichbar. Insgesamt wurden hier 11 Studien mit 1714 Patienten eingeschlossen. Obwohl in dieser Studie alle untersuchten Antipsychotika (Aripiprazol, Haloperidol, Molindon, Olanzapin, Paliperidon, Quetiapin, Risperidon und Ziprasidon) zumindest numerisch eine Reduktion der PANSS Gesamtscores im Vergleich zu Plazebo

Tab. 7.7 Tabellarische Übersicht (Wirksamkeit) der Netzwerk-Meta-Analyse von Pagsberg et al. [759] unter Einschluss der in Deutschland verfügbaren Substanzen

	Überlegenheit gegenüber Plazebo im PANSS Gesamtscore	Überlegenheit gegenüber Plazebo im PANSS Positivscore	Überlegenheit gegenüber Plazebo im PANSS Negativscore	Studienabbruch wegen mangelnder Wirksamkeit unter Plazebo häufiger
Aripiprazol	ja	ja	ja	ja
Asenapin	nein	ja	ja	ja
Olanzapin	ja	ja	ja	ja
Paliperidon	ja	ja	nein	nein
Quetiapin	ja	ja	nein	ja
Risperidon	ja	ja	ja	ja
Ziprasidon	nein	nein	nein	ja

Tab. 7.8 Tabellarische Übersicht (Nebenwirkungen) der Netzwerk-Meta-Analyse von Pagsberg et al. [759] unter Einschluss der in Deutschland verfügbaren Substanzen. X bezeichnet die Substanz aus der Zeile, die diese dann in Bezug auf die anderen Substanzen (nummeriert) in Beziehung setzt. Links vom X ist als weniger definiert, rechts vom X als mehr

		Gewichtszunahme gegenüber Plazebo	Gewichtszunahme $\geq 7\,\%$ gegenüber Plazebo	Ranking Gewichtszunahme weniger x mehr	Motorische Nebenwirkungen häufiger als unter Plazebo	Sedierung gegenüber Plazebo
1	**Aripiprazol**	ja	nein	X 3, 4, 5	ja	ja
2	**Asenapin**	ja	nein	7 X 3, 5	nein	nein
3	**Olanzapin**	ja	ja	1, 2, 4, 6, 7 X	nein	ja
4	**Paliperidon**	ja	nein	1, 7 X 3	ja	ja
5	**Quetiapin**	ja	ja	1, 2, 6, 7 X	nein	nein
6	**Risperidon**	ja	ja	7 X 3, 5	ja	ja
7	**Ziprasidon**	nein	nein	X 2, 3, 4, 5, 6	ja	ja

zeigten, war dieser Unterschied nur für Molindon, Olanzapin und Risperidon statistisch signifikant [760]. Haloperidol zeigte zwar die größte numerische Reduktion der PANSS Gesamtscores, aber dieser Effekt war nicht signifikant. In Bezug auf PANSS Positiv-Werte waren Haloperidol, Olanzapin und Risperidon Plazebo überlegen, während es für die PANSS Negativ-Werte keine signifikanten Unterschiede zu Plazebo gab. In Bezug auf die Nebenwirkungen zeigten Olanzapin, Quetiapin und Risperidon mehr Gewichtszunahme als Plazebo, während Haloperidol, Molindon und Ziprasidon einen Trend zu einer geringeren Gewichtszunahme als Plazebo zeigten [760]. Im Vergleich zu der Meta-Analyse von Pagsberg et al. [759] war die Erfassung von Nebenwirkungen weniger ausführlich. Überraschend im Vergleich beider Meta-Analysen ist, dass Harvey et al. 2016 [760] keinen signifikanten Unterschied im PANSS Gesamtscore oder bezüglich des Scores der PANSS-Positiv-Skala zu Plazebo für Aripiprazol, Paliperidon und Quetiapin finden konnten, obwohl die Einzelstudien jeweils eine Überlegenheit der jeweiligen Substanz zu Plazebo gezeigt haben [759]. Unterschiede zwischen den Meta-Analysen sind in den eingeschlossenen Studien zu sehen. In der Meta-Analyse von Harvey et al. [760] wurden drei Studien [762–764] nicht berücksichtigt, die in der Meta-Analyse von Pagsberg et al. [759] eingeschlossen worden waren.

In der Meta-Analyse von Pagsberg et al. [759] wurden zwei Studien [761, 765] nicht berücksichtigt, die in der Meta-Analyse von Harvey et al. [760] eingeschlossen worden waren. Die Gründe für den Ausschluss der beiden Studien in der neueren Meta-Analyse sind, dass eine der Studien nicht randomisiert war [761] und die andere eine breite Definition einer Psychose (nicht spezifisch Schizophrenie) [765] verwendet hatte [759]. Nach der Publikation der neuesten Meta-Analyse wurden zwei weitere randomisierte, kontrollierte Studien [766, 767] in dieser Population veröffentlicht. Eine randomisierte-kontrollierte und doppelblinde Studie verglich bei Menschen mit einer Schizophrenie im Alter von 13–17 Jahren die Wirksamkeit von Lurasidon gegenüber Plazebo in Bezug auf die Veränderung des PANSS-Gesamt-Scores [766]. Beachtet werden muss jedoch, dass Lurasidon zwar in Europa zugelassen ist, aber in Deutschland aufgrund des fehlenden Zusatznutzens entsprechend der Bewertung im AMNOG Verfahren nicht mehr verfügbar ist. Eine weitere randomisierte, kontrollierte und doppelblinde Studie verglich bei Menschen mit einer Schizophrenie (Schizophrenie-Spektrum Erkrankungen: 89,4 %), affektiven Erkrankungen mit psychotischem Erleben und anderen psychotischen Syndromen im Alter von 12–17 Jahren die Wirksamkeit (primärer Endpunkt: Veränderung in der PANSS Positiv Skala) und Verträglichkeit von Quetiapin und Aripiprazol [767]. 113 Patienten wurden in zwei Arme (Quetiapin, n = 55, Aripiprazol, n = 58) randomisiert. Nach 12 Wochen besserte sich das psychotische Erleben auf der PANSS Positiv Skala von 19,9 auf 15,0 in der Quetiapin-Gruppe und von 20,6 auf 14,4 in der Aripiprazol-Gruppe (Zeiteffekt für beide Gruppen p < 0,0001), ohne dass ein signifikanter Unterschied zwischen beiden Gruppen gefunden werden konnte [767]. Wie zu erwarten gab es eine signifikant größere Gewichtszunahme in der Quetiapingruppe versus der Aripiprazolgruppe (mittlerer Unterschied 3,3 kg) und mehr Akathisie in der Aripiprazolgruppe (60 % vs. 30 %) sowie eine häufigere Anwendung von anticholinergen Substanzen. Unerwartet wurde in der Aripiprazolgruppe mehr Sedierung beobachtet als in der Quetiapingruppe. Diese Studie wurde öffentlich in Dänemark gefördert. Insgesamt ist festzustellen, dass es für den Kinder- und Jugendbereich nur wenige Studien mit Antipsychotika für die Schizophrenie von hoher methodischer Qualität gibt.

Empfehlung 119	Empfehlungsgrad
Bei Kindern und Jugendlichen (<18 Jahre) mit einer Schizophrenie sollen die gleichen Maßnahmen für die allgemeine Pharmakotherapie, für die Dosisfindung, für die Behandlungsfrequenz und Behandlungsdauer, für das Therapeutische Drug Monitoring, für das Wechseln von Antipsychotika, für die Feststellung der medikamentösen Therapieresistenz und für die Überwachung und Behandlung von Nebenwirkungen wie bei Erwachsenen (siehe Kap. 5) angeboten werden. Allerdings sollen wegen einer größeren Sensibilität für Nebenwirkungen bei Kindern und Jugendlichen die im Text dargestellten Besonderheiten bezüglich der Dosierung, der Umstellung und der Frequenz des Nebenwirkungsmonitorings beachtet werden.	**KKP**

Auch wenn die Meta-Analysen in Bezug auf die Wirksamkeit und Verträglichkeit vergleichbare relative Effekte der Antipsychotika untereinander zu der Population von Erwachsenen mit einer Schizophrenie zeigen, müssen bei der Anwendung von Antipsychotika im Kindes- und Jugendalter Besonderheiten beachtet werden. Insbesondere in Bezug auf motorische Nebenwirkungen, Gewichtszunahme und metabolische Veränderungen, Prolaktinzunahme und Sedierungen scheinen Kinder und Jugendliche empfindlicher zu reagieren als ältere Patienten [193].

Empfehlung 120	Empfehlungsgrad
Kindern und Jugendlichen (<18 Jahre) mit einer Schizophrenie soll zur Behandlung von Positivsymptomen nach Risiko-Nutzen-Evaluation und Aufklärung auch der Eltern eine orale antipsychotische Behandlung in Monotherapie angeboten werden (A). Positive Wirksamkeitsnachweise für Kinder und Jugendliche (<18 Jahre) mit einer Schizophrenie liegen vor für Aripiprazol, (Haloperidol)*, (Olanzapin)[#], Quetiapin, Paliperidon und Risperidon (A). Obwohl nicht alle als wirksam nachgewiesene Medikamente für Kinder und Jugendliche zugelassen sind, sollten diese bei entsprechender Indikation unter Berücksichtigung des jeweiligen Nebenwirkungsspektrums ggf. auch off-label[1] eingesetzt werden (KKP).	**A/KKP**

Meta-Analyse LoE 1+ Pagsberg et al. [759] und Meta-Analyse LoE1+ Harvey et al. [760], auf A extrapoliert, da Befunde vergleichbar zu Erwachsenen sind, wo LoE1++ Meta-Analysen verfügbar sind. Für Lurasidon und Molindon liegen positive Wirksamkeitsnachweise vor, die Substanzen sind aber auf dem deutschen Markt nicht verfügbar. *In der methodisch besten Meta-Analyse wurde Haloperidol nicht untersucht und das hohe Risiko für EPS bedingt, dass dies daher nicht als erste Wahl in dieser Population eingesetzt werden soll. [#]Olanzapin wird aufgrund des hohen Risikos für Gewichtszunahme und Veränderungen im Glukose- und Lipidstoffwechsel nicht als erste Wahl in dieser Population empfohlen
[1]Unter Off-Label-Use wird der zulassungsüberschreitende Einsatz eines Arzneimittels verstanden, insbesondere bei der Anwendung eines zugelassenen Arzneimittels außerhalb der von den nationalen oder europäischen Zulassungsbehörden genehmigten Anwendungsgebiete (Definition des G-BA)
Um die Substanzen als Off-Label Gebrauch in der klinischen Praxis einzusetzen, müssen folgende Kriterien erfüllt sein:
- nachgewiesene Wirksamkeit;
- günstiges Nutzen-Risikoprofil;
- fehlende Alternativen – Heilversuch

Weiterhin hat der behandelnde Arzt eine besondere Aufklärungspflicht über mögliche Konsequenzen (keine Herstellerhaftung usw.) gegenüber dem Patienten. Eine gemeinsame Entscheidungsfindung ist notwendig
Ein Off-Label Gebrauch ist dementsprechend nur bei schwerwiegenden Erkrankungen zulässig, wenn es keine Behandlungsalternative gibt. Nach dem Stand der wissenschaftlichen Erkenntnisse muss die begründete Aussicht bestehen, dass die Behandlung zu einem Erfolg führt

Für den Bereich der allgemeinen Therapieprinzipien (z. B. Art der Eindosierung, Switch, Finden der niedrigst möglichen Dosierung, Nebenwirkungsmanagement) sind insgesamt die gleichen Vorgehensweisen wie für Erwachsene (siehe Kap. 5) anzunehmen. Allerdings gilt es zu beachten, dass Kinder und Jugendliche insgesamt sensibler auf

Antipsychotika und Dosiserhöhungen reagieren, so dass generell bei jüngeren Patienten mit einer geringeren Startdosis begonnen werden sollte und Dosissteigerungen kleinschrittiger vorgenommen werden sollten als bei Erwachsenen. Desselben sollten Umstellungen langsamer vorgenommen werden, als es oft bei Erwachsenen praktiziert wird [193]. Ebenfalls ist das pädiatrische Diktum „start low, go slow, but go" zu beachten, da einige jugendliche Menschen mit einer Schizophrenie schließlich Antipsychotikadosen, die im Erwachsenenbereich liegen, tolerieren und benötigen. Bei ungenügendem therapeutischen Ansprechen und/oder nicht tolerierbaren Nebenwirkungen auf die erste antipsychotische Medikation sollte eine Umstellung der antipsychotischen Medikation erfolgen. In Bezug auf die Behandlungsdauer findet sich in der Empfehlung 7.8.6.1 der NICE-Leitlinie [755] der Hinweis, dass betroffene Personen und ihre Eltern darüber informiert werden sollen, dass ein hohes Rezidivrisiko besteht, falls die Medikation innerhalb von 1–2 Jahren beendet wird. Nach Absetzen der Medikation soll eine Überwachung von Symptomen oder Zeichen für ein Rezidiv für mindestens 2 Jahre erfolgen (Empfehlung 7.8.6.2) [755].

7.14.2　Kontrolluntersuchungen bei antipsychotischer Therapie

Auch die Frequenz der Kontrolluntersuchungen (siehe Tab. 5.11, Kap. 5) ist zum Vorgehen bei Erwachsenen vergleichbar, wobei bei Kindern und Jugendlichen prinzipiell mehr auf Nebenwirkungen geachtet werden muss und höhere Frequenzen der Kontrolluntersuchungen notwendig sind [768] (siehe Empfehlungen 119 und 121). Insbesondere zeichnen sich männliche Jugendliche durch eine besondere Vulnerabilität für Frühdyskinesien aus. Wegen der allgemein sedierenderen Wirkung von Antipsychotika bei Kindern und Jugendlichen, inklusive Aripiprazol [769], sollte eine Abendgabe von Antipsychotika bevorzugt werden. Wegen der größeren Sensibilität für Gewichtszunahme und metabolische Nebenwirkungen bei Antipsychotikatherapie gibt es Empfehlungen, Nüchternblutspiegel für Lipide und Glukose und/oder HbA1c bei Kindern und Jugendlichen bei allen Antipsychotika nach initialer Einstellung alle sechs Monate statt lediglich jährlich durchzuführen [770]. In Bezug auf die Einschätzung von Normalgewichtigkeit, Übergewicht und Fettleibigkeit wird in der Literatur die Bestimmung des für das Alter und das Geschlecht standardisierten BMI-Perzentilwertes empfohlen, wohingegen für die Verlaufsbeobachtung der Gewichtszunahme die Bestimmung des für das Alter und das Geschlecht standardisierten BMI-z-Werts empfohlen wird (der nicht bei der 1. und 99. Perzentile begrenzt ist) [193, 770]. Zusätzlich gilt es, geringere Schwellenwerte für Lipidveränderungen bei Kindern und Jugendlichen als bei Erwachsenen zu beachten [770]. Auch gibt es Hinweise darauf, dass objektiv beobachtete und subjektiv erlebte Nebenwirkungen bei Kindern und Jugendlichen unterschiedlich sind [193, 771], so dass hier besondere Aufmerksamkeit durch alle in die Therapie involvierten Personen notwendig ist.

Empfehlung 121	Empfehlungsgrad
Bei Kindern und Jugendlichen (<18 Jahre), die eine antipsychotische Behandlung erhalten, soll in Ergänzung zu den Prinzipien bei erwachsenen Patienten eine Kontrolle von Nebenwirkungen unter Beachtung ihrer spezifischen Besonderheiten angeboten werden. Hierzu zählen u. a.: • Geschlechts- und altersadaptierte Erfassung von Nebenwirkungen (v. a. motorische Nebenwirkungen) • Würdigung der hohen Sensitivität für motorische Nebenwirkungen • Würdigung von Unterschieden in der objektiven und subjektiven Wahrnehmung von Nebenwirkungen • Einfluss erhöhter Prolaktinspiegel auf die sexuelle Entwicklung • Einfluss der Behandlung auf die Gewichts- und Größenentwicklung mit regelmäßiger Verlaufsbeobachtung dieser beiden wichtigen somatischen Parameter • Erkennen früh auftretender somatischer Komorbiditäten • Im Vergleich zu Erwachsenen höherfrequentes Monitoring von möglichen metabolischen Nebenwirkungen	**KKP**

Bei auffälligen und klinisch relevanten kardiovaskulären Befunden, insbesondere QTc-Zeit-Verlängerungen vor oder während antipsychotischer Medikation soll neben den in Kap. 5 beschriebenen Empfehlungen eine kinderkardiologische Abklärung veranlasst werden.

Die NICE-Leitlinie Schizophrenie „Psychosis and Schizophrenia in Children and Young People: Recognition and Management" [755] beschreibt auch die klinische Situation, in der ein Kind oder Jugendlicher oder seine Eltern oder andere Vertrauenspersonen einen Therapieversuch mit ausschließlich psychotherapeutischen Interventionen (siehe unten) ohne medikamentöse antipsychotische Behandlung wünschen. In diesem Fall wird eine Beratung in dem Sinne empfohlen, dass psychotherapeutische Verfahren in dieser klinischen Situation effektiver sind, wenn diese gemeinsam mit einem Antipsychotikum erfolgen. Falls dennoch eine alleinige psychotherapeutische Behandlung gewünscht ist, wird ein zeitlich befristeter Behandlungsversuch (1 Monat oder kürzer) mit anschließender erneuter Evaluation der Behandlungsoptionen unter Berücksichtigung der Symptome, des Stresses und der Störung des Funktionsniveaus inklusive schulischer Leistungen vorgeschlagen [160].

7.14.3 Pharmakologische Therapieresistenz

Für die klinische Situation der pharmakologischen Behandlungsresistenz (siehe Kap. 5) sind drei randomisierte doppelblinde Studien [193] für diese Population verfügbar. Eine der Studien zeigte eine Überlegenheit des Clozapins im Vergleich zu Haloperidol (n = 21) [772] in Bezug auf Positiv- und Negativsymptome und depressive Symptomatik nach 6 Wochen mit relativ niedrig dosiertem Clozapin (176 ± 149 mg) und hoch dosiertem Haloperidol (16 ± 8 mg). Die zweite Studie zeigte einen signifikanten Vorteil des Clozapins im Vergleich zu Olanzapin (n = 25) in Bezug auf Negativsymptome nach 8 Wochen mit einer Gewichtszunahme von 4 kg in 8 Wochen für beide Gruppen [773]. Die dritte Studie zeigte ebenfalls einen Vorteil von Clozapin, in diesem Fall im Vergleich zu Hochdosis-Olanzapin (bis zu 30 mg/Tag) nach 12 Wochen in Bezug auf die Response (basierend auf einer guten oder sehr guten Besserung auf der CGI Skala und $\geq$ 30 % BPRS-Scores) [774]. Eine populationsbasierte Studie bei Kindern und Jugendlichen mit Behandlungsresistenz zeigte basierend auf 662 Fällen, dass vor der Eindosierung von Clozapin durchschnittlich drei andere Antipsychotika angewendet worden waren und der Abstand zwischen erster Behandlung und Clozapin 3,2 Jahre betrug [775], was kürzer als bei erwachsenen Patienten ist [308]. Andere Arbeiten zeigen sogar noch kürzere Intervalle von z. B. 1,1 Jahren bei Kindern und Jugendlichen, wobei immerhin 34 % der Patienten drei oder mehr Vorbehandlungen mit anderen Antipsychotika vor der Clozapingabe hatten [776]. Prädiktoren für die Anwendung von Clozapin waren ein höheres Alter bei Erstdiagnose, Vorerkrankungen in der Familie und Suizidversuche [775]. Aufgrund der erheblichen Therapieresistenz der Schizophrenie im Kindes- und Jugendalter und der erwiesenen Effektivität von Clozapin in dieser Population stellt bei pharmakologischer Therapieresistenz im Kindes- und Jugendalter Clozapin eine Behandlungsalternative dar.

Empfehlung 122	Empfehlungsgrad
In Fällen einer gesicherten medikamentösen Behandlungsresistenz sollte nach Risiko-Nutzen-Evaluation, entsprechender Aufklärung auch der Eltern und unter Einhaltung der notwendigen Begleituntersuchungen ein Behandlungsversuch mit Clozapin[1] zur Behandlung der bestehenden psychotischen Symptomatik angeboten werden.	**B**

Diese Empfehlung wurde anhand der Daten bei Erwachsenen extrapoliert und daher im Empfehlungsgrad herabgestuft. Die NICE-Leitlinie „Psychosis and Schizophrenia in Children and Young People: Recognition and Management" 2013 [755] empfiehlt ein solches Vorgehen. Die systematische Literatursuche erbrachte drei doppelblinde Studien mit kleiner Fallzahl, die im Hintergrundtext dargestellt sind

[1]Clozapin hat keine Zulassung für den Altersbereich < 16 Jahre (off-label), aber aufgrund der Extrapolation der Erwachsenendaten sowie der zitierten Daten im Kindes- und Jugendalter und der besonderen Behandlungssituation wurde ein Empfehlungsgrad B vergeben

Unter Off-Label-Use wird der zulassungsüberschreitende Einsatz eines Arzneimittels verstanden, insbesondere bei der Anwendung eines zugelassenen Arzneimittels außerhalb der von den nationalen oder europäischen Zulassungsbehörden genehmigten Anwendungsgebiete (Definition des G-BA)

Um die Substanzen als Off-Label Gebrauch in der klinischen Praxis einzusetzen, müssen folgende Kriterien erfüllt sein:

- nachgewiesene Wirksamkeit;
- günstiges Nutzen-Risikoprofil;
- fehlende Alternativen – Heilversuch

Weiterhin hat der behandelnde Arzt eine besondere Aufklärungspflicht über mögliche Konsequenzen (keine Herstellerhaftung usw.) gegenüber dem Patienten. Eine gemeinsame Entscheidungsfindung ist notwendig

Ein Off-Label Gebrauch ist dementsprechend nur bei schwerwiegenden Erkrankungen zulässig, wenn es keine Behandlungsalternative gibt. Nach dem Stand der wissenschaftlichen Erkenntnisse muss die begründete Aussicht bestehen, dass die Behandlung zu einem Erfolg führt

In Bezug auf die pharmakologische Behandlungsresistenz empfiehlt die NICE-Leitlinie (Empfehlung 7.8.8.1) [755] auch ein Vorgehen, welches für Erwachsene (siehe ausführliche Darstellung in Kap. 5) angewendet werden soll:

- Überprüfen der Diagnose
- Prüfung der Adhärenz
- Psychotherapeutische und psychosoziale Interventionen (KVT, Familienintervention)
- Würdigung von Komorbiditäten
- Clozapin
- Falls Clozapin nicht wirksam ist, soll der diagnostische und therapeutische Algorithmus erneut multidisziplinär evaluiert werden
- Falls ein weiteres Antipsychotikum dazugegeben wird, sollte dies ein Präparat sein, welches sich im Nebenwirkungsprofil vom Clozapin unterscheidet (siehe allgemeine und spezielle Hinweise zu der Kombinationsbehandlung in Kap. 5).

7.14.4 Psychotherapie

Auch für den Bereich Psychotherapie sind im Vergleich zur Altersgruppe ≥ 18 Jahre deutlich weniger Studien verfügbar, die psychotherapeutische oder psychosoziale Interventionen (siehe Kap. 6) untersucht haben.

Die systematische Literaturrecherche und vorhandene Reviews [193, 777] ergaben, dass nur in einem RCT (n = 55, [778, 779]) ausschließlich Jugendliche (14–18 Jahre) eingeschlossen wurden. Sie erhielten entweder eine strukturierte psychoedukative Gruppenintervention (zusammen mit einem oder beiden Elternteilen oder einer Bezugsperson) oder eine unstrukturierte Gruppenintervention. Nach der Intervention hatten signifikant weniger Patienten der Psychoedukationsgruppe einen Notfalldienst aufgesucht als Patienten mit der unstrukturierten Gruppenintervention. Allerdings zeigten sich keine signifikanten Unterschiede bezüglich der Anzahl der hospitalisierten Patienten sowie der Hospitalisierungsdauer [779]. Nach einem Follow-up von zwei Jahren hatten im Vergleich zur Kontrollgruppe immer noch signifikant weniger Personen der Psychoedukationsgruppe einen Notfalldienst aufgesucht. Zudem berichteten sie signifikant weniger unspezifische Symptome. Keine signifikanten Gruppenunterschiede zeigten sich jedoch hinsichtlich der Anzahl und Dauer der Hospitalisierungen sowie der Negativsymptomatik [778]. Die Ergebnisse dieser Studie sind aber zurückhaltend zu interpretieren, da die Stichprobengröße gering war, die Dropout-Rate (37 % in der Experimentalbedingung, 60 % in der Kontrollbedingung) relativ hoch ausfiel und ein langes Follow-up fehlte.

Randomisierte, kontrollierte Studien zu psychotherapeutischen und psychosozialen Interventionen, die neben Erwachsenen auch Jugendliche unter 18 Jahren bei einem durchschnittlichen Alter der Stichprobe von unter 25 Jahren einschlossen, umfassten Kognitive Verhaltenstherapie im Einzelsetting ohne [780–782] oder mit zusätzlich angebotener Standardbehandlung [783] sowie Kognitive Verhaltenstherapie im Familiensetting [784, 785]. Dabei zeigten sich positive Effekte auf die Symptomatik und Rezidivrate, wobei in einer Studie im naturalistischen 30-Monats-Follow-up positive Effekte auf die Rezidivrate und die Zeit bis zum Rezidiv über die 12 Monate hinaus nicht mehr nachgewiesen werden konnten [786]. Eine weitere Studie [787] mit einem nicht kontrollierten, randomisierten Design untersuchte zudem in einer Stichprobe von Adoleszenten und jungen Erwachsenen (12–25 Jahre) mit erhöhtem Psychoserisiko und einer ersten psychotischen Episode die Wirksamkeit von psychoedukativen und familientherapeutischen Interventionen in einem aufsuchenden Setting (Assertive Community Treatment). Dabei zeigte sich in der Gruppe der Menschen mit einer ersten psychotischen Episode im Vergleich zur Kontrollgruppe, die ein geringes Risiko für eine Psychose aufwies und gemeindezentrierte Versorgung erhielt, nach zwei Jahren eine signifikante Reduktion der Positivsymptomatik. Als Limitation ist jedoch die mangelnde Vergleichbarkeit beider Gruppen zur Baseline zu berücksichtigen. Ein weitere randomisierte, kontrollierte Studie [788] untersuchte in einer Stichprobe von 86 Personen mit einem Alter zwischen 14 und 30 Jahren (Mittelwert: 21 Jahre) und dem Beginn einer ersten psychotischen Episode in den letzten fünf Jahren die Wirksamkeit von Kognitiver Remediationstherapie in Form eines 40-stündigen Trainings zuhause am Laptop. Im Vergleich zur Kontrollbedingung (40 Stunden kommerzielle Computerspiele) zeigten sich in der Experimentalbedingung signifikante Verbesserungen in der kognitiven Funktionsfähigkeit sowie im Bereich des verbalen Gedächtnisses und des Problemlösens, jedoch nicht in anderen kognitiven Domänen. Keine signifikanten Effekte fanden sich zudem für die Symptomatik und das Funktionsniveau. Zur Wirksamkeit von Trainings zu sozialen Fertigkeiten liegen bisher keine Studienergebnisse für Kinder und Jugendliche vor. Die weiteren NICE Empfehlungen [755] für Kinder und Jugendliche stehen im Einklang mit den Empfehlungen für das Erwachsenenalter [160]. Dementsprechend wird für allgemeine Prinzipien und weitere spezifische Interventionen (kognitive Remediation, MKT, Training sozialer Fertigkeiten) auf die psychotherapeutischen und psychosozialen Empfehlungen des Kap. 6 verwiesen. Andere psychosoziale Therapien (z. B. Ergotherapie, Kunst-/Gestalttherapie, Sporttherapie) sind ebenfalls in Kap. 6 beschrieben, aber auch hier sind keine spezifischen kontrollierten Studien mit einer ausreichenden Studienqualität für Menschen mit einer Schizophrenie im Kindes- und Jugendalter verfügbar.

Besondere Merkmale der KVT bei der Schizophrenie und psychotischen Störungen im Kindes- und Jugendalter sind dabei

- eine unterstützende, wertschätzende und von Transparenz gekennzeichnete Beziehungsgestaltung,
- Normalisieren der Wahrnehmungen und Validieren der damit verbundenen Emotionen, eine verbesserte Bewältigung von Stress und psychotischen Symptomen sowie eine Reduktion von Dysstress,

- die Orientierung an den Lebenszielen der betroffenen Person und die Aufrechterhaltung bzw. Wiederherstellung eines adäquaten Funktionsniveaus.

Dadurch sollen betroffene Kinder und Jugendliche

- die Zusammenhänge zwischen ihren Gedanken, Gefühlen, Reaktionen sowie ihren gegenwärtigen oder vergangenen psychotischen Symptomen, Lebensereignissen und ihrem Funktionsniveau verstehen lernen.
- ihre im Zusammenhang mit psychotischen Symptomen stehenden Gedanken, Wahrnehmungen und Annahmen selbstständig beobachten und neu bewerten können.

Empfehlung 123	Empfehlungsgrad
Bei Kindern und Jugendlichen mit einer ersten Episode eine Psychose oder einer Schizophrenie soll eine KVT angeboten werden.	A

Adaptiert gemäß NICE-Leitlinie „Psychosis and Schizophrenia in Children and Young People: Recognition and Management" 2013 [755]. Weitere verfügbare Literatur wird im Hintergrundtext diskutiert. Es besteht prinzipiell aufgrund der fehlenden kontrollierten Studien ein LoE2+, aber aufgrund der entsprechenden Studien im Erwachsenenalter (siehe Kap. 6) und der Wirksamkeitsnachweise im Transitionsalter wurde der Empfehlungsgrad von B nach A extrapoliert

Empfehlung 124	Empfehlungsgrad
Familien mit Kindern oder Jugendlichen mit einer ersten oder mehreren psychotischen Episoden einer Schizophrenie und/oder ihren Angehörigen oder Vertrauenspersonen sollen in den verschiedenen Krankheitsphasen im stationären und ambulanten Setting Familieninterventionen zur Entlastung des Familiensystems und zur Reduktion des Rezidivrisikos angeboten werden.	A

Adaptiert gemäß NICE-Leitlinie „Psychosis and Schizophrenia in Children and Young People: Recognition and Management" 2013 [755]. Obwohl keine Studien spezifisch für die Altersgruppe < 18 Jahre verfügbar sind, wird ein Empfehlungsgrad A vergeben, da entsprechende Studien für erwachsene Patienten und auch spezifisch für junge Ersterkrankte verfügbar sind (siehe Kap. 6), die Wirksamkeitsnachweise mit LoE1+ zeigen

7.14.5 Schulische und berufliche Qualifizierung

Die Prognose des Krankheitsverlaufs von Kindern und Jugendlichen, die an einer Schizophrenie leiden, wird neben vielen anderen Faktoren wesentlich dadurch beeinflusst, ob es gelingt, diese Kinder und Jugendlichen zu einem Schulabschluss und einer beruflichen Qualifizierung zu führen. Kinder und Jugendliche mit einer Schizophrenie verfügen oft über ein umfangreiches Wissen. Insbesondere die mit der Erkrankung einhergehenden formalen Denkstörungen machen es den Kindern und Jugendlichen jedoch oft unmöglich, dem regulären Schulunterricht zu folgen und das erlernte Wissen in fremdbestimmten Prüfungssituationen wiederzugeben. Daher ist es oft notwendig, die Rahmenbedingungen der Beschulung und beruflichen Ausbildung den spezifischen kognitiven

Veränderungen der erkrankten Kinder und Jugendlichen anzupassen (z. B. Klassen mit geringer Schülerzahl, ggf. vorübergehend auch Einzelbeschulung, Beschulung in Schulen für Kranke auch bei ambulanter Behandlung, anschauliche Vermittlung des Unterrichtsstoffs in kleinen Stoffeinheiten mit hinreichenden Pausen, Einzelfallhelfer/Schulbegleiter). Bei Prüfungen muss in Abhängigkeit von der Schwere der aus der Erkrankung resultierenden Einschränkungen ein Nachteilsausgleich gewährt werden. Auch wenn keine qualitativen Abstriche bei schulischen und beruflichen Abschlüssen möglich sein sollten, so sollen bei Bedarf z. B. Prüfungszeitverlängerungen oder auch die Verwendung von Hilfsmitteln gewährt werden. Zu den auf die spezifische Krankheitssymptomatik ausgerichteten prüfungsbegleitenden Interventionen sollten ferner Techniken zur Modifizierung des gestörten semantischen Primings [41] zur Anwendung kommen. Diese basieren auf der Beobachtung, dass an Schizophrenie erkrankte Kinder und Jugendliche zwischen der an sie gerichteten Aufgabenstellung und ihrem abgespeicherten Wissen ohne externe Hilfe insbesondere unter Zeit- und Prüfungsdruck oft keinen Zusammenhang herstellen können. In diesen Situationen sollten in einem fachlichen Gespräch mit Techniken zur Modifizierung des gestörten semantischen Primings die assoziativen Verknüpfungen zwischen der Aufgabenstellung und den abgespeicherten Wissensinhalten gebahnt werden. Die erkrankten Prüflinge sollen dadurch in der Ausrichtung ihrer kognitiven Prozesse auf die Prüfungsthematik an die Aufgabenstellung herangeführt werden, ohne dass ihnen die Lösung der Aufgaben vorgegeben wird. Vielen erkrankten Kindern und Jugendlichen wird es bei einem solchen Vorgehen möglich sein, die Aufgaben dann auch selbstständig zu lösen.

Empfehlung 125	Empfehlungsgrad
Nach der Akutphase soll an einer Schizophrenie erkrankten Kindern und Jugendlichen durch Ärzte und Kinder- und Jugendlichenpsychotherapeuten sowie andere in die Behandlung involvierte Personen eine Vermittlung zwischen den Betroffenen und den verantwortlichen Personen in der Schule oder Ausbildung angeboten werden. Dabei soll sichergestellt werden, dass soweit möglich die schulische/berufliche Ausbildung fortgeführt werden kann und dafür ggf. entsprechende komplementäre Unterstützung zur Verfügung gestellt wird. Unterstützende Programme zur Wiedereingliederung oder dem Auffinden einer Ausbildungs-/Arbeitsstelle sollen den betroffenen Personen angeboten werden. Bei ausgeprägter Negativsymptomatik und/oder persistierender Positivsymptomatik mit starker Beeinträchtigung kann aufgrund der bestehenden Teilhabeproblematik eine spezialisierte Einrichtung notwendig sein. Eine entsprechende Eingliederungshilfe (nach § 35a SGB VIII) ist ggfs. entsprechend anzuregen. Die sozialen und schulischen/beruflichen Aktivitäten sollen regelmäßig beobachtet und in den Gesamtbehandlungsplan integriert werden.	**KKP**

Adaptiert gemäß NICE-Leitlinie „Psychosis and Schizophrenia in Children and Young People: Recognition and Management" 2013 [755]

7.14.6 Elektrokonvulsionsbehandlung bei pernizöser Katatonie

Für die Anwendung der Elektrokonvulsionsbehandlung bei Kindern und Jugendlichen mit einer Schizophrenie gibt es keine kontrollierten Studien. Auch die Befundlage aus offenen Studien ist unzureichend. Narrative und systematische Übersichtsarbeiten basieren v. a. auf Fallberichten und offenen Beobachtungsstudien und zudem nicht ausschließlich auf jungen Menschen mit einer Schizophrenie [789–791]. Die in der Literatur verfügbaren Befunde zeigen jedoch in schweren Fällen einer Schizophrenie im Kindes- und Jugendalter einen positiven Einfluss der Elektrokonvulsionsbehandlung, wobei die Nebenwirkungen, insbesondere für die weitere Entwicklung, aufgrund fehlender Daten nicht altersspezifisch evaluiert werden können.

In der ohnehin schon kleinen Gruppe der Kinder und Jugendlichen, die an Schizophrenie erkranken, stellen schwerste Formen und Verläufe, z. B. mit pernizöser Katatonie, eine absolute Rarität dar. Weil aber insbesondere die perniziöse Katatonie bei unzureichender Behandlung noch immer mit einer hohen Letalität einhergeht, ist ein Hinweis auf diese schwerste Erkrankungsform notwendig. Schon der Verdacht erfordert ein sofortiges Hinzuziehen erfahrener Intensivmediziner und (Erwachsenen-) Psychiater. Die Notwendigkeit der weiteren Überwachung und Behandlung unter intensivmedizinischen Bedingungen ist dabei zu prüfen. Die Seltenheit dieser Erkrankungsform bei Kindern und Jugendlichen und die gebotene Abgrenzung zum MNS erfordern ein interdisziplinäres Zusammenwirken des Facharztes für Kinder- und Jugendpsychiatrie und -psychotherapie, für Psychiatrie und Psychotherapie und ggf. weiterer Fachdisziplinen (z. B. Facharzt für Anästhesiologie, Facharzt für Neurologie, Ärzte mit Zusatzqualifikation Intensivmedizin), sowohl in der Diagnosestellung als auch in der Festlegung therapeutischer Maßnahmen. Zu diesen therapeutischen Maßnahmen kann bei Nichtansprechen auf ein geeignetes Benzodiazepin (z. B. Lorazepam) und im begründeten Einzelfall auch die Anwendung einer Elektrokonvulsionsbehandlung gehören. Die Durchführung der Elektrokonvulsionsbehandlung soll durch in diesem Behandlungsverfahren erfahrene Ärzte, in der Regel Fachärzte für Psychiatrie und Psychotherapie, unter Beteiligung des Facharztes für Kinder- und Jugendpsychiatrie und -psychotherapie und eines Facharztes für Anästhesiologie erfolgen.

Es gibt bei Kindern und Jugendlichen Einzelfälle von schwersten Verläufen einer Schizophrenie, die nicht mit einer perniziösen Katatonie einhergehen. Auch bei diesen schwersten Verläufen, die sich unter Ausschöpfung aller medikamentöser und nichtmedikamentöser Behandlungsmaßnahmen nicht hinreichend bessern lassen, bedarf das Angebot einer als Ultima Ratio erwogenen Elektrokonvulsionsbehandlung einer vorausgehenden multidisziplinären Fallkonferenz unter Beteiligung eines Facharztes für Kinder- und Jugendpsychiatrie und -psychotherapie, für Psychiatrie und Psychotherapie und möglichst auch einer Fachkraft mit pädagogischer und/oder pflegerischer Qualifikation und eines Kinder- und Jugendlichenpsychotherapeuten.

Für die Durchführung der Elektrokonvulsionsbehandlung gelten nach erfolgter Indikationsstellung und Zustimmung des Kindes oder Jugendlichen und dessen Sorgeberechtigen nach umfassender Aufklärung die für die perniziöse Katatonie beschriebenen Grundsätze.

Empfehlung 126	Empfehlungsgrad
Bei perniziöser Katatonie nach einer erfolglosen Therapie mit einem Antipsychotikum und Lorazepam oder eindeutiger medikamentöser Behandlungsresistenz nach adäquater Therapie in ausreichender Dosis und Zeitdauer und nach Ausschöpfung aller pharmakologischer und nicht-pharmakologischen Therapieoptionen soll die Indikationsstellung für eine EKT nur im multidisziplinären Team unter Einbeziehung eines Erwachsenenpsychiaters erfolgen.	**KKP**

7.14.7 Komorbiditäten

In Bezug auf die für dieses Alter häufigen Komorbiditäten, respektive Differenzialdiagnosen Depression, Suizidalität, Suchterkrankungen, Störung des Sozialverhaltens und Autismus-Spektrum Störung wird auf die entsprechenden DGKJP AWMF-Leitlinien verwiesen (http://www.dgkjp.de/leitlinien-top). Die besonderen Behandlungsbedingungen von Kindern und Jugendlichen mit einem erhöhten Psychoserisiko werden unter dem Absatz 7.17 dargestellt.

7.15 Behandlung im höheren Lebensalter

Die klinisch-diagnostischen Besonderheiten der Schizophrenie im höheren Lebensalter sind in Kap. 2 dargestellt und die psychotherapeutische Behandlung im Erwachsenenalter generell in Kap. 6. Die pharmakologische Behandlung von spät auftretender Schizophrenie folgt stets den Prinzipien und Empfehlungen der allgemeinen und speziellen Behandlung der Schizophrenie, die in Kap. 3 und 5 beschrieben worden sind. Insbesondere für die Altersgruppe der Patienten > 65 Jahre wurden nur wenige randomisierte klinische Studien durchgeführt, so dass in der klinischen Praxis häufig aus den Befunden der Studien bei Patienten < 65 Jahren extrapoliert werden muss. Da viele Zulassungsstudien für die in Deutschland verfügbaren antipsychotischen Substanzen überwiegend bei Patienten < 65 Jahre durchgeführt worden sind, fehlen weitestgehend systematisch erhobene Daten zur Wirksamkeit und Verträglichkeit im hohen Alter.

Im Alter sind aufgrund einer veränderten Pharmakokinetik und wegen häufiger somatischer Komorbidität Besonderheiten der Psychopharmakotherapie zu berücksichtigen. Es bestehen eine geringere Inaktivierung von Medikamenten bei eingeschränktem First-Pass-Effekt, eine veränderte Verteilung im Sinne einer Abnahme des Körperwassers und Zunahme des Fettgewebeanteils, eine Abnahme der Eliminationshalbwertszeit, Zunahme des Verteilungsvolumens und eine Abnahme der Clearance [792]. Außerdem reagiert das Zentralnervensystem im Alter in der Regel stärker auf psychotrope Medikamente. Häufige

Folge ist eine deutlichere Sedierung durch verschiedene Psychopharmaka. Insbesondere die genannten pharmakokinetischen und pharmakodynamischen Besonderheiten im höheren Lebensalter, die häufig bestehende somatische Polypharmazie sowie psychosoziale (u. a. soziale Isolation) und kognitive Defizite müssen bei der Behandlung beachtet werden [792–794]. Menschen mit einer Schizophrenie im höheren Lebensalter zeichnen sich durch eine besondere Sensitivität für die antipsychotische Wirkung [795], jedoch auch für Nebenwirkungen aus [114, 792]. Generell bestehen eine allgemein erhöhte Morbidität und Mortalität im höheren Lebensalter und es gibt Hinweise darauf, dass ältere Menschen mit einer Schizophrenie eine schlechtere medizinische Versorgung erhalten als die gesunde Vergleichspopulation (am Beispiel des Herzinfarkts) [111, 796].

In Bezug auf die unerwünschten Arzneimittelwirkungen müssen neben dem allgemein erhöhten Risiko für alle antipsychotikainduzierten Nebenwirkungen folgende Besonderheiten bei Menschen mit einer Schizophrenie im höheren Lebensalter beachtet werden [111, 792, 797]:

- Anticholinerge Nebenwirkungen
- Motorische Nebenwirkungen (insbesondere tardive Dyskinesie)
- Metabolische Nebenwirkungen
- Kardiale Nebenwirkungen (v. a. QTc-Verlängerungen bei Polypharmazie im Alter, plötzlicher Herztod)

Bei der Bewertung der Evidenz im höheren Lebensalter muss zwischen der Situation einer neu aufgetretenen Schizophrenie im höheren Lebensalter (LOS) und der Situation einer früher aufgetretenen Schizophrenie, wo bei die betroffene Person ein höheres Lebensalter erreicht hat (im Sinne einer langjährig bestehenden Schizophrenie), unterschieden werden. Bei der Erstmanifestation einer paranoid-halluzinatorischen Symptomatik im höheren Lebensalter soll wie bei jeder Erstmanifestation (siehe Kap. 2) eine differenzial-diagnostische Abklärung zum Ausschluss einer organischen Ursache vorgenommen werden. Im höheren Lebensalter ist dabei insbesondere auf delirante Syndrome, komorbide internistische Erkrankungen und in zeitlichem Zusammenhang mit dem Auftreten der Symptomatik stehende, neu angesetzte medikamentöse Behandlungen zu achten. Während für die langjährig bestehende Schizophrenie im höheren Lebensalter einige kleinere kontrollierte Studien verfügbar sind, ist die Datenlage für die LOS (v. a. im Alter > 65) unzureichend. Eine Cochrane Meta-Analyse untersuchte 2012 alle randomisierten kontrollierten Studien zu Antipsychotika mit anderen Behandlungen bei alten Menschen ($\geq$ 80 % der Studienteilnehmer mussten > 65 Jahre sein), die innerhalb von fünf Jahren die Diagnose einer Schizophrenie-Spektrum Erkrankung erhalten hatten [798]. Insgesamt wurden 211 Studien identifiziert, wovon jedoch nur eine Studie ausreichende Qualität hatte [798]. Diese in China durchgeführte offene Studie randomisierte insgesamt 44 Patienten (durchschnittliches Alter 64,3 Jahre; durchschnittliche Erkrankungsdauer 1,6 Jahre). Der primäre Endpunkt der Studie war der Glukosemetabolismus. Der Cochrane Review macht deutlich, dass keine für die Fragestellung verwertbaren Daten vorhanden waren

[798]. Unter den ausgeschlossenen Studien fanden sich jedoch viele, die ältere Patienten mit einer chronischen Schizophrenie eingeschlossen hatten.

Eine weitere Cochrane Meta-Analyse untersuchte randomisierte klinische Studien, welche die antipsychotische Wirksamkeit bei Menschen mit einer Schizophrenie oder anderen psychotischen Erkrankung aus dem Spektrum im Alter > 65 Jahre evaluiert haben [799]. Die Autoren identifizierten drei Studien, wovon eine (n = 18) die in Deutschland nicht mehr verwendeten Antipsychotika Thioridazin und Remoxipirid, eine (n = 175) Olanzapin und Risperidon und eine (n = 59) Olanzapin mit Haloperidol verglich [799]. Alle untersuchten Präparate waren effektiv in der Reduktion des psychotischen Erlebens und es konnten keine Unterschiede zwischen den Substanzen gefunden werden. Eine systematische Übersichtsarbeit identifizierte in diesem Kontext 23 prospektive Studien (davon acht doppelblind, zwei davon waren post hoc Analysen) mit Menschen mit einer Schizophrenie im Altersbereich $\geq$ 65 Jahre [797]. Drei Studien hatten eine Stichprobengröße > 100, die restlichen Studien jedoch hatten Stichprobengrößen < 50. Insbesondere die kleinen Stichprobengrößen aber auch die teils heterogenen Diagnosen wurden durch die Autoren als Faktoren für einen Bias identifiziert. Die in den Studien verwendeten Antipsychotika waren Amisulprid, Paliperidon, Olanzapin, Haloperidol, Clozapin, Chlorpromazin, Remoxipirid, Thioridazin, Fluphenazin und Ziprasidon. Die am häufigsten untersuchten Substanzen waren Risperidon und Olanzapin [797]. In Bezug auf Aripiprazol und Quetiapin basiert die vorhandene Evidenz vor allem auf retrospektiven Studien von kleiner Fallzahl [797]. Die Anwendung von Clozapin im höheren Lebensalter wurde ebenso nur in wenigen Studien untersucht. Wie in der zuvor beschriebenen systematischen Übersichtsarbeit dargestellt, gibt es basierend auf kleinen Studien mit geringer methodischer Qualität Hinweise darauf, dass das Präparat auch im höheren Lebensalter eine höhere Effektivität in Fällen der Behandlungsresistenz hat als andere antipsychotische Substanzen [797]. Zur Behandlung der pharmakologischen Therapieresistenz siehe Kap. 5. Die Autoren machen jedoch deutlich, dass insbesondere im höheren Lebensalter Blutbildveränderungen häufiger aufzutreten scheinen und dass die starken anticholinergen Eigenschaften der Substanz zu vermehrten Deliren oder kognitiven Nebenwirkungen führen können [797].

Zusammenfassend lässt sich aufgrund der Studienlage keine Überlegenheit einer einzelnen antipsychotischen Substanz zur Behandlung von Schizophrenie im höheren Lebensalter ableiten. Aufgrund der Befragung eines amerikanischen Experten-Panels zur Anwendung von Antipsychotika bei älteren Patienten wurde als Empfehlung erster Wahl für die Behandlung einer Schizophrenie und ähnliche Erkrankungen Risperidon (1,25–3,5 mg/d) eruiert, gefolgt von Quetiapin (100–300 mg/d), Olanzapin (5–15 mg/d) und Aripiprazol (15–30 mg/d) als Empfehlung zweiter Wahl [800].

Nach Verabschiedung der folgenden Empfehlungen wurde eine randomisierte kontrollierte Studie bei Menschen mit einer sehr spät auftretenden Schizophrenie (Durchschnittsalter in der Studie > 77 Jahre) veröffentlicht. In dieser Studie wurden die Teilnehmer auf einen Plazeboarm oder einen Behandlungsarm mit niedrigdosiertem

Amisulprid (100 mg/Tag) randomisiert und der primäre Endpunkt war eine Veränderung auf der BPRS Skala nach 12 Wochen. In dieser Studie war Amisulprid Plazebo signifikant überlegen (95 % CI 3,8 bis 11,5, p = 0,0002) und diese Überlegenheit setzte sich auch in einem weiteren dreimonatigen Follow-up fort [801].

Empfehlung 127	Empfehlungsgrad
Bei der Erstmanifestation paranoid-halluzinatorischer Symptomatik im höheren Lebensalter sollen zum Ausschluss einer organischen Ursache die in Kap. 2 empfohlenen Untersuchungen angeboten werden. Im höheren Lebensalter soll dabei insbesondere auf delirante Syndrome, komorbide internistische Erkrankungen und auf in zeitlichem Zusammenhang mit dem Auftreten der Symptomatik stehende, neu angesetzte oder abgesetzte medikamentöse Behandlungen geachtet werden.	**KKP**

Die folgenden Empfehlungen beziehen sich sowohl auf Menschen, die erst im höheren Lebensalter erstmals erkrankten, als auch auf Menschen mit einer bereits langjährig bestehenden Schizophrenie, die ein höheres Lebensalter erreicht haben.

Empfehlung 128	Empfehlungsgrad
Menschen mit einer Schizophrenie im höheren Lebensalter (> 65 Jahre) sollte zur Behandlung von Positivsymptomen eine antipsychotische Behandlung in Monotherapie mit geringeren Dosierungen als jüngeren Patienten angeboten werden, da diese Personen eine höhere Sensibilität für Nebenwirkungen haben.	**B**

Adaptation AWMF-Leitlinie „Schizophrenie" 2006 [161] und Aufwertung des Empfehlungsgrads von C nach B. Weitere Literatur findet sich im Hintergrundtext

Empfehlung 129	Empfehlungsgrad
Bei Menschen mit einer Schizophrenie im höheren Lebensalter (> 65 Jahre) sollen die gleichen psychotherapeutischen und psychosozialen Therapien wie bei jüngeren Patienten unter Berücksichtigung der spezifischen Besonderheiten des Alters angeboten werden.	**A**

Extrapoliert, da die entsprechenden Studien, die zu einer A Empfehlung in jüngeren Populationen geführt haben, nur selten Menschen > 65 Jahren eingeschlossen hatten. Nach Diskussion in der Leitliniengruppe wurde trotzdem an einem Empfehlungsgrad A festgehalten, da die Prinzipien der Behandlung im höheren Lebensalter vergleichbar mit denen in der Altersspanne 18 bis 65 Jahre sind (hier sind umfangreiche Studien verfügbar, siehe Kap. 5 und 6)

Empfehlung 130	Empfehlungsgrad
Vor Eindosierung eines Antipsychotikums bei Menschen mit einer Schizophrenie im höheren Lebensalter sollen das altersspezifisch akzentuierte Nebenwirkungsprofil und mögliche Interaktionen mit anderen Medikamenten überprüft werden. Eine vor Beginn der Behandlung bestehende Polypharmazie soll so weit wie möglich reduziert werden, um das Risiko für medikamentöse Interaktionen zu reduzieren.	**KKP**

Empfehlung 131	Empfehlungsgrad
Bei langjähriger Behandlung mit Antipsychotika sollten ältere Menschen gezielt auf das Vorliegen von Spätdyskinesien (sog. tardiven Dyskinesien) untersucht werden. Neben einer genauen diagnostischen Einordnung der Dyskinesien sollen dabei funktionale Auswirkungen und das Ausmaß der Beeinträchtigung der Lebensqualität der Betroffenen erfasst werden. Die Behandlung der tardiven Dyskinesien soll anhand der in Kap. 5 formulierten Empfehlungen erfolgen.	**KKP**

7.16 Besonderheiten in der Therapie der Ersterkrankung einer Schizophrenie

Die grundsätzlich gültigen allgemeinen (Kap. 3), pharmako- (Kap. 5) und psychotherapeutischen sowie psychosozialen (Kap. 6) und rehabilitativen (Kap. 8) Therapieempfehlungen für Menschen mit einer Ersterkrankung wurden und werden im bisherigen Text dargestellt. Darüber hinaus müssen Besonderheiten dieser Patientengruppe beachtet werden, die bereits in vielen Ländern zur Einrichtung spezifischer Frühinterventionsnetzwerke geführt haben, um Menschen mit einer Ersterkrankung an einer Schizophrenie frühzeitig und multiprofessionell zu behandeln. Hier besteht für Deutschland insbesondere für Menschen mit einer Schizophrenie im Altersspektrum $\geq$ 18 Jahre noch Entwicklungsbedarf.

Ziele einer Frühintervention bei Menschen mit einer Ersterkrankung sind die Verkürzung der *Dauer der unbehandelten Psychose* (DUP), ein schneller Zugang zu phasenspezifischer Behandlung und die intensive, koordinierte, spezialisierte multiprofessionelle Behandlung während der ersten 3 bis 5 Jahre (Critical period) der Erkrankung [96, 802]. Hier gibt es international mittlerweile verschiedene Interventionsstudien und Meta-Analysen, welche die Effektivität solcher Ansätze im Vergleich zu einer Regelbehandlung gezeigt haben (siehe unten). Die Effektivität koordinierter, spezialisierter, multiprofessioneller Frühintervention bei Ersterkrankten wird derzeit in Deutschland untersucht [803] und ist erst in ersten Ansätze als Routineversorgung etabliert [94]. Die Evidenznachweise für die Einzelinterventionen bei Ersterkrankten, die in koordinierter, spezialisierter Behandlung zusammengefasst sind, wie kognitiver Verhaltenstherapie, Training sozialer Kompetenz, Familieninterventionen, Supported Employment nach dem Individual Placement and Support (IPS)-Model sowie aufsuchende teambasierte Behandlung (Case Management oder Assertive Community Treatment), liegen auch für den deutschsprachigen Versorgungsraum bereits vor (Kap. 9).

Ziele einer Frühintervention bei Menschen mit ersten psychotischen Episoden sind

- Verkürzung der Dauer der unbehandelten Psychose
- Frühzeitiger Zugang zu phasenspezifischer Behandlung
- Koordinierte, auf Ersterkrankte spezialisierte Diagnostik und multiprofessionelle Behandlung während der ersten 3–5 Jahre (Critical period)

Ohne spezifische Intervention beträgt der Zeitraum der unbehandelten Psychose (DUP) im Durchschnitt 1–2 Jahre [76, 804]. Die meisten Studien zeigen einen Zusammenhang zwischen einer längeren DUP und einem ungünstigen Krankheitsverlauf.

In der aktuellsten Meta-Analyse war eine lange DUP statistisch signifikant mit ungünstigem symptomatischen Verlauf, ausgeprägterer Positiv- und Negativsymptomatik, geringeren Remissionsraten, ungünstigerem sozialen Funktionsniveau und ungünstigem allgemeinen Krankheitsverlauf korreliert [805]. In der Literatur gibt es verschiedene Ansätze, die die Reduktion der DUP adressieren, mit dem Ziel, den Krankheitsverlauf positiv zu beeinflussen. Hier wurden Awareness-Kampagnen für die allgemeine Öffentlichkeit, Hausärzte, Schulen und Jobvermittler erprobt, die in der Regel zu einer Reduktion der DUP führten [806]. Die Effekte der DUP-Verkürzung auf den Krankheitsverlauf lassen sich 4–5 Jahre und in einer Studie sogar bis zu 10 Jahren nach der Intervention nachweisen [121]. Vor dem Hintergrund dieser Daten stellt die Öffentlichkeitsarbeit in Programmen der Frühintervention bei Menschen mit ersten psychotischen Episoden ein wichtiges Element zur Reduktion der DUP dar. Das wesentliche Rational für die koordinierte, spezialisierte, multiprofessionelle Behandlung während der ersten 3–5 Jahre nach Erstmanifestation bildet die Critical Period-Hypothese [802]. Diese besagt, dass sich die meisten der psychologischen, klinischen und sozialen Einschränkungen in den ersten 3–5 Jahren nach Erstmanifestation entwickeln und Interventionen in diesem Zeitraum den größten Einfluss auf die Prognose haben [802, 807, 808]. Die Frühintervention während der ersten 3–5 Jahre nach Erstmanifestation sollte nach den Empfehlungen von NICE koordiniert, spezialisiert und multiprofessionell sowie idealerweise teambasiert erfolgen [160]. Für die Behandlung werden gleichwertig zur antipsychotischen Pharmakotherapie (siehe Kap. 5) psychotherapeutische und psychosoziale Behandlung empfohlen (siehe Kap. 6). Hier sind kognitive Verhaltenstherapie, Training sozialer Kompetenz, Familieninterventionen und Supported Employment nach dem Individual Placement und Support IPS-Model kombiniert mit zum Teil aufsuchender Behandlung in der Gemeinde (Case Management oder Assertive Community Treatment) am besten evaluiert [96, 505]. Diese Form der Behandlung ist in Deutschland nur in ersten Ansätzen in die Versorgung umgesetzt (siehe Kap. 9), gehört aber in anderen europäischen Ländern wie z. B. Großbritannien, Irland, Dänemark, Teilen der Niederlande und Italiens, und darüber hinaus in großen Teilen Australiens zur Regelversorgung.

Es gibt jedoch im deutschsprachigen Raum eine Reihe von Initiativen, wie Schwerpunktstationen für junge Erwachsene mit ersten psychotischen Episoden, die die oben beschriebenen Behandlungsbausteine teilweise umsetzen. Für empirische Befunde zur koordinierten Versorgung von Ersterkrankten im deutschsprachigen Versorgungssystem siehe eine Übersichtsarbeit von Lambert et al. [809]. Neben den genannten Strategien hat sich etabliert, dass die Frühinterventionsangebote die entwicklungspsychologische Perspektive und die daraus abgeleiteten Entwicklungsaufgaben der Adoleszenz und des jungen Erwachsenenalters berücksichtigen, wie z. B. eine eigene Peer-Group zu bilden und aufrechtzuerhalten, partnerschaftliche Beziehungen einzugehen und eine berufliche Perspektive zu entwickeln.

Klinisch bedeutsam für die Frühintervention bei Menschen mit ersten psychotischen Episoden ist die deutlich bessere Prognose bezüglich der Verbesserung der Positivsymptomatik als bei Menschen mit einem Rezidiv einer psychotischen Erkrankung. Eine relevante Variabilität in den Response- und Remissionsraten bewegt sich im Bereich von ca. 20 % bis ~80 % [233, 235, 810–813] (siehe Kap. 5).

Eine Sekundäranalyse der größten verfügbaren Studien bei Menschen mit einer ersten psychotischen Episode (EUFEST Studie, n = 498, offene Studie) [207] zeigte, dass im Einjahresverlauf 37 % in der Haloperidol-Gruppe, 67 % in der Amisulprid-Gruppe, 67 % in der Olanzapin-Gruppe, 46 % in der Quetiapin-Gruppe und 56 % in der Ziprasidon-Gruppe eine Reduktion der PANSS-Werte ≥ 50 % aufwiesen [813]. Statistisch zeigte die Behandlung mit Amisulprid (95 % CI 1,51 bis 3,42), mit Olanzapin (95 % CI 1,38 bis 3,10) und Ziprasidon (95 % CI 1,02 bis 2,56) eine höhere Wahrscheinlichkeit für eine Response ≥ 50 % nach 12 Monaten als eine Behandlung mit Haloperidol [813]. Die Betrachtung der Remission der Schizophrenia Working Group (RSWG) Remissionskriterien (inkl. des Faktors der Symptomstabilität über 6 Monate) [64] zeigte eine Remission von 17 % in der Haloperidolgruppe, von 40 % in der Amisulpridgruppe, von 41 % in der Olanzapingruppe, von 24 % in der Quetiapingurppe und von 28 % in der Ziprasidon-gruppe [813]. Statistisch waren Amisulprid (95 % CI 1,43 bis 4,35), Olanzapin (95 % CI 1,48 bis 4,48), Quetiapin (95 % CI 1,06 bis 3,64) und Ziprasidon (95 % CI 1,07 bis 3,87) dem Haloperidol überlegen [813].

Die umfangreichste Meta-Analyse, welche die antipsychotische Behandlung bei Menschen mit einer Ersterkrankung untersuchte (siehe auch Kap. 5, [235], keine Plazebo Vergleichsgruppen), zeigte zumindest eine minimale Response (≥ 20 % PANSS/BPRS-Verbesserung) bei 81,3 % der Patenten und eine hohe Response (≥ 50 % PANSS/BPRS-Verbesserung) bei 51,9 % der Patienten [235]. Die Herausforderungen der Frühintervention bestehen in der geringen Medikationsadhärenz von 33–50 % über 6–12 Monate [260, 814] und dem Wiedererkrankungsrisiko über 1 Jahr von 15–30 % und über 5 Jahre von 70–80 % im natürlichen Verlauf [253, 815, 816].

Risikofaktoren für ein frühes Rezidiv sind neben der genannten Non-Adärenz ein hoher psychosozialer Stress, fehlende Copingstrategien, gestörte Interaktion in der Familie und der Konsum von illegalen psychotropen Substanzen (siehe Module 4a, 4b und 4c). Zur Diskussion der Rezidivfreiheit nach der ersten Episode ohne antipsychotische Behandlung siehe Kap. 5. Weitere Herausforderungen während der Ersterkrankung sind die hohe Komorbidität mit Suchterkrankungen (Cannabismissbrauch bis zu 70 %, [817]), Suizidalität (25–50 % Suizidgedanken oder Suizidversuche [57, 142]) und die bereits entwickelte soziale Beeinträchtigung. Die Ziele der koordinierten, auf Ersterkrankte spezialisierten, multiprofessionellen Frühintervention sind somit primär die Verhinderung von Behandlungsabbrüchen, Rezidiven/Rehospitalisierung und sozialer Behinderung [96].

Es liegen zwei Meta-Analysen zur Effektivität koordinierter, spezialisierter, multiprofessioneller Frühintervention bei Ersterkrankten vor. In die Meta-Analyse zur Frühintervention bei Patienten im frühen Verlauf nach der psychotischen Ersterkrankung von Bird und Kollegen [96] wurden RCTs einbezogen, die spezifische Interventionen für Psychoseerkrankte innerhalb der ersten 5 Jahre nach Erstdiagnose bzw. -kontakt anboten (4 RCTs, n = 800). Die Frühintervention bestand neben der Pharmakotherapie aus einer Kombination von kognitiver Verhaltenstherapie, Training sozialer Kompetenz und Familieninterventionen mit zum Teil aufsuchender Behandlung in der Gemeinde (Case-Management oder Assertive Community Treatment). Frühinterventionen hielten die Erkrankten häufiger im Kontakt mit den Behandlungsangeboten (91,4 % vs. 84,2 %, NNT 13) und führten im Vergleich zu den Kontrollinterventionen zu signifikant niedrigeren Rezidivraten (35,2 % vs, 51,9 %, NNT 6), signifikant weniger Krankenhausaufenthalten (28,1 % vs, 42,1 %, NNT 7) und zu reduzierter Positiv- (SMD −0,21, 95 % CI −0,42 bis −0,01) sowie Negativsymptomatik (SMD −0,39, 95 % CI −0,57 bis −0,20). Die Wünsche der Betroffenen nach Berufstätigkeit berücksichtigend wurde zunehmend Supported Employment and Education nach dem IPS-Model in der Ersterkranktenpopulation erprobt und erfolgreich evaluiert [818, 819].

In Folge dessen wurde in der aktuellsten und weltweit größten randomisierten Studie (RAISE) nun IPS in die koordinierte, spezialisierte, multiprofessionelle Behandlung bei Ersterkrankten einbezogen [97] und IPS war dabei eines der vier Elemente des Interventionsprogramms, welches einen Mehrwert für die Patientengruppe im Sinne eines höheren Funktionsniveaus und einer Reduktion der Therapieabbrüche gezeigt hat [97]. Die gleiche Studie konnte auch zeigen, dass eine längere DUP mit einem schlechteren Verlauf und eine niedrigigen Wahrscheinlichkeit einer Remission korrellierte [805]. Zwei ältere [820, 821] und eine neuere randomisierte Studie [822], sowie eine nicht-systematische Übersichtsarbeit [823] weisen darauf hin, dass es eine Subgruppe von Menschen mit einer ersten psychotischen Episode (nicht gleichzusetzen mit der Diagnose einer Schizophrenie) gibt, die selbstlimitierende psychotische Episoden aufweisen. Zukünftige Studien müssen neben den weiteren klinischen Prädiktoren für einen guten Verlauf, wie gute soziale Einbindung, gutes Funktionsniveau, fehlendes Risiko für Eigen- oder Fremdgefährdung oder geringere Symptomlast, insbesondere die Dauer einer möglichen Beobachtungszeit ohne Applikation von Antipsychotika (watchful-waiting) für diese Subpopulation evaluieren (siehe hierzu Kap. 5, aber auch die Empfehlungen für das Risikostadium im weiteren Text).

In einer aktuellen Meta-Analyse von Correll und Kollegen [824], die 10 RCTs einschließt (n = 2176; Alter 27,5 ± 4,6 Jahre; Männer 62,3 %; Studiendauer 6,2 ± 7,4 Monate), war koordinierte, auf Ersterkrankte spezialisierte, multiprofessionelle Behandlung der Standardbehandlung in allen einbezogenen Parametern bei Behandlungsende überlegen. Dazu gehörten Behandlungsabbruch (N = 10, n = 2,173, RR 0,70, 95 % CI 0,61–0,80, p < 0,001; NNT 12,4), ≥1 Hospitalisierungen (N = 10, n = 2,105, RR 0,74, 95 % CI 0,61 bis 0,90, p = 0,003; NNT 10,1), Gesamtsymptomatik (N = 8, n = 1,179, SMD = −0,32, 95 % CI = −0,47, −0,17, p < 0,001), Positivsymptome (N = 10, n = 1,532, SMD = −0,22, 95 % CI −0,32 −0,13, p < 0,001), Negativsymptome (N = 10, n = 1,432, SMD = −0,28, 95 % CI −0,42, −0,14, p < 0,001), Allgemeinsymptome (N = 8, n = 1,118, SMD = −0,30, 95 % CI = −0,47, −0,13, p = 0,001), depressive Symptome (N = 5, n = 874, SMD = −0,19, 95 % CI −0,35 −0,03, p = 0,017), Funktionsniveau (N = 7, n = 1,005, SMD = 0,21, 95 %

CI 0,09–0,34, p = 0,001), Teilnahme an Schule/Arbeit (N = 6, n = 1,743, RR = 1,13, 95 % CI 1,03–1,24, p = 0,012; NNT 17,8) und Lebensqualität (N = 4, n = 505, SMD = 0,23, 95 % CI 0,004–0,456, p = 0,046). Die Überlegenheit intensiver, koordinierter, spezialisierter, multiprofessioneller Behandlung gegenüber der Standardbehandlung in allen einbezogenen Parametern war auch evident bei Behandlungsmonat 6, 9 bis 12 und 18 bis 24 (außer für Allgemeinsymptome und Depressivität bei Monat 18 bis 24).

Weiterhin beachtet werden muss, dass bereits Menschen mit einer Ersterkrankung ein erhöhtes Risiko für metabolische (siehe 5.19.7) und kardiovaskuläre (siehe 5.19.6) Risikofaktoren aufweisen. Dieses wurde zuletzt in der im vorherigen Abschnitt zitierten RAISE Studie gezeigt [825], so dass in dieser Population ein besonderes Augenmerk auf somatische Diagnostik (siehe Kap. 2), somatische Gesundheit (siehe Kap. 6) und Nebenwirkungen (siehe Kap. 5) gelegt werden muss.

Empfehlung 132	Empfehlungsgrad
Menschen mit einer ersten Episode einer Schizophrenie sollen möglichst frühzeitig erkannt werden. Die Dauer der unbehandelten Psychose (DUP) soll so kurz wie möglich gestaltet werden. Im Einzelnen sollen folgende Interventionen in einer multiprofessionellen Behandlung für Ersterkrankte angeboten werden: • Pharmakotherapie gemäß den Empfehlungen für Ersterkrankte in Kap. 5 • Spezialisierte kognitive Verhaltenstherapie und Familieninterventionen für Ersterkrankte gemäß Kap. 6 • Psychosoziale Interventionen zur Integration auf dem ersten Arbeitsmarkt[1] • Möglichkeit zu niederschwelligen Behandlungsangeboten oder aufsuchende Behandlung • Verstärkte Zusammenarbeit auf hausärztlicher, fachärztlicher und betriebsärztlicher Versorgungsebene (Kap. 9)	**A**

Adaptiert gemäß NICE-Leitlinie „Psychosis and schizophrenia in adults" 2014 [149]. Entsprechende Meta-Analysen ergänzend zur NICE-Leitlinie 2014 wurden bei anderen systematischen Suchen gefunden oder per Handrecherche ergänzt und im Hintergrundtext dargestellt. Da bereits die NICE Adaptation die A-Empfehlung rechtfertigt, wurde die neueste Meta-Analyse LoE1+ Correll et al. [505] bewertet, um die aktuellsten Daten verfügbar zu machen. [1]Wirksamkeitsnachweise liegen für Supported Employment and Education nach dem Individual Placement and Support (IPS)-Model vor

7.17 Diagnostik und Therapie bei Menschen mit erhöhtem Psychoserisiko

Die Mehrzahl der Menschen mit einer Schizophrenie (>70 %) sind bereits Jahre vor der Ersterkrankung von verschiedenen Symptomen betroffen, [48, 62, 826].

Retrospektiv betrachtet handelt es sich um ein Prodromalstadium, in dem sowohl unspezifische Symptome als auch spezifische Störungen in Denk- und Wahrnehmungsprozessen und psychotische Symptome, die die zeitliche Dauer und/oder den Schweregrad für eine manifeste psychotische Erkrankung nicht erfüllen, auftreten können und in dem es bereits zu einer Abnahme des Funktionsniveaus kommen kann. Da jedoch nicht alle von dieser Symptomatik Betroffenen im Verlauf eine manifeste Psychose entwickeln spricht man in der prospektiven Erfassung von Menschen mit einem erhöhtem Psychoserisko (At Risk Mental State (ARMS), psychosis high-risk, Clinical High Risk (CHR) oder Ultra High Risk (UHR)) anstelle von einem Prodrom.

Beachtet werden muss, dass das Stadium des erhöhten Psychoserisikos keine diagnostische Kategorie in der ICD-10 und im DSM-5 ist. Ein „abgeschwächtes Psychosesyndrom", dessen Formulierung an der amerikanischen Definition des UHR-Risikokriteriums der Attenuated Positive Symptoms (APS) orientiert ist, wurde 2013 in die Forschungskriterien von DSM-5 (APA, 2013) aufgenommen [42, 827]. In der ICD-11 wird das Stadium des erhöhten Psychorisikos ebenfalls keine diagnostische Kategorie (s. dort Kap. 6: Mental, behavioural or neurodevelopmental disorders) sein [42, 43].

In den letzten zwei Jahrzehnten konnte im Rahmen wissenschaftlicher Arbeiten eine Vielzahl von Daten generiert werden (siehe weiteren Textverlauf), die zeigen, dass im Rahmen von Studien eine prospektive Identifikation von Menschen mit erhöhtem Psychoserisiko mit einem klinisch bedeutsamen Risiko des Übergangs in das volle Erkrankungsbild möglich ist und dass Interventionen vorliegen, die dieses Übergangsrisiko bei angemessenem Nebenwirkungsprofil in klinisch bedeutsamer Weise reduzieren können. Hieraus ergibt sich die Hoffnung, dass eine Intervention bereits in der Phase des erhöhten Psychoserisikos den Gesamtverlauf der Erkrankung wesentlich positiv beeinflussen kann. Auch wenn die bisherigen Studien zeigen konnten, dass die klinischen Symptome, die Funktionseinschränkung und die subjektive Belastung, wegen derer die Patienten Hilfe suchen, durch die Frühintervention klinische bedeutsam gebessert werden, sind bezüglich des präventiven Aspektes der Frühintervention hohe ethische Maßstäbe anzulegen.

Die NICE-Leitlinie „Psychosis and Schizophrenia in adults" [149] empfiehlt die rasche Überweisung eines Betroffenen an eine auf Früherkennung spezialisierte Einrichtung, wenn ein Leidensdruck besteht, eine Verschlechterung der sozialen Funktionsfähigkeit vorliegt und gleichzeitig vorübergehende oder abgeschwächte psychotische Symptome vorhanden sind, oder andere Erfahrungen, die hinweisend auf eine mögliche Psychose sind, oder wenn ein Angehöriger ersten Grades an einer Psychose oder Schizophrenie erkrankt ist [160]. Dabei sollte die Einschätzung durch einen erfahrenen und trainierten Psychiater bzw. spezialisierten Untersucher vorgenommen werden (Empfehlung 5.8.1.2).

Für die Verlaufsbeobachtung wird in NICE-Leitlinien für Erwachsene und Kinder-und Jugendliche (s.u.) [160, 755] ein Zeitraum von drei Jahren angegeben und empfohlen, die Schwere und Häufigkeit der Symptome, den Umfang der Behinderung und der subjektiven Belastung sowie die Belastung der Familie zu erfassen (Empfehlungen 5.8.4.1 und 5.9.2.2) [160, 755].

7.17.1 Wissenschaftliche Kriterien für ein erhöhtes Psychoserisiko

Es existieren verschiedene wissenschaftliche Kriterien für Risikosyndrome bei Erwachsenen, wobei es auch zu Überschneidungen der darin beschriebenen Risikosymptome kommt. Das in Deutschland entstandene Konzept der Basissymptome (BS) beschreibt subjektiv erlebbare kognitiv-perzeptive Basisstörungen [62, 826] als Risikofaktoren für die Entwicklung einer Psychose. Das aus den USA und Australien kommende UHR-Konzept beschreibt abgeschwächte APS und kurze flüchtige psychotische Symptome Brief Limited Intermittent Psychotic Symptoms (BLIPS) als alternative Risikosyndrome [62, 826, 828, 829]. In diesem Zusammenhang ist auch die Kombination eines Leistungsknicks in Zusammenhang mit genetischer Belastung als drittes UHR-Kriterium zu nennen [62, 826, 828, 829]. Ein erhöhtes Psychoserisiko lässt sich durch erfahrene Untersucher mit Hilfe der verfügbaren Skalen und Interviews in Studien mit guter Reliabilität diagnostizieren [828–830], wobei die Reliabilität für die UHR-Kriterien in allgemeinen Feldstudien nicht durchgehend überzeugend war [831] und hier Untersuchungen für die Basissymptom-Kriterien noch ausstehen. In einer aktuellen Metaanalyse mit insgesamt 4000 Risikopersonen finden sich je nach angewendeten symptombasierten Kriterien und Beobachtungszeitraum durchschnittliche Übergangsraten in die Psychose (nicht Schizophrenie) von circa 15 % nach einem Jahr und 55 % nach 4 Jahren [62]. Andere Meta-Analysen berichten Übergangsraten von 22 % nach einem und 36 % (30 %–43 %) nach drei Jahren und danach [832].

Bei den Übergangsraten aus den jeweiligen Stadien des erhöhten Psychoserisikos in eine psychotische Erkrankung ist zu beachten, dass ein Übergang/eine Transition in den entsprechenden Studien nicht mit dem Erfüllen der Kriterien für eine ICD-10 Diagnose einer Schizophrenie gleichzusetzen ist. Laut einer Metaanalyse von Fusar-Poli und Kollegen entwickeln 73 % der Menschen, welche die Transitionskriterien erfüllen, eine schizophrenie-spektrum Psychose (schizophrene, schizophreniforme oder schizoaffektive Psychose) und 11 % eine affektive Psychose (depressive oder bipolare Störung mit psychotischen Merkmalen) [833]. Klinisch bedeutsam ist, dass auch Menschen mit erhöhtem Psychoserisiko, die nicht in eine manifeste Psychose übergehen, im mittelfristigen Follow-up ein geringeres Funktionsniveau aufweisen als Kontrollen und in 68 % der Fälle die diagnostischen Kriterien für eine andere psychische Erkrankung (überwiegend Depression, Angststörungen und Substanzmissbrauch), sowie über 30 % der Betroffenen noch weiterhin die Kriterien eines erhöhten Psychoserisikos erfüllen [834, 835]. Eine Behandlungsbedürftigkeit besteht damit bei hilfesuchenden Menschen mit Symptomen, die mit erhöhtem Psychoserisiko vereinbar sind, auch unabhängig vom Psychoseübergang [836]. Die im Folgenden formulierten Empfehlungen wurden basierend auf den 2013 und 2014 publizierten NICE-Leitlinien [160, 755], dem 2015 publizierten EPA Guidance Paper [62], und der letzten Version der AWMF-Leitlinie „Schizophrenie" [161] unter Würdigung der im bisherigen Text dargestellten Studien adaptiert.

Empfehlung 133	Empfehlungsgrad

Die Evaluation eines erhöhten Risikos für Psychosen anhand eines der gängigen Instrumente (siehe Tabellen im Anhang) sollte folgenden Personen angeboten werden:
  a) Menschen mit Symptomen, die vereinbar mit den heute gängigen Konzepten der Früherkennung sind, und mit einem dadurch bedingten subjektiven Leidensdruck, die von sich aus professionelle Hilfe aufsuchen.
  b) Menschen mit einem etablierten Risiko (z. B. positive Familienanamnese) für eine psychotische Erkrankung, die weitere diagnostische Abklärung wünschen.
Dabei sollten die etablierten Kriterien, Skalen und Interviews gemäß dem aktuellen wissenschaftlichen Stand verwendet werden.
Die Untersuchung soll dabei durch in den diagnostischen Instrumenten geschultes Fachpersonal (Ärzte, Psychologen, Psychotherapeuten oder andere in der Psychiatrie erfahrene Professionelle) erfolgen[1].
Ein allgemeines Screening bei Personen, die nicht die zuvor genannten Kriterien erfüllen, soll nicht erfolgen.
	KKP

Adaptiert gemäß NICE-Leitlinie „Psychosis and schizophrenia in children and young people" 2013 [755] und NICE-Leitlinie „Psychosis and schizophrenia in adults" 2014 [149]. [1]Die endgültige Diagnosestellung nach ICD-10 muss durch nach dem Heilberufegesetz berechtiges Personal (Fachärzte, Psychologische Psychotherapeuten bzw.Kinder- und Jugendlichenpsychotherapeuten) erfolgen

Vor Beginn der Risikodiagnostik sollte immer der Ausschluss einer bereits manifesten psychotischen Erkrankung sowie organischer oder substanzinduzierter Ursachen stehen. Ebenso muss eine sorgfältige psychiatrische Diagnostik bezüglich anderer psychischer Erkrankungen (z. B. Angststörungen, Zwangsstörungen und affektive Störungen) erfolgen, um den Zusammenhang der auftretenden Symptome mit bereits manifesten psychischen Erkrankungen evaluieren sowie therapiebedürftige somatische Komorbiditäten identifizieren zu können.

Empfehlung 134	Empfehlungsgrad
Menschen mit erhöhtem Psychoserisiko sollten • über ihren aktuellen Zustand mit vertretbarem therapeutischen Optimismus und psychotherapeutischer und psychosozialer Unterstützung bei der Verarbeitung dieses Wissens informiert werden. • nicht mit der vorzeitigen Diagnose einer Schizophrenie belastet und stigmatisiert werden. Es sollte z. B. von einem erhöhten „Risiko einer weiteren Verschlechterung der seelischen Gesundheit" oder dem Risiko „eine psychotische Krise zu entwickeln" gesprochen werden.	**KKP**

Adaptiert und angepasst nach AWMF-Leitlinie „Schizophrenie" 2006 [161]

Empfehlung 135	Empfehlungsgrad
Menschen mit erhöhtem Psychoserisiko soll ein Screening angeboten werden auf depressive Störungen und den Konsum psychoaktiver Substanzen (insbesondere auf noradrenerg und dopaminerg wirksame Drogen wie Amphetamine, Cannabis, Kokain) Eventuelle Komorbidität mit körperlichen Erkrankungen soll beachtet werden.	**KKP**

Ein Screening auf eine häufig bestehende unipolare depressive Störung kann beispielsweise mittels des 2-Fragentests zur Depression [167] erfolgen. Die beiden Fragen lauten:

1. Fühlten Sie sich im letzten Monat häufig niedergeschlagen, traurig bedrückt oder hoffnungslos?
2. Hatten Sie im letzten Monat deutlich weniger Lust und Freude an Dingen, die Sie sonst gerne tun?

Es ist zu beachten, dass es keine Studien zur Sensitivität und Spezifität dieses Tests im Stadium des erhöhten Psychoserisikos oder bei der Schizophrenie gibt. Sollten beide Fragen mit Ja beantwortet werden, soll durch strukturierte Abfrage der ICD-10-Kriterien eine diagnostische Einordnung der Symptomatik folgen [167].

7.17.2 Operationalisierung der wissenschaftlichen Kriterien für ein erhöhtes Psychoserisiko

Für die Identifikation eines erhöhten Psychoserisikos werden das Structured Interview for Prodromal Syndromes mit Scale of Prodromal Symptoms (SIPS/SOPS) [829] oder das Comprehensive Assessment of At Risk Mental States (CAARMS) [837] und das Schizophrenia Proneness Instrument Adults Version (SPI-A) am häufigsten verwendet [838]. Die SIPS/SOPS und CAARMS stellen Alternativen mit zwar nur geringfügigen symptomatischen Unterschieden, aber deutlichen Unterschieden in der Behandlung von Funktionsniveau, Komorbiditäten und Substanzkonsum für die Diagnostik eines UHR-Risikokriteriums mit APS und BLIPS dar. Dabei sind in beiden Instrumenten ausschließlich die Subskalen für die Positivsymptomatik für die Feststellung des erhöhten Psychoserisikos erforderlich. Die Basissymptome lassen sich mit der SPI-A [838] erfassen. Dabei sind die Einzelitems, die in den beiden Risikokriterien Cognitive Disturbances (COGDIS) und Cognitive-perceptive Basic Symptoms (COPER) abgebildet sind, zur Diagnostik eines Risikosyndroms erforderlich. Die deutschsprachigen klinischen Kriterien dieser Skalen finden sich im Anhang. Alle Skalen erfordern eine qualifizierte Schulung und eine Supervision durch qualifizierte Spezialisten im Rahmen von Fallbesprechungen.

7.17.3 Übergang vom Risikosyndrom in eine manifeste Psychose

Grundsätzlich sind alle hier genannten Instrumente (SIPS/SOPS und CAARMS) zur Identifikation von Risikokriterien *nicht* für die Diagnosestellung einer manifesten psychotischen Erkrankung (hier Schizophrenie) geeignet. Diese soll immer mit den definierten diagnostischen Mitteln gemäß der ICD-10 und anschließend der geplanten ICD-11 erfolgen.

Trotzdem sind in der SIPS/SOPS und CAARMS wissenschaftliche Kriterien definiert (siehe Tabellen im Anhang der Leitlinie), die das Vorliegen einer psychotischen Störung oder den Übergang in eine manifeste psychotische Erkrankung im Vergleich zur Allgemeinbevölkerung wahrscheinlich machen (siehe oben). Die Kriterien für eine manifeste Psychose sind über den Schweregrad und die Dauer/Häufigkeit der erfassten Positivsymptome definiert. Tab. 7.9 stellt die verschiedenen wissenschaftlich definierten Übergangskriterien dar.

Tab. 7.9 Verschiedene Kriterien für die Beschreibung des Zustands des erhöhten Psychoserisikos und Übergangskriterien in eine psychotische Störung (nicht gleichzusetzen mit der ICD-10 Diagnose einer Schizophrenie)

Kriterien nach NICE („Psychosis and schizophrenia in adults" 2014 und „Psychosis and schizophrenia in children and young people" 2013 [160, 755]) Wenn eine Person subjektiv belastet ist, eine Abnahme des sozialen Funktionsniveaus nachweisbar ist und zudem • transiente oder abgeschwächte psychotische Symptome oder • andere mit einer psychotischen Störung vereinbare Wahrnehmungen oder • einen Angehörigen ersten Grades mit einer psychotischen Erkrankung oder einer Schizophrenie hat,
dann ist ein erhöhtes Risiko für die Entwicklung einer psychotischen Störung gegeben und diese Person soll ohne zeitliche Verzögerung zu einem Facharzt für Psychiatrie und Psychotherapie (specialist mental health service) oder einem Früherkennungszentrum überwiesen werden.
Kriterien nach EPA Guidance 2015 [62, 63]

• mindestens ein attenuiertes psychotisches Symptom (**APS**), das die zusätzlichen Anforderungen der SIPS/SOPS oder der CAARMS erfüllt (siehe Tabellen im Anhang). In Deutschland wird v. a. die SIPS verwendet:
  - ungewöhnliche Denkinhalte oder wahnhafte Ideen, die nicht mit vollständiger Überzeugung angenommen werden (inkl. Beziehungsideen, die nicht sofort verworfen werden)
  - Wahrnehmungsabweichungen oder Halluzinationen mit noch vorhandener Einsicht in ihre abnorme Natur
  - desorganisierte Kommunikation oder Sprache, die noch inhaltlich verständlich ist und auf Strukturierungshilfen anspricht

(Fortsetzung)

Tab. 7.9 (Fortsetzung)

• mindestens ein transientes, spontan remittierendes psychotisches Symptom (**BLIPS**), das die zusätzlichen Anforderungen der SIPS oder der CAARMS erfüllt (siehe Tabellen im Anhang):
- Wahn
- Halluzination
- Formale Denkstörungen

• mindestens zwei von neun selbst wahrgenommenen und berichteten kognitiven Basissymptomen (COGDIS), die dem Patienten nicht aus seiner „gesunden Zeit" bekannt sind, innerhalb der letzten 3 Monate zumindest zeitweilig wöchentlich oder häufiger außerhalb hypnagoger oder hypnopomper Zustände auftraten und nicht auf die Wirkung einer Substanz zurückführbar sind (siehe Tabellen im Anhang).

7.17.4 Diagnostik eines erhöhten Psychoserisikos im Kindes-und Jugendalter

Vorhersage von Schizophrenien und anderen Psychosen

Die spezifische Vorhersage der Erstmanifestation einer psychotischen Erkrankung ist auch bei Kindern und Jugendlichen nicht möglich, und die derzeit hauptsächlich zur Vorhersage psychotischer Erstmanifestationen verwendeten klinischen Hochrisikokriterien UHR (Ultra High Risk; insbesondere APS und BLIPS) und Basissymptom-Kriterien (insbesondere COGDIS, aber auch COPER) sind ebenfalls mit einer erhöhten Übergangswahrscheinlichkeit in andere nicht-organische, vor allem affektive Psychosen, assoziiert [830, 833, 839]. Dabei zeigte eine Meta-Analyse zu Übergangsdiagnosen von 23 Studien [833] insgesamt eine erhöhte Wahrscheinlichkeit zum Übergang in eine Psychose aus dem Formenkreis der Schizophrenie (Schizophrenie, schizophreniforme oder schizoaffektive Psychose, 73 % der Übergänge) gegenüber dem in eine affektive Psychose (depressive oder bipolare Störung mit psychotischen Merkmalen; 11 % der Übergänge). Die Übergansrate war noch einmal höher, wenn die Basissymptom-Kriterien zum Einsatz gekommen, bzw. die Patienten bei der Erstuntersuchung bereits älter waren. Hierbei wurde jedoch nur auf eine generelle Assoziation mit dem Alter, nicht jedoch auf einen Gruppenunterschied zwischen Jugendlichen (bis 17 Jahre) oder Erwachsenen (ab 18 Jahren) hin getestet.

Alterseffekte in der Vorhersage von Psychosen

Obwohl die Hochrisikokriterien in erster Linie an Erwachsenenstichproben in Interventionsstudien ermittelt und evaluiert wurden [840, 841] und trotz bestehender Hinweise darauf, dass diese Kriterien und die sie konstituierenden Symptome, insbesondere die Wahrnehmung involvierende attenuierte Phänomene, bei Kindern und jüngeren Adoleszenten wohlmöglich nur eingeschränkt klinisch nutzbar sind [555, 842–846] bzw. einige Besonderheiten aufweisen [830, 847], fehlen im Bereich der Früherkennung von Psychosen Stu-

Tab. 7.10 Übersicht über die verfügbaren pharmakologischen Studien bei Menschen mit einem erhöhten Psychoserisiko. Die Studien wurden aus der systematischen Übersichtsarbeit/Meta-Analyse der EPA Guidance Publikation extrahiert [63]

Referenz	Intervention und Endpunkte	Ergebnis
McGorry et al. [856], RCT	Risperidon + KVT (N = 31) vs. NBI (N = 28), sechs Monate Behandlung mit weiteren sechs Monaten Follow-up. Primärer Endpunkt: Übergang in eine Psychose	Übergang in eine Psychose nach 6 Monaten bei 36 % in der NBI und bei 10 % in der Risperidon+KVT Gruppe (p = 0,30). Nach 12 Monaten lag die Übergangsrate bei 36 % in der NBI und bei 19 % in der Risperidon+KVT Gruppe, wobei dieser Unterschied statistisch nicht signifikant war (p = 0,240).
McGlashan et al. [855], RCT	Olanzapin (n = 31) vs. Plazebo (n = 29), 1 Jahr doppelblinde Behandlung, ein Jahr Follow-up ohne Studientherapie, sechs Monate offene Therapie mit Olanzapin für die Patienten, die einen Übergang in die Psychose zeigten. Primärer Endpunkt: Übergang in eine Psychose	Übergang in Psychose bei 37,9 % in der Plazebogruppe und 16,1 % in der Olanzapingruppe, wobei dieser Unterschied nicht statistisch signifikant war (p = 0,08).
Ruhrmann et al. [857], RCT	NBI+Amisulprid (n = 59) vs. NBI (n = 65), Dauer der Intervention 12 Wochen, Follow-up für drei Monate. Primärer Endpunkt: symptomatische Verbesserung.	Verbesserung der Symptomatik in beiden Gruppen, wobei der Effekt in der Amisulprid-Gruppe bei verschiedenen Domänen ausgeprägter war.
McGorry et al. [858], RCT	KVT + Risperidon (n = 43) vs. KVT + Plazebo (n = 44) vs. supportive Therapie + Plazebo (n = 28), Behandlung für zwölf Monate, Follow-up für sechs und zwölf Monate. Primärer Endpunkt: Übergang in eine Psychose	Die Übergangsraten nach zwölf Monaten waren 10,7 % in der KVT + Risperidon, 9,6 % in der KVT + Plazebo und 21,8 % in der Gruppe supportive Therapie + Plazebo. Statistisch konnte kein Unterschied in den Übergangsraten zwischen den drei Gruppen (p = 0,60) festgestellt werden.
Woods et al. [859], offene Studie	15 Personen mit erhöhtem Psychoserisiko wurden für 8 Wochen mit Aripiprazol (5 bis 30 mg/Tag, Steigerung auf 30 mg/Tag falls klinisch notwendig) behandelt. Primärer Endpunkt: symptomatische Verbesserung.	Statistisch symptomatische Verbesserung ab der ersten Behandlungswoche. Mixed-effect model für SOPS ($F_{(7)}$ = 9,2, p < 0,001).
Tsujino et al. [860], offene Studie	11 Personen mit erhöhtem Psychoserisiko wurden für 26 Wochen mit Perospiron (5HT2/D2-Antagnosit, 5HTA1 Partialagonist) behandelt. Primärer Endpunkt: symptomatische Verbesserung.	Statistisch symptomatische Verbesserung während der Interventionen (20,1 % Verbesserung der SOPS, p < 0,05).

dien zum Vergleich von Altersgruppen (Kinder und Jugendliche vs. Erwachsene) weitgehend. Die NICE-Leitlinie empfiehlt, dass Kinder und Jugendliche umgehend zu einem Facharzt oder zu einem Früherkennungszentrum (siehe Kap. 9) überwiesen werden sollten, wenn sie vorübergehende oder abgeschwächte psychotische Symptome aufweisen oder Symptome, die mit einer psychotischen Erkrankung vereinbar sind [755]. Die Anwendung bestimmter Diagnoseinstrumente wird in der NICE-Leitlinie nicht dargestellt.

Differenzialdiagnostische Maßnahmen und Zusatzdiagnostik in der Früherkennung von Psychosen im Kindes- und Jugendalter
Die kinder- und jugendpsychiatrische Diagnostik umfasst immer, insbesondere auch bei Kindern und Jugendlichen mit dem Verdacht auf ein erhöhtes Psychoserisiko, ein mehrdimensionales Vorgehen entsprechend dem Multiaxialen Klassifikationssystem sowie die Abklärung häufiger Differentialdiagnosen, wie z. B. Autismus-Spektrumerkrankungen, depressiver Erkrankungen, Substanzabhängigkeiten, bipolare Störungen oder Angststörungen. Psychische Symptome sind bei Kindern und Jugendlichen immer eingebunden in einen entwicklungspsychologischen Kontext. Insofern zeigt sich auch eine entwicklungsabhängige Manifestation und Ausprägung psychotischer oder psychosenaher Symptome. Beachtet werden muss auch, dass bei ca. 10 % der Jugendlichen beispielsweise isolierte akustische Halluzinationen auftreten können, ohne dass eine psychotische Erkrankung vorliegt [848].

Bei der Wertung der Symptome als Normvariante oder krankheitsverdächtige Auffälligkeit ist ferner eine profunde Kenntnis der Jugendkultur unerlässlich, welche dauernden Änderungen unterliegt. Nur in Kenntnis des Spektrums altersspezifischer üblicher Erlebens- und Erfahrungswelten lassen sich bedeutsame Abweichungen des psychischen Erlebens und des Verhaltens diagnostisch einordnen.

Die NICE-Leitlinie „Psychosis and Schizophrenia in children and young people" [755] greift dieses Thema ebenfalls (s. dort Kap. 5: At risk mental states for psychosis in children and young people: recognition and management) auf [755]. Sie beschreibt für Kinder die Notwendigkeit einer spezifischen kinder- und jugendpsychiatrischen Differentialdiagnostik (Empfehlung 5.9.2.2). Unter „Ethical considerations" wird dort ausgeführt, dass es problematisch ist, Kinder und Jugendliche als mit erhöhtem Psychoserisiko behaftet zu kategorisieren, nicht nur aufgrund des Fehlens einer hinreichenden Anzahl an Studien, sondern insbesondere wegen der geringen Wahrscheinlichkeit, dass es bei geschätzten 10–20 % der hilfesuchenden Personen innerhalb von 12 Monaten zur Manifestation einer Schizophrenie kommt. Die aus einer solchen Kategorisierung und etwaigen Behandlung resultierenden Risiken (Stigmatisierung, Verunsicherung etc.) sollten sehr sorgsam gegenüber dem potenziellen Nutzen abgewogen werden [755].

Klinische Evidenz der Empfehlungen für die Früherkennung von Psychosen im Kindes- und Jugendalter
Aufgrund der in einer neueren Meta-Analyse gezeigten signifikant geringeren Übergangsraten in eine manifeste Psychose in kinder- und jugendpsychiatrischen Stichproben mit

UHR-Kriterien wird empfohlen [62], dass die für Erwachsene empfohlenen klinischen Risikokriterien (APS- und BLIPS-Kriterien sowie COGDIS) nur mit äußerster Vorsicht bei Kindern und jüngeren Adoleszenten angewandt und kommuniziert werden sollten. Erste Studien an kinder- und jugendpsychiatrischen UHR-Stichproben [849, 850] legen dabei nahe, dass das APS-Kriterium ab einem Alter von 15 bis 16 Jahren mit Übergangsraten assoziiert ist, die denen von Erwachsenen gleichen, und dass ein gehäuftes Vorliegen der bei Erwachsenenstichproben eher seltenen BLIPS-Kriterien die Übergangsraten auf das Niveau von APS-Kriterien assoziierten Übergangsraten bei Erwachsenen anhebt.

7.17.5 Psychotherapeutische und antipsychotische Behandlung

Eine Frühintervention darf lediglich im Sinne einer „indizierten Prävention" bei hilfesuchenden Personen betrieben werden, d. h. es besteht z. B. durch Beschwerden eine „Indikation" für eine präventive Maßnahme [161]. Der Schizophrenie-Begriff, der mit Stigmatisierung verbunden sein kann, sollte durch das neutralere Konzepte der „frühen oder beginnenden Psychose oder des Hochrisikostadiums für eine psychotische Erkrankung" ersetzt werden.

7.17.5.1 KVT bei Menschen mit einem erhöhten Psychoserisiko

Es liegen aktuell zwölf publizierte RCTs zu Interventionen bei Menschen mit erhöhtem Psychoserisiko vor. Ganz überwiegend wurde kognitiv-verhaltenstherapeutische Einzeltherapie evaluiert, aber auch Integrierte psychologische Interventionen, low-dose Risperidon und kognitive Verhaltenstherapie kombiniert, sowie low-dose Risperidon und supportive Therapie kombiniert, oder auch Olanzapin alleine oder Omega-3-Fettsäuren (Fischöl). Es liegen zwei aktuelle Meta-Analysen vor, eine ist Teil des Guidance-Projekts der European Psychiatric Association (EPA) [63, 851]. Diese Meta-Analysen haben zum Ergebnis, dass die Patienten, die kognitiv-verhaltenstherapeutische Einzeltherapie, Integrierte psychologische Intervention oder Antipsychotika erhalten, im Ein- und Zweijahres Follow-up weniger Übergänge in die Psychose und einen günstigeren Symptomverlauf aufweisen als die Patienten der Kontrollbedingung. Unter Nutzen/Risikoabwägungen kommen die Meta-Analysen inkl. der EPA-Guidance sowie der aktuellen NICE-Leitlinie (2014) zu der Empfehlung, dass KVT angewendet werden und nur unter ganz besonders definierten Bedingungen eine medikamentöse Behandlung zusätzlich angeboten werden sollte (siehe unten). Integrierte psychotherapeutische Interventionen, die kognitiv-verhaltenstherapeutische Einzeltherapie, die Gruppentherapie und Familieninterventionen kombiniert anzubieten führt auch zur Reduktion der Übergangsraten [852, 853], wurde aber wegen der geringen Studienanzahl und abweichender Einschlusskriterien in der Studie von Nordentoft und Kollegen [853] noch nicht mit dem höchsten Evidenzgrad empfohlen. Gleiches gilt für die Familienintervention, die in nur einer Studie evaluiert wurde und dort zwar zu einer Symptomreduktion, nicht jedoch zu einer signifikanten Verbesserung der Übergangsraten führte [854]. Bei der Anwendung von KVT bei Menschen mit erhöhtem

Psychoserisiko sind verschiedene Adaptationen der KVT bei Patienten mit Schizophrenie vorzunehmen, welche z. B. die in der Regel geringen therapeutischen Vorerfahrungen, das überwiegend junge Erwachsenenalter, die häufige psychologische Komorbidität der Betroffenen oder die diagnostische Unsicherheit berücksichtigen [48, 661].

7.17.5.2 Antipsychotische Behandlung von Menschen mit einem erhöhten Psychoserisiko

Die EPA hat basierend auf systematischer Literatursuche und Meta-Analysen und unter Anwendung der SIGN-Evidenzkriterien Empfehlungen für die Diagnostik und Interventionen für Personen in einem Hochrisikostadium für eine psychotische Erkrankung herausgegeben [62, 63]. Für die pharmakologische Behandlung von Menschen mit einem erhöhten Psychoserisiko wurden durch die EPA Guidance Gruppe [63] sechs pharmakologische Studien (vier randomisiert-kontrolliert, zwei offen) untersucht. Die RCTs untersuchten dabei Olanzapin vs. Plazebo (primäres Outcome: Übergang in eine Psychose) [855], Risperidon + KVT vs. bedarfsorientierte therapeutische Intervention (need-based intervention, NBI) (primäres Outcome: Übergang in eine Psychose) [856], Amisulprid + NBI vs. NBI (primäres Outcome: symptomatische Verbesserung) [857] und Risperidon + KVT vs. Plazebo + KVT, Plazebo + supportive Therapie (primäres Outcome: Übergang in eine Psychose) [858]. Die offenen Studien verwendeten Aripiprazol (primäres Outcome: symptomatische Verbesserung) [859] und Perispiron (in Deutschland nicht verfügbar; primäres Outcome: symptomatische Verbesserung) [860]. Alle verwendeten Substanzen führten dabei zu mehr substanzspezifischen Nebenwirkungen als die Kontrollintervention.

Empfehlung 136	Empfehlungsgrad
Menschen mit erhöhtem Psychoserisiko soll eine KVT (siehe Kap. 6) zur Reduktion des Risikos eines Übergangs oder zur Verzögerung des Übergangs in eine Psychose angeboten werden (A). Antipsychotika sollen zur Psychoseprävention nicht primär angeboten werden (KKP). In Fällen, in denen KVT nicht ausreichend war und in denen attenuierte psychotische Symptome mit zunehmender Schwere oder kurze psychotische Episoden mit steigender Frequenz auftreten, sollten Antipsychotika der zweiten Generation* in geringer Dosierung nach ausführlicher Risiko-Nutzen-Evaluation vorübergehend zusätzlich zur Symptomreduktion angeboten werden (KKP).	**A/KKP**

Adaptiert nach systematischem Review/Meta-Analyse LoE1+ Schmidt et al. [63]. Adaptiert gemäß NICE-Leitlinie „Psychosis and Schizophrenia in Children and Young People: Recognition and Management" 2013 [755] und NICE-Leitlinie „Psychosis and schizophrenia in adults" 2014 [149]
*In klinischen Studien wurden Aripiprazol (eine offene Studie), Risperidon (zwei kontrollierte Studien), Amisulprid (eine kontrollierte Studie) und Olanzapin (eine kontrollierte Studie) untersucht (siehe Tab. 7.10). Die Auswahl des Antipsychotikums sollte sich an diesen Befunden sowie den Empfehlungen für die Anwendung von Antipsychotika dieser Leitlinie orientieren
Falls ICD-10 Kriterien für eine Schizophrenie nicht vorliegen, handelt es sich folglich um einen Off-Label-Gebrauch. Unter Off-Label-Use wird der zulassungsüberschreitende Einsatz eines Arzneimittels verstanden, insbesondere bei der Anwendung eines zugelassenen Arzneimittels außerhalb

der von den nationalen oder europäischen Zulassungsbehörden genehmigten Anwendungsgebiete (Definition des G-BA)

Um die Substanzen als Off-Label-Gebrauch in der klinischen Praxis einzusetzen, müssen folgende Kriterien erfüllt sein:

- nachgewiesene Wirksamkeit;
- günstiges Nutzen-Risikoprofil;
- fehlende Alternativen – Heilversuch

Weiterhin hat der behandelnde Arzt eine besondere Aufklärungspflicht über mögliche Konsequenzen (keine Herstellerhaftung usw.) gegenüber dem Patienten. Eine gemeinsame Entscheidungsfindung ist notwendig

Ein Off-Label-Gebrauch ist dementsprechend nur bei schwerwiegenden Erkrankungen zulässig, wenn es keine Behandlungsalternative gibt. Nach dem Stand der wissenschaftlichen Erkenntnisse muss die begründete Aussicht bestehen, dass die Behandlung zu einem Erfolg führt

Die zuvor zitierte EPA Guidance Publikation hat keine eigene Meta-Analyse für die Antipsychotika berechnet, aber in der Gruppenanalyse mit psychotherapeutischen Interventionen lagen die Sechsmonats-Übergangsraten in der Interventionsgruppe bei 3,4 % und in der Kontrollgruppe bei 10,4 %, was zu einem RR von 0,36 (95 % CI: 0,21 bis 0,60) und einer NNT von 15 führte [63]. Auch nach 12 Monaten waren die Übergangsraten in der gepoolten Interventionsgruppe geringer (8,1 %) als in der Kontrollgruppe (17,8 %), was zu einem gepoolten RR von 0,44 (95 % CI: 0,31 bis 0,61) und einer NNT von 10 führte.

Omega-3-Fettsäuren waren in einer kleineren Studie mit 81 Probanden effektiver als Plazebo bei einer Reduktion der Transitionsraten (nach 12 Monaten 4,2 % vs. 27,5 %) [861], aber eine große kürzlich publizierte Multizenter-Studie (nach dem Erscheinen der EPA Guidance) mit 304 Hochrisikoprobanden konnte keine Überlegenheit der Omega-3-Fettsäuren gegenüber Plazebo zeigen (nach 12 Monaten 11,5 % vs. 11,2 %) [862].

Basierend auf dem Ergebnis, dass psychotherapeutische und psychosoziale Interventionen (v. a. KVT) und Antipsychotika die gleiche Effektivität in der Reduktion der Übergangswahrscheinlichkeiten und der Verzögerung des Übergangs in eine Psychose zeigen, empfiehlt die EPA Guidance Publikation ein gestuftes Vorgehen, welches psychotherapeutische und psychosoziale Interventionen (v. a. KVT) aufgrund des besseren Risiko-Nutzen-Verhältnisses als erste Behandlungsoption definiert [63].

Die EPA Guidance Publikation definiert dabei ein gestuftes Vorgehen mit primärem Angebot der Durchführung einer KVT (siehe Empfehlung 136). Die Übersetzung der Inhalte dieser Empfehlung findet sich in der Empfehlung 136 dieser Leitlinie („*Where psychological interventions have proved ineffective, they should be complemented by low dose second-generation antipsychotics in adults CHR patients if severe and progressive CHR symptomatology (APS with only minimal or clearly declining insight, or BLIPS in higher or increasing frequency) is present and with the primary aim to achieve a degree of symptomatic stabilization that is required for psychological interventions to be effective. Thus, any long-term antipsychotic treatment with a primarily preventive purpose is not recommended*").

Die Empfehlungen der primären Anwendung einer KVT bei Menschen mit einem erhöhtem Psychoserisiko und der Verzicht auf Antipsychotika zur Reduktion der

Übergangswahrscheinlichkeiten, so wie in der Empfehlung 136 dargestellt, finden sich auch in der entsprechenden NICE-Leitlinie (Empfehlungen 5.9.3.1 und 5.9.3) [755].

Menschen mit einem erhöhten Psychoserisiko können die Kriterien für eine depressive Störung, Angststörung, Borderline-Störung oder andere Störungen erfüllen, so dass hier eine Diagnostik und Behandlung entsprechend der jeweiligen AWMF-Leitlinien notwendig sein kann.

Inhaltsverzeichnis

8.1 Rehabilitation allgemein

Rehabilitationsmaßnahmen sind darauf ausgerichtet, die Teilhabe der Betroffenen am Leben in der Gesellschaft zu ermöglichen und zu sichern. Die Rehabilitation dient dem Wiedererwerb und der Übung sozialer Fertigkeiten mit dem Ziel eines Zugewinns an Kompetenz und Autonomie in den Bereichen Wohnen, Alltag, soziale Kontakte, Arbeit und Freizeit. Dem heutigen Versorgungssystem der Rehabilitationsmedizin liegt dabei der umfassende biopsychosoziale Ansatz der von der Weltgesundheitsorganisation (WHO) entwickelten Internationalen Klassifikation der Funktionsfähigkeit, Behinderung und Gesundheit (ICF) zu Grunde.

Eine Person ist demnach als „funktional" gesund anzusehen, wenn vor ihrem gesamten Lebenshintergrund (Konzept der Kontextfaktoren: Umweltfaktoren und personbezogenen Faktoren)

- ihre körperlichen Funktionen (einschließlich psychischer Funktionen) und Körperstrukturen allgemein anerkannten (statistischen) Normen entsprechen (Konzept der Körperfunktionen und -strukturen),
- sie all das tut oder tun kann, was von einem Menschen ohne Gesundheitsproblem erwartet wird (Konzept der Aktivitäten),

© Deutsche Gesellschaft für Psychiatrie und Psychotherapie, Psychosomatik und Nervenheilkunde e. V. (DGPPN) 2019
W. Gaebel et al., *S3-Leitlinie Schizophrenie*,
https://doi.org/10.1007/978-3-662-59380-6_8

- sie ihr Dasein in allen Lebensbereichen, die ihr wichtig sind, in der Weise und dem Umfang entfalten kann, wie es von einem Menschen ohne Beeinträchtigung der Körperfunktionen oder -strukturen oder der Aktivitäten erwartet wird (Konzept der Teilhabe an Lebensbereichen).

Diese und weitergehende Grundzüge der Rehabilitation psychisch Erkrankter wurden in der „Arbeitshilfe für die Rehabilitation und Teilhabe psychisch kranker und behinderter Menschen" [863, 864] zusammengefasst und gelten demnach auch für Menschen mit einer Schizophrenie. Die Erkrankung Schizophrenie kann zum Abbruch der Ausbildung, Verlust des Arbeitsplatzes und zur Gefährdung partnerschaftlicher und familiärer Bindungen führen. Verhaltensauffälligkeiten und Einbußen von praktischen Alltagsfertigkeiten können die Chancen einer sozialen Wiedereingliederung nach einer oder mehreren Krankheitsepisoden verringern. Daher haben Betroffene Anspruch auf Leistungen zur Rehabilitation und Teilhabe, die eine gesundheitlich bedingte Beeinträchtigung von Selbstbestimmung und Teilhabe am Leben in der Gesellschaft beheben oder reduzieren sollen. Im Rehabilitationssystem können Leistungen zur medizinischen Rehabilitation, Leistungen zur Teilhabe am Arbeitsleben und Leistungen zur Teilhabe am Leben in der Gemeinschaft beantragt werden. Für die langfristige Unterstützung von Menschen mit Schizophrenie sind eine möglichst enge Zusammenarbeit ambulanter und stationärer Versorgungsstrukturen und eine gemeinsame Berücksichtigung medizinischer und sozialer Bedürfnisse der Betroffenen anzustreben. Nach der akuten Krankheitsphase gewinnen neben der kontinuierlichen medizinisch-psychiatrischen und allgemeinmedizinischen Behandlung komplementäre Dienste an Bedeutung. Diese komplementären Dienste haben zum Ziel, soweit erforderlich, eine soziale und berufliche Rehabilitation bei an Schizophrenie Erkrankten zu fördern. Dies kann zunächst in Form von Tageskliniken, Freizeit- und Kontaktangeboten, Tagesstätten, betreutem Wohnen und beruflicher Wiedereingliederung oder Arbeit in beschützter Umgebung erfolgen. Von großer Bedeutung sind die Förderung der Motivation der Betroffenen, die benötigten kurativen und rehabilitativen Versorgungsangebote anzunehmen, sowie die psychoedukative Betreuung von Familienangehörigen. Im Hinblick auf die Wiedereingliederung sind, wenn möglich, stationäre Aufenthalte, insbesondere lange Aufenthaltsdauern, zu vermeiden. Die Zusammenarbeit aller vorhandenen Versorgungskomponenten kann vertraglich geregelt innerhalb eines gemeindepsychiatrischen Verbundes (GPV) oder eines Modells der Integrierten Versorgung erfolgen.

Die Rehabilitation bei Betroffenen mit leichteren Krankheitssymptomen findet, soweit erforderlich, durch niedergelassene Psychiater oder Psychotherapeuten, Institutsambulanzen oder andere Einzeleinrichtungen statt. Die berufliche und soziale Wiedereingliederung schwer oder chronisch Erkrankter sollte in spezialisierten Einrichtungen oder Netzwerken durchgeführt werden, die neben der positiven Beeinflussung der Funktionsfähigkeit auch die Besserung oder Überwindung der Einschränkungen auf Ebene der Aktivitäten und im Bereich der Teilhabe zum Ziel haben. Zur Wirksamkeit von Rehabilitationsmaßnahmen bei der Schizophrenie gibt es eine Reihe von Studien, jedoch relativ wenige Studien zur Implementierung im Versorgungsalltag. Für die Wirksamkeit psychosozialer Interventionen in den Bereichen Wohnen und Arbeit gibt es gute internationale Evidenz, wobei die meisten wissenschaftlichen Studien nicht in Deutschland durchgeführt wurden, sodass sich die Frage der Übertragbarkeit internationaler Studien auf das Versorgungssystem in Deutschland stellt. Im Bereich der medizinischen Rehabilitation liegen Studien zur Wirksamkeit kognitiver Trainingsprogramme in der Rehabilitation kognitiver Störungen vor, über die Kap. 6 informiert.

Eine wesentliche Quelle für Informationen zu psychosozialen Maßnahmen, die im Rahmen der Rehabilitation bei Schizophrenie zur Anwendung kommen, ist die AWMF-Leitlinie „Psychosoziale Therapien bei schweren psychischen Erkrankungen". Die Zugrundelegung von Recherchen dieser Leitlinie für die AWMF-Leitlinie „Schizophrenie" war allerdings nur eingeschränkt möglich, da in der AWMF-S3-Leitlinie „Psychosoziale Therapien" neben der Gruppe der an einer Schizophrenie Erkrankten auch Studienteilnehmende mit anderen schweren psychischen Erkrankungen eingeschlossen waren. Deshalb ist zwar unzweifelhaft eine Nähe der Zielgruppen der beiden Leitlinien, aber formal keine hinreichende Identität gegeben. Für die AWMF-Leitlinie „Schizophrenie" reicht es nicht, nur die Teilgruppe der in der AWMF-S3-Leitlinie „Psychosoziale Therapien" inkludierten Schizophrenie-Erkrankten zu betrachten, weil damit Schizophrenie-Ersterkrankte, die für die AWMF-Leitlinie „Schizophrenie" unzweifelhaft bedeutsam wären, systematisch ausgeschlossen worden wären. Diese Einschränkungen gelten nicht für die Übernahme von Empfehlungen aus der NICE-Leitlinie Schizophrenie [149]. Diese spricht sich dafür aus, dass bei entsprechendem Bedarf individuell angepasste Rehabilitationsmaßnahmen im Ausbildungs- und Berufsfeld initiiert werden sollten, wobei das Ziel die Teilnahme an allgemeinen Ausbildungsmaßnahmen oder am ersten Arbeitsmarkt sein sollte (NICE-Empfehlung 13.5.1.1.). Im Rahmen der Rehabilitationsmaßnahmen sollten gemäß der NICE-Leitlinie die psychiatrisch-psychotherapeutischen Leistungsanbieter eng mit lokalen (gemeindepsychiatrischen, niedergelassenen) Leistungsanbietern zusammenarbeiten, um die Inklusion der Betroffenen zu fördern (NICE-Empfehlung 13.5.1.3.). Ziel ist es, Brüche in der Versorgungskette zu vermeiden und alle an der Erreichung der Inklusionsziele zu Beteiligenden einzubeziehen – dazu zählen u. a. Haus- und Fachärzte, Psychologische Psychotherapeuten, gerichtlich bestellte Betreuer, Job Coaches und Arbeitgeber sowie Vertrauenspersonen der Betroffenen. Um die Inklusion zu fördern sollten die an der Behandlung und Betreuung Beteiligten die Rehabilitation frühzeitig planen und mit den lokalen Behandlungs-, Beratungs-, Betreuungs- und Rehabilitationsangeboten zusammenarbeiten, je nach sozialer und beruflicher Teilhabesituation.

Empfehlung 137	Empfehlungsgrad
Menschen mit Schizophrenie sollten Rehabilitationsangebote erhalten, wenn sie dies wünschen und dies für ihre Rehabilitation notwendig erscheint.	**KKP**

Empfehlung 138	Empfehlungsgrad
Für Menschen mit Schizophrenie sollen die pharmakotherapeutische, psychotherapeutische und psychosoziale Behandlung auch in der Phase der Rehabilitationsbehandlung als Basistherapien zur Symptomreduktion und Rezidivprophylaxe angeboten werden.	**KKP**

8.2   Medizinische Rehabilitation

Definition der *medizinischen Rehabilitation*: medizinische, psychotherapeutische und psychosoziale Interventionen, welche der Besserung längerfristig bestehender (stabiler) Symptome/ Beeinträchtigungen/Funktionseinbußen dienen, z. B. gezielte medikamentöse Interventionen, die bei der Besserung sog. Negativsymptome helfen können, kognitiv-behaviorale Therapien mit Fokus auf Psychosesymptome, kognitive Remediation, soziales Kompetenztraining und andere Verfahren.

Hierzu zählen alle Maßnahmen, die der seelischen und körperlichen Stabilisierung dienen, die den Willen zur Krankheitsbewältigung stärken, die eine möglichst selbständige und eigenverantwortliche Lebensführung und Alltagsgestaltung fördern und die die Eignung und Neigung für ggf. weiterführende berufliche oder soziale Rehabilitationsmaßnahmen abklären [864].

Generell besteht Expertenkonsens darüber, dass neben der psychosozialen Versorgung eine optimale antipsychotische Medikation die Grundlage einer erfolgreichen Rehabilitationsmaßnahme bei Vorliegen einer Schizophrenie sein sollte, da die antipsychotische medikamentöse Therapie die Akutsymptomatik reduziert, die Funktionsfähigkeit verbessert und die Rezidivrate senkt. Sie wird daher auch für die Phase der Rehabilitationsbehandlung empfohlen.

Hinsichtlich Absetzoptionen für die Pharmakotherapie wird auf die allgemeinen Grundsätze zum Absetzen im Kap. 5 verwiesen. Hinsichtlich der psychotherapeutischen und anderen psychosozialen Rehabilitationsmaßnahmen, die ebenfalls zum Gebiet der medizinischen Rehabilitationsmaßnahmen gehören, zeigte eine systematische Übersicht über randomisierte klinische Studien zur Wirksamkeit psychosozialer Interventionen in der Rehabilitationstherapie der Schizophrenie folgende Ergebnisse [865], siehe hierzu Kap. 6:

1. Psychoedukation ist geeignet, um die Behandlungsadhärenz und die soziale Funktionsfähigkeit zu verbessern, außerdem reduziert sie die Rezidivrate und die Zahl der stationären Wiederaufnahmen.
2. Familieninterventionen reduzieren die Rezidivrate im Zeitraum bis zu zwei Jahren und verbessern die medikamentöse Therapieadhärenz. Sie verbessern die Kenntnisse über die Schizophrenie in den Familien Betroffener und reduzieren die Belastung der Familien.
3. Das Training sozialer Fertigkeiten (Social Skills Training) verbessert die sozialen Fertigkeiten der Betroffenen und hat günstige Einflüsse auf die soziale Funktionsfähigkeit sowie die Negativsymptomatik.
4. Kognitive Verhaltenstherapie ist geeignet zur Reduktion von Positivsymptomen.
5. Kognitive Remediation verbessert kognitive Leistungen und fördert die soziale Funktionsfähigkeit.
6. Insbesondere Kognitiver Remediation kommt im Rahmen der medizinischen Rehabilitation eine besondere Rolle zu. Kognitive Beeinträchtigungen zählen zu den stärksten Einflussfaktoren für die soziale und berufliche Funktionsfähigkeit [866, 867].
7. Die Wirksamkeit von kognitiver Remediation in Bezug auf eine Verbesserung kognitiver Leistungen und eine Förderung der Funktionsfähigkeit wurde schon in Kap. 6 behandelt. Metaanalytisch zeigt sich zudem, dass der Einsatz von Kognitiver Remediation zusätzlich zu arbeitsrehabilitativen Maßnahmen wie beispielsweise Supported Employment geeignet ist, die Wirksamkeit der arbeitsrehabilitativen Maßnahmen im Sinne einer höheren Rate und längeren Dauer von Beschäftigung, begleitet von höherem Einkommen und verbesserter Lebensqualität, zu steigern [868, 869].

Die AWMF-Leitlinie „Schizophrenie" 2006 [161] hattte sich in Empfehlung 83 bis dato noch gegen die Empfehlung von Therapien zur kognitiven Rehabilitation für die breite klinische Praxis ausgesprochen. Diese Empfehlung wird aufgrund der zunehmenden Evidenz zur Wirksamkeit der kognitiven Remediation im Rahmen psychiatrischer Rehabilitationsmaßnahmen 2017 [868, 869] nun dahingehend aktualisiert, dass eine Empfehlung zur Anwendung kognitiv-remediativer Verfahren in der Rehabilitationsbehandlung bei Schizophrenie ausgesprochen wird, falls kognitive Funktionsbeeinträchtigungen vorliegen. Diese Empfehlung entspricht auch der analogen Empfehlung in der Neuauflage der AWMF-Leitlinie „Psychosoziale Therapien":

Empfehlung 139	Empfehlungsgrad
Die Wirksamkeit von Ansätzen nach den Prinzipien von Supported Employment kann durch begleitende Kognitive Remediation erhöht werden. Diese sollten deshalb in Abhängigkeit des individuellen Bedarfs Anwendung finden.	B

Meta-Analyse: LoE 1- Suijkerbuijk et al. [868] und Meta-Analyse LoE1+ Chan et al. [869]

8.3   Soziale Rehabilitation

Das folgende Kapitel entstand methodisch als Leitlinienadaption auf der Grundlage der AWMF-Leitlinie „Psychosoziale Therapien" in der 2018 publizierten Fassung. Für die Evidenzbewertung von Ansätzen des Unterstützten Wohnens im Rahmen der sozialen Rehabilitation der vorliegenden Leitlinie wird daher vorwiegend auf die in der aktuellen systematischen Recherche identifizierten randomisierten kontrollierten Studien des Updates der AWMF-Leitlinie „Psychosoziale Therapien" zurückgegriffen (Evidenzressource). Es muss dabei berücksichtigt werden, dass die Zielgruppe der AWMF-Leitlinie „Psychosoziale Therapien" Menschen mit schweren psychischen Erkrankungen sind. Bei der Evidenzbewertung wurden demnach Menschen mit verschiedenen psychischen Erkrankungen, mindestens zweijähriger Symptomdauer und schweren Beeinträchtigungen des psychosozialen Funktionsniveaus durch die Erkrankung berücksichtigt. Eine spezielle Evidenzrecherche für Schizophrenie wurde in diesem Zusammenhang nicht durchgeführt. Allerdings wurde im Rahmen der Leitlinienadaptation die Größe des Anteils an Menschen mit einer Schizophrenie in den einzelnen Arbeiten überprüft. Diese Besonderheiten wurden bei der Ableitung der Empfehlungsstärken berücksichtigt und in der Konsensuskonferenz mit allen Beteiligten kritisch diskutiert. Demzufolge kann es zu Abweichungen hinsichtlich Inhalt und Stärke der Empfehlungen zwischen beiden Leitlinien kommen. Die folgenden Textabschnitte sind in gekürzter Form der AWMF-Leitlinie „Psychosoziale Therapien" bei schweren psychischen Erkrankungen entnommen.

> **Definition der *sozialen Rehabilitation*:** Psychosoziale Interventionen, welche der Besserung von Einschränkungen im Bereich der Aktivitäten und Teilhabe dienen, z. B. Wohnangebote, Supported Education, Supported Housing, Tagesstätten für psychisch kranke Menschen und ähnliche Angebote. Hierzu werden Leistungen zur Teilhabe am Leben in der Gemeinschaft erbracht, die zum Ziel haben, dass der psychisch Erkrankte entsprechend seinen Neigungen und Fähigkeiten in alle Bereiche des gesellschaftlichen Lebens einbezogen ist und sich daran beteiligen kann.

Unterstützung im Bereich Wohnen stellt eine Schlüsselkomponente der Hilfeangebote für Menschen mit schweren psychischen Erkrankungen dar [870]. Die eigene Wohnung bedeutet für Menschen mit psychischen Erkrankungen eine stabilisierende Basis, auf der sich tägliche Alltagsroutine und soziale Teilhabe aufbauen lassen [871]. Schwer beeinträchtigte psychisch kranke Menschen mit komplexem Hilfebedarf haben in Bezug auf das Wohnen prinzipiell dieselben Wünsche und Bedürfnisse wie andere Menschen auch [872], benötigen jedoch in unterschiedlichem Ausmaß Unterstützung.

Vor Beginn der Psychiatriereform lebten chronisch psychisch kranke Menschen oft in so genannten Langzeitbereichen der psychiatrischen Fachkrankenhäuser. Durch die Psychiatriereform angestoßen gab es in den letzten Jahrzehnten weitreichende Veränderungen. Es kam in Deutschland zu einem Aus- und Aufbau vielfältiger betreuter Wohnmöglichkeiten für psychisch kranke Menschen, die vom ambulant betreuten Wohnen, Wohngemeinschaften für psychisch kranke Menschen und sozialtherapeutischen Wohnstätten bis hin zu Wohnheimbereichen auf dem Klinikgelände reichen. Gleichzeitig wurde ein nicht unbeträchtlicher Teil der Langzeitbewohner in Pflegeheime nach SGB XI entlassen. Insgesamt verwässern verschiedene Terminologien die Landschaft des betreuten Wohnens und lassen kaum Rückschlüsse darauf zu, welche Hilfeleistungen konkret enthalten sind [873, 874]. Auch im englischsprachigen Raum existiert eine Vielzahl von Konzepten und Begrifflichkeiten in diesem Bereich. Dabei stellt – vergleichbar zum Ansatz des Supported Employment im Bereich der Arbeitsrehabilitation – der Begriff des Supported Housing v. a. ein Paradigma dar, psychisch kranken Menschen primär einen eigenen adäquaten Wohnplatz zu ermöglichen und sie dann gemessen an den (wechselnden) individuellen Bedarfen auch fachlich zu unterstützen, solange ein Unterstützungsbedarf besteht [875]. Auch hier wird wie in anderen Bereichen davon ausgegangen, dass entsprechende Fertigkeiten nicht unter künstlichen (Heim-)Bedingungen erlernt werden können, sondern erst ein Trainieren unter realen Alltagsbedingungen einen Erfolg möglich macht. Bei Leff et al. [870] findet sich eine Kategorisierung verschiedener Housing Modelle für Menschen mit schweren psychischen Erkrankungen. Die Autoren verweisen darauf, dass nicht immer eine klare Trennung der Wohnformen zwischen den Kategorien erfolgen kann und dass es wie zu erwarten Überlappungen gibt. Die Modelle von Residential Care and Treatment, Residential Continuum and Permanent Supported Housing sind unter dem Aspekt ihrer Entwicklung und Implementierung in einer gewissen zeitlichen Chronologie zu betrachten.

Ziele der Unterstützung im Bereich Wohnen sind heute die verbesserte Teilhabe, Integration und Selbstständigkeit der Betroffenen. Nachdem das Bundesteilhabegesetz 2017 in Kraft getreten ist, kann davon ausgegangen werden, dass das Permanent Supported Housing Modell die künftige Leistungsform zur Teilhabe am gesellschaftlichen Leben im Bereich Wohnen sein wird. Die Leistungsform wird dabei die Assistenzleistung sein, die unabhängig von der Wohnform erfolgt. Das Modell geht allerdings nicht davon aus, dass stabile Wohnverhältnisse eine stabilisierende Wirkung auf die Klienten haben, sondern dass die Betroffenen gemäß der UN-BRK ein Recht auf stabile Wohnverhältnisse und die aus der Behinderung resultierende notwendige Unterstützung haben.

Die folgenden Studien wurden im Rahmen der Evidenzrecherche der neuen AWMF-Leitlinie „Psychosoziale Therapien" identifiziert und weitere methodische Informationen finden sich im Leitlinienreport der Quellleitlinie. Eine erste systematische Recherche analog zur Suche im Rahmen der ersten Leitlinienversion verwies auf zahlreiche Studien zu Wohninterventionen für schwer psychisch kranke Menschen ohne Wohnung. Deshalb wurde eine zweite systematische Suche unter Einschluss zusätzlicher Suchbegriffe durchgeführt (Homelessness Intervention, Housing First). Die Suche wurde auch hier auf systematische Reviews mit mindestens einem RCT und randomisierten kontrollierten Einzelstudien begrenzt.

Vergleichbar gute Evidenz liegt inzwischen für Menschen in Wohnungslosigkeit mit schwerer psychischer Erkrankung vor, die allerdings vollständig aus Kanada und den USA stammt. Untersuchte Behandlungsergebnisse sind v. a. Wohnstabilität, Gesundheit, soziale Inklusion und Lebensqualität sowie Behandlungsinanspruchnahme.

Die identifizierten Übersichtsarbeiten beinhalten mit einer Ausnahme nicht ausschließlich RCTs und dienten deshalb in erster Linie der Extraktion von relevanten Einzelstudien. Zudem geben die Arbeiten einen allgemeinen Überblick zum Forschungsfeld.

Eingeschlossen und zur Bewertung herangezogen wurden:

- Sieben RCTs zu Formen von Supported bzw. Supportive Housing, Housing First und kleinen wohnheimähnlichen Strukturen (Langzeitinterventionen) [876–905]
- Zwei RCTs zu Critical Time Interventionen (Kurzzeitinterventionen) [906–911]
- Ein RCT zum Krankheitsmanagement in betreuten Wohnformen [912]

Fast alle in dieser Übersicht identifizierten RCTs zu Wohninterventionen sind heterogen und untersuchen die Wirksamkeit sehr verschiedener Interventionen bei wohnungslosen Menschen. Damit konzentrieren sich diese Studien, die einem RCT-Design folgen, auf eine überaus wichtige und bedürftige, gleichwohl begrenzte Gruppe von Personen und untersuchen heterogene Interventionen. Die RCTs zeigen auf eine deutliche Reduktion von Wohnungslosigkeit. Vergleichbar schwächere Effekte bzw. inhomogene Befunde in anderen sekundären Zielparametern resultieren möglicherweise daraus, dass diese sensitiver auf sonstige Begleitumstände reagieren. Effekte auf die psychopathologische Symptomatik und Lebensqualität lassen sich nicht sicher ableiten. Allerdings deutet sich ein Effekt durch Ansätze nach den Prinzipien von Supported Housing gegenüber herkömmlicher Begleitung hinsichtlich reduzierter stationärer Behandlungsinanspruchnahme an. Evidenz aus der At Home/Chez Soi Studie liegt zudem für eine Verbesserung psychosozialer Funktionen und eine Reduktion von Straffälligkeitsereignissen vor [903, 904]. Daten aus gesundheitsökonomischer Perspektive sind ebenfalls rar; vorläufige Ergebnisse verweisen auf mögliche positive Effekte durch Housing First. Insbesondere in der Gruppe der Nutzer mit dem höchsten Bedarf kann Housing First zu relevanten Einsparungen an medizinischen Versorgungsleistungen führen [905].

Bereits eine zeitlich befristete intensive teambasierte und wohnraumorientierte Intervention für wohnungslose Menschen nach Entlassung aus einer Klinik (Critical Time Intervention) führt zu positiven Effekten auf die Wohnstabilität. Auch wenn davon auszugehen ist, dass verschiedene Housing-Modelle unterschiedliche Effekte auf unterschiedliche Ergebnisparameter haben, sind derzeit aufgrund der hohen Variabilität der Wohninterventionen kaum zuverlässige Aussagen zu Effekten zwischen verschiedenen Wohninterventionen ableitbar.

Durch spezielle Recovery-orientierte Programme in ambulant betreuten Wohneinrichtungen können positive Effekte in den Bereichen Krankheitsmanagement, psychosoziale Funktionen sowie psychopathologische Symptomatik erreicht werden. Zur Bewertung wurden ausnahmslos RCTs berücksichtigt. Formal handelt es sich daher um Evidenz auf dem Evidenzlevel 1+. Allerdings ist die Studienqualität mangelhaft. Die Studienlage ist insgesamt heterogen. Es besteht dringender Forschungsbedarf in diesem Bereich. Unabhängig davon sollen für Menschen mit besonders schweren Verlaufsformen der

Schizophrenien besonders geschützte Wohnformen oder Angebote des Supported Housing vorgehalten werden, um eine Wohnungslosigkeit zu vermeiden.

Empfehlung 140	Empfehlungsgrad
Menschen mit Schizophrenie sollten selbstbestimmt in der Gemeinde wohnen und entsprechend ihrer individuellen Bedarfe und Präferenzen aufsuchend unterstützt werden.	**B**

Meta-Analyse LoE1+ Stergiopoulos al. [880] und Meta-Analyse LoE1+ Aubry T et al. [881]

8.4 Berufliche Rehabilitation

Definition der *Beruflichen Rehabilitation*: Psychosoziale Interventionen, welche der beruflichen Integration dienen, z. B. berufliche Fördermaßnahmen in Rehabilitationseinrichtungen für psychisch Kranke, Berufliche Trainingszentren, Supported Employment und andere Maßnahmen.

Leistungen zur Teilhabe am Arbeitsleben dienen dazu, die Erwerbsfähigkeit einer Person entsprechend ihrer individuellen Leistungsfähigkeit zu erhalten, wiederherzustellen oder auf Dauer zu sichern. Vorrangiges Ziel ist die Teilhabe in Form eines Beschäftigungsverhältnisses auf dem allgemeinen Arbeitsmarkt.

Berufliche Rehabilitation: Berufsvorbereitungstraining, beschützte Beschäftigung und Training am Arbeitsplatz
Der Hilfebedarf zur beruflichen Rehabilitation ist bei Menschen mit Schizophrenie unterschiedlich. Das Ziel einer Arbeit auf dem ersten Arbeitsmarkt wird von vielen Menschen mit Schizophrenie nicht erreicht. In Deutschland gibt es eine Vielfalt von Programmen zur beruflichen Rehabilitation [913]. Die sogenannten Werkstätten für behinderte Menschen (WfbM) sind neben Selbsthilfefirmen und verschiedenen Zuverdienstprojekten dem komplementären Arbeitsbereich zuzuordnen und sollen erkrankten Menschen eine Teilhabe am Arbeitsleben in Form eines sozialversicherungspflichtigen Arbeitsplatzes ermöglichen. Außerdem gibt es in Deutschland eine Reihe von Berufsförderungswerken (BFW) für psychisch erkrankte Menschen mit dem Ziel der Berufsberatung, Berufsvorbereitung und Umschulung sowie Rehabilitationseinrichtungen für psychisch Kranke (RPK), die durch Rentenversicherung, Agentur für Arbeit und Krankenkassen finanziert werden und als höherschwelliges Angebot auch Menschen mit Schizophrenie zur Verfügung stehen. Auch Berufliche Trainingszentren (BTZ) stehen dieser Zielgruppe zur Verfügung.

In letzter Zeit werden Strategien, Programme und Angebote beruflicher Rehabilitation in sogenanntes Prevocational Training (PVT) mit dem Ziel der Berufsvorbereitung vor der

Rückkehr in den ersten Arbeitsmarkt, z. B. mit tagestrukturierenden und übergangsbeschäftigenden Maßnahmen einerseits, sowie in das sogenannte Supported Employment andererseits unterteilt. Supported Employment findet an normalen Arbeitsplätzen als bezahlte, jedoch von spezialisierten Diensten unterstützte Arbeit statt. Die Befürworter des Supported Employment kritisierten an Angeboten des sog. Prevocational Training, dass möglicherweise rasch mobilisierbare Ressourcen von Menschen mit Schizophrenie unterschätzt werden, erkrankte Menschen möglicherweise keinen kompetitiven Arbeitsplatz erreichen und dass das Ziel eines Jobs am allgemeinen Arbeitsmarkt aus dem Blick geraten könnte. Daher bevorzugt das Supported Employment die zügige Eingliederung in den Arbeitsmarkt ohne Vorbereitungszeit, aber mit Unterstützung am Arbeitsplatz (Supported Employment-Spezialist/in, sog. Job Coach) sowie mit fortdauernder gemeindepsychiatrischer Hilfe. Beim Supported Employment geht es um die Integration von Menschen mit psychischen Erkrankungen auf dem ersten Arbeitsmarkt, um Inklusion zu fördern. Supported Employment schließt die individuelle und zeitlich unbegrenzte Unterstützung am Arbeitsplatz ein.

Die am besten untersuchte Form und manualisierte Version von Supported Employment ist das ***Individual Placement and Support*** (**IPS**) mit folgenden acht Kernprinzipien [914]:

- primäres Ziel einer Beschäftigung auf dem ersten Arbeitsmarkt,
- basierend auf der Wahl durch den Betroffenen,
- Berücksichtigung der Präferenzen der Betroffenen bei der Jobsuche,
- die rasche Suche nach Arbeit,
- die Verzahnung der medizinischen und arbeitsrehabilitativen Dienste,
- eine systematische Unterstützung der beruflichen Weiterentwicklung,
- eine Beratung zu Leistungen und Bezügen sowie
- die individuelle und zeitlich unbegrenzte Unterstützung am Arbeitsplatz.

Das folgende Kapitel entstand methodisch als Leitlinienadaption auf der Grundlage der 2018 revidierten AWMF-Leitlinie „Psychosoziale Therapien" (siehe auch detaillierte Darstellung zu methodischen Limitationen unter 8.3).

Im Rahmen eines Cochrane Reviews untersuchten Kinoshita und Mitarbeiter die Effektivität von Ansätzen des Supported Employment (SE) [915]. IPS zeigte einen signifikanten Effekt auf den Erwerb irgendeiner Beschäftigung und schien die Jobhaltedauer einer Beschäftigung auf dem ersten Arbeitsmarkt bzw. irgendeiner bezahlten Beschäftigung zu verlängern. Die Zeit bis zum beruflichen Wiedereinstieg kann durch IPS reduziert werden. Zudem wurde deutlich, dass eine höhere Programmtreue (Erfüllung der o. g. IPS-Prinzipien) mit einer längeren Zeit in Beschäftigung auf dem ersten Arbeitsmarkt assoziiert war. Keinen Einfluss schien die Programmtreue in den vorliegenden Analysen auf andere Behandlungsergebnisse, z. B. die Jobhaltedauer in bezahlter Beschäftigung oder auf klinische Parameter, zu haben. Allerdings brachen mehr Teilnehmer herkömmlicher Beschäftigungsprogramme die Maßnahme vorzeitig ab. Die Studienqualität schätzen die Autoren als mangelhaft ein. Eine Vielzahl der Analysen beruht lediglich auf wenigen Studien.

Eine weitere aktuelle Übersichtsarbeit zur Wirksamkeit von IPS bestätigt die Effektivität des SE-Ansatzes hinsichtlich arbeitsbezogener Behandlungsergebnisse und verweist auf vergleichbare Ergebnisse in verschiedenen Ländern auf mehreren Kontinenten (Asien und Australien, Europa, Nordamerika) und auf die Unabhängigkeit der Effektivität von der jeweiligen Arbeitslosenrate [916]. Letztere schwankte zwischen 4 % in Japan und 11,9 % in Bulgarien. Gegenüber herkömmlichen Ansätzen beruflicher Rehabilitation führte IPS zu einer 2,4-fach höheren Wahrscheinlichkeit für eine berufliche Tätigkeit auf dem ersten Arbeitsmarkt. Die Effekte ließen sich über einen Follow-up-Zeitraum von zwei Jahren abbilden. IPS erwies sich in Ländern mit einem höheren Bruttoinlandsprodukt effektiver, die Effektivität galt aber auch für weniger begünstigte Länder, in denen das Wachstum des Bruttoinlandsproduktes weniger als 2 % betrug. Damit liegen Daten vor, die für die Generalisierbarkeit der positiven Effekte von IPS über verschiedene kulturelle und ökonomische Settings sprechen. Die Studienqualität schätzen die Autoren als überwiegend gut ein.

Im Rahmen eines aktuellen Cochrane Reviews wurde die Effektivität verschiedener Ansätze beruflicher Rehabilitation geprüft, und auf dieser Grundlage ein Ranking für den Arbeitsplatzerhalt am ersten Arbeitsmarkt erstellt [868]. Dabei wurde deutlich, dass Ansätze nach den Prinzipien von SE/IPS sowie von SE/IPS plus zusätzliche Angebote (soziales Kompetenztraining, kognitives Training, Job Skills Training, Assertive Community Treatment (ACT), Kontingenzmanagement, motivational interviewing) für Menschen mit schweren psychischen Erkrankungen hinsichtlich Jobfindung und Joberhalt am ersten Arbeitsmarkt die effektivsten Interventionen sind. Die Diskrepanz zwischen den Effekten von SE allein und einem kombinierten SE-Ansatz war gering. Ein direkter Vergleich der verschiedenen Ansätze im Rahmen von Meta-Analysen (Random-Effects-Modell) ergab für Supported Employment eine um etwa das 2,5-fache erhöhte Wahrscheinlichkeit der Jobfindung am ersten Arbeitsmarkt.

In Rahmen einer Netzwerk Meta-Analyse wurde eine hierarchische Folge der einzelnen Interventionen hinsichtlich ihrer Effektivität (Erhalt einer Beschäftigung auf dem ersten Arbeitsmarkt) erstellt. Am effektivsten erwies sich dabei im Langzeit-Follow-up SE plus Augmentationsstrategie gegenüber psychiatrischer Behandlung allein, gefolgt von SE allein. Prevocational Training (PVT) und übergangsweise Beschäftigung führten nicht zu bedeutsamen Vorteilen gegenüber psychiatrischer Behandlung allein; die Wahrscheinlichkeit einer Beschäftigung am ersten Arbeitsmarkt war in diesem Vergleich nicht signifikant unterschiedlich. Bei den sog. Augmentationsstrategien weisen die Befunde auf die Effektivität eines zusätzlichen Trainings sozialer sowie kognitiver Fertigkeiten hin.

Zur Effektivität bezüglich der Jobhaltedauer (1. Arbeitsmarkt) existieren bisher Befunde, die in kurzen Beobachtungsphasen v. a. die Effektivität für SE gegenüber SE plus Augmentationsstrategie, PVT, übergangsweiser Beschäftigung und psychiatrischer Behandlung allein aufzeigen konnten. Die größte Differenz wurde zwischen SE und PVT zugunsten von SE sichtbar. Über längere Beobachtungszeiträume hinweg ließ sich v. a. eine Überlegenheit eines kombinierten SE-Ansatzes gegenüber PVT und SE allein darstellen. SE-Teilnehmer arbeiteten insgesamt mehr Wochen als Teilnehmer in übergangsweiser Beschäftigung oder PVT-Teilnehmer. Es zeigten sich keinerlei Unterschiede hinsichtlich der Dropout-Raten, des Risikos vermehrter stationärer Aufnahmen und der Psychopathologie zwischen den Gruppen. Ergebnisse zur Lebensqualität ließen keine Aussage zu. Die Studienqualität schätzen die Autoren als moderat bis niedrig ein [868].

Chan und Kollegen untersuchten, inwieweit sich computergestützte kognitive Trainingsprogramme auf arbeitsbezogene Behandlungsergebnisse auswirken [869]. Das Training wurde in den identifizierten Studien kombiniert mit Arbeitstherapie oder SE. Insgesamt zeigte sich eine um 20 % höhere Arbeitsrate für die Studienteilnehmer mit kognitivem Training. Diese waren pro Jahr ca. 20 Tage länger in Beschäftigung und erhielten ein höheres Entgelt pro Jahr. Ergebnisse aus Subgruppenanalysen wiesen breite Konfidenzintervalle auf. Die Studienqualität schätzen die Autoren als gut ein.

Evidenz aus dem europäischen/deutschsprachigen Raum
Im Rahmen des Züricher Eingliederungs Pilot Projekts (ZhEPP) wurde die Wirksamkeit von IPS für psychisch kranke Menschen mit voller oder teilweiser Erwerbsminderungsrente (nicht länger als ein Jahr bestehend) untersucht [917]. Obwohl die Mehrheit der eingeschlossenen Teilnehmer an einer affektiven Störung erkrankt war (47 %) – daneben wurden Menschen mit einer Erkrankung aus dem Formenkreis der Schizophrenie (16 %) sowie einer Persönlichkeitsstörung (17 %) eingeschlossen – ist von einem schweren und chronischen Krankheitsverlauf auszugehen. Die IPS-Teilnehmer wurden über alle Phasen von Arbeitssuche, Beschäftigung und auch bei Jobverlusten durch Job Coaches begleitet. Es zeigten sich über den Studienzeitraum hinweg deutliche Vorteile hinsichtlich der Arbeitsrate (mind. einen Monat in kompetitiver Beschäftigung) zugunsten IPS, jedoch keine Unterschiede hinsichtlich der sekundären arbeitsbezogenen Ergebnisse (Jobhaltedauer, Arbeitszeit in Stunden und Monaten). 32 % der IPS-Teilnehmer gelang der Eintritt in ein neues Beschäftigungsverhältnis gegenüber 12 % der Kontrollgruppe. 50 % der IPS-Teilnehmer blieben über den gesamten Zeitraum hinweg ohne Beschäftigung; in der Kontrollgruppe waren es 66 % [917].

Die Wirksamkeit von SE unter europäischen Bedingungen wurde im Rahmen der Multicenter-Studie EQOLISE [918, 919] überprüft. EQOLISE (Enhancing the Quality Of Life and Independence of Persons Disabled by Severe Mental Illness through Supported Employment) fand als randomisierte kontrollierte Studie in sechs europäischen Zentren statt, darunter auch in Ulm/Günzburg. Die Teilnehmer der Interventionsgruppe erhielten IPS, eine manualisierte Variante von SE. Die Teilnehmer der Vergleichsgruppe erhielten die bestmögliche alternative berufliche Rehabilitationsmaßnahme, die am Ort verfügbar und üblich war [920]. Für die Wirksamkeit des SE-Ansatzes auch in Europa spricht, dass IPS-Teilnehmer in allen sechs Zentren hinsichtlich jedes arbeitsbezogenen Zielkriteriums bessere Ergebnisse erzielten als die Teilnehmer der Vergleichsgruppe. Dies bedeutet, dass ein höherer Prozentsatz der IPS-Teilnehmer eine kompetitive Beschäftigung erreichte (55 % vs. 28 %), IPS-Teilnehmer zur Folgeerhebung mehr Tage in Arbeit verbrachten und mehr Stunden gearbeitet hatten und ihre Jobs länger behielten. In der Gesamtstichprobe der EQOLISE-Studie zeigte sich neben der Überlegenheit von IPS hinsichtlich arbeitsbezogener Zielgrößen, dass IPS-Teilnehmer das Programm signifikant seltener abbrachen (13 % vs. 45 %) und mit signifikant geringerer Wahrscheinlichkeit in ein Krankenhaus eingewiesen wurden als Teilnehmer der beruflichen Rehabilitationsmaßnahmen in der Kontrollgruppe (20 % vs. 31 %). Letztere verbrachten im Studienzeitraum auch durchschnittlich doppelt so viel Zeit im Krankenhaus. Eine Beschäftigung generell führte zu einer Verbesserung des Funktionsniveaus und Reduktion der Krankheitszeichen [920].

Wichtig erscheint eine langfristige Fortsetzung der Begleitung durch einen Job Coach, wie eine Subanalyse der Züricher Stichprobe der EQOLISE Studie aufzeigte [921]. Das Job Coach Projekt (JCP) der Universität in Bern orientiert sich am Ansatz des IPS Programms. 100 arbeitslose Menschen mit schwerer psychischer Erkrankung wurden in dieser Studie zufällig einer der beiden Maßnahmen (IPS vs. traditioneller Ansatz) zugeordnet. Patienten aus der IPS-Gruppe befanden sich mindestens doppelt so häufig in einer kompetitiven Beschäftigung verglichen mit denen aus der Vergleichsgruppe (58,7 % vs. 25,9 %). Im zweiten. Jahr zeigte sich, dass die Patienten der IPS-Gruppe über 24,5 Wochen auf dem ersten Arbeitsmarkt beschäftigt waren, in der Kontrollgruppe waren es lediglich 10,2 Wochen. Immerhin waren am Ende der Studie (24 Monate) noch 45,7 % der IPS-Teilnehmer in kompetitiver Beschäftigung; in der Vergleichsgruppe waren es 16,7 % [922]. Die positiven Effekte hinsichtlich der Arbeitssituation bei den IPS-Teilnehmern blieben auch innerhalb eines 5-Jahres-Zeitraumes bestehen (65 % vs. 33 % der Teilnehmenden in kompetitiver Beschäftigung). SE-Programmteilnehmer arbeiteten mehr Stunden und Wochen, wiesen einen höheren Verdienst auf und blieben länger in einem Job. Daneben zeigten sich statistisch bedeutsame Vorteile auch bei nicht-arbeitsbezogenen Faktoren wie einer reduzierten (teil)stationären Behandlungsbedürftigkeit sowie reduzierter stationärer Behandlungstage. Auch aus sozioökonomischer Perspektive erwies sich die IPS-Intervention als effektiv [923].

Eine weitere Schweizer Studie untersuchte den Zusammenhang zwischen verschiedenen Typen von Arbeit (kompetitive, beschützte, unbezahlte (hauptsächlich Familienarbeit oder Ausbildung) und keine Arbeit) und subjektiver sowie objektiver Lebensqualität [924]. 261 Personen wurden untersucht, darunter 158 Menschen mit Erkrankungen aus dem Formenkreis der Schizophrenie (ICD-10 Gruppe F2) und 103 Menschen mit affektiven Störungen (ICD-10-Gruppe F3). Hinsichtlich der Lebensqualität zeigte sich für Menschen in beschützter Beschäftigung, dass sie bezogen auf ihr Einkommen schlechter gestellt waren als kompetitiv Beschäftigte, aber besser als nicht Beschäftigte. Vom sozialen Netzwerk her profitierten Menschen in beschützter Beschäftigung weniger als kompetitiv Beschäftigte von Freunden, Kollegen und Verwandten, konnten jedoch mehr als nicht Beschäftigte auf diese Netzwerkgruppen zurückgreifen. Auch bestanden Zusammenhänge zwischen dem Beschäftigungstyp und der subjektiven Lebensqualität, und zwar in den Bereichen körperliches Wohlbefinden, soziale Beziehungen und Umwelt. Die höchste subjektive Lebensqualität gaben Personen mit kompetitiver Beschäftigung und solche mit unbezahlter Beschäftigung an, die niedrigste Lebensqualität gaben Personen ohne Beschäftigung an.

Menschen mit beschützter Beschäftigung lagen dazwischen, es zeigten sich im direkten Vergleich von beschützter Beschäftigung mit allen drei anderen Gruppen jedoch keine signifikanten Unterschiede.

In einer weiteren Beobachtungsstudie von Holzner, Kemmler und Meise (1998) wurden im österreichischen Kontext die Effekte eines arbeitsbezogenen Rehabilitationsprogramms auf die subjektive Lebensqualität von 60 von einer Schizophrenie betroffenen Personen untersucht [925]. Die Lebensqualität bei von einer Schizophrenie betroffenen Menschen, die bereits durchschnittlich 15 Monate an dem arbeitsrehabilitativen Programm eines Professional Training Centre in Tirol teilgenommen hatten (n = 36), wurde dabei mit der Lebensqualität einer Gruppe Schizophrenie-Betroffener verglichen, die für diese Intervention auf der Warteliste standen (n = 24). Das Trainingszentrum ermöglichte den Programmteilnehmern Arbeitserfahrungen bzw. den Erwerb von Fähigkeiten in verschiedenen Bereichen, z. B. im Büro, in der Tischlerei oder im hauswirtschaftlichen Bereich. Professionelle Anleitung erhielten die Teilnehmer von Sozialarbeitern, Psychologen und Ergotherapeuten. Hinsichtlich der Zufriedenheit mit verschiedenen Lebensbereichen zeigten sich insgesamt signifikante Unterschiede zwischen Interventions- und Kontrollgruppe. Teilnehmer des Rehabilitationsprogramms waren im Vergleich zur Kontrollgruppe signifikant zufriedener in den Bereichen Arbeit, tägliche Aktivitäten, physische Leistungsfähigkeit, Erfolg und Anerkennung, Unabhängigkeit, Finanzen, Freizeit, Unterstützung sowie Freunde/Bekannte und psychisches Wohlbefinden. Keine Unterschiede gab es hinsichtlich der Bereiche Gesundheit, Ehe/Partnerschaft, Sexualleben, Familie und Wohnsituation.

Zur Überprüfung der Wirksamkeit von Ansätzen beruflicher Rehabilitation nach dem „First train then place-Prinzip" in Deutschland liegt eine Untersuchung von Watzke, Galvao und Brieger vor [926]. Die Autoren führten eine Studie mit quasi-experimentellem Design durch, in der Patienten einer standardmäßigen beruflichen Rehabilitation nach dem „First train then place-Prinzip" mit einer Gruppe von Patienten verglichen wurden, die keine berufliche Rehabilitation, sondern reguläre psychiatrisch-ambulante Behandlung erhielt. Die Teilnehmer der Interventionsgruppe setzten sich aus Teilnehmern einer Rehabilitationseinrichtung für psychisch Kranke (RPK) sowie Teilnehmern eines Bildungsträgers bzw. gleichzeitigen Integrationsbetriebes zusammen. Die Patienten der Stichprobe wiesen unterschiedliche Störungsbilder auf: Schizophrenien oder schizoaffektive Störungen (Interventionsgruppe n = 29 (23,6 %); Kontrollgruppe n = 27 (27 %)), affektive Störungen, Angst- und Zwangsstörungen, Somatoforme oder Essstörungen, Anpassungsstörungen sowie Persönlichkeitsstörungen. Nach neun Monaten hatten signifikant mehr Teilnehmer der Interventionsgruppe eine tagesstrukturierende Beschäftigung, d. h. eine kompetitive Arbeit oder eine beschützte Arbeit bzw. berufliche Rehabilitationsmaßnahme (39,7 % vs. 18,7 %). Bezüglich der Symptomschwere gab es zu Studienende Unterschiede zwischen beiden Gruppen zugunsten der Interventionsgruppe, die jedoch zum Follow-up nach 9 Monaten nicht mehr bestanden. Zu beiden Untersuchungszeitpunkten unterschieden sich beide Gruppen signifikant hinsichtlich des Funktionsniveaus und des psychischen Wohlbefindens (Interventionsgruppe besser als Kontrollgruppe). Die Ergebnisse zeigen durchgehend die Effektivität bzw. Überlegenheit von SE bezüglich arbeitsbezogener

Zielgrößen auf. Insbesondere gilt dies, wenn SE in der manualisierten Form IPS durchgeführt wird. Der Konsens aus Übersichtsarbeiten ist, dass Patienten unter der Bedingung von IPS mindestens doppelt so hohe Raten kompetitiver Beschäftigung erzielen wie Patienten unter der Bedingung alternativer beruflicher Rehabilitationsansätze. Dies gilt nicht nur für ausgewählte Patientengruppen und scheint sowohl von der Region als auch von der Arbeitslosenrate unabhängig. Für andere arbeitsbezogene Ergebnisse wie der Höhe der durchschnittlichen Arbeitszeit, der Jobhaltedauer und der Höhe des monatlichen Verdienstes lassen sich ebenfalls positive Befunde finden. Die wissenschaftliche Evidenz zu anderen, traditionellen Ansätzen der beruflichen Rehabilitation ist im Vergleich zu SE gering.

Eine aktuelle Cochrane-Untersuchung [915] macht deutlich, dass PVT hinsichtlich der Eingliederung auf den ersten Arbeitsmarkt (primärer Studienendpunkt bei Untersuchungen zur Effektivität von IPS und bedeutsam im Hinblick auf berufliche Teilhabe) deutlich hinter SE bzw. SE kombiniert mit einem weiteren spezifischen Training zurückbleibt. Andere Wirksamkeitsnachweise resultieren aus Studien schwächerer Qualität. Effektivitätsnachweise für Augmentationsstrategien im Rahmen von SE liegen bisher insbesondere für das Training kognitiver und sozialer Fertigkeiten vor. Eine Meta-Analyse randomisierter klinischer Studien zur Verbesserung der beruflichen Rehabilitation bei Erkrankten mit einer Schizophrenie zeigte, dass die Teilnahme an beruflichen Rehabilitationsprogrammen die Chance für die Aufnahme einer Beschäftigung im ersten Arbeitsmarkt erhöhte und sich dadurch die Zahl der Arbeitsstunden erhöhen ließ. Allerdings waren die Maßnahmen nicht dahingehend erfolgreich, um das erzielte Einkommen zu steigern. Zusammenfassend kamen die Autoren zu der Auffassung, dass die Teilnahme an einer beruflichen Rehabilitationsmaßnahme nicht ausreichend sei, um die Integration im Arbeitsleben zu erreichen, sondern dass individuell angepasste umfassendere Programme erforderlich seien, welche die beruflichen Rehabilitationsmaßnahmen mit neurokognitiven Therapien oder dem Training sozialer Fertigkeiten kombinieren, um der Multikausalität der beruflichen Leistungseinschränkungen besser gerecht zu werden [927]. Die folgenden Empfehlungen wurden aus der AWMF-Leitlinie „Psychosoziale Therapien" (Neuauflage 2018) in modifizierter Form übernommen:

Empfehlung 141	Empfehlungsgrad
Menschen mit einer Schizophrenie und dem Wunsch nach einer Tätigkeit auf dem allgemeinen Arbeitsmarkt sollen im Rahmen der beruflichen Rehabilitation Programme mit dem Ziel einer raschen Platzierung direkt auf einem Arbeitsplatz des allgemeinen Arbeitsmarktes und notwendiger Unterstützung (Supported Employment) angeboten werden.	A

Meta-Analyse LoE 1+ Kinoshita et al. [915]; Meta-Analyse LoE1+ Modini et al. [916] und Meta-Analyse LoE1+ Suijkerbuijk et al. [868]; weitere Literatur siehe Hintergrundtext

Empfehlung 142	Empfehlungsgrad
Für Menschen mit Schizophrenie sollten auch Angebote vorgehalten werden, die nach dem Prinzip „erst trainieren – dann platzieren" vorgehen. Diese sind insbesondere für die Teilgruppe ohne Präferenz für eine sofortige Beschäftigung auf dem allgemeinen Arbeitsmarkt bedeutsam. Ziel ist die Platzierung auf dem allgemeinen Arbeitsmarkt mit Unterstützung.	B

Nicht.-randomisierte, offene, kontrollierte Studie LoE 2+ Watzke et al. [926]; LoE2+ offene, kontrollierte Querschnittstudie Holzner et al. [925] und LoE2+ offene, kontrollierte Querschnittstudie Rüesch et al. [924]

Empfehlung 143	Empfehlungsgrad
Die berufliche Rehabilitation von Menschen mit Schizophrenie sollte darauf ausgerichtet werden, den Arbeitsplatzverlust zu vermeiden. Dazu bedarf es beim Auftreten psychischer Erkrankungen eines frühzeitigen Einbezuges entsprechender Dienste bzw. Hilfen*.	**KKP**

*Die Darstellung der Dienste und Hilfen findet sich in der Neuauflage der AWMF-Leitlinie „Psychosoziale Therapien bei schweren psychischen Erkrankungen" [162]

Empfehlung 144	Empfehlungsgrad
Das Vorhandensein einer abgeschlossenen Ausbildung ist als Grundlage für die Teilhabe am Arbeitsleben für Menschen mit Schizophrenie von enormer Wichtigkeit. Daher sollten reguläre schulische, akademische, betriebliche und besondere Ausbildungsangebote wohnortnah und mit entsprechenden flankierenden Unterstützungsangeboten zur Verfügung stehen (Supported Education).	**KKP**

Inhaltsverzeichnis

9.1 Versorgungskoordination allgemein

In Deutschland fand nach der Psychiatrie-Enquête eine Umstrukturierung des Hilfesystems für Menschen mit schweren psychischen Erkrankungen mit einer Verlagerung von Ressourcen vom stationären Sektor zur wohnortnahen teilstationären und ambulanten Versorgung statt. Gleichzeitig erfolgte im stationären Bereich eine Regionalisierung der Versorgung mit Reduktion der Bettenzahl psychiatrischer Fachkrankenhäuser und eine Verschiebung hin zu neueröffneten psychiatrischen Fachabteilungen an Allgemeinkrankenhäusern. Die stationäre Behandlung konnte so zunehmend gemeindenäher erfolgen. In der Folgezeit wurden und

© Deutsche Gesellschaft für Psychiatrie und Psychotherapie, 271
Psychosomatik und Nervenheilkunde e. V. (DGPPN) 2019
W. Gaebel et al., *S3-Leitlinie Schizophrenie*,
https://doi.org/10.1007/978-3-662-59380-6_9

werden vor allem in den USA und England Versorgungsmodelle erprobt, die eine intensive Betreuung von Betroffenen mit schweren psychischen Erkrankungen, darunter auch der Schizophrenie, ermöglichen und die Notwendigkeit stationärer Aufnahmen begrenzen sollten. Von diesen Versorgungsmodellen stellten sich vor allem die aufsuchende gemeindepsychiatrische Behandlung im Team (Assertive Community Treatment, ACT) und gemeindepsychiatrische Teams (Community Mental Health Teams) als wirksam heraus [161, 162, 928].

Wichtig in der Bewertung dieser Versorgungsmodelle ist, dass Veränderungen der Versorgungskomponenten und –prozesse nicht notwendigerweise zu messbaren Verbesserungen auf der individuellen klinischen Ebene sowohl im Bereich der psychischen Störung als auch der somatischen Komorbidität führen müssen. Die Übertragbarkeit internationaler Versorgungsmodelle auf die Verhältnisse in Deutschland ist bisweilen nur eingeschränkt möglich. Veränderungen der klinischen Symptomatik zeigen sich deutlicher nach einer Verbesserung der psychopharmakologischen, psychotherapeutischen und psychosozialen Behandlung. Auswirkungen einer veränderten Struktur psychiatrischer Versorgungsdienste müssen jedoch auch am verbesserten Zugang zur Behandlung, an der Bedarfsdeckung, dem langfristigen Einfluss auf soziale Netze und an der Kontinuität der Versorgung gemessen werden, was schwieriger zu operationalisieren ist [928]. Daneben sind die Präferenz und Akzeptanz der Betroffenen sowie der Bezugspersonen für die einzelnen Versorgungsformen von Bedeutung. Schließlich ist die Versorgung von Menschen mit psychischen Erkrankungen im Allgemeinen und der von Menschen mit einer Schizophrenie im Besonderen eingebettet in ein komplexes System medizinischer und sozialer Hilfen, deren Inanspruchnahme häufig aufgrund fehlender Koordination, mangelnder Kenntnisse oder aufgrund von bürokratischen Hürden nicht immer individuell bedarfsoptimiert gestaltet werden kann.

Für die Versorgung von Menschen mit Schizophrenie sind folgende Komponenten des Versorgungssystems von Bedeutung:

- Stationäre psychiatrisch-psychotherapeutische Behandlung mit allen beteiligten Akteuren. Hierzu zählen Universitätskliniken, Fachkrankenhäuser für Psychiatrie und Psychotherapie (sowie Psychotherapie und Psychosomatik bzw. Psychosomatische Medizin und Psychotherapie) und Fachabteilungen in Allgemeinkrankenhäusern, einschließlich zugeordneter Instituts- und Hochschulambulanzen und spezifische, z. B. gerontopsychiatrische, Zentren [167].
- Milieutherapeutisch orientierte Versorgungsstrukturen, wie z. B. Soteria
- Tageskliniken und Psychiatrische Institutsambulanzen, Gemeinde-orientierte Versorgungsmodelle in Form von gemeindepsychiatrischen Teams (Community Mental Health Teams) und aufsuchender teambasierter gemeindepsychiatrischer Behandlung (Assertive Community Treatment).

- Sektorübergreifende Kooperationen zwischen niedergelassenen Ärzten, niedergelassenen Psychologischen Psychotherapeuten, Kliniken und komplementären Einrichtungen (z. B. im Rahmen von Modellen der Integrierten Versorgung)
- Fachärztliche und hausärztliche ambulante Behandlung, insbesondere durch Fachärzte für Psychiatrie und Psychotherapie, Fachärzte für Psychiatrie, Fachärzte für Nervenheilkunde, Hausärzte (Fachärzte für Allgemeinmedizin, Fachärzte für Innere Medizin, praktische Ärzte), Fachärzte für Kinder- und Jugendpsychiatrie und –psychotherapie und zu einem geringeren Teil Fachärzte für Neurologie sowie Fachärzte für Psychosomatische Medizin und Psychotherapie
- Psychologisch-psychotherapeutische ambulante Behandlung
- Zusammenarbeit zwischen Akteuren der Kinder- und Jugendpsychiatrie und Psychotherapie und der Leistungserbringer für Betroffene im Erwachsenenalter
- Stationäre und teilstationäre Einrichtungen der KJP für Kinder und Jugendliche.
- Sozialpsychiatrische Dienste und Kriseninterventionsteams
- Ambulante Soziotherapie (§ 37a SGB V)
- Häusliche psychiatrische Krankenpflege (ambulante psychiatrische Fachpflege)
- Case Management
- Rehabilitationseinrichtungen für psychisch Kranke (RPK) (siehe Kap. 8)
- Maßnahmen zur Förderung der Teilhabe nach Bundesteilhabegesetz, z. B. Rehabilitations- und Berufsförderungsmaßnahmen (siehe Kap. 8)
- Frühintervention bei Menschen mit erhöhtem Psychoserisiko oder mit ersten psychotischen Episoden als Schnittstelle zwischen dem Kinder- und Jugendsektor und dem Erwachsenensektor
- Weitere Leistungserbringer für psychosoziale Therapien oder Begleitung der Versorgung (Ergotherapeuten, Sozialarbeiter und -pädagogen, Soziotherapeuten, häusliche Pflege [167])
- Darüber hinaus stehen bei Bedarf die üblichen Sozialleistungen der Sozialleistungsträger wie Integrationshilfen, Wohnraum, Krankengeld oder Rentenzahlungen zur Verfügung. In Notfällen und Krisensituationen werden Rettungsdienste erforderlich.

Bei von einer primären psychotischen Störung (ICD-10-Gruppe F2) betroffenen Personen zeigte eine versorgungsepidemiologische Studie, dass in der ambulanten Versorgung die alleinige Inanspruchnahme hausärztlicher Versorgung dominierte, gefolgt von gemischt psychiatrisch-psychotherapeutischer gemeinsam mit hausärztlicher Versorgung [929]. Die Versorgung im stationären Bereich erfolgte in mehr als 95 % aller Inanspruchnahmen in allgemeinpsychiatrischen Fachabteilungen und Fachkrankenhäusern. Nach Daten des Statistischen Bundesamts war die Schizophrenie im Jahr 2015 mit 88.995 vollstationär behandelten Patienten die vierthäufigste Erkrankungsgruppe im stationären Versorgungsbereich aufgrund psychischer Erkrankungen (nach alkoholbedingten Erkrankungen sowie der rezidivierenden depressiven Störung und der depressiven Episode bei insgesamt 1,2 Mio. vollstationär behandelten Patienten). Bei Frauen rangierte die Schizophrenie auf Rang 5, bei Männern auf Rang 2 aller Erkrankungsgruppen [930]. In den stationären Vorsorge- und Rehabilitationseinrichtungen mit mehr als 100 Betten (nur für diese liegen diagnosespezifische, bundesweite Inanspruchnahmezahlen vor) wurden im Jahr 2016 nur 1454 Fälle von Betroffenen mit einer Schizophrenie versorgt [931]. Dies sind weniger als 1 % aller vollstationären Rehabilitationsfälle in Deutschland in diesen Einrichtungen (insgesamt 255.511 Fälle aufgrund psychischer Störungen). Demgegenüber waren im Jahr 2015 insgesamt 6532 Rentenzugänge wegen verminderter Erwerbsfähigkeit in der Gesetzlichen Rentenversicherung mit der Erstdiagnose einer Erkrankung aus der Gruppe der Schizophrenien nach ICD-10 zu verzeichnen, dies waren 8,8 % der insgesamt 74.234 Rentenzugänge aufgrund von psychischen Störungen (Rang 4).

In Anbetracht der Vielfalt der möglichen individuellen Bedarfe sowie der Komplexität des Versorgungssystems erlangt die Frage der Koordination der Leistungserbringung eine besondere Bedeutung insbesondere für diejenigen von einer Schizophrenie Betroffenen, die aufgrund der Schwere der Erkrankung einen hohen Hilfe- und Unterstützungsbedarf haben, oder sich in prekären Lebenssituationen befinden (z. B. bei Obdachlosigkeit). Hier sind sozialpsychiatrische Interventionen mit koordinierendem Charakter wie beispielsweise Hilfeplankonferenzen oder die Erstellung Integrierter Behandlungs- und Rehabilitationspläne erforderlich, um die individuellen Bedarfe zu ermitteln, die geeigneten Hilfemaßnahmen in Zusammenarbeit mit den Betroffenen auszuwählen, diese zu initiieren und die Leistungserbringung zu koordinieren (Übersicht bei [932]). Darüber hinaus ist die Implementierung effektiver innovativer Versorgungsmodelle in die klinische Praxis eine Herausforderung für die Versorgungsforschung und Versorgungskoordination. So bietet § 115d SGB V neue Möglichkeiten zur Etablierung stationsäquivalenter psychiatrischer Behandlungsformen [933], beispielsweise für Home Treatment, definiert als zeitlich begrenzte aufsuchende Behandlung psychisch Erkrankter im häuslichen Umfeld [934]. Die Datenlage hierzu ist spärlich, jedoch zeigen auch Studien aus dem deutschsprachigen Raum Erfolge hinsichtlich der Vermeidung stationärer Aufenthalte bei Betroffenen mit schweren psychotischen Störungen [935] durch Home Treatment sowie im Rahmen komplexer innovativer Versorgungsmodelle [936, 937]. Die Effektivität integrierter Versorgungsmodelle auf Symptome, Funktionsniveau, Lebensqualität, subjektiven Stress und Adhärenz wurde in verschiedenen Studien gezeigt (Meta-Analyse von 8 RCTs und 21 Nicht-RCTs), wobei die meist internationalen Ergebnisse nicht ohne weiteres generalisierbar sind [938]. Ein weiteres Versorgungsgebiet, in dem dringend neue Versorgugsansätze benötigt werden, ist die Vermeidung von Maßnahmen gegen den Willen der Patienten (Zwangsmaßnahmen und stationäre Zwangsaufenthalten). Hierzu gibt es erste Pilotuntersuchungen zur Versorgungsoptimierung bei Menschen mit psychotischen Erkrankungen, die bereits einmal unter den Bedingungen des Psychisch-Kranken-Gesetzes (PsychKG) zwangsuntergebracht waren [939].

Für die Versorgung von Kindern- und Jugendlichen mit einer Schizophrenie muss dabei nach SGB VII die Doppelrolle der Jugendämter als Träger der Jugendhilfe und Rehabilitationsträger benannt werden.

In Anlehnung an Nolting et al. [940] lassen sich zusammenfassend die folgenden Aufgabenfelder für die Optimierung der künftigen Versorgung und Versorgungskoordination für von einer Schizophrenie Betroffene formulieren, wobei die Implementierung entsprechender innovativer Versorgungsmodelle durch eine wissenschaftliche Begleitforschung (Versorgungsforschung) evaluiert, Förderer und Barrieren effektiver Versorgungsmodelle identifiziert und in Folgeuntersuchungen die Implementierung entsprechend optimiert werden sollte:

- Verbesserung der Zusammenarbeit zwischen den Leistungsträgern
- Vermeidung von Schnittstellenproblemen zwischen ambulanter und stationärer Versorgung
- Implementierung gemeindebezogener, aktiv aufsuchender Versorgungselemente
- Individuell bedarfsadaptierte Akuttherapie
- Behandlerkontinuität (insbesondere im ambulanten Sektor)
- Integration von medizinisch-therapeutischer und rehabilitativer Behandlung
- Optimierung der Versorgung bei somatischer Komorbidität
- Entwicklung von Versorgungsmodellen für schwer erkrankte oder betreuungsintensive Betroffene
- Flächendeckende Implementierung psychotherapeutischer Versorgungsmaßnahmen
- Einbezug von Angehörigen, anderen Vertrauenspersonen oder von anderen Betroffenen (Peer-to-Peer-Beratung)
- Standardisierung innovativer Behandlungsziel-Konzepte (z. B. Recovery, Inklusion u. a.)
- Umsetzung von sektorübergreifenden Maßnahmen zur Früherkennung und Frühintervention unter Einbeziehung ambulanter, teilstationärer und stationärer Strukturen für die Versorgung von Erwachsenen, Kindern und Jugendlichen

Empfehlung 145	Empfehlungsgrad
Ein niedrigschwelliger Zugang zum Versorgungssystem soll jedem Menschen mit einer Schizophrenie ermöglicht werden. Eine wichtige Komponente des Versorgungssystems ist dabei die Koordination von psychiatrischen und psychotherapeutischen, psychosozialen und allgemeinen medizinischen und rehabilitativen Maßnahmen.	**KKP**

Adaptation und Anpassung AWMF-Leitlinie „Schizophrenie" 2006 [161]

Empfehlung 146	Empfehlungsgrad
Ein Zusammenwirken aller am Versorgungssystem Beteiligten mit den Betroffenen soll ein Merkmal der Behandlung der Schizophrenie sein. Alle Hilfeansätze sollten zum Ziel haben, die Betroffenen in soziale Bezüge zu integrieren. Selbsthilfe der Betroffenen wie der Angehörigen oder anderen Vertrauenspersonen sollte gefördert, das Selbstbewusstsein der Betroffenen gestärkt, ihre Wünsche nach Informationen und ihr Einbezug bei Therapieentscheidungen nachdrücklich unterstützt werden.	**KKP**

Adaptation und Anpassung AWMF-Leitlinie „Schizophrenie" 2006 [161]

9.2   Hausärztliche Versorgung

Hausärzte ermöglichen eine langfristige, niedrigschwellige und wohnortnahe flächendeckende Versorgung der Bevölkerung [941–944]. Durch ein gut ausgebautes Netz wird die Primärversorgung der Bevölkerung und insbesondere vulnerabler Gruppen verbessert [945, 946]. Außerdem besteht eine hohe Kontinuität der Versorgung, die umfassend gestaltet werden kann [947–951], sowie häufig auch Kenntnis des häuslichen und familiären Umfeldes, welche Kontakte zu oder Behandlung von Bezugspersonen einschließt (Familienmedizin). Die Kontaktrate der Bevölkerung mit Hausärzten ist in Deutschland höher als mit jeder anderen Arztgruppe, auch wenn hier das Minimum in der Gruppe der jungen Männer besteht, die aber gerade für die Erstmanifestation einer Psychose besonders prädestiniert sind [952]. Insbesondere bei somatischer Ko-/Multimorbidität von Menschen mit Schizophrenie ist eine kontinuierliche (Mit-)Betreuung durch Hausärzte sinnvoll und ressourcensparend [953–955]. Hierbei können medizinische Fachangestellte in den Hausarztpraxen wichtige Funktionen in der Langzeitbegleitung der Patienten übernehmen, was beispielsweise für depressive Störungen gezeigt werden konnte [956]. Der AQUA-Abschlussbericht zur „Entwicklung von Indikatoren und Instrumenten zur Messung und Bewertung der Versorgungsqualität der Behandlung von volljährigen Patientinnen und Menschen mit Schizophrenie, schizotypen und wahnhaften Störungen" beinhaltete eine Hochrechnung von Routinedaten mit der Schlußfolgerung, dass 20,3 % der Menschen mit einer F2-Diagnose ausschließlich vom Hausarzt versorgt werden [957].

9.3   Facharztzentrierte ambulante Behandlung und Überweisungskriterien zum Facharzt (Personen ≥ 18 Jahre)

Die Erkrankung Schizophrenie beginnt in drei Viertel der Fälle mit einer mehrjährigen Prodromalphase vor Auftreten des ersten psychotischen Symptoms (siehe Kap. 2). In diesem Frühstadium der Krankheit werden die Betroffenen oft zuerst bei krankheitswertigem Ausmaß der Symptome vom Hausarzt versorgt. Zu diesen Prodromalsymptomen zählen vor allem Depression, Angst, Negativsymptomatik und soziale Beeinträchtigungen. Bereits in dieser Phase soll die Überweisung zur weiteren Differentialdiagnostik an einen Facharzt für Psychiatrie und Psychotherapie (als niedergelassener Facharzt, in einer psychiatrischen Institutsambulanz oder in einem Früherkennungszentrum) angeboten werden. Zur Effektivität von Früherkenung und Frühintervention liegen international zahreiche Studien vor, im deutschsprachigen Raum ist das Konzept jedoch erst in Ansätzen evaluiert. Die Beanspruchung der begrenzten zeitlichen Ressourcen dieser Versorgungsebene durch nicht notwendige Überweisungen oder direkte Konsultation sollte gering gehalten werden (bezüglich der Ausnahmen siehe weiteren Text). Liegen bereits voll entwickelte psychotische Symptome oder abgeschwächte psychotische Symptome vor, wie etwa Beeinträchtigungserleben, überwertige Ideen oder Wahn, ist die Überweisung zu einem Facharzt für Psychiatrie und Psychotherapie oder in ein Früherkennungszentrum dringlich und ein zeitnaher Termin zur Abklärung ggf. unter Einbindung Ärztlicher oder Psychologischer Psychotherapeuten notwendig. Aufgrund der häufig schnellen Dynamik sollte dieser Termin binnen weniger Werktage erfolgen. Beim Vorliegen einer Erkrankung aus dem Formenkreis der Schizophrenie ist eine psychiatrische, psychotherapeutische und psychosoziale Behandlung (siehe Kap. 5 und 6) indiziert, bei entsprechender Schwere der Krankheit oder Risiken der Selbst- und Fremdgefährdung ggf. auch eine stationäre psychiatrisch-psychotherapeutische Behandlung notwendig. Hierbei sind die Kompetenz und Verfügbarkeit der verschiedenen Versorger und des sozialen Netzes sowie die Präferenzen der Betroffenen in die Entscheidung mit einzubeziehen. Der Hausarzt ist in jedem Fall zu informieren und in die Behandlung einzubeziehen, sofern der Patient dies nicht ablehnt. Die Erarbeitung eines Gesamtbehandlungsplans, der medizinische, einschließlich medikamentöse, psychotherapeutische und psychosoziale Interventionen umfasst sowie für Krisenintervention bei drohenden Rückfällen Vorsorge trifft, ist erforderlich. In diesen Plan sind Angehörige und/oder Bezugspersonen (mit Einverständnis des Patienten) und ggf. vorhandene gesetzliche Betreuer zu involvieren und bei Bedarf auch rehabilitative Maßnahmen in die Wege zu leiten. Im Rahmen der Behandlung somatischer Komorbiditäten sind der Hausarzt und bei Bedarf Mitbehandler der jeweiligen somatischen Fachdisziplinen einzubeziehen. Bei erneutem Auftreten psychotischer Symptome sollten vom ambulant betreuenden Facharzt in Zusammenarbeit mit dem ambulant behandelnden Psychotherapeuten (wenn vorhanden) medikamentöse Anpassungen, psychotherapeutische und psychosoziale Interventionen je nach individuellem Bedarf und unter Beachtung der Präferenzen der Betroffenen in die Wege geleitet werden.

Empfehlung 147	Empfehlungsgrad
Eine ambulante fachärztliche Behandlung sollte bei Menschen mit Verdacht auf Schizophrenie zur Diagnostik sowie bei Menschen mit bereits diagnostizierter Schizophrenie zur Behandlung und Koordination der ambulanten und flankierenden Versorgungsangebote in Absprache mit dem Betroffenen erwogen werden.	**KKP**

Eine ambulante wohnortnahe Behandlung ist einer stationären Behandlung vorzuziehen. Wenn eine ambulante Behandlung nicht ausreichend erscheint, sollten vor einer

Einweisung in eine stationäre oder teilstationäre Einrichtung folgende Aspekte berücksichtigt werden:

1. Anamnese: Vorherige nicht erfolgreiche ambulante Behandlungen bei psychotischen Episoden
2. Einschätzungen und Präferenzen des Betroffenen, dabei sollte sowohl ambulant als auch stationär eine Zusammenarbeit mit Angehörigen oder anderen Vertrauenspersonen und dem sozialen Umfeld angestrebt werden.
3. Keine ausreichende Stabilität des individuellen sozialen Netzes für eine ambulante Behandlung.
4. Sicherstellung der Adhärenz: Unter Berücksichtigung von Nebenwirkungen kann eine Optimierung der medikamentösen Therapie (Reduktion Polypharmazie, Dosisreduktion, siehe Kap. 5) durch stationäre Kontrolle der Adhärenz erreicht werden, ggf. kann auch durch eine Sicherstellung einer ambulanten kontinuierlichen antipsychotischen medikamentösen Therapie eine stationäre Behandlung vermieden werden
5. Vorheriges Ansprechen auf eine bestimmte Therapieform und die Möglichkeit, diese in ambulantem oder stationären Rahmen am besten zu gewährleisten.
6. Komorbidität, Alkohol- und Substanzmissbrauch: Die Berücksichtigung und Behandlung komorbider somatischer Erkrankungen und insbesondere eines Alkohol- und Drogenmissbrauchs kann eine komplexe Behandlung in stationärem Rahmen erfordern und ist mit einer höheren Wahrscheinlichkeit für eine Abstinenz verknüpft.
7. Risiko von Selbst- und Fremdgefährdung: Das Selbstgefährdungsrisiko ist bei Menschen mit Schizophrenie erhöht, zudem sind sie einer erhöhten Gefahr von körperlichen und sexuellen Übergriffen durch andere ausgesetzt. Bei Vorliegen deutlicher Hinweise hierauf oder einer Gefährdung durch Aggression und Fremdgefährdung sollte eine stationäre Behandlung erfolgen. Bei akuter Selbst- oder Fremdgefährdung mit hohem Gefahrenpotenzial ist gegebenenfalls eine Unterbringung gegen den Willen des Betroffenen nach Maßgabe des Betreuungsrechts oder der einschlägigen Psychisch-Kranken-Gesetze (PsychKGs)/Psychisch-Kranken-Hilfe-Gesetze (PsychKHG) der Bundesländer einzuleiten.

Zur Unterstützung der ambulanten fachärztlichen und hausärztlichen Versorgung psychisch Erkrankter wurden nach der Psychiatrie-Enquête auf der Grundlage der länderspezifischen Gesetze die Sozialpsychiatrischen Dienste flächendeckend eingerichtet [958]. Hauptaufgaben sind die Versorgungskoordination und die Motivation der Betroffenen, in vielen Kommunen kommen auch aufsuchende Hilfen und Krisendienste hinzu. Im Jahr 2016 beteiligten sich 5852 Ärzte der Fachgruppe Nervenarzt/Neurologe/Psychiatrie/Psychiatrie und Psychotherapie an der vertragsärztlichen Versorgung in Deutschland [7]. Eine Statistik der Ärztekammer Nordrhein zeigte, dass 2015 die Diagnose Schizophrenie in weniger als 6 % der Behandlungsfälle in den Praxen von Ärzten für

Nervenheilkunde zutraf [7]. Eine Statistik des Instituts für Gesundheits- und Sozialforschung GmBH, welche über die DGPPN veröffentlicht worden ist [34], zeigte, dass 2007/2008 6,7 % der in einer ambulanten psychiatrischen Praxis behandelten Fälle die Diagnose einer paranoid-halluzinatorischen Schizophrenie erhalten hatten. Fachärzte für Psychosomatische Medizin und Psychotherapie versorgen in der Regel keine Menschen mit einer Schizophrenie.

9.4   Ambulante psychotherapeutische Versorgung

An der vertragspsychotherapeutischen Versorgung waren im Jahr 2016 6038 Ärztliche Psychotherapeuten und 23.812 Psychologische Psychotherapeuten und Kinder- und Jugendlichenpsychotherapeuten beteiligt [931]. Verschiedene Arbeiten weisen darauf hin, dass bei 1–3 % der Patienten in ambulanter psychotherapeutischer Behandlung die Diagnose einer Erkrankung aus dem Formenkreis der Schizophrenie gestellt wurde [959, 960]. Allerdings sind alle vorliegenden Angaben zum Diagnosespektrum in der ambulanten psychotherapeutischen Versorgung schon älter als fünf Jahre. Seit der G-BA im Jahr 2014 eine Änderung der Psychotherapie-Richtlinie hinsichtlich des Indikationsspektrums beschlossen hat, sind die Schizophrenie und affektive psychotische Störungen ohne weitere Einschränkungen eine Indikation zur Anwendung der Psychotherapie. Seither kann die Schizophrenie in allen Phasen der Erkrankung ambulant psychotherapeutisch behandelt werden (§ 26 Abs. 2 Nr. 4 der Psychotherapie-Richtlinie des G-BA). Bis dahin sah die Psychotherapie-Richtlinie vor, dass Psychotherapie nur eingeschränkt bei psychischer Begleit-, Folge- oder Residualsymptomatik psychotischer Erkrankungen angewendet werden darf. Ob es durch die neue G-BA Richtlinie eine Zunahme der psychotherapeutischen Behandlung von Menschen mit psychotischen Erkrankungen gegeben hat, wurde bisher nicht untersucht und ist abzuwarten.

9.5   Multiprofessionelle gemeindepsychiatrische Teams, Case Management, aufsuchende, teambasierte gemeindepsychiatrische Behandlung

Gemeindepsychiatrische Teams (Community Mental Health Teams) sind multidisziplinäre, gemeindeorientierte Teams unter Beteiligung unterschiedlicher Professionen, die innerhalb eines Versorgungssektors für die Erhebung des Versorgungsbedarfs, die Überwachung und Verschreibung von Medikamenten und die Bereitstellung verschiedener Formen psychotherapeutischer und psychosozialer Interventionen unter Einschluss von Familieninterventionen insbesondere für schwerer psychisch Erkrankte zuständig sind. Die folgenden Empfehlungen wurden aus der **AWMF-Leitlinie „Psychosoziale Therapien"** übernommen und adaptiert. Dort finden sich auch alle Details der Evidenzrecherche und die entsprechenden Hintergrundtexte.

Empfehlung 148	Empfehlungsgrad
Gemeindepsychiatrische, teambasierte multiprofessionelle ambulante Behandlung in definierten Regionen sollte zur Versorgung von Menschen mit einer Schizophrenie etabliert werden.	**B**

Leitlinienadaptation (Anpassung Zielgruppe) AWMF-Leitlinie „Psychosoziale Therapien bei schweren psychischen Erkrankungen" [162]. Einschränkung, dass in den Studien heterogene Kollektive, also nicht ausschließlich Menschen mit einer Schizophrenie, untersucht worden sind (daher Anpassung des Empfehlungsgrads von A nach B)

Case Management wurde als psychiatrische Versorgungsform bei chronisch Erkrankten zuerst in den 1970er-Jahren in den USA eingeführt, um eine Koordination gemeindebezogener Gesundheitsdienstleistungen zu erreichen. Vorrangiges Ziel ist es, den Kontakt zu Menschen mit schweren psychischen Erkrankungen aufrecht zu erhalten und die von verschiedenen Institutionen angebotenen Dienste wirksam zu koordinieren. Ein wesentlicher Bestandteil des Case Managements ist die Zuordnung einer Schlüsselperson als Fallmanager (case manager) zu einem Patienten, sodass der Fallmanager die Inanspruchnahme der Versorgungsleistungen individuell koordiniert. In Deutschland liegt die Koordination für die ambulante Behandlung von Menschen mit Schizophrenie neben der Betreuung durch Hausärzte, niedergelassene Fachärzte und Psychiatrische Institutsambulanzen häufig auch in den Händen von Sozialarbeitern. Die Soziotherapie in Deutschland ist dem Konzept des Case Managements verpflichtet. Im Allgemeinen werden Elemente eines Case Managements von verschiedenen Berufsgruppen in Deutschland umgesetzt (z. B. niedergelassene Fachärzte für Psychiatrie und Psychotherapie, Hausärzte/MFAs, Psychologische Psychotherapeuten, ambulante Pflege, Sozialpädagogen, ggf. Ergo- und Soziotherapeuten). Die folgenden Empfehlungen wurden aus der **AWMF-Leitlinie „Psychotherapie und Psychosomatik bzw. Psychosomatische Medizin und Psychotherapie"** (Neuauflage 2018) übernommen und adaptiert. Dort finden sich auch alle Details der Evidenzrecherche und die entsprechenden Hintergrundtexte.

Empfehlung 149	Empfehlungsgrad
Case Management kann *nicht* uneingeschränkt für die Routineversorgung aller Patienten empfohlen werden, sollte jedoch nach Prüfung der entsprechenden Voraussetzungen (z. B. geringe Versorgungsdichte von gemeindepsychiatrischen Ansätzen in einer Region und/oder hohe Inanspruchnahme von stationären Behandlungen) gezielt zur Anwendung kommen.	**B**

Leitlinienadaptation (Anpassung Zielgruppe) AWMF-Leitlinie „Psychosoziale Therapien bei schweren psychischen Erkrankungen" [162]. Einschränkung, dass in den Studien heterogene Kollektive, also nicht ausschließlich Menschen mit einer Schizophrenie, untersucht worden sind. Evidenzebene wurde herabgestuft, da es keine Studien in Deutschland gibt

Aufsuchende gemeindepsychiatrische Teams (Assertive Community Treatment) sind multidisziplinäre Teams aus Fachärzten für Psychiatrie und Psychotherapie, psychiatrischen Pflegekräften, Psychotherapeuten, Sozialarbeitern und ggf. Ergotherapeuten, die eine hohe Betreuungsintensität gewährleisten. Die Teams sehen akut oder schwerer erkrankte

Menschen mit Schizophrenie in ihrer gewohnten Umgebung im Rahmen von Hausbesuchen oder vereinbarten Visiten.

Der Schwerpunkt liegt dabei nicht so sehr auf der Koordination der Leistungen in der Verantwortung eines Case Managers, sondern auf der interdisziplinären Teamarbeit. Ziel der aufsuchenden gemeindepsychiatrischen Behandlung ist es, Menschen mit schweren psychischen Erkrankungen im Kontakt zum Versorgungssystem zu halten, Krankenhausaufnahmen zu vermeiden und Krankheitsverläufe zu verbessern (v. a. Lebensqualität und soziale Anpassung). Die multidisziplinären aufsuchenden gemeindepsychiatrischen Teams haben gemeinsame Behandlungsverantwortung, arbeiten möglichst kooperativ mit dem Erkrankten, haben keine individuell festgelegte Zahl an Patienten, für die sie alleine zuständig sind, leisten sämtliche psychiatrische und soziale Versorgung für die Betroffenen, möglichst ohne sie an andere Institutionen zu verweisen, betreuen die Patienten zuhause oder am Arbeitsplatz, suchen Patienten mit einer unzureichenden Adhärenz aktiv auf und fördern die medikamentöse Adhärenz.

Die folgenden Empfehlungen wurden aus der **AWMF-Leitlinie „Psychosoziale Therapien"** (Neuauflage 2018) übernommen und adaptiert. Dort finden sich auch alle Details der Evidenzrecherche und die entsprechenden Hintergrundtexte.

Empfehlung 150	Empfehlungsgrad
Ein aufsuchender Ansatz soll v. a. dann zur Verfügung stehen, wenn Behandlungsabbrüche drohen. Insbesondere soll die Möglichkeit der aufsuchenden Behandlung für die Versorgung von wohnungslosen Menschen mit einer Schizophrenie zur Verfügung stehen.	A

Leitlinienadaptation AWMF-Leitlinie „Psychosoziale Therapien bei schweren psychischen Erkrankungen" [162]. Einschränkung, dass in den Studien heterogene Kollektive, also nicht ausschließlich Menschen mit einer Schizophrenie, untersucht worden sind. Allerdings stellen diese Menschen eine Risikogruppe für Behandlungsabbrüche und Wohnungslosigkeit dar, so dass eine hohe Versorgungsrelevanz angenommen wird

Empfehlung 151	Empfehlungsgrad
Menschen mit chronischen und schweren psychischen Störungen (z. B. Schizophrenie) sollen die Möglichkeit haben, auch über einen längeren Zeitraum und über akute Krankheitsphasen hinausgehend, nachgehend aufsuchend in ihrem gewohnten Lebensumfeld behandelt zu werden.	A

Leitlinienadaptation AWMF-Leitlinie „Psychosoziale Therapien bei schweren psychischen Erkrankungen" [162]. Einschränkung, dass in den Studien heterogene Kollektive, also nicht ausschließlich Menschen mit einer Schizophrenie, untersucht worden sind. Hier besteht eine hohe Versorgungsrelevanz und eine deutliche Patientenpräferenz

9.5.1   Wohnungslosigkeit bei Menschen mit schweren psychischen Erkrankungen

Wohnungslose Menschen mit psychischen Erkrankungen stellen eine unzureichend versorgte Patientengruppe dar und aufsuchende Hilfen in Deutschland sind noch immer rar [162]. Einer Meta-Analyse zufolge sind unter Obdachlosen in Deutschland psychotische

Störungen mit einer gepoolten Prävalenz von 8,3 % (95 % CI 5,4 bis 11,8) deutlich häufiger als in der Allgemeinbevölkerung. 23,1 % (95 % CI 5,0 bis 47,7) wohnungsloser Frauen weisen eine psychotische Störung auf. Zudem zeigt sich eine leichte Zunahme von psychotischen Erkrankungen unter Wohnungslosen in Studien nach dem Jahr 2000 im Vergleich zu Studien vor dem Jahr 2000 (8,6 % versus 8,2 %) [961].

Möglicherweise wirken sich insbesondere im großstädtischen Raum Engpässe im sozialen Wohnungsmarkt auf die Versorgung schwer psychisch erkrankter Personen mit Wohnraum aus. Eine sechsmonatige Vollerhebung stationär und teilstationär behandelter Patienten in Berlin Mitte im Jahr 2016 ergab bei n = 476 verwertbaren Datensätzen, dass 13,0 % aller bzw. 18 % der vollstationären Patienten in Obdachlosigkeit im weiteren Sinne (d. h. in Obdachlosigkeit i. e. S., improvisierten Wohnbedingungen, Obdächern, Notzufluchten oder Flüchtlingsheimen) lebten (weitere 18,3 % aller bzw. 21,2 % der vollstationären Patienten lebten in therapeutisch betreuten Wohneinrichtungen). Von den behandelten obdachlosen Patienten hatten 29 % die Diagnose einer Erkrankung aus dem Formenkreis der Schizophrenie erhalten [962].

In einer longitudinalen Untersuchung von 265 obdachlosen Männern in München konnten Fichter und Quadflieg nachweisen, dass Behandlung im Krankenhaus (außer Alkoholentzugsbehandlung) (siehe Kap. 9) das Risiko, über drei Jahre obdachlos zu bleiben, auf ein Drittel senken konnte. Ambulante psychiatrische Dienste wurden jedoch nur in sehr geringem Umfang in Anspruch genommen [963]. Bei Versorgung von Obdachlosen mit dauerhaftem Wohnraum konnte dieser zwar meist gehalten werden, es kam aber zu keiner ausreichenden Verbesserung von psychopathologischer Symptomatik und Funktionsniveau [964]. Die Ergebnisse unterstreichen die Notwendigkeit aufsuchender psychiatrischer Versorgungsstrukturen.

ACT-Behandlung ist in der Lage, die Versorgung mit Wohnraum von Patienten mit schweren psychischen Erkrankungen zu verbessern. Eine Meta-Analyse von Coldwell und Bender wies nach, dass ACT für obdachlose Menschen mit schweren psychischen Erkrankungen im Vergleich zu Fallmanagement mit einer Reduktion von Obdachlosigkeit um 37 % und Symptombelastung um 26 %, jedoch nicht mit einer Verringerung von Krankenhausbehandlung assoziiert war [965].

Allerdings ergeben sich Hinweise für eine Überlegenheit kombinierter Programme aus psychiatrischer (aufsuchender) Behandlung und Versorgung mit Wohnraum (Housing First) gegenüber einem rein behandlungsorientierten bzw. psychische Stabilisierung voraussetzendem Vorgehen (Treatment first) [966]. In der systematischen Übersicht von Nelson et al. zeigten kombinierte Programme die höchsten Effektstärken in Hinblick auf die Versorgung mit Wohnraum (durchschnittliche Effektstärke 0,67), gefolgt von ACT (durchschnittliche Effektstärke 0,47) und Intensive Case Management (durchschnittliche Effektstärke 0,28) (sechs von acht Studien mit Angaben zum Anteil von Menschen mit Schizophrenie: 30 bis 68 %) [967]. Ein kürzlich publizierter RCT, in dem gousing First (HF)+ACT über zwei Jahre mit Standardbehandlung in einer Stichprobe von 950 wohnungslosen Teilnehmern mit schweren psychischen Erkrankungen (davon >50 % mit Diagnose einer psychotischen Störung) verglichen wurde, konnte nachweisen, dass Patienten der Interventionsgruppe einen schnelleren Zugang zu Wohnraum bekamen und mehr Zeit in stabilen Wohnverhältnissen (adjusted absolute difference [AAD] = 42 %, p = 0,01) verbrachten als die der Kontrollgruppe. HF+ACT-Empfänger berichteten bereits im ersten Jahr über eine höhere Lebensqualität und zeigten ein signifikant höheres Funktionsniveau in der Gemeinde als Patienten unter Standardbehandlung, während sich Symptombelastung und Substanzkonsum zwischen beiden Gruppen nicht unterschieden [881]. Eine dreiarmige, randomisiert – kontrollierte Studie erbrachte Hinweise darauf, dass die Ermöglichung von dezentralem, durch ACT betreuten Einzelwohnen bei zuvor obdachlosen Menschen mit Schizophrenie hinsichtlich der Medikamentenadhärenz einer Versorgung durch betreuten Gemeinschaftswohnraum oder durch Standardbehandlung überlegen sein könnte [968].

Allerdings lassen sich diese Befunde nur in begrenztem Umfang auf die Verhältnisse in Deutschland übertragen, da hier bereits über das SGB XII verschiedene Leistungen zur Überwindung besonderer sozialer Schwierigkeiten, wie die Abwendung bzw. Überwindung von Wohnungslosigkeit und zur Unterstützung beim Wohnen, vorgesehen sind. Die Integration von – insbesondere aufsuchenden und multiprofessionellen – Behandlungsleistungen wie z. B. ACT mit diesen sozialen Diensten erscheint notwendig, um einerseits auf psychischer Ebene Veränderungen erreichen zu können und andererseits Barrieren zur Nutzung bestehender Angebote zu überwinden [162]. Siehe auch Kap. 8 zu dieser Thematik.

9.6   Häusliche psychiatrische Krankenpflege (ambulante psychiatrische Pflege)

Die häusliche psychiatrische Krankenpflege, früher als ambulante psychiatrische Pflege bezeichnet, ist seit einem Beschluss des G-BA vom 15.02.2005 (BAnz. Nr. 96 vom 25.05.2005, Seite 7969) Bestandteil der allgemeinen häuslichen Krankenpflege nach § 37 SGB V. Ziele sind die Vermeidung oder Verkürzung von stationären Aufenthalten, die Sicherstellung der Behandlung und die Förderung des Selbsthilfepotentials. Damit gehört die häusliche psychiatrische Krankenpflege in die Gruppe der gemeindenahen Versorgungsangebote. Berechtigt sind Versicherte, die das 18. Lebensjahr vollendet haben. Der G-BA hat in den Richtlinien nach § 92 festgelegt, an welchen Orten und in welchen Fällen entsprechende Leistungen erbracht werden können [969]. Gemäß dem Verzeichnis verordnungsfähiger Maßnahmen Nr. 27a kann die häusliche psychiatrische Krankenpflege bei der Schizophrenie (F20.X) und anderen Erkrankungen aus dem Formenkreis der Schizophrenie (F21, F22, F24, F25) verordnet werden, „wenn daraus resultierend eine oder mehrere der folgenden Fähigkeitsstörungen in einem Maß vorliegen, dass das Leben im Alltag nicht mehr selbstständig bewältigt oder koordiniert werden kann und das Krankheitsbild durch Medikamentengaben allein nicht ausreichend therapiert werden kann." Im Detail sind dies, „Störungen des Antriebs oder der Ausdauer oder der Belastbarkeit in Verbindung mit der Unfähigkeit der Tagesstrukturierung oder der Einschränkung des planenden Denkens oder des Realitätsbezugs", oder „Einbußen bei der Kontaktfähigkeit, oder den kognitiven Fähigkeiten wie Konzentration, Merkfähigkeit, Lernleistung und problemlösendes Denken, oder dem Zugang zur eigenen Krankheitssymptomatik oder dem Erkennen und Überwinden von Konfliktsituationen und Krisen" [969]. Verordnet werden muss die häusliche psychiatrische Krankenpflege durch „Ärzte für Nervenheilkunde, Neurologie, Psychatrie, Psychotherapeutische Mediuin, Ärzte mit Zusatzbezeichnung Psychotherapie." [969].

9.7 Ambulante Soziotherapie

Die Soziotherapie ist seit dem Jahr 2000 in § 37a des SGB V verankert. Im Jahr 2015 wurde die Soziotherapierichtlinie durch den G-BA überarbeitet, um das Behandlungsangebot besser in die Versorgung zu integrieren. In den seit 2017 geltenden Richtlinien wurde der Kreis der anspruchsberechtigten Patienten und der Verordner erweitert. Ziele der Soziotherapie sind es, psychosoziale Einschränkungen abzubauen und das soziale Lebensumfeld mit der notwendigen medizinischen Behandlung zusammenzubringen. Der folgende Text wurde weitgehend aus der „Richtlinie über die Durchführung von Soziotherapie in der vertragsärztlichen Versorgung" entnommen [970]. Weitere Details sowie die Vorgaben für die Indikationsstellung sind der Richtlinie zu entnehmen. Bei der Anwendung von Soziotherapie ist eine Zusammenarbeit mit psychiatrischen Kliniken ausdrücklich erwünscht. Soziotherapie ist eine langfristig angelegte und auf maximal drei Jahre (120 Stunden) begrenzte therapeutische Behandlungs- und Hilfeform für Menschen mit einer schweren psychischen Erkrankung (dies umfasst explizit auch die Schizophrenie). Dabei bezieht die Soziotherapie das soziale Umfeld der Patienten aktiv mit ein. Nach Ablauf von drei Jahren kann die Soziotherapie neu verordnet werden – auch bei gleicher Krankheitsursache. Verordnungsberechtigt sind ausschließlich Fachärzte für Psychiatrie und Psychotherapie, Fachärzte für Nervenheilkunde, Fachärzte für Psychosomatische Medizin und Psychotherapie, Fachärzte für Neurologie, Fachärzte für Kinder- und Jugendpsychiatrie und- psychotherapie sowie Kinder- und Jugendlichenpsychotherapeuten (diese beiden Gruppen in therapeutisch begründeten Fällen auch in der Übergangsphase ab dem 18. Lebensjahr bis zur Vollendung des 21. Lebensjahrs), Psychologische Psychotherapeuten und Psychiatrische Institutsambulanzen sowie die dort tätigen Fachärzte und Psychotherapeuten. Krankenhäuser dürfen seit 2017 im Rahmen des Entlassmanagements Soziotherapie für einen Zeitraum von bis zu 7 Tagen verordnen [970].

9.8 Tageskliniken, Nachtkliniken und Psychiatrische Institutsambulanzen

Gemeinsam ist diesen Einrichtungen, dass sie vor allem für Betroffene am Übergang vom stationären in den ambulanten Versorgungsbereich eine wichtige Rolle im Versorgungssystem spielen. In vielen psychiatrischen Krankenhäusern, jedoch auch unabhängig von stationären Einrichtungen, existiert eine Vielfalt von tagesklinischen Einheiten, die vor allem von Patienten nach einem stationären Aufenthalt übergangsweise zur Wiedereingliederung genutzt werden. Die Vielfalt auch der eigenständigen Tageskliniken erschwert jedoch eine klare Definition.

Tagesklinischen Einrichtungen können insgesamt vier Funktionen zugeordnet werden [971]:

- Alternative zur stationären Aufnahme bei akuten psychischen Problemen
- Verkürzung der Dauer stationärer Aufenthalte bei Patienten mit akuten Erkrankungen (übergangsweise tagesklinische Behandlung oder teilstationäre Behandlung im bekannten stationären Milleu) und der Notwendigkeit zur Aufrechterhaltung z. B. einer hochfrequenten Psychotherapie, um eine Remission der Restsymptomatik zu ermöglichen
- Rehabilitation von Patienten mit chronischen psychischen Erkrankungen
- Intensivierung der Behandlung von Patienten (v. a. solche mit Depressionen oder Angststörungen), die ambulant nicht ausreichend behandelt werden können

Tageskliniken (oder eine teilstationäre Behandlung) bieten als multidisziplinäre Einrichtungen eine umfassende, dem stationären Setting angelehnte psychiatrische Behandlung (d. h. medizinische, diagnostische, medikamentöse, psychotherapeutische bzw. psychosoziale und ergotherapeutische Maßnahmen) und bestehen im Minimum aus Psychiatern, Psychotherapeuten, psychiatrischen Pflegekräften, Ergo- und Physiotherapeuten und Sozialarbeitern. Sie sind an Wochentagen tagsüber geöffnet und führen keine Betten. Alternativkonzepte beinhalten u. a. tagesklinische Plätze im Milieu einer Schwerpunktstation für Schizophrenien. Beschäftigungsprogramme, die die Arbeitsfähigkeit und die Arbeitsfindung psychiatrisch erkrankter Menschen fördern, aber keine umfassende psychische Behandlung anbieten, sowie informelle Programme und Tagesstätten, die zwar einen Treffpunkt für Patienten für Aktivitäten, Unterstützung und gemeinsame Unternehmungen, jedoch keine umfassende psychiatrische Behandlung anbieten, sind keine Tageskliniken.

Sogenannte **Nachtkliniken** werden für bestimmte Menschen mit psychischen Störungen angeboten, die aufgrund von Ängsten oder in Ermangelung eines tragfähigen Milieus zuhause nicht übernachten können oder wollen, tagsüber jedoch einer Beschäftigung nachgehen. Die Patienten kehren abends in die Klinik zurück und übernachten dort. Der Aufenthalt in Nachtkliniken und anderen Übergangseinrichtungen ist in der Regel zeitlich beschränkt und dient der Vorbereitung einer vollständig ambulanten Therapie. Nachtkliniken wurden bisher wissenschaftlich noch nicht ausreichend nach evidenzbasierten Kriterien für die Behandlung der Schizophrenie evaluiert.

Tageskliniken zeigten in Studien kaum Vorteile als Alternative zur ambulanten Therapie. Tageskliniken erwiesen sich jedoch als Alternative zur stationären Behandlung bei Menschen mit einer Schizophrenie und waren wirksam in Bezug auf eine raschere Verbesserung des psychischen Zustandes und in Bezug auf eine Reduktion der insgesamt im

Krankenhaus verbrachten Tage. Der Anteil der remittierten Patienten war in den Studien gleich wie bei den stationär Behandelten [971]. Eine Cochrane Meta-Analyse untersuchte zehn Studien mit 2685 Akutpatienten und konnte zeigen, dass eine tagesklinische Behandlung ebenso effektiv wie eine stationäre Behandlung war (Analyse von fünf RCTs, n = 1694, RR 0,94, 95 % CI 0,82 bis 1,08) [972]. Eine weitere Cochrane Meta-Analyse konnte für Menschen mit einer Schizophrenie den zuvor zitierten Befund aufgrund einer geringeren Anzahl an spezifischen Studien (N = 4) und deren Publikationsdatum (alle vor 1986) nicht überzeugend replizieren [973]. Eine vollstationäre Behandlung kann einen erheblichen Eingriff in die Lebenskontinuität bedeuten. Deshalb ist eine tagesklinische Behandlung als Alternative zur stationären Behandlung dann zu bevorzugen, wenn es sowohl der besonderen diagnostischen und therapeutischen Mittel des Krankenhauses bedarf, der Patient aber auch selbständig oder mit Unterstützung Dritter eine tagesklinische Einrichtung regelmäßig aufsuchen kann. Ein weiterer Vorteil ist die bessere Aufrechterhaltung sozialer Kontakte und Funktionen, insbesondere gegenüber Kindern oder behinderten Bezugspersonen. Eine tagesklinische Behandlung setzt voraus, dass der besondere Schutz des Krankenhauses wegen der Gefahr selbstschädigender Handlungen oder Suizidalität oder wegen Gefährdung Dritter nicht notwendig ist. Eine tagesklinische Behandlung kann in der Akutphase nur dann realisiert werden, wenn eine ausreichende Betreuung in der Nacht im häuslichen Umfeld zur Verfügung steht und die Wegstrecke von der Wohnung in die Tagesklinik vom Patienten (ggf. auch unter Mithilfe der Institution) bewältigbar ist.

Empfehlung 152	Empfehlungsgrad
Eine tagesklinische Akutbehandlung sollte als Alternative zu einer stationären Behandlung angeboten werden, wenn die Voraussetzungen (siehe Hintergrundtext) dafür erfüllt sind.	**B**

Adaptation und Erweiterung AWMF-Leitlinie „Schizophrenie" 2006 [161]. Vergabe Empfehlungsgrad aufgrund der vorhandenen Meta-Analyse (siehe Hintergrundtext) und der Versorgungsrelevanz. Empfehlungsgrad wurde reduziert, da für Menschen mit einer Schizophrenie die Evidenz extrapoliert werden muss. Weitere Literatur, inklusive neuer Meta-Analyse findet sich im Hintergrundtext

Empfehlung 153	Empfehlungsgrad
Bei Patienten, die aufgrund von Ängsten oder in Ermangelung eines tragfähigen Milieus zuhause nicht übernachten können oder wollen, oder bei denen noch keine vollständig ambulante Therapie möglich ist, kann die Behandlung in einer Nachtklinik oder anderen Übergangseinrichtungen bzw. einer Krisenpension angeboten werden.	**KKP**

Adaptation und Erweiterung AWMF-Leitlinie „Schizophrenie" 2006 [161]

Nach der deutschen Wiedervereinigung wurden **Psychiatrische Institutsambulanzen** (PIAs) in Deutschland flächendeckend an psychiatrischen Krankenhäusern angegliedert und an psychiatrische Fachabteilungen an Allgemeinkrankenhäusern eingerichtet, 2010 gab es bereits 491 dieser Einrichtungen [974]. Psychiatrische Institutsambulanzen erfüllen einen spezifischen Versorgungsauftrag für psychisch Kranke, die wegen der Art, Schwere oder Dauer ihrer Erkrankung eines solchen besonderen, krankenhausnahen Versorgungsangebotes bedürfen. Das Angebot der Psychiatrischen Institutsambulanzen richtet sich dabei auch an Kranke, die von anderen vertragsärztlichen Versorgungsangeboten, insbesondere von niedergelassenen Vertragsärzten und Psychotherapeuten sowie Medizinischen Versorgungszentren, nur unzureichend erreicht werden. Im praktischen Alltag übernehmen PIAs damit die Versorgung für schwerer betroffene Menschen mit einer psychischen Störung, die einer komplexen multiprofessionellen Behandlung bedürfen, sowie häufig auch bei einer unzureichenden Verfügbarkeit der vertragsfachärztlichen ambulanten Behandlung, bei Notfällen und in der Nachsorge unmittelbar nach der Entlassung aus stationären psychiatrischen Aufenthalten. Sie bieten ein oft niedrigschwelliges, ambulantes psychiatrisch-psychotherapeutisches Leistungsspektrum, darunter häufig auch Spezialsprechstunden für besondere Erkrankungs- oder Betroffenengruppen. Eine Analyse des Bayerischen Instituts für Daten, Analysen und Qualitätssicherung (BIDAQ) zeigte, dass in den Psychiatrischen Institutsambulanzen in Bayern von 95.907 Fällen im Jahr 2015, 16,1 % eine Diagnose aus dem ICD-10 F2-Spektrum aufwiesen [975]. Menschen mit einer Schizophrenie-Diagnose (F20.X) machen in den untersuchten PIAs über die Hälfte (56,2 %) aller Patienten aus der Grundgesamtheit der Erkrankungen aus dem Formenkreis der Schizophrenie (F2X.X) aus.

Eine Intensivierung der psychotherapeutischen Maßnahmen für Menschen mit einer Schizophrenie innerhalb der PIAs ist unter Berücksichtigung der beschriebenen Evidenz für deren Wirksamkeit wünschenswert. Dementsprechend sollten zusätzliche finanzielle Ressourcen und strukturelle Möglichkeiten zur Verfügung gestellt werden.

Empfehlungen 154	Empfehlungsgrad
Bei der Notwendigkeit zur Behandlung durch ein multiprofessionelles Team oder notwendiger Intensivierung psychopharmakologischer, psychotherapeutischer und psychosozialer Maßnahmen soll eine Überweisung zu einer Psychiatrischen Institutsambulanz oder einem ambulanten Versorgungsnetz, in welchem je nach personeller Ausstattung auch komplexe Behandlungsprogramme vorgehalten werden können, geprüft werden.	**KKP**

9.9 Stationäre psychiatrisch-psychotherapeutische Behandlung

In vielen europäischen Ländern haben nach einer Reduktion der psychiatrischen Krankenhausbetten die Aufnahme- oder Wiederaufnahmeraten nicht abgenommen, sondern teilweise zugenommen. Durch den Aufbau gemeindepsychiatrischer Dienste existieren allerdings eine Reihe weiterer Versorgungsmöglichkeiten, die parallel zu Veränderungen der stationären Versorgung ausgebaut werden sollten. Insbesondere durch den Druck auf eine Verkürzung der Verweildauern wird es notwendig, den Einfluss unterschiedlich langer Aufenthaltsdauern und unterschiedlich strukturierter bzw. geplanter stationärer Aufenthalte auf das Behandlungsergebnis, insbesondere bei Patienten mit häufigen stationären Aufenthalten, zu evaluieren und Alternativen zur Krankenhausaufnahme anzubieten. Trotz der sinnvollen zunehmend wohnort- und gemeindenahen Behandlung von Menschen mit Schizophrenie erscheint ein Mindestmaß an stationären Betten zur Krisenintervention für besondere Therapien sowie bei akuter Eigen- oder Fremdgefährdung notwendig. Patienten mit geplanten kurzen stationären Aufenthalten haben keine höhere Wiederaufnahmerate (beispielsweise im Sinne eines Drehtüreffekts) und zeigten keine höhere Rate an ungeplanten Entlassungen als solche mit üblicher stationärer Behandlung [976]. Die stationäre Behandlung umfasst dabei nicht nur psychiatrisch-psychotherapeutische, sondern auch eine Vielzahl psychosozialer Elemente (z. B. Ergotherapie, künstlerische Therapien, Physio- und Sporttherapie, sozialpädagogische Beratung u. v. m., siehe Kap. 6). Im Rahmen der stationären Behandlung erfolgen häufig die Erst- und Differentialdiagnostik (siehe Kap. 2), die Einleitung oder Optimierung einer Pharmakotherapie (siehe Kap. 5 und 7), die Differentialdiagnostik somatischer Komorbiditäten (siehe Kap. 2 und Kap. 3) und eine intensivierte psychotherapeutische oder psychosoziale Therapie (siehe Kap. 6). Der häufigste Grund für eine stationäre Behandlung bei Menschen mit einer Schizophrenie dürfte das akute Auftreten oder eine zunehmende bzw. akute Verschlechterung der psychotischen Symptomatik (erste Episode oder Rezidiv) sein.

In Bezug auf die stationäre psychotherapeutische Behandlung von Menschen mit einer Schizophrenie, eine Leistung, die durch Ärzte/Fachärzte/Ärztliche Psychotherapeuten und Psychologen/Psychologische Psychotherapeuten erbracht wird, konnte eine Übersichtsarbeit, basierend auf Daten zweier Studien, die vor 2006 (letzte Version dieser Leitlinie) veröffentlicht wurden, zeigen, dass nur 13,5 % der untersuchten Menschen mit einer F2-Diagnose eine kognitive Therapie oder Verhaltenstherapie und ca. 30 % eine Psychoedukation im Gruppensetting erhalten hatten [977]. Elemente wie soziales Kompetenztraining (durchschnittlich 9 %) oder Entspannungstraining (durchschnittlich 10 %) wurden eher seltener durchgeführt, wobei erhebliche Schwankungen zwischen den einzelnen untersuchten Kliniken gezeigt werden konnten. Eine Untersuchung der Bundespsychotherapeutenkammer aus dem Jahr 2014 kam auf Basis der durch das IGES-Institut durchgeführten Befragung von in psychiatrischen Einrichtungen tätigen Psychotherapeuten zu dem Ergebnis, dass nach deren Angaben in 94 % der Kliniken eine medikamentöse Behandlung für alle Menschen mit Schizophrenie zur Verfügung steht, jedoch nur in 46 % der Einrichtungen Menschen mit Schizophrenie auch eine psychotherapeutische Behandlung angeboten wird. Dabei bieten 42 % der Krankenhäuser zumindest einem Teil der Menschen mit Schizophrenie Psychotherapie an und 11 % der Krankenhäuser bieten gar keine Psychotherapie an [978].

Der AQUA-Abschlussbericht zur „Entwicklung von Indikatoren und Instrumenten zur Messung und Bewertung der Versorgungsqualität der Behandlung von volljährigen Patientinnen und Menschen mit Schizophrenie, schizotypen und wahnhaften Störungen" kommt auf der Basis von Routinedaten und Experteneinschätzungen zu dem Schluss, dass sich in stationären Einrichtungen ein Defizit hinsichtlich des Zugangs zu psychotherapeutischer Versorgung vermuten lässt [957]. Berechnungen basierend auf dem PEPP-Browser zeigten, dass bei Menschen mit einer Schizophrenie weniger als eine

25-minütige Therapieeinheit (TE) Einzeltherapie und nur eine 25-minütige TE Gruppentherapie pro Woche kodiert wurde. Auch wenn Berechnungen basierend auf diesen Daten methodisch kritisch sind, weisen diese darauf hin, dass ärztliche und psychologische Psychotherapie bei diesen Personen nur in geringem Maße im stationären Rahmen kodiert und damit vermutlich auch nicht regelhaft durchgeführt wird [979]. Aus den aufgeführten Daten kann allerdings nicht entnommen werden, wieviele Menschen mit Schizophrenie, die einer stationären Behandlung bedürfen, aus strukturellen Gründen keine Psychotherapie angeboten bekommen, das Angebot einer Psychotherapie nicht annehmen, aufgrund der Akuität des Krankheitsbildes nicht angeboten bekommen oder nicht annehmen können. Nicht erfasst sind zudem die ärztlichen/psychologischen Gespräche, die kürzer als die oben erwähnten 25-Minuten-Einheiten sind.

Zur Einschätzung einer eventuellen spezifischen Unterversorgung ist auch der Vergleich mit den anderen stationär versorgten Krankheitsbildern hinsichtlich der stationär erbrachten psychotherapeutischen Leistungen erforderlich. Der Bedarf an stationärer Psychotherapie in psychiatrischen Kliniken mit Versorgungsauftrag z. B. im Vergleich zu ambulanter Psychotherapie oder Psychotherapie in rehabilitativen oder komplementären Einrichtungen bei Menschen mit Schizophrenie kann nur modellhaft nach Expertenmeinung abgeschätzt werden, liegt aber vermutlich höher als das bisherige Angebot. Kliniken und Fachabteilungen für Psychotherapeutische Medizin/Psychosomatik, bei denen der Fokus der Behandlung auf der stationären Psychotherapie wie beispielsweise bei Menschen mit Persönlichkeitsstörungen, Depressionen, Somatoformen Störungen oder Anpassungsstörungen liegt, behandeln in der Regel keine Menschen mit der Primärdiagnose Schizophrenie, hierauf spezialisierte Fachkliniken sind die Ausnahme. Im Jahre 2016 gab es ausweislich der Gesundheitsberichterstattung des Bundes in Deutschland 282 Krankenhäuser mit ausschl. psychiatrischen, psychotherapeutischen oder psychiatrischen, psychotherapeutischen und neurologischen und/oder geriatrischen Betten (45.953 Betten insgesamt; [980]) sowie 409 stationäre psychiatrische Abteilungen mit 55.976 Betten. Ergänzt wurde dieses Angebot durch 253 Abteilungen für Psychotherapeutische Medizin/Psychosomatik (10.857 Betten) und 145 Abteilungen im Bereich Kinder- und Jugendpsychiatrie (6175 Betten). In den Rehabilitationseinrichtungen standen 14.300 Betten in 213 Fachabteilungen für Psychiatrie und Psychotherapie sowie 17.718 Betten in 179 Fachabteilungen für Psychotherapeutische Medizin zur Verfügung. In Kliniken und Fachabteilungen für Psychotherapeutische Medizin/Psychosomatik werden nur selten Menschen mit einer Schizophrenie behandelt (<0,7 % aller Behandlungstage [981]).

Empfehlung 155	Empfehlungsgrad
Eine stationäre Behandlung kann einen erheblichen Eingriff in die Lebenskontinuität bedeuten, deswegen sollten Alternativen zur stationären Aufnahme in jedem Fall geprüft werden. Bei Erfordernis stationärer Behandlung sollten, wenn möglich, kurze, geplante Aufenthalte angestrebt werden.	**KKP**

Adaptation und Erweiterung AWMF-Leitlinie „Schizophrenie" 2006 [161]

Empfehlung 156	Empfehlungsgrad
Eine stationäre psychiatrisch-psychotherapeutische Behandlung soll angeboten werden, wenn der Patient der besonderen diagnostischen und therapeutischen Mittel oder des besonderen Schutzes des Krankenhauses wegen akuter Selbst- oder Fremdgefährdung bedarf. Dies kann z. B. der Fall sein bei: • Therapieresistenz, • akuter Suizidalität, • ausgeprägten Wahn- oder Angstzuständen, • nicht gewährleisteter Ernährung oder Pflege, • ausgeprägter Antriebshemmung oder Adynamie, • die Remission und Genesung behindernder häuslicher Konstellationen, • die Behandlung komplizierender Begleiterkrankungen, • komplexen Behandlungssituationen, • unklaren somatischen Komorbiditäten, • schweren unerwünschten Arzneimittelwirkungen, • bei sonstigen ambulant nicht zu versorgenden Problemen.	**KKP**

Adaptation und Erweiterung AWMF-Leitlinie „Schizophrenie" 2006 [161]. Hierbei handelt es sich um Beispiele. In der klinischen Praxis bestehen darüber hinaus weitere Indikationen für eine stationäre Aufnahme. Diese Empfehlung wurde für Personen ≥ 18 Jahre formuliert. Für Kinder –und Jugendliche können anderen Faktoren eine Rolle spielen

Aufgrund der Schwere und Komplexität der Erkrankung stellt die Behandlung von Menschen mit einer Schizophrenie sowohl im ambulanten als auch im teil- und vollstationären Setting eine große Herausforderung dar. Insbesondere bei persistierenden Positivsymptomen, prädominanten Negativsymptomen, schweren ausgeprägten depressiven Episoden oder beeinträchtigenden kognitiven Defiziten sind verschiedene multiprofessionell durchgeführte therapeutische Interventionen notwendig (siehe Kap. 3, 5, 6 und 7), um eine symptomatische und funktionelle Verbesserung für die betroffenen Personen mit dem Ziel einer möglichst weitgehenden Genesung anzustreben. Aber auch akute psychotische Episoden zu Beginn der Erkrankung oder im Kontext eines Rezidivs bedürfen einer komplexen individuell ausgerichteten Behandlung unter Einbezug des sozialen Umfelds (siehe Kap. 6). Somatische Komorbiditäten im Verlauf der Erkrankung und somatische Differenzialdiagnosen zu Beginn der Erkrankung müssen gezielt abgeklärt und behandelt werden (siehe Kap. 2), was in dieser Population häufig nur im stationären Setting gelingt. Die Indikationen für eine stationäre psychiatrisch-psychotherapeutische Behandlung werden in der Empfehlung 151 dargestellt. Dabei sollten die strukturellen und personellen Erfordernisse für eine evidenzbasierte Diagnostik und Behandlung für Menschen mit einer Schizophrenie während der stationären Behandlung gegeben sein (siehe Kap. 2, 3, 5, 6 und 7).

Die Verordnung über Maßstäbe und Grundsätze für den Personalbedarf in der stationären Psychiatrie (Psychiatrie-Personalverordnung (Psych-PV)) regelt zum Zeitpunkt der Erstellung dieser Leitlinie in Deutschland den finanziellen Rahmen des Personaleinsatzes in der stationär-psychiatrischen Versorgung. Beachtet werden muss jedoch, dass die Bemessungsgrundlage aus dem Jahre 1991 weder den Zeitbedarf für eine komplexe psychiatrisch-somatische Differenzialdiagnostik, eine risikoadaptierte Pharmakotherapie, ein partizipatives, autonomieförderndes und zwangsvermeidendes therapeutisches Vorgehen, eine störungsorientierte Psychotherapie sowie der Komplexität der Erkrankung angemessene psychosoziale Therapien für Menschen mit einer Schizophrenie nach heutiger Evidenzgrundlage berücksichtigt. Insbesondere der therapeutische Kontakt- und Beziehungsaufbau, das Finden einer kommunikativen Basis, die Klärung von Behandlungszielen sowie die Erarbeitung von Vertrauen und Motivation für sämtliche Behandlungsmaßnahmen erfordern spezifische psychiatrisch-psychotherapeutische Kenntnisse und ausreichende zeitliche Ressourcen auf Seiten des Personals. Motivationale und vertrauensbildende Interventionen und Bedenkzeiten mit dem Ziel der Partizipation und Vermeidung von Behandlungsabbrüchen oder Zwangsmaßnahmen sowie die Erstellung von gemeinsamen Krisenplänen/Behandlungsvereinbarungen (siehe Kap. 7) verlangen ebenfalls ausreichende personelle Spielräume. Im Falle von Zwangsmaßnahmen werden diese Elemente durch eine Nachbesprechung der Zwangsmaßnahmen ergänzt (siehe Kap. 7). Um das komplexe Angebot einer zeitgemäßen Behandlung von Menschen mit einer Schizophrenie vorhalten zu können, ist im Rahmen einer stationären Behandlung eine entsprechende personelle Ausstattung erforderlich.

Allerdings müssen die folgenden zeitlichen Empfehlungen stets phasenspezifisch und indikationsgesteuert betrachtet werden und können sicher nicht für jede betroffene Person angewendet werden. Sie sollen lediglich einen Rahmen für ein evidenzbasiertes stationäres Behandlungsangebot für Menschen mit einer Schizophrenie darstellen.

Eine Arbeitsgruppe hat basierend auf der vorherigen Version dieser Leitlinie [161], der NICE-Leitlinie [160] sowie weiteren Quellen eine Berechnung des benötigten Personalbedarfs für die stationäre Behandlung von Menschen mit einer Schizophrenie auf der Basis eines idealtypischen Behandlungsplans erstellt [982]. Dieser Behandlungsplan wurde als Grundlage für eine adaptierte Darstellung unter Berücksichtigung der neuen Empfehlungen für die Behandlung von Menschen mit einer Schizophrenie verwendet.

Für diese Leitlinie wurde ein Beispiel-Wochenplan (siehe Tab. 9.1) mit Therapieangeboten erstellt, der individuell auf die Bedürfnisse, Symptomatik und Erkrankungsphase, sowie entsprechend der individuell abzusehenden stationären Verweildauer der betroffenen Personen angepasst werden muss. Allerdings soll dieser Wochenplan lediglich einen Rahmen für die Umsetzung der neuen Diagnostik- und Therapieempfehlungen bieten.

Die hier vorgeschlagenen Zeiten wurden an die neuen Empfehlungen dieser S3-Leitlinie angepasst, wobei es sich hier um Vorschläge handelt, die individuell auszurichten sind. So sind die vorgeschlagenen Gruppentherapien ggf. auch im Einzelsetting notwendig oder entsprechend der vorhandenen Einschränkungen zu verkürzen oder vermehrt Pausenzeiten einzurichten. Kaum ein schwer erkrankter Betroffener wird ein umfassendes Therapieprogramm mit simultanem Einsatz aller vorgeschlagenen Bausteine absolvieren können.

In diesen Fällen wird der Fokus der therapeutischen Arbeit eher auf die Herstellung eines Arbeitsbündnisses und einer kommunikativen Basis, auf die Subjektivität des Patienten zentrierte, verstehende Interventionen, die Etablierung des therapeutischen

Rahmens (z. B. eines verlässlichen Gesprächssettings), auf motivationale Interventionen, auf Deeskalation und Vermeidung von Zwangsmaßnahmen und eine partizipative Behandlungsplanung, am ehesten im Einzelsetting und im Kontakt mit Angehörigen/anderen, gelegt werden.

Empfehlung 157	Empfehlungsgrad
Im Rahmen einer stationären Behandlung soll eine multiprofessionelle Therapie mit verschiedenen, sowohl konsensbasierten beziehungsfördernden und bedürfnisorientierten als auch evidenzbasierten störungsorientierten Interventionen angeboten werden.	**KKP**

Tab. 9.1 Vorschlag eines komplexen stationären Therapieangebots zur Umsetzung der neuen Schlüsselempfehlungen dieser Leitlinie. Diese Tabelle stellt eine Beispielswoche dar. Die vorgeschlagenen Interventionen sind alle in evidenzbasierten Schlüsselempfehlungen niedergelegt (siehe Kap. 2, 3, 5, 6 und 7) – diese Therapiezusammenstellung an sich wurde in keiner Studie überprüft

	Minuten/ Woche	Patientenzahl
Aufnahme (siehe Kap. 2)	**180**	
Psychiatrisch-psychotherapeutische und somatische Aufnahmediagnostik inkl. Einleitung Organdiagnostik (ggf. zu verteilten Zeitpunkten)	180 (Einmalig)	1
Allgemeine Behandlung (siehe Kap. 2, 3, 5, und 7)	**65**	
25–50 Minuten Visite (z. B. 5 × 10 oder 2 × 15 Minuten), inkl. Nebenwirkungsmanagement, Beratung Pharmakotherapie und somatischer Versorgung etc.	50	1
15 Minuten Oberarztvisite	15	1
Psychiatrisch-psychotherapeutische Behandlung (siehe Kap. 3 und 6)	**150–300**	
2 × 25–50 Minuten ärztliche und/oder psychologische Psychotherapie[1] im Einzelsetting (ggf. zu verteilten Zeitpunkten)	50–100	1
1–2 × 50 Minuten Gruppentherapie und/oder	50–100	6–8
1–2 × 50 Minuten Gruppentherapie Psychoedukation	50–100	6–8
2–3 × 25–50 Minuten Kognitives Training/Remediation[2]	50–150	6–8
Psychosoziale Behandlung (siehe Kap. 3 und 6)	**400–1035**	
1–5 × 50–100 Minuten Gruppentherapie: Ergotherapie und/oder künstlerische Therapien	50–500	6–8
2–3 × 30–50 Minuten Gruppentherapie: Körper- oder Bewegungstherapie (Physiotherapie, Ausdauertraining, Yoga)	60–150	6–8
Sozialpädagogische Beratung	25	1
Alltagstraining und/oder Lebensstilinterventionen	50	6–8
Pflegegeleitete Therapien Einzel (Bezugspflege)	25–50	1
Pflegerische Kurzkontakte (mehrere Zeitpunkte)	140–210	1
Sonstige Behandlung (siehe Kap. 3 und 6)	**75–200**	
Beratung Einzelkontakt Angehörige/Vertrauenspersonen	25–50[3]	1
Beratung Gruppenkontakt Angehörige/Vertrauenspersonen	50–150[3]	6–8

Tab. 9.1 (Fortsetzung)

	Minuten/ Woche	Patientenzahl
Entlassung und Vorbereitung der Nachsorge (siehe z. B. 4c und § 39 SGBV (1a))	**75–150**	
Pflegerisches Medikamententraining (Einzel/Gruppe)	25	1/6–8
Entlassmanagement (Planung Weiterbehandlung, Rezepte, Besprechung Arztbrief, Arbeitsunfähigkeitsbescheinigungen, Einbeziehung Angehöriger etc.)	25–75	1[4]
Erstellung von Krisenplänen/Behandlungsvereinbarungen	25–75	1[4]

[1]Dies umfasst sowohl eine störungsspezifische, manualisierte Psychotherapie, aber auch psychotherapeutische Interventionen durch ärztliche und psychologische Berufsgruppen, z. B. zum Beziehungsaufbau, zur Klärung von Behandlungszielen oder zur Herstellung eines therapeutischen Arbeitsbündnisses, um Psychotherapie im engeren Sinne zu etablieren
[2]Dies umfasst auch Trainings inklusiver fachtherapeutischer Interventionen
[3]Diese Angaben beziehen sich auf die Dauer eines stationären Aufenthalts und diese Zeiten sind nicht in die Gesamtzeit pro Patient und Woche einbezogen
[4]Einmalig zum Ende des stationären Aufenthalts

9.10 Behandlung in einem Früherkennungs- und Therapiezentrum

Verschiedene wissenschaftliche Arbeitsgruppen haben Kriterien für ein klinisch erhöhtes Psychoserisiko entwickelt, die ausführlich in Kap. 7 dargestellt sind.

Ziele einer Frühintervention bei hilfesuchenden Menschen mit erhöhtem Psychoserisiko sind:

- Besserung aktueller Beschwerden und Symptome
- Vermeidung von sozialen Behinderungen
- Verhinderung oder Verzögerung der ersten psychotischen Episode

Zur Identifikation von erwachsenen Menschen mit erhöhtem Psychoserisiko werden international und in Deutschland zunehmend Früherkennungsnetzwere aufgebaut [94, 983–985], wobei die Datenlage insbesondere für Deutschland hier noch begrenzt ist. Hierzu ist die Kooperation mit anderen Institutionen, wie z. B. anderen psychiatrischen Kliniken, niedergelassenen Fachärzten und Hausärzten, niedergelassenen Psychologische Psychotherapeuten, Behörden, sowie mit Institutionen im Bildungs- und Ausbildungswesen notwendig. Räumliche Distanzen sollen durch die Etablierung von aufsuchenden Diensten überwunden werden. Da zur Zielgruppe auch Jugendliche und Heranwachsende gehören können, erfolgt die Früherkennung und –intervention im Jugendalter durch die Kinder- und Jugendpsychiatrie in Zusammenarbeit mit Einrichtungen der Erwachsenenpsychiatrie.

Empfehlung 158	Empfehlungsgrad
Zur Identifikation von erwachsenen Menschen mit erhöhtem Psychoserisiko können *Früherkennungs- und Frühinterventionsnetzwerke* in Kooperation mit weiteren Berufsgruppen und Institutionen wie z. B. Hausärzten, niedergelassenen Fachärzten, Psychologischen Psychotherapeuten, anderen psychiatrischen Kliniken, Behörden und Institutionen im Bildungs- und Ausbildungswesen gebildet werden. Diese Netzwerke sollten auch aufsuchende Dienste umfassen. Bei Jugendlichen können diese aus der Kinder- und Jugendpsychiatrie in Zusammenarbeit mit der Erwachsenenpsychiatrie entstehen.	**KKP**

Adaptation und Anpassung AWMF-Leitlinie „Schizophrenie" 2006 [161], Adaptation NICE-Leitlinie „Psychosis and schizophrenia in adults" 2014 [149] und Adaptation NICE-Leitlinie „Psychosis and schizophrenia in children and young people" 2013 [755]. Für weitere Details siehe Empfehlungen 133 bis 136.

Um die formulierten Ziele der Frühintervention zu erreichen, werden zunehmend Früherkennungs- und Frühtherapiezentren implementiert [94], welche sowohl gezielte Öffentlichkeitsarbeit betreiben als auch störungs- und syndromorientierte sowie inklusionsfokussierte IPS-Mitarbeiter, und Behandlungs- und Beratungsangebote durch Sozialarbeiter vorhalten. Die Einzelstrategien der Frühinterventionen bei Risikopersonen, wie z. B. kognitive Einzel- und Gruppentherapie sowie Familienintervention, sind auch für den deutschsprachigen Raum positiv evaluiert [94, 852] (siehe auch Kap. 7). Zur Wirksamkeit von Frühinterventionszentren liegen in Deutschland noch keine Daten vor. Die Erfahrungen an den Früherkennungszentren zeigen, dass die empathische und individualisierte Informationsvermittlung in einem angemessenen Setting meist zur Entlastung bei den Betroffenen führt. Zu dieser Beobachtung liegen auch erste empirische Daten vor [986, 987]. Zentren, welche diagnostische und therapeutische Angebote für Risikopersonen vorhalten, sollten demnach einer Reihe von Anforderungen gerecht werden [62, 63, 984, 985, 988], die in der folgenden Infobox zusammengefasst werden.

Infobox Aufbau und Angebote eines Früherkennungs- und Frühtherapiezentrums
Früherkennungs- und Frühtherapiezentren sollten Öffentlichkeitsarbeit leisten und niederschwellig, nicht stigmatisierend und überwiegend ambulant agieren, ein multiprofessionelles Team möglichst auch mit Peer-Mitarbeitern umfassen sowie über eine aufsuchende Komponente verfügen. Sie sollten auf die speziellen Bedürfnisse von jungen Erwachsenen und Jugendlichen zugeschnitten sein. In den Früherkennungs- und Therapiezentren sollen Menschen mit erhöhtem Psychoserisiko folgende Angebote gemacht oder vermittelt werden:

- Diagnostik eines erhöhten Psychoserisikos durch Fachärzte oder Psychologische bzw. Kinder- und Jugendpsychotherapeuten (siehe Kap. 7)

- Eine durchgehende Betreuung und fortlaufende Verlaufsbeobachtung (siehe Kap. 7)
- Kognitive Verhaltenstherapie, Individual Placement and Support (IPS) und sozialarbeiterische Hilfen, um die Krankheitssymptome zu mildern, das Risiko für eine Verschlimmerung des Krankheitsprozesses und das Auftreten einer Psychose sowie die frühen sozialen Folgen zu reduzieren (siehe Kap. 6)
- Symptomorientierte Pharmakotherapie in bestimmten Konstellationen (siehe Kap. 7).
- Einbezug Angehöriger/Bezugspersonen nach Einwilligung der betroffenen Personen
- Kooperation mit Hausärzten nach Einwilligung der betroffenen Personen
- Bei Bedarf Unterstützung zur Reduktion von Substanzmissbrauch sowie zur Behandlung psychischer und somatischer Komorbidität

Aufgrund der ätiopathogenetischen und klinischen Komplexität der Störungen aus dem Formenkreis der Schizophrenie sind bisher noch keine hinreichend reliablen und validen komplex konfigurierten Diagnose- und Prognosealgorithmen zur individuellen Vorhersage der Verlaufsentwicklung prämorbider Krankheitsstadien verfügbar. Bezüglich der wissenschaftlichen Evidenz der Früherkennung sowie aktueller Möglichkeiten, Grenzen und Herausforderungen sowie ethischen Implikationen siehe Kap. 7. Erst mit Einführung statistischer Verfahren aus dem Gebiet maschineller Lernverfahren [989] – analog zu anderen Bereichen der Medizin – in die multimodale Analyse genetischer, biologischer und klinischer Marker sowie von Stress- und Resilienzfaktoren mit dem Ziel der Frühdiagnostik und Prognostik im Sinne einer Personalisierten Medizin sind diese Analysesysteme in den Bereich des Möglichen gerückt [990]. In Untersuchungen unter Nutzbarmachung dieser Analysesysteme mit multivariater Modellierung konnten in Kombination verschiedener Messebenen in ersten Studien bereits verlaufsprädiktive Muster psychotischer Störungen identifiziert werden [991–993]. Bis zu einer zukünftigen Routineanwendung computerassistierter multimodaler Vorhersageverfahren in der individualisierten Früherkennung und -therapie psychotischer Störungen müssen Fragen vorrangig nach deren prädiktiven Validität, nach Risiko/Nutzen-Relation, Sicherheit und ethischen Implikationen sowie gesundheits-ökonomischen Konsequenzen beantwortet werden. Aktuell werden diese Ansätze in internationalen Projekten wissenschaftlich untersucht (z. B.: https://www.pronia. eu/; http://psyscan.eu/; https://campuspress.yale.edu/napls/). Werden die ersten vielversprechenden Befunde repliziert und vorstehende Fragen beantwortbar, kann überprüft werden, ob diese identifizierten prädiktiven Muster künftig als „Surrogatmarker" für die individualisierte Früherkennung, Diagnose- und Prognosestellung bei Störungen aus dem Formenkreis der Schizophrenie nutzbar gemacht werden können. Im Falle eines Nutzennachweises in der Zukunft würde allerdings eine Überführung dieser Entwicklung in die Routineversorgung mit strukturellen Voraussetzungen und investiven Maßnahmen verbunden sein, um entsprechend spezialisierte Zentren mit erforderlicher Ausstattung und enger Einbindung in Früherkennungsnetzwerke und andere komplexe Versorgungsstrukturen zu gewährleisten.

9.11 Milieutherapeutisch orientierte Versorgungsstrukturen und Soteria

Das zwischen 1971 und 1983 in den USA durchgeführte Soteria-Projekt wurde als innovative Versorgungsoption für junge Erwachsene mit neu diagnostizierter Schizophrenie konzipiert. Im Zentrum stand die Frage, ob eine spezifische, intensive psychosoziale Behandlung mit einem auf interpersonelle Beziehungen fokussierten therapeutischen Milieu sowie die Minimierung antipsychotischer Medikation im Vergleich zur Standardbehandlung zu gleichen oder besseren Behandlungsergebnissen führt. Weiterhin sollte der Anteil der jungen Schizophrenie-Erkrankten, die keine medikamentöse antipsychotische Langzeit-Therapie erhielten, gesteigert werden. In Deutschland wurden in einzelnen Kliniken Soteria-Elemente in die psychiatrische Routineversorgung integriert. Charakteristisch für die Soteria-Behandlung ist der Rahmen eines kleinen, wohngemeinschaftsähnlichen, intensiven, interpersonell fokussierten therapeutischen Milieus. Das Personal ist besonders darauf bedacht, die Symptome der Psychose nicht regelhaft medikamentös zu unterdrücken, sondern die Patienten in ihrer eigenen Bewältigung psychotischer Symptome und Verhaltens zu begleiten. Ziel ist die Remission der Psychose. Aus zwei älteren kontrollierten Studien ergaben sich Hinweise darauf, dass eine Subgruppe von jüngeren Menschen mit Schizophrenie, denen eine intensive psychosoziale Behandlung angeboten wurde, ohne antipsychotische Therapie remittieren und über 2 Jahre stabil bleiben konnte [994, 995]. Der Einfluss einzelner psychosozialer Interventionen auf das Behandlungsergebnis im Rahmen der Behandlung bleibt jedoch unklar, solide Prädiktoren für Remissionen ohne Antipsychotika sind nicht verfügbar. Eine Cochrane Meta-Analyse konnte basierend auf einer Studie mit 22 Teilnehmern für die 24-hour residential rehabilitation, einem Konzept, das der Soteria ähnelt, zeigen, dass Teilnehmer des Programms mehr Alltagsfähigkeiten erwerben konnten als die stationär behandelte Vergleichsgruppe [996]. Eine weitere Meta-Analyse konnte drei Studien (randomisiert, pseudorandomisiert und nicht-randomisiert) identifizieren und zeigen, dass Menschen mit frühen Phasen der Erkrankung von dem Konzept profitieren können und geringere antipsychotische Dosierungen benötigen [997]. Die aktuelle NICE-Leitlinie diskutiert das Soteria Konzept nicht mit spezifischen Empfehlungen.

Empfehlung 159	Empfehlungsgrad
Menschen mit einer Schizophrenie kann die Behandlung in einer nach Soteria-Prinzipien und mit Soteria-Elementen in der Regelversorgung geführten Einrichtung unter Berücksichtigung der Verfügbarkeit dieses Versorgungsmodells angeboten werden.	**0**

Meta-Analyse LoE1+ Calton et al. [997] und Meta-Analyse LoE1- MacPherson et al. [996]

9.12 Peer-to-Peer-Ansätze

Peer-to-Peer-Ansätze wurden in der AWMF-Leitlinie „Psychosoziale Therapien" untersucht. Es wurden keine Empfehlungen getroffen, sondern verschiedene Statements formuliert. Als Definition findet sich in der AWMF-Leitlinie „Psychosoziale Therapien" [162]:

> *„Die Welt-Gesundheitsorganisation (WHO) formuliert: „Die Beteiligung von Nutzern psychiatrischer Dienste und ihrer Angehörigen ist ein wichtiger Bestandteil des Reformprozesses". Es ist nachgewiesen, dass die aktive Beteiligung von Psychiatrie-Erfahrenen und ihren Familien die Qualität der Versorgung und der Dienste verbessert. Sie sollten ebenso an der Entwicklung und Durchführung von Ausbildungen beteiligt werden, um Mitarbeitern in der Psychiatrie ein besseres Verständnis ihrer Bedarfe zu vermitteln. "*

In dieser Leitlinie [162] wurde in Statement 5 formuliert: „Psychoedukative Ansätze nach dem Peer-to-Peer-Modell ermöglichen Patienten und Angehörigen alternative Wege, Wissenszuwachs und Krankheitskonzept positiv zu beeinflussen und das Belastungserleben zu reduzieren". In einem 2014 vorgelegten systematischen Review mit Meta-Analyse [998] wurden 18 randomisierte kontrollierte Studien mit 5597 Teilnehmern (nicht ausschließlich Schizophrenie, Menschen mit schwerer psychischer Erkrankung, nur eine Studie randomisierte ausschließlich Menschen mit einer Schizophrenie) auf die Effektivität eines community-based peer support hin untersucht. Zwar wurden vielfältige Endpunkte (z. B. Hospitalisierung, Arbeit, Symptome, Empowerment u. a.) untersucht, aber kein primärer Endpunkt definiert. Die Analyse erbrachte keine Hinweise, dass Peer-Support die Zahl der Hospitalisierungen, die Symptomschwere oder die Zufriedenheit mit dem Versorgungssystem verbessert. Ein positiver Effekt der Intervention wurde auf die Endpunkte Hoffnung (SMD = −0,14; −0,27 bis −0,02) und Recovery (SMD = −0,24; −0,39 bis −0,09) gefunden, wobei hierfür ein hohes Verzerrungsrisiko berichtet wurde [998]. Die letzteren Effekte fanden sich am Ende der jeweiligen Interventionen sowie im 6-Monats Follow-up [998]. Eine narrative Übersichtsarbeit greift die Befunde der zuvor zitierten Meta-Analysen auf und verdeutlicht das Potential des Peer-Support, arbeitet jedoch auch die unzureichende Eidenzlage heraus [999]. Eine weitere systematische Übersichtsarbeit untersuchte sieben Studien (davon drei randomisierte kontrollierte Studien), um die Effektivität von Peer-Interventionen auf die somatische Gesundheit und Lebensführung von Menschen mit schweren psychischen Erkrankungen zu beurteilen. Aufgrund der kleinen Fallzahlen und großen Heterogenität konnte keine konsistente Evidenz für die Effektivität der Intervention gefunden werden [1000]. In diesem Bereich besteht ausgepräger Forschungsbedarf.

Empfehlung 160	Empfehlungsgrad
Peer-to-Peer Konzepte können Menschen mit einer Schizophrenie mit dem Ziel des Erreichens einer höheren Zuversicht und Recovery angeboten werden. (0) Psychoedukative Ansätze nach dem Peer-to-Peer- Modell können Patienten und Angehörigen und anderen Vertrauenspersonen angeboten werden, um alternative Wege zu ermöglichen, Wissenszuwachs und Krankheitskonzept positiv zu beeinflussen und das Belastungserleben zu reduzieren (KKP).	**0/KKP**

Meta-Analyse LoE 1- Lloyd-Evans et al. [998], es finden sich wenige spezifische Befunde für Schizophrenie, AWMF-Leitlinie „Psychosoziale Therapien bei Menschen mit schweren psychischen Erkrankungen" (nicht spezifisch für Schizophrenie) 2013/2018 [162]

9.13   Psychoseseminar/Trialog

Der Trialog bzw. das Psychoseseminar wurde 1989 von Dorothea Buck und Thomas Bock entwickelt und findet seit 1994 Nachahmerveranstaltungen im deutschsprachigen, jedoch auch im fremdsprachigen Raum [1001]. Das Psychosseminar bzw. der Trialog bezeichnet die öffentliche Zusammenkunft von psychoseerfahrenen Personen (im Trialog auch als Psychiatrieerfahrene oder Erfahrungsexperten/Experten aus Erfahrung bezeichnet), Angehörigen und anderen Vertrauenspersonen (im Trialog auch als Experten aus Angehörigenschaft bezeichnet) sowie Mitarbeitern psychiatrischer Einrichtungen (im Trialog auch als Experten aus Tätigkeit oder Profi/Professionelle bezeichnet) in ihrer Freizeit in einem Raum außerhalb der psychiatrischen Institutionen (z. B. in Räumen der Volkshochschule, der Kommune oder einem Verein). Interessierte Bürger können ebenfalls teilnehmen. Die einzelne Trialogveranstaltung stellt eine offene Gruppe dar (variable Teilnehmeranzahl 10–150 Personen), die von Vertretern der 3 Teilnehmergruppen (= trialogisch) moderiert wird. Sie dauert im Schnitt 90–120 Minuten, erfolgt regelmäßig (z. B. monatlich) und zu einem bestimmten Thema, das vorher durch die den Trialog organisierende Gruppe festgelegt wurde. Dabei geht es in den Veranstaltungen nicht um wissenschaftliche Erkenntnisse oder persönliche Meinungen, sondern um die eigenen Erfahrungen. Insofern gilt der Grundsatz einer Vielstimmigkeit, einer gleichen Gültigkeit der Perspektiven und eines Absehens von Konsensfindung oder Rechthaben. Typischerweise stehen viele unterschiedliche Perspektiven nebeneinander im Raum und erlauben so den Teilnehmern, die Perspektiven der jeweils anderen Teilnehmergruppen besser nachzuvollziehen. Alle Themen, die sich den Themenfeldern psychische Krise, Psychose und Psychiatrie zuordnen lassen, können auf diese Weise aus der jeweils eigenen Erfahrungsperspektive trialogisch angesprochen werden. Das offene, gleichwertige verständigungsorientierte Austauschen der Perspektiven und freie öffentliche Erzählen eigener Erfahrungen wird von den Teilnehmern als heilsam und wertschätzend erlebt [1002].

9.14 Betriebsnahe Versorgungsnetze für Menschen mit Schizophrenie

Da sich die Ersterkrankung von Menschen mit Schizophrenie häufig in jungen Jahren und nach einer längeren unspezifischen prodromalen Phase entwickelt, spielt die Früherkennung, Behandlung und Versorgung von Menschen mit Schizophrenie im Ausbildungs- und Arbeitskontext eine nicht unwesentliche Rolle.

Die Relevanz psychischer Erkrankungen wird häufig erst am Ausbildungs- und Arbeitsplatz wirklich deutlich, Interventionen erfolgen jedoch meist erst verzögert, in jedem Falle ist von einer erheblichen Stigmatisierung auszugehen [1003]. Hier kann die Etablierung von „betriebsnaher" Behandlung und Versorgung, d. h. einer engen formalisierten Kooperation zwischen Arbeitsumfeld (in der Regel dem Betriebsarzt), hausärztlicher Betreuung und fachärztlicher Behandlung (und/oder einem Früherkennungs- und Interventionszentrum) mit strukturierten Behandlungspfaden zu einer deutlichen Behandlungsoptimierung und Destigmatisierung führen. Eine betriebsnahe Versorgung scheint Akzeptanz unter den Patienten zu finden und könnte den Behandlungszugang verbessern [1004]. Für somatische und andere psychische Erkrankungen konnte bereits ein positiver Einfluss betriebsnaher Angebote festgestellt werden [1005, 1006]. Speziell für Menschen mit Schizophrenie liegen solche Ergebnisse bisher noch nicht vor.

Allerdings scheint hinsichtlich des psychosozialen Behandlungserfolgs und der Lebensqualität ein möglichst langer Verbleib im regulären Ausbildungs- und Arbeitsumfeld ein wesentlicher, prognostisch günstiger Faktor für Menschen mit psychischen Erkrankungen, auch für Menschen mit Schizophrenie, zu sein [1007].

Dennoch existieren in der Behandlung von Menschen mit Schizophrenie bisher vorrangig Versorgungsmodelle, die eher an einen Wiedereinstieg nach Verlust der Arbeit (siehe Kap. 8; Rehabilitation) als an eine primär den Arbeitsplatz erhaltende Intervention denken lassen. Hier können betriebsnahe Versorgungsnetzwerke, die eine Früherkennung beinhalten, eine wesentliche Lücke schließen. Die in Deutschland bisher bestehenden betriebsnahen Versorgungsnetze sollten entsprechend auch für Menschen mit Schizophrenie genutzt werden.

Empfehlung 161	Empfehlungsgrad
Menschen mit Schizophrenie sollten durch betriebsnahe multiprofessionelle Versorgungsnetze unterstützt und behandelt werden, um eine frühzeitige Erkennung und Behandlung möglicher krankheitsbedingter Defizite und eine kontinuierliche Ausbildungs- und Erwerbsfähigkeit auf dem ersten Arbeitsmarkt zu ermöglichen.	**KKP**

Adaptiert nach NICE-Leitlinie „Psychosis and schizophrenia in adults: prevention and management" 2014 [149]

Inhaltsverzeichnis

10.1 Kosteneffektivität allgemein

Die Schizophrenie zählt aufgrund des frühen Ersterkrankungsalters, den häufig chronischen Verläufen und den Beeinträchtigungen in den Lebensbereichen Wohnen, Arbeit und Sozialbeziehungen unter den pychischen Erkrankungen zu den Störungsbildern mit hohen Pro-Kopf-Versorgungskosten. Trotz der hohen Budgetrelevanz haben gesundheitsökonomische Untersuchungen der verschiedenen Behandlungs- und Versorgungsformen im Bereich der Schizophrenie keine lange Tradition. In Deutschland wurden sie erst Mitte der 1990 er-Jahre zu einem kontinuierlichen Forschungsgegenstand, der jedoch auch gegenwärtig immer noch von nur wenigen Forschungsgruppen bearbeitet wird. Der Forschungsoutput ist entsprechend gering. Befunde über die Kosten und die Kosteneffektivität der Behandlung der Schizophrenie sind stets vor dem Hintergrund der jeweils implementierten psychiatrischen Versorgungsstruktur und den geltenden Finanzierungsmechanismen zu sehen und zu interpretieren. Länderspezifische Charakteristiken wie die allgemeine Organisation des Gesundheitswesens, Finanzierungsweisen und Entgeltverfahren, Verfügbarkeit einer Krankenversicherung, Lohn- und Preisgestaltung, Ausbaugrad und Integra-

© Deutsche Gesellschaft für Psychiatrie und Psychotherapie,   301
Psychosomatik und Nervenheilkunde e. V. (DGPPN) 2019
W. Gaebel et al., *S3-Leitlinie Schizophrenie*,
https://doi.org/10.1007/978-3-662-59380-6_10

tion der psychiatrischen Versorgung usw. haben einen entscheidenden Einfluss auf die Kostenentwicklung. Sowohl international als auch in Deutschlang können regional abweichende Kontextfaktoren gesundheitsökonomische Befunde entscheidend beeinflussen. Zudem beruhen empirische Kostendaten auf dem Preisniveau des jeweilig untersuchten Zeitraums und müssen beim Kostenvergleich über verschiedene Studien oder Zeiträume hinweg entsprechend angepasst werden. Demnach können Ergebnisse aus internationalen Gesundheits- und Versorgungssystemen nicht einfach auf innerdeutsche Verhältnisse übertragen werden. Selbst ein Vergleich innerdeutscher Befunde muss mit hoher methodischer Sorgfalt erfolgen.

In Deutschland ist die Erfassung von ökonomischen Daten in der Versorgung von Menschen mit Schizophrenie aufgrund hochfragmentierter Finanzierungsträgerschaften ausgesprochen schwierig. Die Finanzierungsverantwortlichkeiten sind über getrennte Sozialgesetzbücher hinweg geregelt (SGB V und SGB XII) und auf eine Vielzahl voneinander unabhängiger Finanzierungsträger verteilt. Die Kostendaten der verschiedenen Einrichtungs- und Finanzierungsträger werden in der Regel nicht abgeglichen, zusammengefasst oder vereinheitlicht vorgehalten. Dies erschwert die vollständige und valide Abbildung von Versorgungs- und Behandlungskosten im Rahmen gesundheitsökonomischer Untersuchungen erheblich.

Generell lassen sich zwei Ansätze zur Erfassung von Kostendaten unterscheiden: der Top-down Ansatz und der Bottom-up Ansatz. Die Abschöpfung aggregierter Daten einzelner Kostenträger (beispielsweise der Krankenkassen) wird als Top-down Ansatz bezeichnet. Dieser Ansatz bietet den Vorteil, dass er sich auf große Datenmengen beziehen kann. Zur Berechnung der Pro-Kopf-Kosten der Schizophrenie wird aufgrund der vergleichsweise leichten Verfügbarkeit und des Vorteils hoher Stichprobenumfänge häufig auf Datenpools der Krankenkassen zurückgegriffen. Allerdings birgt dieser Ansatz die Gefahr der reduzierten Reliabilität, da Diagnosedaten in großen Datenpools der Krankenkassen weder standardisiert sind noch hinsichtlich ihrer Qualität überprüft werden können. Weiterhin besteht das Risiko der Unvollständigkeit von Kostendaten, da indirekte Kosten nur unvollständig (über Krankschreibungen) und die Kosten der im SGB XIII geregelten komplementären und rehabilitativen Versorgung in diesen Daten gar nicht enthalten sind.

Die Alternative zum Top-down Ansatz ist die Erhebung aller relevanten Kostendaten direkt am Patienten (Bottom-up Ansatz). Diese Art der Erfassung bietet die Möglichkeit der Vollerhebung aller relevanten Informationen. Da die Detailliertheit der Datenerhebung theoretisch nicht begrenzt ist, sind Kostenerfassung und -analyse hochgradig spezifizierbar. Allerdings ist der Bottom-up Ansatz an empirische Evaluationsstudien gebunden und wird deshalb meist nur an kleinen Stichproben im Rahmen von eng umgrenzten Forschungsprojekten realisiert. Bei kleinen Stichproben wirken jedoch die jeweiligen Einschlusskriterien der Studien wie z. B. der Schweregrad oder die Dauer der Erkrankung sowie die regional variierenden Versorgungsangebote und das Hilfesuchverhalten der Patienten auf die zu erfassenden Behandlungskosten ein und limitieren die Generalisierbarkeit oder Vergleichbarkeit der Befunde. Zudem bilden direkte und indirekte Kosten in empirischen gesundheitsökonomischen Forschungsprojekten eher selten den primären Endpunkt, sondern fallen meist als Teilbefunde bei der Untersuchung anderer Zielstellungen an. Mit wenigen Ausnahmen handelt es sich bei den meisten dieser Studien um naturalistische Beobachtungs- oder Evaluationsstudien über einen bestimmten Zeitraum hin weg.

Die genannten Faktoren tragen erheblich zur Varianz von gesundheitsökonomischen Ergebnissen aus der Literatur bei. Beim Vergleich oder der Interpretation von Befunden muss deshalb stets berücksichtigt werden, ob die Kostenermittlung die für Menschen mit einer Schizophrenie relevanten Versorgungsangebote oder -sektoren (stationär, ambulant, komplementär, rehabilitativ) vollständig abbildet und welche Selektionskriterien bei der jeweils untersuchten Stichprobe vorlagen.

10.2   Sozioökonomische Kosten

Top-down Studien auf der Grundlage aggregierter Daten der Kosten-
und Finanzierungsträger
Die gemeinsam vom Statistischen Bundesamt und dem Robert-Koch-Institut getragene Gesundheitsberichterstattung des Bundes bezifferte für das Jahr 2015 die direkten Kosten von Erkrankungen aus dem Formenkreis der Schizophrenie (ICD-10 F20-29) in Deutschland auf ca. 3,12 Mrd. €. Davon entfielen ca. 2,08 Mrd. € auf die Schizophrenie (F20). Geschlechterunterschiede waren marginal (Männer: 1,06 Mrd. €, Frauen: 1,02 Mrd. €) [1008]. Bei der Berechnung wurden die Ausgaben aller Einrichtungen und Kostenträger der stationären, ambulanten, komplementären und rehabilitativen Sektoren zusammengeführt, die unmittelbar mit der Heilbehandlung, Rehabilitation, Pflege und Prävention des Krankheitsbildes verbunden waren. Nicht erfasst wurden die indirekten Kosten der Erkrankung.

Ein methodisch innovativer Top-down Ansatz aus jüngerer Zeit berechnete mittels eines sog. nicht-parametrischen genetischen Matching-Verfahrens aus Krankenkassendaten die direkten und gesellschaftlichen Kosten der Schizophrenie für das Jahr 2008 [1009]. Anhand von 8224 Versichertenpaaren (jeweils ein Versicherter mit Diagnose Schizophrenie und ein in den Hauptcharakteristiken entsprechender Versicherter ohne diese Diagnose) wurden mittlere jährliche Pro-Kopf-Kosten der Schizophrenie in Höhe von 11.304 € (direkte Kosten der Finanzierungsträger) sowie 20.609 € (gesellschaftliche Kosten, d. h. direkte und indirekte Kosten zusammen) ermittelt. Die höchsten Kostenanteile entfielen dabei auf die informelle Pflege seitens der Familien der Betroffenen (33 %), die Krankenhausbehandlung (28 %), ambulante Pflegedienste (15 %) und Krankschreibungen (13 %). Daraus ergaben sich hochgerechnet auf die gesamte Bevölkerung in Deutschland gesellschaftliche Gesamtkosten zwischen 9,6 Mrd. und 13,5 Mrd. € pro Jahr (bei Zugrundelegung einer literaturbasierten 12-Monatsprävalenz der Schizophrenie von 0,57 % bzw. 0,8 %) [1009].

Wesentliche Anteile der in den rehabilitativen und komplementären Versorgungsektoren entstehenden direkten Kosten (sozialpsychiatrische Dienste, Heimunterbringung, betreutes Wohnen, Arbeitsrehabilitation in beschützten Werkstätten usw.) wurden dabei jedoch nicht abgebildet (s. o.). Zudem wurden bei den indirekten Kosten die überproportional hohen Frühberentungen von Menschen mit Schizophrenie ebenfalls nicht erfasst. Die Befunde unterschätzen also in nicht unerheblichem Maße die tatsächlichen Kosten.

Eine weitere Top-down Studie auf der Basis von Aggregatdaten einer großen Krankenkasse unterteilte alle Versicherten mit Diagnosen aus dem Formenkreis der Schizophrenie (ICD-10 F20-F29) nach solchen, die im Bezugszeitraum (2005 und 2006) mindestens eine stationäre psychiatrische Behandlung aufgrund der Schizophrenie erhalten hatten (n = 1449) und solche ohne stationäre psychiatrische Behandlung (n = 8497). Die mittleren jährlichen direkten Pro-Kopf-Kosten, die von der Krankenkasse aufgewendet wurden, betrugen in der ersten Gruppe 16.824 € und in der zweiten Gruppe 4029 €. Aufgrund des Unterschieds identifizierten die Autoren die Krankenhausbehandlung als wesentlichen Kostentreiber der Schizophreniebehandlung [1010], ohne dass diese Schlussfolgerung durch methodisch angemessene gesundheitsökonomische Berechnungen wie z. B. eine Kosteneffektivitätsanalyse abgesichert wurde.

Bottom-up Studien mit Befunden aus empirischen Forschungsprojekten
Heider und Kollegen [1011] berechneten im Rahmen einer internationalen Kostenstudie bei 618 Menschen mit Schizophrenie aus zwei ost- und zwei westdeutschen Regionen mittlere jährliche direkte Pro-Kopf-Kosten in Höhe von 5848 €, bezogen auf Preise der Jahre 1999 und 2000. Allerdings beschränkte sich der in monetäre Größen umgerechnete Ressourcenverbrauch der Patienten nur auf psychiatrische Krankenhäuser und Tageskliniken, niedergelassene Allgemeinmediziner, Psychiater und psychologische Psychotherapeuten sowie die psychopharmakologische Medikation. Obwohl die Datenerhebung nach dem Bottom-up Prinzip direkt an den Stichprobenpatienten erfolgte und eine weitreichende Erfassung möglich gewesen wäre, wurde damit nur ein ähnlich selektiver Ausschnitt aus dem Schizophrenie-Versorgungsspektrum abgebildet wie in den o. g. Top-down Studien. Da die rehabilitativen und komplementären Versorgungsbereiche unberücksichtigt blieben, unterschätzen die Ergebnisse die tatsächlichen direkten Kosten ebenfalls erheblich.

Eine weitere internationale Kostenstudie mit deutscher Mitwirkung ermittelte für das Jahr 2004 in der beteiligten deutschen Versorgungsregion mittlere direkte jährliche Pro-Kopf-Kosten eines Menschen mit einer Schizophrenie (ICD-10 F20-29) in Höhe von 16.868 €. Einbezogen waren hier die Kosten aller Versorgungseinrichtungen aus den stationären, ambulanten, rehabilitativen bzw. komplementären Sektoren [1012]. Die eigentliche Untersuchung, in der die Kostendaten als sekundärer Outcome generiert wurden, hatte klinische Zielsetzungen und wies ein randomisiert-kontrolliertes Studiendesign auf. Die deutsche Stichprobe war mit 66 Patienten jedoch nicht sehr groß.

Aus der gleichen Arbeitsgruppe stammt eine weitere randomisiert-kontrollierte Studie, die in fünf psychiatrischen Zentren in Deutschland die Kosten von stationären arbeitsrehabilitativen Maßnahmen gegenüber den Kosten von stationärer Ergotherapie sowie die jeweiligen Effekte untersuchte. Hier ergaben sich für das Bezugsjahr 2001 mittlere direkte jährliche Pro-Kopf-Kosten in Höhe von 14.199 € bei Patienten, die bei einem stationären psychiatrischen Aufenthalt 48 Monate vor der Kostenerfassung arbeitsrehabilitative Maßnahmen erhalten hatten. Erfasst waren dabei alle im Untersuchungsjahr in Anspruch genommenen psychiatrischen Maßnahmen (stationär, ambulant, komplementär und rehabilitativ). Bei Patienten der im psychiatrischen Krankenhaus ergotherapeutisch versorgten Kontrollgruppe betrugen die mittleren jährlichen Gesamtkosten 13.036 €. Der Unterschied lag im Zufallsbereich. Allerdings zeigten sich trotz einheitlicher Einschlusskriterien erhebliche und statistisch signifikante regionale Unterschiede in den direkten Kosten, die je nach Studienregion zwischen 10.454 € und 22.289 € pro Kopf und Jahr schwankten [1013].

Die gesundheitsökonomischen Publikationen über das sog. „Regionale Psychiatriebudget (RPB)" Itzehoe (s.u.) weisen ebenfalls jährliche Kosten der psychiatrischen Gesamtversorgung von Menschen mit einer Schizophrenie aus [1014]. Dabei wurde zwischen den Kosten von Patienten in der Modellregion Itzehoe, die im Rahmen eines integrierten Versorgungsmodells behandelt wurden, und den Kosten von Patienten aus dem Kreis Dithmarschen, die nicht nach den Modellbedingungen behandelt wurden, unterschieden. Die mittleren jährlichen Pro-Kopf Kosten der Patienten aus der Modellregion betrugen 18.440 €, die der Patienten aus der Kontrollregion 25.144 €. Die Studie wies einen vergleichsweise langen Beobachtungszeitraum auf, der sich von 2005 bis 2008 erstreckte. Diese Jahre stellen die Bezugsjahre der angegebenen Kosten dar.

Karow und Kollegen [1015] berechneten in einer Analyse der aufsuchenden Behandlung im gemeindepsychiatrischen Settting (Assertive Community Treatment, ACT) mittlere jährliche direkte Pro-Kopf-Kosten von Patienten der Interventionsgruppe mit Diagnose aus dem Formenkreis der Schizophrenie in Höhe von 12.995 €. Die unter gemeindepsychiatrischen Routinebedingungen behandelten Kontrollgruppen-Patienten wiesen mittlere jährliche Kosten in Höhe von 15.497 € auf. Das Bezugsjahr war 2007.

Es liegen keine aktuellen systematischen Reviews von Studien über Kosten der Versorgung von Menschen mit Schizophrenie in Deutschland vor. Es gibt lediglich zwei Übersichtsarbeiten aus den frühen Phasen des Bezugszeitraums dieser Leitlinie [103, 1016] mit Studien und Kostenbefunden aus Deutschland, die jedoch aus den 1990er-Jahren stammen und deshalb für die vorliegende Leitlinie nicht mehr relevant sind. Die wenigen empirischen Einzelstudien sind von reduziertem Evidenzgrad. Die jeweiligen Stichproben sind nicht repräsentativ und nur schwer miteinander vergleichbar. Überwiegend beziehen sich die Studien jedoch auf chronisch kranke Menschen mit langer Krankheitsgeschichte und höheren Schweregraden. Die Kostenbefunde sind zudem stark kontextabhängig. Vor diesem Hintergrund bewegt sich die Bandbreite der mittleren jährlichen direkten Pro-Kopf-Kosten für die gesamte psychiatrische Versorgung eines Menschen mit einer Schizophrenie aus empirischen Studien zwischen 10.454 € und 25.144 € [1012–1015]. Tab. 10.1 verdeutlicht die große Schwankungsbreite der Befunde über jährliche direkte psychiatri-

Tab. 10.1 Jährliche direkte psychiatrische Pro-Kopf Kosten der Versorgung von Erkrankungen aus dem Formenkreis der Schizophrenie aus empirischen Studien in Deutschland

Studienregion	Bezugsjahr	Mittlere direkte psychiatrische Versorgungskosten pro Patient und Jahr (in €)	Studie
Düsseldorf	2001/2002	11.205	Salize et al. [1013]
Hannover	2001/2002	22.289	Salize et al. [1013]
Mannheim	2001/2002	10.454	Salize et al. [1013]
Osnabrück	2001/2002	13.578	Salize et al. [1013]
Tübingen	2001/2002	14.967	Salize et al. [1013]
Mannheim	2004	16.868	Salize et al. [1012]
Itzehoe	2005–2008	18.440	König et al. [1014]
Dithmarschen	2005–2008	25.144	König et al. [1014]
Hamburg	2007	12.995	Karow et al. [1015]
Hamburg	2007	15.497	Karow et al. [1015]

sche Pro-Kopf Kosten der Versorgung von Erkrankungen aus dem Formenkreis der Schizophrenie aus empirischen Studien. In die Tabelle aufgenommen wurden nur Studien, welche Kosten der psychiatrischen Gesamtversorgung und nicht nur Kosten von Teilbereichen daraus auswiesen. Die Vergleichbarkeit der Befunde ist aufgrund der o. g. methodischen Einschränkungen begrenzt. Die Unterschiede zwischen den Versorgungsregionen geben jedoch Hinweise auf den möglichen Einfluss regional unterschiedlicher Versorgungsangebote und -bedingungen. Darüber hinaus variieren Schweregrad und Erkrankungsdauer der Patienten in den einzelnen Studien. Die Stichproben wiesen zum Teil nur geringe Patientenzahlen auf.

Eine Hochrechnung der Pro-Kopf-Kosten aus diesen empirischen Studien auf die bundesweit tatsächlich jährlich anfallenden Gesamt-Versorgungskosten für die Schizophrenie müsste die Kostenwerte mit der Behandlungsprävalenz der Schizophrenie im Bezugsjahr multiplizieren. Weder für die Jahresprävalenz der Schizophrenie noch für die davon deutlich abweichende Behandlungsprävalenz der Schizophrenie liegen jedoch gesicherte Werte vor, sodass diese Berechnung auch angesichts der geringen Generalisierbarkeit der Werte kaum sinnvoll erscheint. Zudem würde die erhebliche Spannbreite der empirischen Kostenwerte zu einer kaum noch aussagekräftigen Varianz der Gesamtkosten führen.

Damit stellen die jährlichen direkten Gesamtkosten für die Schizophrenie in Deutschland aus der Gesundheitsberichterstattung des Bundes die diesbezüglich noch am ehesten belastbaren Schätzwerte dar (s. o.). Aussagen zu den indirekten Kosten der Schizophrenie für Deutschland sind derzeit nicht möglich. Hier kommt der Umstand zum Tragen, dass die Zahl von früh aus dem Erwerbsleben ausgegliederten Menschen mit einer Schizophrenie (sog. Frühberentungen) im Vergleich zu Menschen mit somatischen Erkrankungen überaus hoch ist. Die üblichen Erfassungs- und Berechnungsmethoden von Produktivitätsausfällen und indirekten Kosten, die sich weitgehend auf die Zählung von Krankschreibungstagen stützen, berücksichtigen dies nicht und bilden deshalb die indirekten Kosten der Schizophrenie nur unvollständig ab.

10.3　Kosteneffektivität einer antipsychotischen Therapie

Die Therapie mit Antipsychotika ist im Vergleich zu anderen Therapieformen die am häufigsten gesundheitsökonomisch untersuchte Behandlungsform im Bereich der Schizophrenie. Das erhöhte Forschungsaufkommen in diesem Bereich geht u. a. zurück auf die seit den 1990´er-Jahren verstärkt erfolgte Markteinführung und -erweiterung von Second Generation Antipsychotics (SGAs), deren vergleichsweise hohe Marktpreise durch den Nachweis zusätzlicher Therapieeffekte gerechtfertigt werden sollten. Ein nicht zu vernachlässigender Anteil gesundheitsökonomischer Studien in diesem Bereich wurde deshalb von den Herstellern entsprechender Präparate initiiert oder unterstützt.

Generell sollten aufgrund der Budgetrelevanz und des möglichen Einflusses gesundheitsökonomischer Befunde auf Allokationsentscheidungen neben der methodischen Bewertung entsprechender Studien stets auch mögliche Interessenlagen oder -konflikte berücksichtigt und geprüft werden.

In der Gesundheitsökonomie erfolgt die Berechnung der Kosteneffektivität von medizinischen Maßnahmen mittels des sog. inkrementellen Kosteneffektivitätsverhältnisses (engl. Incremental cost-effectiveness ratio (ICER)). Der ICER ist der Quotient aus der jeweiligen Differenz von Behandlungskosten und dem Behandlungsergebnis einer zu bewertenden neuen Maßnahme und deren Vergleichsgröße (TAU). Die valide Bestimmung der Kosten einer Maßnahme ist wie oben beschrieben komplex. Sie wird durch nationale Finanzierungs- und Budgetierungsstrukturen sowie die Preisgestaltung von Behandlungsmaßnahmen innerhalb eines Gesundheitssystems signifikant beeinflusst. Da diese Faktoren direkt in den o. g. Quotienten einfließen, ist bei Kosteneffektivitätsanalysen eine nationale Betrachtungsweise wünschenswert. Die unreflektierte Übertragung internationaler Befunde auf deutsche Verhältnisse ist stets problematisch [979]. Deshalb sind insbesondere die bei Kosteneffektivitätsanalysen von Antipsychotika häufig vorzufindenden internationalen Multicenterstudien dahingehend zu prüfen, ob Befunde die deutschen Verhältnisse richtig abbilden und verallgemeinerte Befunde auf die deutschen Verhältnisse überhaupt übertragbar sind.

Neben der korrekten Erfassung der Kosten einer Behandlungsmaßnahme ist die Wahl eines geeigneten Ergebnis-, Nutzen- oder Effektivitätsparameters für die Berechnung der

Kosteneffektivität von entscheidender Bedeutung. In den meisten gesundheitsökonomischen Studien zur Schizophrenie werden die Verringerung von stationären psychiatrischen (Wieder-)Aufnahmen, die Krankenhausverweildauer oder vergleichbare Parameter als Effektivitätskriterium gewählt. Dies geschieht deshalb, weil die Krankenhausbehandlung das kostenintensivste Modul der Schizophreniebehandlung darstellt und bei der Krankenhausbehandlung die deutlichsten Einspareffekte zu erwarten sind.

Bei dieser Wahl ist allerdings problematisch, dass auf die stationärpsychiatrische Aufnahme und Entlassung unter Umständen weitere – klinische, administrative oder andere – Einflussgrößen einwirken, die vom jeweiligen Studiendesign nicht erfasst oder kontrolliert werden können.

Die beobachtete Veränderung der Krankenhaushäufigkeit in einer Studie einer einzigen isolierten Studienintervention zuzuschreiben kann vor allem dann problematisch sein, wenn die Nachbeobachtung unter naturalistischen Versorgungsbedingungen stattfindet, in der vielfältige, nicht mehr kontrollierte Faktoren wirksam sein können.

Nichtsdestotrotz findet sich in der Literatur vielfach die verkürzte Behauptung von Einspareffekten, die sich auf reduzierte Krankenhaushäufigkeiten berufen und einer bestimmten psychiatrischen Maßnahme zugeschieben werden, ohne dass das Studiendesign eine solche Zuordnung überhaupt zulässt oder die dazu notwendigen gesundheitsökonomischen Berechnungen durchgeführt wurden.

Ein weiteres Nutzenkriterium, das häufig in die psychiatrischen Kosteneffektivitätsanalysen einbezogen wird, ist die Lebensqualität der Patienten. Sie fließt in Form von sogenannten qualitätsadjustierten Lebensjahren (QALYs) in die Analysen ein, die durch die jeweilige Behandlungsmaßnahme generiert werden.

Dieser Endpunkt stellt im Gegensatz zu der von Arzt- oder Expertenseite angeordneten stationären psychiatrischen (Wieder-)Aufnahme einen radikalen Perspektivenwechsel hinsichtlich des Nutzenkriteriums einer Behandlung dar, da die Bewertung der Effektivität der entsprechenden Behandlungsmaßnahme vollständig dem subjektiven Empfinden des Patienten unterliegt.

Methodisch gesehen macht die Verwendung klinischer oder subjektiver Erfolgskriterien einer Behandlung den Unterschied zwischen den Kosteneffektivitäts-Studien (cost-effectiveness-study) und den Kosten-Nutzwert-Studien (cost-utility-study) aus. Kosten-Nutzwert-Studien erfordern die komplexere Erfassung sogenannter Präferenzwerte bei der Messung der subjektiven Lebensqualität, die dann mit den Kosten der Behandlung gewichtet werden. In Deutschland stellen jedoch im Gegensatz zu den angloamerikanischen Ländern die Kosten pro qualitätsadjustiertem Lebensjahr in der psychiatrischen Versorgungsplanung kein offizielles Kriterium zur Bewertung oder Zulassung einer Behandlungsmaßnahme dar. Entsprechend selten finden sich Studien aus dem deutschen Versorgungsbereich, die Kosten per qualitätsadjustiertem Lebensjahr als Zielkriterium berechnen.

Ein in der Analyse der Kosteneffektivität von Antipsychotika häufig zu findender Ansatz zur Analyse ist die großflächige Simulation des Verhältnisses von Kosteneinsatz zu dem damit zu erreichenden Zusatznutzen mittels sogenannter analytischer Entscheidungsmodelle (decision-analytic models). Diese Simulationsstudien erheben nicht eigene empirische Daten am Patienten, sondern sie verwenden epidemiologische, Kosten- oder weitere Aggregatdaten aus der Forschungs- oder sonstigen Literatur zur Berechnung entsprechender Effekte. Der Evidenzgrad der Befunde aus solchen Simulationsstudien ist vor dem Hintergrund der hier anzulegenden Kriterien gering. Trotz der abweichenden methodischen Tiefenschärfe und der geringen Vergleichbarkeit der Befunde beziehen Meta-Analysen oder Übersichtsarbeiten jedoch häufig Simulationsmodelle und empirisch-prospektive Kosteneffektivitätsstudien gleichermaßen in ihre Analysen ein.

10.3.1 Evidenz aus Reviews und Übersichtsarbeiten

Der im Erfassungszeitraum aktuellste systematische Review von Studien zur Kosteneffektivität von Antipsychotika schloss 28 internationale Studien ein, die zwischen 1998 und 2012 (86 % davon zwischen 2005 und 2008) publiziert worden waren [1017]. Die meisten Studien waren Simulationsstudien oder analytische Entscheidungsmodelle (s. o.). Lediglich eine davon – allerdings ebenfalls eine Simulationsstudie – stammte aus Deutschland [1018]. Im Vergleich zu anderen Präparaten oder Applikationsformen war über alle Studien hinweg die antipsychotische Depotbehandlung mit Risperidon mit Kosteneinsparungen und zusätzlichem klinischen Nutzen verbunden und wurde von den Autoren des Reviews insgesamt als die dominierende kosteneffektive Strategie identifiziert. In zwei britischen Studien stiegen jedoch bei Risperidon-Anwendung die Kosten sowie die Krankenhaustage der entsprechend behandelten Patienten im Vergleich zu anderen Präparaten an. Darüber hinaus zeigte sich in zwei weiteren Studien eine überlegene Kosteneffektivität der oralen oder Depot-Anwendung von Olanzapin im Vergleich zu Risperidon überlegen. Ein weiterer systematischer Review [1019] bezog 19 Studien ein, von denen allein 16 Studien ebenfalls die Kostenaspekte beim Einsatz von Olanzapin und Risperidon verglichen. Zwei weitere Studien verglichen Clozapin, Olanzapin und Risperidon und eine weitere Studie Clozapin und Risperidon. Der Review identifizierte ein zum o. g. Review ähnliches Verhältnis von Simulations- (n = 11) zu Beobachtungs- (n = 6) und randomisierten Studien (n = 2). Während die experimentell angelegten Studien keine Unterschiede hinsichtlich der Kosten zwischen den Präparaten zeigten, ergaben die Simulations- und retrospektiven Aggregatdatenstudien zum Teil widersprechende Befunde. Insgesamt betonten die Autoren die eingeschränkte Validität der Studien und wiesen auf eine Reihe potentieller nicht erfasster Einflussfaktoren hin, aufgrund derer die Schlussfolgerung einer überlegenen Kosteneffektivität eines bestimmten Wirkstoffes oder Präparates unzulässig sei. Zusätzlich wurde auf indirekte Befunde hinsichtlich einer vergleichbaren Kosteneffektivität von FGAs und SGAs hingewiesen, die vor einer Budgetentscheidung weiter untersucht werden müssten. Diese Schlussfolgerung wird von weiteren Autoren [1020] unterstrichen, die gleichermaßen betonen, dass systematische Übersichtsarbeiten, die sich auf einen Vergleich von Olanzapin und Risperidon beschränken, nicht genügend Evidenz ergeben, um die Kosteneffektivität einer der beiden Wirkstoffe gegenüber dem anderen zu belegen. Im Gegensatz dazu fand eine weitere Übersichtsarbeit [1021], die 35 Studien einbezog, in der

Mehrzahl der untersuchten Arbeiten Belege für Kosteneinsparungen oder zumindest Kostenneutralität von SGAs (meist Clozapin) im Vergleich zu FGA-Präparaten. Die Einsparungen gingen meist auf die Reduzierung von Krankenhauskosten zurück. Allerdings wurden aufgrund des Erscheinungsjahres der Übersichtsarbeit ausschließlich Studien vor dem Jahr 2003 analysiert, wodurch die Analysen deutlich vor dem Erfassungszeitraum dieser Leitlinie liegen. Trotzdem verwies auch diese Übersichtsarbeit bereits auf die methodischen Mängel der untersuchten Studien sowie auf die Beschränkung der Befunde auf nationale Gesundheitssysteme, was eine Generalisierbarkeit unmöglich macht und eine Überlegenheit der Kosteneffektivität der SGAs keinesfalls eindeutig belegen würde.

Eine die Jahre 1989 bis 2002 abdeckende Literaturübersicht kam zu einem vergleichbaren Ergebnis [1022]. In den fünf der insgesamt 22 einbezogenen Studien, die ein experimentelles Design aufwiesen, ergaben sich Kostenvorteile oder zumindest Kostenneutralität der SGAs, die in manchen, aber nicht allen Fällen mit einer besseren Lebensqualität der Patienten verbunden war. Die zehn Studien mit Prä-Post Design (d. h. dem Kostenvergleich vor und nach der Antipsychotika-Anwendung) gelangten zu widersprüchlichen Ergebnissen. In vier Studien fand sich ein Anstieg der Gesamtkosten nach Behandlung mit SGAs, während sechs Studien eine Kostenreduktion feststellten. Lediglich in vier dieser Studien ergab sich eine Verbesserung der Behandlungseffektivität. Die untersuchten Simulationsstudien kamen unter den jeweils untersuchten Modellbedingungen alle zu dem Ergebnis, dass SGAs Kostenvorteile erbringen. Insgesamt folgerten die Autoren dieser Übersichtsarbeit ebenfals, dass angesichts der Befunde sowie der methodischen Einschränkungen keine eindeutigen Schlussfolgerungen hinsichtlich der Kosteneffektivität von Antipsychotika zu ziehen seien. Auch die Übersichtsarbeit von Polsky und Kollegen [981] zu acht gesundheitsökonomischen Vergleichen von FGAs zu SGAs im Rahmen randomisiert kontrollierter Studien verneinte aufgrund der erkannten methodischen Mängel der RCTs die eindeutige Evidenz von Kosteneinsparungen oder einer Kosteneffektivitätssteigerung bei Anwendung von SGAs [1023]. Gesundheitsökonomische Übersichtsarbeiten, die sich primär methodischen Fragen widmeten, betonten die Mehrdeutigkeit oder Widersprüchlichkeit von Befunden aus Kosteneffektivitätsvergleichen verschiedener Antipsychotika noch stärker. So beurteilte Basu bei der Analyse der methodischen Standards von sechs RCTs, sechs retrospektiven Kohorten- und fünf Simulationsstudien aufgrund der Heterogenität der Befunde deren Umsetzbarkeit in die Praxis (d. h. in die Versorgungsplanung oder Budgetallokation) als stark eingeschränkt [1024]. Auch die Übersichtsarbeit von Hanrahan und Kollegen stellte die Widersprüchlichkeit entsprechender Befunde aus Vergleichsstudien fest [1025]. Bei dieser Analyse ergaben sog. Efficacy-Studien (d. h. Studien, welche die Medikamente unter Idealbedingungen in kontrollierten klinischen Settings testeten) Kostenvorteile von SGAs, während „Effectiveness-Studien" (d. h. Studien, welche die realen Versorgungsbedingungen abbilden) zum Gegenteil tendierten, d. h. eher Kostenvorteile von FGAs erbrachten. Lediglich eine Übersichtsarbeit [1026], die explizit auf Studien abzielte, die gesundheitsökonomische Effekte der Depotapplikation eines bestimmten Wirkstoffes (Risperidon) untersuchten, kam studienübergreifend zu dem Ergebnis, dass erhöhte Antipsychotika-Behandlungskosten durch verringerte Rezidivraten ausgeglichen werden. Die Autoren berechneten dabei länderspezifische Simulationsmodelle. Die untersuchten Studien stammten aus den Vereinigten Staaten, Kanada, den Niederlanden, Frankreich, Belgien, Italien, Portugal und Deutschland. Bei der deutschen Studie handelte es sich um die in anderen Übersichtsarbeiten einbezogene, auf Krankenkassendaten beruhende Simulationsstudie von Laux und Kollegen [1018].

Diese Schlussfolgerung konnte jedoch in der einzigen deutschen Studie im Erfassungszeitraum, die nicht Teil einer Multicenterstudie oder eine reine Literatur- oder Simulationsstudie, sondern eine prospektiv-naturalistische Beobachtungsstudie war, nicht bestätigt werden [1027]. Die Autoren fanden bei 305 Menschen mit Schizophrenie aus dem Raum Leipzig während einer zweieinhalbjährigen Nachbeobachtung einen generellen und statistisch signifikanten Einfluss der Antipsychotika-Behandlung auf die Verringerung der stationären psychiatrischen Wiederaufnahmerate im Vergleich zu Patienten ohne Antipsychotika-Behandlung. Die Autoren schlossen bei Anlegung der Krankenhaushäufigkeit als Effektivitätskriterium zwar auf die Kosteneffektivität der Antipsychotika-Behandlung an sich, fanden aber weder einen entsprechenden Vorteil für FGAs oder SGAS, noch für bestimmte Verabreichungswege (Depot- vs. oraler Anwendung).

Bei sich oftmals widersprechenden Ergebnissen hinsichtlich der Kosteneffektivität der Behandlung mit FGAs und SGAs weist die überwiegende Mehrheit der Übersichtsarbeiten auf methodische Mängel der Studien hin. Simulationsstudien, die auf Aggregatdaten von Finanzierungsträgern oder Literaturbefunden beruhen und alternative Versorgungsszenarien berechnen, dominieren zwar gegenüber prospektiven Beobachtungsstudien oder randomisiert-kontrollierten Studien, besitzen aber einen geringen Evidenzgrad, der nicht zu Empfehlungen im Rahmen dieser Leitlinie berechtigt. Insgesamt ist das Problemfeld viel zu unzulänglich erforscht. Die vorliegenden Übersichtsarbeiten beziehen sich zudem zu großen Teilen auf Studien, die vor dem Erfassungszeitraum dieser Leitlinie durchgeführt wurden. Insgesamt kann nicht von einer Evidenzbasis ausgegangen werden, die eine bestimmte Behandlungsstrategie mit Antipsychotika gegenüber einer anderen hinsichtlich ihrer Kosteneffektivität favorisiert. Aus dem deutschsprachigen Raum belegt lediglich eine einzige Beobachtungsstudie die Kosteneffektivität der Behandlung mit Antipsychotika gegenüber dem Fehlen einer solchen Behandlung und unterstützt damit den in der klinischen Praxis vorherrschenden Konsens.

Statement 5

Die überwiegende Mehrzahl der systematischen Reviews und Übersichtsarbeiten von gesundheitsökonomischen Studien der Antipsychotikabehandlung stellt methodische Mängel sowie die Mehrdeutigkeit und fehlende Generalisierbarkeit von Befunden über die Kosteneffektivität von Antipsychotika fest. Insbesondere fehlt der eindeutige Nachweis einer überlegenen Kosteneffektivität von SGAs gegenüber FGAs.
Klinische Entscheidungen der Antipsychotikaanwendung können gegenwärtig nicht mit Evidenz hinsichtlich der Kosteneffektivität begründet oder untermauert werden.

LoE 2–: Hamann et al. [1021]; Hudson et al. [1022]; Basu [1024]; Barbui et al. [1019]; Hargreaves und Gibson [1020]; Haycox [1026]; Hanrahan et al. [1025]; Achilla und McCrone [1017]

Statement 6

Die Behandlung mit Antipsychotika verringert gegenüber einer Nicht-Behandlung die Wiederaufnahmerate.

Literatur siehe Hintergrundtext, auch indirekte Evidenz durch die Reduktion der Anzahl der Hospitalisierungen (siehe Evidenz aus Kap. 5). LoE 3: Kilian und Angermeyer [1027].

10.4 Kosteneffektivität psychotherapeutischer oder psychosozialer Therapien

Psychotherapeutische und psychosoziale Interventionen sind, unabhängig von der klinischen Indikation in der Versorgung von Menschen mit Schizophrenie, aufgrund des knappen Angebots und der langen Behandlungsdauer bei vergleichsweise hohen Kosten einer Therapieeinheit ein fortdauerndes Thema der Versorgungsdebatte. Bei langer Tradition der klassischen Psychotherapien haben sich psychotherapeutische Interventionen mittlerweile in viele spezifische Therapieformen aufgefächert, deren Wirksamkeitsgrad bei Erkrankungen aus dem Formenkreis der Schizophrenie variiert (siehe Kap. 6). In der Behandlung der Schizophrenie werden jedoch verschiedene Psychotherapieformen mit der höchsten Evidenz empfohlen (siehe Kap. 6). Angesichts dessen findet die Evaluation der Kosteneffektivität psychotherapeutischer Interventionen noch nicht in angemessenem Maße ihren Niederschlag in der gesundheitsökonomischen Forschung. Hier besteht ein deutlicher Forschungsbedarf.

Häufig erfolgen psychotherapeutische Interventionen zusätzlich zur psychopharmakologischen Behandlung. Deshalb ist es auch in diesem Bereich bei gesundheitsökonomischen Evaluationen eine methodische Herausforderung, die Behandlungseffekte den jeweiligen Behandlungskomponenten eindeutig zuzuschreiben.

Dies gilt auch für die psychosozialen Therapien für Menschen mit Schizophrenie, welche ihren generellen Aufschwung und ihre Ausweitung mit dem Ausbau der gemeindepsychiatrischen Versorgung erfahren haben. Eine Übersicht über die gegenwärtig in der Versorgung von Menschen mit Schizophrenie zur Verfügung stehenden psychosozialen Therapien gibt die AWMF-Leitlinie „Psychosoziale Therapien" bei schweren psychischen Erkrankungen. Bei vielen dieser Maßnahmen liegt gut gesicherte Evidenz bezüglich ihrer Effektivität vor, speziell bei Erkrankungen aus dem Formenkreis der Schizophrenie. Schematisch unterteilt diese Leitlinie psychosoziale Therapien zum einen in Systeminterventionen, bei denen die Organisationsform, mit der die Versorgungsangebote bereitgestellt werden im Vordergrund steht (z. B. Akutbehandlung im häuslichen Umfeld, Case Management, Arbeitsrehabilitation) und zum anderen in psychosoziale Einzelinterventionen, die als eigenständige Maßnahmen, unabhängig von dem Kontext, in dem sie organisiert sind oder erbracht werden, dargestellt und evaluiert werden (siehe auch Kap. 9).

Systeminterventionen bedingen eine gesundheitsökonomische Evaluation in besonderem Maße, da viele solcherart zu charakterisierende Interventionen und Modelle nicht nur klinisch, sondern auch explizit budgetär motiviert sind und mit der Hoffnung auf finanzielle Synergie- und Einspareffekte implementiert werden (z. B. integrierte Versorgung, sog. stationsersetzende Maßnahmen wie Home Treatment usw.).

In der Versorgungspraxis werden psychosoziale Therapien und Interventionen jedoch selten isoliert erbracht, sondern sind in eine Kette kontinuierlicher und sich oft überlappender schizophreniespezifischer Versorgungsleistungen eingebettet. Für die Effektivitäts- und Kosteneffektivitätsprüfung ergibt sich daraus die methodische Schwierigkeit, Behandlungsergebnisse oder Therapieeffekte kausal einer einzigen Maßnahme aus dem meist sehr breiten Behandlungsspektrum von Erkrankungen aus dem Formenkreis der Schizophrenie zuordnen zu müssen. Der Nachweis ist umso schwieriger, wenn die Organisationsform mehrerer gebündelter Maßnahmen im Zentrum einer Evaluation steht, wie z. B. bei Managed-Care-Programmen oder integrierten Versorgungsmodellen. Höhere methodische Evaluationsstandards, wie sie z. B. für randomisiert-kontrollierte Studien gelten, lassen sich nur unter großen Schwierigkeiten in den naturalistischen Versorgungskontexten etablieren, in denen solche Modellprogramme durchgeführt werden.

Zudem ist das Verordnungs- und Durchführungskriterium für psychosoziale Therapien häufig das Ausmaß psychosozialer Beeinträchtigungen und fehlender sozialer Teilhabe und nicht die Differenzialdiagnostik einer psychischen Störung. Diese funktionale Perspektive führt in der Versorgungspraxis häufig zu diagnostisch heterogenen Patientengruppen, die die gleichen psychosozialen Maßnahmen erhalten. Dies bildet sich auch in Evaluationsstudien ab, deren störungsspezifische Interpretation dadurch eingeschränkt ist.

Eine kanadische Übersichtsarbeit von Myhr & Payne, die 22 gesundheitsökonomische Studien zur kognitiven Verhaltenstherapie untersuchte, identifizierte lediglich zwei Studien, die sich auf Menschen mit einer Schizophrenie bzw. mit behandlungsresistenten Psychosen beziehen [1028]. Zwei in Großbritannien durchgeführte Studien [1029, 1030] hatten ein Kontrollgruppendesign und verglichen verhaltenstherapeutisch behandelte Patienten jeweils mit einer TAU-Stichprobe ohne Verhaltenstherapie. In beiden Studien wurden positive Langzeiteffekte der verhaltenstherapeutischen Intervention festgestellt, die sich entweder an reduzierter Symptomatik, verbessertem Funktionsniveau oder an einer in der Folge verringerten Inanspruchnahme von Versorgungsleistungen in den Interventionsgruppen bemaßen. Nach Bewertung der Autoren der Übersichtsarbeit wogen diese Effekte die verhaltenstherapeutischen Zusatzkosten auf und sprachen für die Kosteneffektivität von Verhaltenstherapie bei Erkrankungen aus dem Formenkreis der Schizophrenie. Beide Studien hatten jedoch geringe Stichprobenumfänge. Eine davon stammte aus den 1990´er-Jahren und lag damit weit vor dem Erfassungszeitraum dieser Leitlinie [1030]. Trotz der positiven Bewertung erscheint die störungsspezifische Evidenzbasis für Erkrankungen aus dem Formenkreis der Schizophrenie angesichts von nur zwei Studien sehr schmal. Zusätzlich ist die Generalisierbarkeit der auf britischen Preis- und Versorgungsbedingungen beruhenden Befunde auf das deutsche Versorgungssystem sehr gering.

Weitere gesundheitsökonomische Analysen über psychotherapeutische Verfahren, die unter die Einschlusskriterien für diese Leitlinie fallen, liegen nicht vor. Insbesondere aus dem deutschsprachigen Raum fehlt die entsprechende Evidenz völlig. In der älteren und jüngeren Literatur über die Effektivität psychotherapeutischer Verfahren findet sich jedoch häufiger die Argumentation, dass die mittels psychotherapeutischer Maßnahmen erreichte oder mitbedingte Reduzierung von Rezidivrate oder Krankenhausaufnahmen die Kosteneffektivität solcher Maßnahmen belege. Dies wird jedoch häufig gefolgert, ohne dass die entsprechenden Studien eine explizit gesundheitsökonomische Zielsetzung verfolgt oder methodisch angemessene gesundheitsökonomische Berechnungen durchgeführt hätten, und diese Schlussfolgerung entspricht weiten Teilen der Haltung von Versorgungsexperten und Betroffenen. Eine Evidenzgraduierung lässt sich daraus jedoch nicht gesichert ableiten.

Statement 7

Über die Kosteneffektivität der psychotherapeutischen Behandlung von Menschen mit einer Schizophrenie liegt keine belastbare Evidenz für das deutsche Versorgungssystem vor. Angesichts der hohen direkten Gesamtkosten der Versorgung erscheinen die Zusatzkosten einer psychotherapeutischen Behandlung von Menschen mit einer Schizophrenie bei nachgewiesenem klinischem Bedarf und Wirksamkeit (siehe Kap. 6) vertretbar.

Kein LoE

Wenn man der Klassifikation der AWMF-Leitlinie „Psychosoziale Therapien" folgt, liegen drei empirische Studien vor, die entsprechende Maßnahmen innerhalb der bundesdeutschen Versorgungsstruktur gesundheitsökonomisch evaluieren und den Einschluss- und Qualitätskriterien der vorliegenden Leitlinie unterliegen. Die Studien evaluieren das Regionale Psychiatriebudget (RPB) Itzehoe [1014, 1031], den Assertive Community Treatment (ACT) – Ansatz in Hamburg [1015] und die im stationärpsychiatrischen Setting erbrachte Arbeitstherapie in mehreren Zentren [1013]. Alle drei Studien wurden bereits zu Beginn dieses Kapitels zitiert, da sie direkte psychiatrische Gesamtkosten der Studienpatienten ausweisen. Zusätzlich dazu legen sie Befunde über die Effektivität der jeweiligen Maßnahmen vor, warum sie auch unter der vorliegenden Fragestellung in Bezug auf die psychosozialen Therapien diskutiert werden. Die beiden erstgenannten Studien beziehen jeweils ein Bündel psychiatrischer Maßnahmen als zu analysierende Intervention ein und folgen damit dem organisationstechnischen Gliederungsprinzip der AWMF-Leitlinie „Psychosoziale Therapien" (s. o.), während die verbleibende Studie mit der stationärpsychiatrischen Arbeitstherapie eine singuläre Interventionsform analysiert.

Trotz der hohen Zahl von integrierten Versorgungsmodellen, die in den letzten Jahren im Bereich der Schizophrenie implementiert wurden, ist die gesundheitsökonomische Evaluation dieser Modelle nicht forciert betrieben worden. Die mangelnde Publikation entsprechender Befunde steht nicht in angemessenem Verhältnis zu dem erklärten Ziel dieser Modelle, therapeutische und finanzielle Synergieeffekte zu generieren und entspricht nicht der zunehmenden Ausschüttung von Fördergeldern für die Begleitforschung.

Eines der ältesten dieser Modelle, das sog. „Regionale Psychiatriebudget (RPB)" in der Region Itzehoe, ist eines der wenigen, das auch gesundheitsökonomische Daten publiziert hat. Das Versorgungsmodell fasst die voll- und teilstationäre psychiatrische Versorgung sowie die institutsambulante Behandlung von psychisch Kranken in einem einzigen, flexibel handhabbaren fixen Budget zusammen. Die Versorgung durch niedergelassene Psychiater und Psychologische Psychotherapeuten bzw. Kinder- und Jugendlichenpsychotherapeuten sowie komplementär-psychiatrische Versorgungsleistungen sind nicht enthalten. Die gesundheitsökonomische Evaluation erfasste jedoch auch die nicht-modellbezogenen Kostenanteile der Versorgung, sodass direkte Gesamtkosten der Modellpatienten sowie mögliche Verschiebungen von Budgetlasten in nicht-modellbezogene rehabilitative oder komplementäre Versorgungssektoren abgebildet werden konnten. Das Modell war nicht nur für Menschen mit einer Schizophrenie offen, sondern umfasste auch Menschen mit affektiven Störungen und Suchterkrankungen. Die gesundheitsökonomische Begleitforschung differenzierte jedoch Kosten und Effekte nach diesen Krankheitsbildern. Die vergleichsweise langfristige und engmaschige Erfassung der Kosten erfolgte über 3,5 Jahre hinweg von 2005 bis 2008. Eine Randomisierung auf Patientenebene und eine Kosteneffektivitätsanalyse im eigentlichen Sinne erfolgten nicht. Es wurden Patienten aus der Modellregion mit Patienten einer benachbarten Kontrollregion, die nicht den Modellbedingungen unterlag, hinsichtlich der Versorgungskosten und der klinischen Effekte vor und während des Behandlungsverlaufs verglichen. Die mittleren jährlichen direkten Pro-Kopf-Kosten der Menschen mit einer Schizophrenie aus der Modell- und aus der Kontrollregion wurden bereits dargestellt. Im Behandlungsverlauf zeigte sich, dass sich das allgemeine soziale und arbeitsbezogene Funktionsniveau der Patienten in der Modellregion im Vergleich zu den Kontrollpatienten signifikant verbesserte, während sich bei Menschen mit einer Schizophrenie keine signifikanten Unterschiede des Kostenverlaufs zwischen beiden Regionen ergaben. Allerdings unterschieden sich die Ausgangswerte der Kosten in beiden Gruppen vor allem aufgrund höherer Krankenhauskosten in der Modellregion (s. o.). Die Autoren folgerten, dass das Modell insbesondere bei Menschen mit einer Schizophrenie zwar nicht zur Einschränkung der Versorgungseffektivität führt, dass die gesundheitsökonomischen Effekte jedoch nur tendenzielle Kostenvorteile für das Modell erbrachten [1014].

Das in Hamburg implementierte ACT-Projekt [1015] zielte ebenfalls auf eine bessere Behandlungseffektivität durch die Bündelung und Intensivierung von Versorgungsleistungen in einer speziellen Organisationsform ab. Obwohl große Teile des Maßnahmenbündels ärztlich-psychiatrische Leistungen umfassen, die weitgehend ambulant erbracht werden, fällt das Modell ebenso wie das o. g. RPB Itzehoe somit unter die definitorischen Kriterien der AWMF-Leitlinie „Psychosoziale Therapien". Es wendet sich mit einer spezialisierten stationären Psychose-Station, zwei Tageskliniken, einer Ambulanz, einem arbeitsrehabilitativen Zentrum, einem Netzwerk von sechs niedergelassenen Psychiatern und einer Reihe speziell ausgebildeter Bezugstherapeuten direkt an Patienten mit Erkrankungen aus dem Formenkreis der Schizophrenie. Das Modell wurde zwischen 2006 und 2008 hinsichtlich seiner Kosteneffektivität evaluiert und dabei im Rahmen einer nicht-randomisierten kontrollierten Studie mit der Standardversorgung für entsprechende Patienten in einem weiteren Hamburger Versorgungsgebiet verglichen. Die mittleren jährlichen Pro-Kopf-Kosten der Versorgung beider Behandlungsarten sind oben dargestellt (s. o.).

Hinsichtlich der Kosteneffektivität verfolgte das Projekt als bisher einziges im Bereich der Schizophrenie in Deutschland den Ansatz der Kosten-Nutzwert-Analyse (s. o.). Dieser Ansatz sieht als Effektivitätskriterium die qualitätsadjustierten Lebensjahre vor, die mit den Modellmaßnahmen generiert wurden. Die Ergebnisse der gesundheitsökonomischen

Analyse ergaben zwar geringere psychiatrische Gesamtkosten der ACT- gegenüber der Standardbehandlung, jedoch war der Unterschied nicht statistisch signifikant. Den gegenüber der Standardbehandlung reduzierten Krankenhauskosten der ACT-Behandlung standen dabei höhere ambulante Behandlungskosten gegenüber. Die ACT-Behandlung generierte jedoch mit umgerechnet 0,76 qualitätsadjustierten Lebensjahren (QALY) eine statistisch signifikant höhere Lebensqualität bei den ACT-Patienten gegenüber der Standardbehandlung (0,66 QALY). Die Gewichtung des QALY-Zuwachses mit den ACT-Behandlungskosten ergab Kosten für ein zusätzliches qualitätsadjustiertes Lebensjahr, die unterhalb von 50.000 € lagen. Diesen Vergleichswert wählten die Autoren, weil er im britischen Gesundheitswesen den Schwellenwert darstellt, unterhalb dessen eine Versorgungsmaßnahme in den Regelversorgungskatalog aufgenommen und finanziert wird. Da die Bewertung mittels der Kosten pro QALY jedoch im deutschen Genehmigungsverfahren für Gesundheitsmaßnahmen nicht vorgesehen ist, existieren keine Vergleichswerte aus dem psychiatrischen Versorgungssystem für Deutschland. Nach britischen Maßstäben wäre die Versorgung im ACT-Modell unter den Hamburger Projektbedingungen jedoch als kosteneffektiv anzusehen. Die bereits oben beschriebene randomisiert-kontrollierte Studie über die langfristigen Kosteneffekte arbeitstherapeutischer Maßnahmen im stationärpsychiatrischen Setting erbrachte im Vergleich zur ebenfalls während des Krankenhausaufenthaltes ergotherapeutisch versorgten Kontrollgruppe keine Unterschiede in langfristigen psychiatrischen Gesamtversorgungskosten, die 48 Monate nach Entlassung aus der stationären Behandlung erfasst wurden [1013]. Entgegen der erwiesenen Effektivität psychosozialer und psychotherapeutischer Therapien und des zumindest im Falle psychosozialer Therapien sehr hohen Anteils an der Gesamtversorgung von Menschen mit einer Schizophrenie ist die gesundheitsökonomische Evaluation dieser Therapieformen extrem defizitär. Es liegt so gut wie keine Evidenz über die Kosteneffektivität entsprechender Maßnahmen vor. Die vorhandenen, hier berichteten Befunde sind weder zahlreich noch robust genug, um sie zu generalisieren oder auf ähnliche Maßnahmen oder Modelle in anderen deutschen Regionen zu übertragen. Neben der versorgungsepidemiologischen Bedeutung dieser Verfahren ist auch aufgrund des großen Einflusses des unmittelbaren regionalen Versorgungskontexts eine deutliche Ausweitung der gesundheitsökonomischen Evaluation von Modellprojekten und der Routineversorgung in diesem Bereich notwendig.

10.5   Direkte und indirekte Behandlungskosten in Bezug zu den therapeutischen Optionen

Die bisherigen Ausführungen verdeutlichen, dass die eindeutige Zuordnung von direkten oder indirekten Kosten der Schizophrenie zu unterschiedlichen Behandlungsstrategien oder Behandlungselementen methodisch sehr schwierig zu vollziehen und bisher auch nicht überzeugend gelungen ist. Die oben beschriebenen gesundheitsökonomischen Untersuchungen des RPB Itzehoe oder des ACT-Modells in Hamburg sowie die Kostenevaluation der stationären Arbeitstherapie in fünf deutschen Zentren dienen hier als

Beispiele, da alle diese Studien keine statistisch signifikanten Kostenunterschiede zwischen den jeweiligen untersuchten Behandlungsformen und den Kontrollbedingungen, d. h. der Standardbehandlung, gefunden haben. Dies liegt zum großen Teil daran, dass in der Versorgung der Schizophrenie jede Behandlungsmaßnahme in ein Bündel weiterer Maßnahmen eingebettet ist, in dem mögliche Kostenvorteile einer Einzelmaßnahme aufgehen. Die isolierte Betrachtung und Interpretation der Kosteneffektivität einzelner Behandlungselemente birgt generell das Risiko, den interdependenten und sich ergänzenden Charakter der vielfältigen Behandlungs- und Versorgungsmaßnahmen aus dem Auge zu verlieren und einem unangemessenen Polaritätsdenken in der Versorgungsdebatte Vorschub zu leisten. Dies ist eine Herausforderung, der sich künftige gesundheitsökonomische Evaluationen in der psychiatrischen Versorgung stellen müssen.

Inhaltsverzeichnis

Die Sicherung der Behandlungsqualität hat in den letzten Jahren zunehmend an Bedeutung gewonnen und ist seitens der Gesetzgeber umfangreichen Regelungen unterworfen. Leistungserbringer sind nach dem fünften Sozialgesetzbuch zur „Sicherung und Weiterentwicklung der Qualität der von ihnen erbrachten Leistungen verpflichtet" (§ 135a, SGB V). Der gemeinsame Bundesausschuss legt dazu sektorenübergreifend verpflichtende Maßnahmen der Qualitätssicherung fest (§ 136, SGB V). Es besteht kein Konsens, wie die Qualität der Behandlung von Menschen mit Schizophrenie zu erfassen ist. Jedoch wird in der Regel die Definition von **Qualitätsindikatoren** als ein zentrales Element der Qualitätssicherung gesehen. Die Qualitätsindikatoren basieren in der Regel auf den Empfehlungen evidenzbasierter Leitlinien. Sie eignen sich somit, den Ist-Zustand der Versorgung mit dem in den Leitlinien formulierten Soll-Zustand abzugleichen.

11.1   Qualitätsindikatoren

Qualitätsindikatoren erfassen drei Qualitätsdimensionen:

© Deutsche Gesellschaft für Psychiatrie und Psychotherapie,   319
Psychosomatik und Nervenheilkunde e. V. (DGPPN) 2019
W. Gaebel et al., *S3-Leitlinie Schizophrenie*,
https://doi.org/10.1007/978-3-662-59380-6_11

- Die **Strukturqualität** beinhaltet die Rahmenbedingungen der Versorgung. Sie beschreibt beispielsweise die räumliche und personelle Ausstattung und Organisation der Versorgung, die Dokumentation sowie die fachliche Qualifikation der beteiligten Berufsgruppen.
- Die **Prozessqualität** umfasst den Bereich der Interaktionen und Handlungen zwischen Leistungserbringern und Patienten und beschreibt die Übereinstimmung dieser mit der in der Leitlinie empfohlenen klinischen Praxis. Der Bereich umfasst sowohl diagnostische als auch therapeutische Maßnahmen.
- In der **Ergebnisqualität** wird das Behandlungsergebnis beschrieben, das z. B. symptomatische Veränderungen, das Funktionsniveau und die Behandlungszufriedenheit umfassen kann.

In den letzten Jahren gab es drei Initiativen in Deutschland, in denen Qualitätsindikatoren für die Behandlung von Menschen mit einer Schizophrenie formuliert wurden [1032–1034]. Darüber hinaus ist das Institut für Qualitätssicherung und Transparenz im Gesundheitswesen (IQTiG) gegenwärtig durch den G-BA beauftragt, das vom AQUA vorgelegte Indikatorenset [1032] zu überarbeiten und weiterzuentwickeln [1035]. Allen Initiativen ist gemein, dass die Indikatorenentwicklung auf einer systematischen Recherche von geeigneten Behandlungsempfehlungen und Schlüsselempfehlungen von AWMF-S3-Leitlinien basiert, die anschließend in Gruppen aus verschiedenen Interessensvertretern konsentiert wurden. Dennoch unterscheiden sich die definierten Indikatorensets hinsichtlich ihrer Schwerpunkte und in ihrem Umfang. Für zwei der oben genannten Indikatorensets liegen Machbarkeitsstudien vor [1036, 1037]. Die DGPPN hat auf dieser Basis Empfehlungen zum Einsatz eines Indikatorensets erarbeitet [1038]. Bezüglich der psychotherapeutischen Behandlung von Menschen mit Schizophrenie wurde seitens der DGPPN ein spezifischer Indikator systematisch entwickelt [1033] (siehe Tab. 11.1).

Statement 8

Qualitätsindikatoren zur Behandlung von Menschen mit einer Schizophrenie sind als Instrument des Qualitätsmanagements realisierbar.

Kein LoE, Expertenkonsens basierend auf AQUA [1032]; Großimlinghaus et al. [1033]; Weinmann und Becker [1034]; GBA [1035], Großimlinghaus et al. [1036]; Kosters et al. [1037]; Großimlinghaus et al. [1038]

Es liegen jedoch gegenwärtig keine geeigneten Studien vor, die den Zusammenhang der Indikatorensets oder auch einzelner Qualitätsindikatoren mit dem Behandlungsergebnis untersuchen. Eine Überprüfung der Validität der Qualitätsindikatoren steht somit noch aus und sollte Bestandteil zukünftiger Indikatorenentwicklung sein. Aus diesem Grunde erscheint es gegenwärtig nicht sinnvoll, spezifische Indikatoren zur Anwendung zu empfehlen.

Tab. 11.1 DGPPN-Qualitätsindikatoren Schizophrenie [1033, 1036, 1038]

Qualitätsindikator	Datenquellen	Qualitätsdimension	Quelle/Original-QI
QI 1 Langzeittherapie/ Monitoring von Nebenwirkungen Z: Anzahl der Personen des Nenners, die ein Monitoring auf Nebenwirkungen (Labor, klinische Untersuchungen, apparative Diagnostik) einer Therapie mit Antipsychotika einmal innerhalb von 6 Monaten erhalten. N: Alle Personen im Alter von mindestens 18 Jahren mit der Hauptdiagnose einer Schizophrenie, die innerhalb eines Jahres eine Langzeit-Medikation erhalten.	Routinedaten (ambulant, § 295 SGB V, § 300 SGB V) (stationär ggfs. zusätzliche Erhebungen, Daten in klinischer Dokumentation vorhanden)	Prozess	Adaptiert nach DGPPN Schizophrenie QI 3 [1033] Langzeittherapie/ Monitoring von Nebenwirkungen
QI 2 Zwangsmaßnahmen Z: Alle Personen des Nenners, bei denen im Rahmen der rechtlichen Bestimmungen eine Zwangsmaßnahme (Fixierung, Isolierung, Festhalten, Zwangsmedikation) durchgeführt wurde. N: Alle Personen im Alter von mindestens 18 Jahren mit der Hauptdiagnose einer Schizophrenie, die innerhalb eines Jahres stationär behandelt wurden.	Zusätzliche Erhebungen, Daten in klinischer Dokumentation vorhanden	Prozess	Adaptiert nach DGPPN Schizophrenie QI 9 [1033] Akuttherapie/ Zwangsmaßnahmen
QI 3 Anzahl der Suizide Z: Anzahl der während des stationären Aufenthaltes vollzogenen Suizide N: Alle stationär behandelten Personen im Alter von mindestens 18 Jahren mit der Hauptdiagnose einer Schizophrenie innerhalb eines Jahres.	Zusätzliche Erhebungen Daten in klinischer Dokumentation vorhanden	Ergebnis	Adaptiert nach Weinmann & Becker Schizophrenie Q19 [1039] Anzahl der Suizide und Suizidversuche

(Fortsetzung)

Tab. 11.1 (Fortsetzung)

Qualitätsindikator	Datenquellen	Qualitätsdimension	Quelle/Original-QI
QI 4 Psychoedukativ orientierte Angehörigengespräche Z: Anzahl der Personen des Nenners, deren Betreuungspersonen oder Familienmitglieder eine psychoedukativ-orientierte Gesprächsintervention erhielten. N: Alle Personen im Alter von mindestens 18 Jahren mit der Hauptdiagnose einer Schizophrenie innerhalb eines Jahres, die mit Betreuungspersonen oder Familienangehörigen in durchgängigem Kontakt stehen (z. B. Eltern, Brüder/ Schwestern, Partner, oder Kinder).	Zusätzliche Erhebungen	Prozess	Adaptiert nach DGPPN QI Schizophrenie QI 10 [1033] Psychotherapie/ Psychoedukation für Bezugspersonen
QI 5 Zeitnahe ambulante Weiterbehandlung nach stationärer Entlassung Z:Anzahl der Personen des Nenners, bei denen innerhalb von 14 Tagen nach der Entlassung aus der stationären Therapie eine ambulante psychiatrische Weiterbehandlung erfolgte. N:Alle Personen im Alter von mindestens 18 Jahren, die innerhalb eines Jahres wegen einer Schizophrenie stationär behandelt worden sind.	Routinedaten (ambulant, § 295 SGB V, stationär § 301 SGB V)	Prozess	Adaptiert nach DGPPN QI Schizophrenie QI 6 [1033] Langzeittherapie/ Rasche ambulante Terminvergabe nach stationärer Entlassung

Tab. 11.1 (Fortsetzung)

Qualitätsindikator	Datenquellen	Qualitätsdimension	Quelle/Original-QI
QI 6 Deeskalationstraining – stationär Z: Anzahl der pflegerisch-therapeutischen Mitarbeiter, die im Erfassungsjahr auf psychiatrischen Stationen gearbeitet haben und die innerhalb der letzten zwei Jahre nicht an einem Training oder einer Auffrischung im Umgang mit kritischen Situationen bzw. deren Deeskalation teilgenommen haben N: Anzahl der pflegerisch-therapeutischen Mitarbeiter, die im Erfassungsjahr auf psychiatrischen Stationen gearbeitet haben.	Zusätzliche Erhebungen	Struktur	Adaptiert nach G-BA/AQUA Indikatorenset 1.1 QI 50c [1040]
QI 7 Diagnostik/Körperliche Untersuchung Z: Anzahl der Personen des Nenners, für die dokumentiert ist, dass innerhalb von vier Wochen nach Diagnosestellung der Schizophrenie eine körperliche/neurologische Untersuchung dokumentiert wurde. N: Alle Personen im Alter von mindestens 18 Jahren mit der Hauptdiagnose einer Schizophrenie innerhalb eines Jahres.	Zusätzliche Erhebungen (Daten in klinischer Dokumentation vorhanden)	Prozess	Adaptiert nach: DGPPN QI Demenzen QI 4 [1033] Diagnostik/körperliche Untersuchung

(Fortsetzung)

Tab. 11.1 (Fortsetzung)

Qualitätsindikator	Datenquellen	Qualitätsdimension	Quelle/Original-QI
QI 8 Antipsychotische Polypharmazie Z: Anzahl der Personen des Nenners, die länger als einen Monat mehr als zwei verschiedene Antipsychotika gleichzeitig verschrieben bekommen. N: Alle behandelten Personen im Alter von mindestens 18 Jahren mit der Hauptdiagnose einer Schizophrenie/ schizoaffektiver Störung innerhalb eines Jahres.	Routinedaten (ambulant, § 295 SGB V, § 300 SGB V) Zusätzliche Erhebungen, stationär	Prozess	Adaptiert nach: Weinmann & Becker Schizophrenie Q3 [1039] Antipsychotische Polypharmazie
QI 9 Rehabilitation/Berufliche Wiedereingliederung Z: Anzahl der Personen des Nenners, denen ein auf sie abgestimmtes Angebot zur Teilhabe am Arbeitsleben unterbreitet wurde. N: Alle Personen im Alter von mindestens 18–60 Jahren mit der Hauptdiagnose einer Schizophrenie innerhalb eines Jahres.	Zusätzliche Erhebungen	Prozess	Adaptiert nach: DGPPN QI Schizophrenie QI 11 [1033] Rehabilitation/ Berufliche Wiedereingliederung
QI 10 Diagnostik/ Funktionsfähigkeit Z: Anzahl der Personen des Nenners, deren Funktionsfähigkeit bei Aufnahme sowie Entlassung aus teil- oder vollstationärer Behandlung mit einem standardisierten Instrument (GAF) gemessen wurde N: Alle Personen mit Alter von mindestens 18 Jahren mit der Hauptdiagnose einer Schizophrenie innerhalb eines Jahres in teil- oder vollstationärer Behandlung.	Zusätzliche Erhebungen	Prozess	Adaptiert und übersetzt nach: IIMHL QI [1041]

Tab. 11.1 (Fortsetzung)

Qualitätsindikator	Datenquellen	Qualitätsdimension	Quelle/Original-QI
QI 11 Psychotherapie/Kognitiv-behaviorale Psychotherapie Z: Anzahl der Personen des Nenners, denen innerhalb eines Jahres eine kognitiv-behaviorale Psychotherapie angeboten wurde. N: Alle Personen im Alter von mindestens 18 Jahren mit der Hauptdiagnose einer Schizophrenie, die eine medikamentöse Behandlung erhalten oder trotz Pharmakotherapie unter mit persistierenden psychotischen Symptomen leiden innerhalb eines Jahres.	Zusätzliche Erhebungen	Prozess	DGPPN QI Schizophrenie QI 4 [1033]

11.2 Qualitätssicherung

Qualitätsindikatoren werden entwickelt, um Behandlungsqualität quantifizierbar zu machen. Sie erlauben daher im Idealfall die Identifikation von Qualitätsverbesserungspotenzialen, reichen aber nicht aus, um die Behandlungsqualität zu sichern und weiterzuentwickeln. Daher werden verschiedene Maßnahmen eingesetzt, die die Behandlungsqualität sichern sollen.

Zu diesen Qualitätssicherungsmaßnahmen gehört beispielsweise eine strukturierte Leitlinienimplementierung mit dem Ziel, die Leitlinienadhärenz in der klinischen Praxis zu erhöhen und so ein besseres Behandlungsergebnis zu erzielen. Dabei bezeichnet eine strukturierte Leitlinienimplementierung diejenigen geplanten Maßnahmen, die die Umsetzung der Leitlinie in der Praxis verbessern sollen. Die Effekte von strukturierten Leitlinienimplementierungen wurden in einigen Studien überprüft, die Maßnahmen sind dabei vielfältig und umfassen z. B. Informationsmaterial und -veranstaltungen, computergestütze Erinnerungssysteme oder Behandlungsalgorithmen [1042], Audits oder sogar Veränderungen der Organisationsstruktur, indem beispielsweise eine Pfegekraft die Durchführung von Screeninguntersuchungen überwacht [1043]. Systematische Reviews dieser Studien konnten jedoch keine klaren Effekte der Implementierungsbemühungen auf die Leitlinienadhärenz feststellen [1043, 1044]. Zudem reicht die derzeit verfügbare Evidenz nicht aus, um zu bestimmen, welche Implementierungsstrategien besonders erfolgsversprechend sind, so dass aus diesen Studien keine Handlungsempfehlungen abgeleitet werden können. Dennoch zeigen die Studien zur Leitlinienimplementierung relativ konsistent einen kleinen, aber positiven Effekt auf das Behandlungsergebnis, welches in der Regel als symptomatische Veränderung [1042] oder als Verbesserung der Leitlinienadhärenz der Behandlungsprozesse erfasst wurde [1043].

Empfehlung 162	Empfehlungsgrad
Eine strukturierte Leitlinienimplementierung sollte durchgeführt werden, da sie das Behandlungsergebnis der Behandlung von Menschen mit Schizophrenie verbessern kann.	**KKP**

Literatur siehe Hintergrundtext

Darüber hinaus gibt es eine Reihe weiterer Qualitätssicherungsmaßnahmen, die in der Versorgung von Menschen mit einer Schizophrenie in Deutschland zur Anwendung kommen. Dazu gehören, wie auch in anderen Bereichen der Medizin, beispielsweise die notwendigen anerkannten Fortbildungsmaßnahmen.

Ein weiteres zentrales Instrument der Qualitätssicherung sind interdisziplinäre **Qualitätszirkel,** in denen die Behandler die Gelegenheit haben, ihr Vorgehen bei Diagnose und Therapie in der Versorgung psychisch Kranker in einem moderierten Rahmen vorzustellen und im interdisziplinären kollegialen Austausch zu vergleichen und zu bewerten.

Für die Wirksamkeit dieser Qualitätssicherungsmaßnahmen liegen für die Behandlung von Menschen mit einer Schizophrenie bisher keine kontrollierten Studien vor. Eine 2014 publizierte Übersichtsarbeit zur Wirksamkeit von Qualitätsmanagement- oder Qualitätssicherungsmaßnahmen konnte selbst über alle Bereiche der Medizin keine Studie identifizieren, die einen kausalen Zusammenhang zwischen Qualitätssicherungsmaßnahmen und einer verbesserten Prozess- oder Ergebnisqualität in Krankenhäusern aufzeigte [1045].

Wissenschaftliche Kriterien für ein erhöhtes Psychoserisiko

Tab. A.1 Attenuierte Positivsymptomatik.

Instrument	Erforderliche Items	Zeitkriterien	Schweregrad**	Häufigkeit	Ausschluss-kriterien
SIPS/ SOPS	Mindestens eines der folgenden: • P1: Ungewöhnliche Denkinhalte/ wahnhafte Ideen • P2: Misstrauen/ Verfolgungsideen • P3: Größenideen • P4: Abweichungen in der Wahrnehmung/ Halluzinationen • P5: Konzeptuelle Desorganisation	Beginn oder deutliche Zunahme in den letzten 12 Monaten	3–5 3 = mäßig 4 = mäßig schwer 5 = schwer aber nicht psychotisch	Durch-schnittliche Häufigkeit von mindestens 1×/Woche im letzten Monat	Nicht Folge von Substanz-konsum und nicht besser durch eine andere psychische Störung erklärt
CAARMS*	Mindestens eines der folgenden: • Ungewöhnliche Denkinhalte • Nicht-bizarre Ideen • Wahrnehmungs-abweichungen • Desorganisierte Sprache	Auftreten für mindestens 1 Woche im vergangenen Jahr und Beginn nicht vor mehr als 5 Jahren	3–5 3 = mäßig 4 = mäßig schwer 5 = schwer	Mehrmaliges Auftreten pro Woche	Keine Abgrenzung

* 2006 wurde das reduzierte Funktionsniveau zur Voraussetzung für die Anwendung dieser Risiko-kriterien definiert, wobei dies danach nicht mehr validiert worden ist.

** Bei der SIPS/SOPS und CAARMS werden bei der Definition des Schweregrades Ankerpunkte verwendet, welche sich auf folgende Kriterien beziehen: Beginn-Dauer-Häufigkeit; Ausmaß der Belastung, Ausmaß der Beeinträchtigung, Grad der Überzeugung/Bedeutung. SIPS/SOPS: Structured Interview for Prodromal Syndromes mit Scale of Prodromal Symptoms; CAMRS: Comprehensive Assessment of At Risk Mental States

Tab. A.2 Brief Limited Intermittend Psychotic Symptoms.

Instrument	Erforderliche Items	Zeitkriterien	Schweregrad**	Häufigkeit	Ausschlusskriterien
SIPS/SOPS	Mindestens eines der folgenden: • P1: Ungewöhnliche Denkinhalte/wahnhafte Ideen • P2: Misstrauen/ Verfolgungsideen • P3: Größenideen • P4: Abweichungen in der Wahrnehmung/Halluzinationen • P5: Konzeptuelle Desorganisation	Beginn innerhalb der letzten 3 Monate	6 = schwer und psychotisch	Mehrere Minuten am Tag mindestens 1×/Monat und nicht länger als 1 Std./Tag für durchschnittlich 4 Tage/ Woche in einem Monat	Symptome sind nicht ernsthaft gefährdend oder desorganisierend, nicht Folge von Substanzkonsum und nicht besser durch eine andere psychische Störung erklärt
CAARMS*	Mindestens eines der folgenden: • Ungewöhnliche Denkinhalte • Nicht-bizarre Ideen • Wahrnehmungsabweichungen • Desorganisierte Sprache	Auftreten im letzten Jahr	6 = schwer und psychotisch	Dauer von weniger als 1 Woche	Keine Abgrenzung

* 2006 wurde das reduzierte Funktionsniveau zur Voraussetzung für die Anwendung dieser Risikokriterien definiert, wobei dies danach nicht mehr validiert worden ist.

** Bei der SIPS/SOPS und CAARMS werden bei der Definition des Schweregrades Ankerpunkte verwendet, welche sich auf folgende Kriterien beziehen: Beginn-Dauer-Häufigkeit; Ausmaß der Belastung, Ausmaß der Beeinträchtigung, Grad der Überzeugung/Bedeutung. SIPS/SOPS: Structured Interview for Prodromal Syndromes mit Scale of Prodromal Symptoms; CAMRS: Comprehensive Assessment of At Risk Mental States

Tab. A.3 Risikokriterien Cognitive Disturbances (CODGIS) aus der Schizophrenia Proneness Instrument Adults Version (SPI-A)

Instrument	Erforderliche Items	Zeitkriterien	Häufigkeit	Ausschlusskriterien
SPI-A	Mindestens zwei der folgenden: • Gedankeninterferenzen • Gedankenblockaden, • Gedankenjagen, -drängen • Störung der rezeptiven Sprache • Störung der expressiven Sprache • Störung der Symbolerfassung • Eigenbeziehungstendenz • Unfähigkeit zur Spaltung der Aufmerksamkeit • Fesselung der Aufmerksamkeit	Beginn muss definierbar sein, Symptom darf nicht schon immer bestanden haben	Durchschnittliche Häufigkeit von mindestens 1×/ Woche in den letzten 3 Monaten	Nicht Folge von Substanzkonsum, organischer Erkrankungen oder getrübter Bewusstseinszustände wie etwa hynagoger oder hypnopomper Zustände

Tab. A.4 Risikokriterien Cognitive-perceptive basic symptoms (COPER) aus der Schizophrenia Proneness Instrument Adults Version (SPI-A)

Instrument	Erforderliche Items	Zeitkriterien	Häufigkeit	Ausschlusskriterien
SPI-A	Mindestens eines der folgenden: • Gedankeninterferenzen • Gedankenblockaden, • Gedankenjagen, -drängen • Zwangsähnliches Perseverieren • Störung der rezeptiven Sprache • Störung der Diskrimination von Vorstellung und Wahrnehmungen • Eigenbeziehungstendenz • Derealisation • Optische Wahrnehmungsstörungen • Akustische Wahrnehmungsstörungen	Besteht seit mindestens einem Jahr. Beginn muss definierbar sein, Symptom darf nicht schon immer bestanden haben	Durchschnittliche Häufigkeit von mindestens 1×/ Woche in den letzten 3 Monaten	Nicht Folge von Substanzkonsum, organischer Erkrankungen oder getrübter Bewusstseinszustände wie etwa hynagoger oder hypnopomper Zustände

Tab. A.5 Übergangskriterien für eine manifeste Psychose in den Früherkennungsskalen. Zu beachten ist, dass Übergang/eine Transition anhand der entsprechenden Skala nicht mit dem Erfüllen einer ICD-10 Diagnose einer Schizophrenie gleichzusetzen ist. SIPS/SOPS: Structured Interview for Prodromal Syndromes mit Scale of Prodromal Symptoms.

Instrument	Erforderliche Items	Schweregrad	Dauer/ Häufigkeit	Zusatzkriterium
SIPS/SOPS	Mindestens eines der folgenden: • P1: Ungewöhnliche Denkinhalte/wahnhafte Ideen • P2: Misstrauen/ Verfolgungsideen • P3: Größenideen • P4: Abweichungen in der Wahrnehmung/ Halluzinationen • P5: Konzeptuelle Desorganisation	6	mindestens 1 Stunde pro Tag an durchschnittlich mindestens vier Tagen über einen Monat bestehend	ernsthafte Funktionseinbuße oder Gefährdung
CAARMS[*]	Mindestens eines der folgenden: • Ungewöhnliche Denkinhalte • Nicht-bizarre Ideen • Wahrnehmungsabweichungen • Desorganisierte Sprache	6 (oder mind.5 bei perceptual abnormalities)	mindestens 1 Stunde pro Tag und länger als eine Woche	keine

[*]Für die CAARMS liegt keine deutsche Übersetzung vor

Abkürzung

5HT	Serotonin
AAD	Adjusted absolute difference
ACT	Assertive community treatment
AGNP	Arbeitsgemeinschaft für Neuropsychopharmakologie und Pharmakopsychiatrie
AMICUS	Amisulpride Augmentation of Clozapine for Treatment-Refractory Schizophrenia
AMPA	α-Amino-3-hydroxy-5-methyl-4-isoxazolepropionsäure
APA	American Psychiatric Association
APS	Attenuated Positive Symptoms
AQUA	Institut für angewandte Qualitätsförderung und Forschung im Gesundheitswesen
ARMS	At Risk Mental State
AWMF	Arbeitsgemeinschaft der Wissenschaftlichen Medizinischen Fachgesellschaften e.V.
BAnz	Amtliche Veröffentlichungen – Bundesanzeiger
BDI	Beck-Depressions-Inventar
BfArM	Bundesinstitut für Arzneimittel und Medizinprodukte
BFW	Berufsförderungswerk
BIDAQ	Bayerisches Institut für Daten, Analysen und Qualitätssicherung
BLIPS	Brief Limited Intermittent Psychotic Symptoms
BMI	Body Mass Index
BPRS	Brief Psychiatric Rating Scale

© Deutsche Gesellschaft für Psychiatrie und Psychotherapie, Psychosomatik und Nervenheilkunde e. V. (DGPPN) 2019
W. Gaebel et al., *S3-Leitlinie Schizophrenie*,
https://doi.org/10.1007/978-3-662-59380-6

BSG	Blutsenkungsgeschwindigkeit
BTZ	Berufliche Trainingszentren
CAARMS	Comprehensive Assessment of At Risk Mental States
CASPR2	Contactin-associated protein
CATIE	Clinical Antipsychotic Trials of Intervention Effectiveness
CBTp	Cognitive Behavioural Therapy for Psychosis
CCMD	Chinese Classification of Mental Disorders
CCT	Cranielle Computer-Tomographie
CDSS	Calgary Depression Scale for Schizophrenia
CGI	Clinical Global Impression
CHR	Clinical High Risk
CI	Konfidenzintervall
CINP	The International College of Neuropsychopharmacology
CK	Creatininkinase
CMRT	Cranielle Magnetresonanz-Tomographie
COGDIS	Cognitive Disturbances
COPD	Chronisch obstructive Lungenerkrankung
COPER	Kognitiven Perceptive Basic Symptoms
COS	Childhood onset schizophrenia
CRP	C-reaktives Protein
CUtLASS	Cost Utility of the Latest Antipsychotic Drugs in Schizophrenia Study
CVLT	California Verbal Learning Test
D	Dopamin
DPPX	Dipeptidyl-peptidase-like protein-6
DSM	Diagnostic and Statistical Manual of Mental Disorders
DUP	Duration of untreated psychosis, Dauer der unbehandelten Psychose
EEG	Elektroencephalogramm
EIO	Expressive insight-orientated
EKG	Elektrokardiogramm
EKT	Elektrokonvulsionstherapie
EMA	European Medicines Agency
EMDR	Eye Movement Desensitization and Reprocessing
EOS	Early onset schizophrennia
EPA	European Psychiatric Association
EPMS/EPS	Extrapyramidalmotorische Symptome
EQOLISE	Enhancing the Quality Of Life and Independence of Persons Disabled by Severe Mental Illness through Supported Employment
EUFEST	The European First Episode Schizophrenia Trial
FDA	U. S. Food and Drug Administration
FGA	First Generation Antipsychotic
FLAIR	Fluid attenuated inversion recovery

GABA	Gamma-Aminobuttersäure
GAF	Global assessment of functioning
G-BA	Gemeinsamer Bundesausschuss
G-CSF	Granulozyten-Kolonie-stimulierender Faktor
GKV	Gesetzliche Krankenversicherung
GM-CSF	Granulozyten-Monozyten-Kolonie-stimulierender Faktor
GRADE	Grading of Recommendations Assessment, Development and Evaluation
HAMD	Hamilton rating scale for depression
HoNOS	Health of the Nation Outcome Scales
Hz	Hertz
i.m.	intramuskulär
i.v.	intravenös
ICD-10	Internationale statistische Klassifikation der Krankheiten und verwandter Gesundheitsprobleme, 10. Revision
ICF	Internationale Klassifikation der Funktionsfähigkeit, Behinderung und Gesundheit
IP	Index Patient
IPS	Individual Placement and Support
IQTIG	Institut für Qualitätssicherung und Transparenz im Gesundheitswesen
IQWiG	Institut für Qualität und Wirtschaftlichkeit im Gesundheitswesen
iTBS	Intermittierende Theta-Burst-Stimulation
ITT	Intention-to-treat
KKP	Klinischer Konsensuspunkt
KVT	Kognitive Verhaltenstherapie
LDH	Laktat-Dehydrogenase
LGI1	Leucine-rich glioma inactivated 1
LOCF	Last-observation-carried-forward
LoE	Level of Evidence
LOS	Late-onset schizophrenia
LSD	Lysergsäurediethylamid
MADRS	Montgomery–Åsberg Depression Rating Scale
MD	Mean Difference
mGluR5	Metabotropic glutamate receptor
MINI	Mini-International Neuropsychiatric Interview
MKT	Metakognitives Training
MNS	Malignes Neuroleptisches Syndrom
MoCA	Montreal Cognitive Assessment
MRT	Magnetresonanz-Tomographie
MSCEIT	Mayer-Salovey-Caruso Test zur Emotionalen Intelligenz
MST	Magnetkonvulsionstherapie

NbN	Neuroscience Based Nomenclature
NHS	National Health Service
NICE	National Institute of Clinical Excellence
NIMH	National Institute of Mental Health
NMDA	N-Methyl-D-Aspartat
NNH	Number needed to harm
NNT	Number needed to treat
NNTB	Number needed to treat for benefit
NPS	Neue psychoaktive Stoffe
OR	Odds ratio
OSAS	Obstruktives Schlafapnoe-Syndrom
PANSS	Positive and Negative Syndrome Scale
PEFI	Psychoedukative Familienintervention
PEPP	Pauschalierendes Entgeltsystem Psychiatrie und Psychosomatik
PORT	Patient Outcomes Research Team
PsychKG	Psychisch Kranken Gesetz
PsychKHG	Psychisch Kranken Hilfe Gesetz
Psych-PV	Personalverordnung Psychiatrie
PTBS	Posttraumatische Belastungsstörung
PVT	Prevocational Training
QALY	Qualitätsadjustierte Lebensjahre
QI	Qualitätsindikator
RANZCP	The Royal Australian and New Zealand College of Psychiatrists
RAS	Reality-adaptive, supportive
RCT	Randomised controlled trial, randomisiert-kontrollierte Studie
RPB	Regionales Psychiatriebudget
RPK	Rehabilitationseinrichtungen für psychisch Kranke
RR	Relatives Risiko
rTMS	repetitive transkranielle Magnetstimulation
s.c.	subkutan
SCL-90	Symptom-Check-List-90
SE	Supported Employment
SGA	Second Generation Antipsychotic
SGB	Sozialgesetzbuch
SIGN	The Scottish Intercollegiate Guidelines Network
SIPS	Structured Interview for Prodromal Syndromes
SKID	Strukturiertes Klinisches Interview
SMD	Standardisierte Mittelwertdifferenz
SMI	Severe Mental Illness
SNRI	Selektive Sertoninin/Noradrenalin-Wiederaufnahme-Hemmer
SOFAS	Social and Occupational Functioning Assessment Scale
SOPS	Scale of Prodromal Symptoms

SPI-A	Schizophrenia Proneness Instrument Adults Version
SSRI	Selektive Serotonin-Wiederaufnahme-Hemmer
SST	Social Skills Training
ST	Supportive Therapie
TAP	Testbatterie zur Aufmerksamkeitsprüfung
TAU	Treatment as usual
TD	Tardive Dyskinesie
tDCS	transkranielle Gleichstromstimulation
TDM	Therapeutisches Drug Monitoring
TSH	Thyreoidea-stimulierendes Hormon
UHR	Ultra High Risk
UN	Vereinte Nationen
UN-BRK	Behindertenrechtskonvention der Vereinten Nationen
VLMT	Verbaler Lern- und Merkfähigkeitstest
VLOS	Very late-onset schizophrenia
VT	Verhaltenstherapie
WAIS	Wechsler Adult Intelligence Scale
WFSBP	The World Federation of Societies of Biological Psychiatry
WHO	Weltgesundheitsorganisation
WHOQOL-BREF	World Health Organization Quality of Life Kurzform
WMS	Wechsler Memory Scale
WTS	Wiener Test System

Abkürzungsverzeichnis der beteiligten Fachgesellschaften

Fachgesellschaft/Organisation	
AGNP	Arbeitsgemeinschaft für Neuropsychopharmakologie und Pharmakotherapie e.V.
AkdÄ	Arzneimittelkommission der deutschen Ärzteschaft
BAG-KT	Bundesarbeitsgemeinschaft Künstlerische Therapien (BAG-KT)
BApK	Bundesverband der Angehörigen Psychisch Kranker e.V.
BAPP*	Bundesinitiative Ambulante Psychiatrische Pflege e.V.
BAR	Bundesarbeitsgemeinschaft für Rehabilitation e.V.
BdB	Bundesverband der Berufsbetreuer/innen e.V.
BDK	Bundesdirektorenkonferenz
BDP	Berufsverband deutscher Psychologinnen u. Psychologen e.V.
BFLK*	Bundesfachverband Leitender Krankenpflegepersonen in der Psychiatrie
BKJPP	Berufsverband für Kinder- und Jugendpsychiatrie, Psychosomatik und Psychotherapie in Deutschland e.V.
BPE	Bundesverband Psychiatrie Erfahrener e.V.
BPtK	Bundespsychotherapeutenkammer
BVDN	Berufsverband deutscher Nervenärzte
BVDP	Berufsverband deutscher Psychiater e.V.
BVKJ*	Berufsverband der Kinder- und Jugendärzte e.V.
bvvp	Bundesverband der Vertragspsychotherapeuten e.V.
DDPP	Dachverband Deutschsprachiger PsychosenPsychotherapie e.V.
DEGAM	Deutsche Gesellschaft für Allgemeinmedizin und Familienmedizin e.V.
DFPP*	Deutsche Fachgesellschaft für Psychiatrische Pflege
DGGPP	Deutsche Gesellschaft für Gerontopsychiatrie und -psychotherapie e.V.
DGKJ	Deutsche Gesellschaft für Kinder- und Jugendmedizin e.V.
DGKJP	Deutsche Gesellschaft für Kinder- und Jugendpsychiatrie, Psychosomatik und Psychotherapie e.V.
DGPE	Deutsche Gesellschaft für Psychoedukation e.V.
DGPPN	Deutsche Gesellschaft für Psychiatrie und Psychotherapie, Psychosomatik und Nervenheilkunde
DGPs	Deutsche Gesellschaft für Psychologie e.V.

Fachgesellschaft/Organisation	
DGPT	Deutsche Gesellschaft für Psychoanalyse, Psychotherapie, Psychosomatik und Tiefenpsychologie e.V.
DGSF	Deutsche Gesellschaft für Systemische Therapie und Familientherapie e.V.
DGSP	Deutsche Gesellschaft für Soziale Psychiatrie e.V.
DGVT	Deutsche Gesellschaft für Verhaltenstherapie e.V.
DMtG	Deutsche Musiktherapeutische Gesellschaft e.V.
DPtV	Deutsche PsychotherapeutenVereinigung e.V.
DVE	Deutscher Verband der Ergotherapeuten e.V.
DVGP	Dachverband Gemeindepsychiatrie e.V.
DVSG	Deutsche Vereinigung für Soziale Arbeit im Gesundheitswesen e.V.
GNP	Deutsche Gesellschaft für Neuropsychologie e.V.
KNS	Kompetenznetz Schizophrenie
ZVK	Deutscher Verband für Physiotherapie e.V.

*keine aktive Beteiligung am Konsensusprozess

Sondervotum Deutsche Gesellschaft für soziale Psychiatrie (DGSP)

Im Laufe des Konsentierungsprozesses wurde ein Sondervotum beantragt. Dieses Sondervotum der DGSP und die Antwort der DGPPN-Steuerungsgruppe auf das Sondervotum sind im Folgenden dargestellt.

Sondervotum der DGSP vom 8. Januar 2018 zur Elektrokonvulsionstherapie (EKT) (Abschn. 5.17.1 Elektrokonvulsionstherapie (EKT))

Der Einsatz der EKT verbessert die psychische Symptomatik ausschließlich kurzfristig für sechs bis acht Wochen und hat nicht immer vollständig reversible Einschränkungen des autobiographischen Gedächtnisses für die Monate vor der EKT zur Folge (Quelle: Tharyan und Adams 2005; Isidoor et al. 2017)   .

Begründung der DGSP: Eine 2005 publizierte Cochrane-Meta-Analyse (Tharyan und Adams 2005) bestätigte, dass die EKT zwar häufig eine raschere Verbesserung der Symptomatik im Verlauf weniger Wochen erreicht. Allerdings hält diese Verbesserung nur für einen Zeitraum von 6–8 Wochen an (158). Eine langfristige Verbesserung der Lebensqualität und des sozialen Funktionsniveaus durch den Einsatz der EKT im Behandlungsverlauf konnte in keiner Studie gezeigt werden. Im Gegenteil zeigte die einzige, diese Parameter einbeziehende Langzeit-Studie aus dem Jahr 1958, dass die Kombinationsbehandlung aus psychoanalytischer Psychotherapie und Antipsychotika der Behandlung mit EKT signifikant überlegen war. Beachtenswert ist außerdem, dass alle EKT-Studien, die das autobiographische Gedächtnis der teilnehmenden Personen untersucht haben, nachweisen konnten, dass Erinnerungseinschränkungen für Ereignisse bis zu zwei Jahre vor der EKT-Behandlung bestehen (zuletzt bei Personen mit Depressionen im Follow-Up nach 12 Monaten, Bergfeld et al. 2017). Der neurophysiologische Hintergrund dieser langanhaltenden kognitiven Einschränkung ist unklar. Auf welche Weise das neuronale Erregungsereignis des auf das ZNS beschränkten Grand-Mal-Anfalls Änderungen der beteiligten neuronalen Netze verursacht und ob dieser Effekt analog einer von Art und Schwere der Grand-Mal-Anfälle abhängenden sog. „epileptischen Wesensänderung" zu diskutieren wäre, ist bislang unklar.

Auszug aus Hintergrundtext der Langversion (Abschn. 5.17.1 *Elektrokonvulsionstherapie (EKT, S. 80):* „Die add-on EKT-Behandlung bei Patienten mit einer Clozapin-Resistenz wurde in einer Meta-Analyse, basierend auf vier offenen und einer randomisiert-kontrollierten Studie mit insgesamt 71 Patienten, untersucht. Bei deutlicher Heterogenität zwischen den Studien und dem Einschluss von nicht-kontrollierten Studien war die Behandlung mittels EKT und Clozapin in Bezug auf Response einer Fortführung von Clozapin überlegen (95 % CI 0,29 bis 0,79). Dieser Effekt ist im Einklang mit der größten kontrollierten EKT-Studie bei Patienten mit Clozapin-Resistenz (N = 39), die auch eine Responserate von 50 % berichtete (Petrides et al. 2015)".*

Ergänzungsvorschlag der DGSP: Allerdings beobachtete die Studie (Petrides et al. 2015) die Verbesserung nur über einen Zeitraum weniger 8 Wochen inkl. Behandlungszeit und lag damit innerhalb des bekannten Zeitfensters der Verbesserung der Symptomatik durch die EKT von maximal 6–8 Wochen. Außerdem erfolgte in der Studie keine Erhebung des autobiographischen Gedächtnisses.

Literatur

Bergfeld IO, Mantione M, Hoogendoorn MLC, Horst F, Notten P, Schuurman PR, Denys D (2017) Episodic memory following deep brain stimulation of the ventral anterior limb of the internal capsule and electroconvulsive therapy. Brain Stimul 10(5):959–966

Petrides G, Malur C, Braga RJ, Bailine SH, Schooler NR, Malhotra AK, Kane JM, Sanghani S, Goldberg TE, John M, Mendelowitz A (2015) Electroconvulsive therapy augmentation in clozapine-resistant schizophrenia: a prospective, randomized study. Am J Psychiatry 172(1):52–58

Tharyan P, Adams CE (2005) Electroconvulsive therapy for schizophrenia. Cochrane Database Syst Rev (2):CD000076

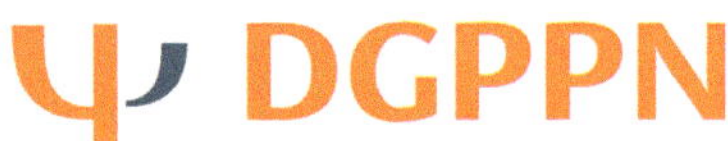

Düsseldorf, 06.08.2018

Stellungnahme der DGPPN-Steuerungsgruppe zum Sondervotum der Deutschen Gesellschaft für Soziale Psychiatrie (DGSP) zur Elektrokonvulsionstherapie (EKT) vom 08.01.2018

Zu den konsentierten Empfehlungen des Kapitels Somatische Therapieverfahren der S3-Praxisleitinie Schizophrenie gibt die Deutsche Gesellschaft für Soziale Psychiatrie (DGSP) ein Sondervotum ab, zu dem die Steuergruppe wie folgt inhaltlich Stellung nehmen möchte.

In ihrem Sondervotum stellt die DGSP Folgendes fest: *„Der Einsatz der EKT verbessert die psychische Symptomatik ausschließlich kurzfristig für 6–8 Wochen und hat nicht immer vollständig reversible Einschränkungen des autobiographischen Gedächtnisses für die Monate vor der EKT zur Folge"*. Begründet wird dies mit einem Cochrane-Review aus dem Jahr 2005 (Tharyan und Adams 2005) und einer Studie mit einer kleinen Fallzahl depressiv erkrankter Patienten, in denen bestimmte kognitiv-mnestische Funktionen nach tiefer Hirnstimulation und EKT miteinander verglichen werden (Bergfeld et al. 2017).

Im Hintergrundtext soll nach dem Wunsch der DGSP des Weiteren ergänzt werden: *„Eine 2005 publizierte Cochrane-Meta-Analyse bestätigte, dass die EKT zwar häufig eine raschere Verbesserung der Symptomatik im Verlauf weniger Wochen erreicht. Allerdings hält diese Verbesserung nur für einen Zeitraum von 6–8 Wochen an* (Thayran und Adams 2005). *Eine langfristige Verbesserung der Lebensqualität und des sozialen Funktionsniveaus durch den Einsatz der EKT im Behandlungsverlauf konnte in keiner Studie gezeigt werden. Im Gegenteil zeigte die einzige, diese Parameter einbeziehende Langzeit-Studie aus dem Jahr 1958, dass die Kombinationsbehandlung aus psychoanalytischer Psychotherapie und Antipsychotika der Behandlung mit EKT signifikant überlegen war. Beachtenswert ist außerdem, dass alle EKT-Studien, die das autobiographische Gedächtnis der teilnehmenden Personen untersucht haben, nachweisen konnten, dass Erinnerungseinschränkungen für Ereignisse bis zu 2 Jahre vor der EKT-Behandlung bestehen (zuletzt bei Personen mit Depressionen im Follow-Up nach 12 Monaten,* Bergfeld et al. 2017*). Der neurophysiologische Hintergrund dieser langanhaltenden kognitiven Einschränkung ist unklar. Auf welche Weise das neuronale Erregungsereignis des auf das ZNS beschränkten Grand-Mal-Anfalls Änderungen der beteiligten neuronalen Netze verursacht und ob dieser Effekt analog einer von Art und Schwere der Grand-Mal-Anfälle abhängenden sog. „epileptischen Wesensänderung" zu diskutieren wäre, ist bislang unklar"*.

Zusätzlich solle noch eine Ergänzung zur bislang größten kontrollierten EKT-Studie bei Patienten mit Clozapin-Resistenz (N = 39) mit berichteter Responserate von 50 % (Petrides et al. 2015) im Hintergrundtext wie folgt vorgenommen werden: *„Allerdings beobachtete die Studie* (Petrides et al. 2015) *die Verbesserung nur über einen Zeitraum weniger 8 Wochen inkl. Behandlungszeit und lag damit innerhalb des bekannten Zeitfensters der Verbesserung der Symptomatik durch die EKT von maximal 6–8 Wochen. Außerdem erfolgte in der Studie keine Erhebung des autobiographischen Gedächtnisses"*.

Hierzu ist zunächst auszuführen, dass die DGSP mit der Studie aus dem Jahr 1958, welche in dem beschriebenen Cochrane-Review (Thayran und Adams 2005, Update 2009) angeblich zitiert wird, vermutlich die Studie von May et al. aus dem Jahr 1968 meint. In diesem Review beschrieben, dass EKT sowohl im kurzen, aber auch langen Beobachtungszeitraum (2 Jahre) einer psychoanalytischen Psychotherapie überlegen ist. Im kurzen Beobachtungszeitraum ist die Kombination aus Psychotherapie und antipsychotischer Medikation der EKT überlegen, im Zeitraum über 2 Jahre war dies jedoch nicht mehr signifikant. Interessanterweise bildeten die ersterkrankten Patienten aus der May-Studie das Kollektiv der Camarillo State Hospital Study, bei der auch Daten über den 3-Jahres

Verlauf vorliegen. Dabei konnte nur bei den EKT-Patienten eine signifikante Reduktion der Antipsychotika in diesem Zeitraum gezeigt werden (Wyatt 1991), die Anzahl der Tage im Krankenhaus war zwischen der EKT-Gruppe und der Gruppe mit Antipsychotika kombiniert mit Psychotherapie in den 3 Jahren vergleichbar, jedoch mehr als die Hälfte weniger als in der Gruppe mit der alleinigen Psychotherapie vor Entlassung. Das Fazit des eher konservativen Cochrane-Reviews für die klinische Praxis ist, dass die Gesamtevidenz für die Effektivität der EKT nahelegt, dass dieser Ansatz eine potentielle Therapieoption für Patienten mit Schizophenie bleiben sollte und ungeachtet dessen, dass Antipsychotika die erste Präferenz seien, die zusätzliche EKT ihren Platz in der Behandlung hat (Thayran und Adams 2009).

Neben der zitierten Studie von May et al. existieren aber auch noch weitere Langzeituntersuchungen von Menschen mit Schizophrenie, welche eine EKT-Serie erhalten haben. Die größte Register-Studie mit 2074 Patienten mit einer Schizophrenie basiert auf einer Krankenkassendatenbank Taiwans und verwendete die Rate an Rehospitalisierungen als primären Endpunkt der Beobachtungsstudie. Diese zeigte, dass die Anwendung der EKT die Rehospitalisierung signifikant im Vergleich zu einer gematchten Vergleichsgruppe ohne EKT im 1-Jahres-Follow-up reduzierte (Lin et al. 2017). Eine weitere retrospektive Untersuchung von 59 Patienten konnte aufzeigen, dass die Verbesserung der allgemeinen Psychopathologie (PANSS) auch im Follow-up von über 30 Monaten bei circa 2/3 der Patienten nachweisbar war (Grover et al. 2017).

Unter den Suchbegriffen: ((„schizophrenia" [MeSH Terms] OR „schizophrenia" [All Fields]) AND ECT [All Fields]) AND („cognition" [MeSH Terms] OR „cognition" [All Fields])) wurde eine systematische Suche in der Datenbank „PubMed.gov" am 04.05.2018 durchgeführt, 42 Literaturstellen gefunden und anhand Titel und Abstract gesichtet. Zusätzlich wurden die gefundenen Meta-Analysen und Reviews nach relevanter Literatur durchgesehen. Kognitive Defizite nach EKT bei Menschen mit Schizophrenie wurden bislang nur vereinzelt systematisch untersucht. In diesen Untersuchungen fanden sich bei 10 Patienten mit Erhaltungs-EKT nach durchschnittlich etwa 13,5 Monaten (im Mittel nach 27 EKT-Sitzungen insgesamt) im Vergleich zu 10 nach Alter, Geschlecht und Bildung gematchten Patienten (kein Unterschied auch in der Krankheitsdauer und Anzahl der Episoden), die keine EKT erhalten hatten, keine Unterschiede in den kognitiven Testergebnissen einschließlich des verbalen Gedächtnisses (Rami et al. 2004). Eine weitere Untersuchung zeigte eine vollständige Erholung vorübergehender kognitiver Einschränkungen nach einer EKT-Serie innerhalb von 3 Monaten bei 49 Menschen mit Schizophrenie (Kumar et al. 2017). In einer chinesischen Meta-Analyse wurde gezeigt, dass signifikant mehr Patienten unter EKT Einschränkungen des Gedächtnisses angaben (RR 6.48 [CI 3.54, 11.87]). Bei systematischer Untersuchung fand sich jedoch in der gepoolten Analyse (unter Einschluss MMST) kein signifikanter Unterschied zu den Patienten mit alleiniger medikamentöser antipsychotischer Behandlung (Wang et al. 2015). Eine andere retrospektive Untersuchung an 62 Patienten zeigte nach EKT eine Verbesserung im Montreal Cognitive

Assessment (MoCA) (352, 353). Nach Abschluss der EKT-Serie wurden auf Nachfragen bei Patienten aus Süd-Indien von 27,6 % Gedächtnis-Defizite geschildert (Selbstreport), bei 42,1 % mit Hilfe des MMST festgestellt und bei 36,8 % im Bereich des autobiografischen Gedächtnisses berichtet, wobei die Übereinstimmungen zwischen diesen Gedächtnisdefiziten gering war (Rajkumar et al. 2018). Eine systematische Übersichtsarbeit fasste etliche Studien zur Wirksamkeit und Sicherheit von EKT bei Menschen mit einer Schizophrenie zusammen und führte aus, dass sowohl eine kognitive Verschlechterung, aber auch eine kognitive Verbesserung durch die EKT berichtet wurden, und dass die mit der EKT assoziierten kognitiven Defizite transient sind (Sanghani et al. 2018). Ein systematisches Review und Meta-Analyse zur Augmentation von mit Clozapin-behandelten Menschen mit therapieresistenter Schizophrenie durch EKT ergab eine Ansprechrate von 66 % und zeigte bezüglich der kognitiven Nebenwirkungen in den beiden eingeschlossenen RCTs keine signifikante Veränderung der Neurokognition bzw. Unterschiede zwischen den Gruppen mit und ohne zusätzliche EKT-Behandlung (Lally et al. 2016).

Bei Patienten mit einer Depression existiert eine Vielzahl von Studien zur Wirksamkeit und Sicherheit der EKT, hier wird auf die dementsprechende S3-Leitlinie Unipolare Depression verwiesen (DGPPN 2015). Allerdings finden sich hier nicht nur wie von der DGSP angegebene Hinweise auf eine Verschlechterung von kognitiven bzw. Gedächtnisleistungen, sondern auch auf Verbesserungen der kognitiven Funktionen durch die EKT. So fand beispielsweise eine Studie nach 6 Wochen und 6 Monaten eine Verbesserung bei Untersuchung mit der MATRICS Consensus Cognitive Battery (MCCB) in 5 der 10 verwendeten Testverfahren und keine Veränderung im Everyday Memory Questionnaire (EMQ) bei 31 Patienten mit schwerer depressiver Episode (Mohn und Rund 2016). Eine andere longitudinale Untersuchung bei 20 Menschen mit einer Depression, die erstmalig eine EKT erhalten haben, zeigte 1 Woche und 6 Monate nach dem Ende einer EKT Serie eine mit der Verbesserung der Depression assoziierte kognitive Verbesserung (Ziegelmayer et al. 2017). In der S3-Leitlinie unipolare Depression findet sich eine Darstellung der Nebenwirkungen einer EKT-Behandlung auch im Hinblick auf die Kognition (DGPPN 2015). Hierin wird ausgeführt, dass mit der EKT eine Reihe kognitiver Nebenwirkungen in Verbindung gebracht wird. Objektive Gedächtnistests hätten eine vorübergehende retrograde Amnesie, die mit der Zeit abnimmt, gezeigt, so dass spätestens sechs Monate nach der EKT-Behandlung keine kognitiven Defizite mehr nachweisbar seien, auch wenn dauerhaft punktuelle Gedächtnislücken bezüglich Erlebnissen in zeitlicher Nähe zur EKT bestehen könnten. Subjektive Gedächtnisbeschwerden hätten unmittelbare und auch gelegentlich persistierende Defizite bezüglich einiger autobiografischer Erinnerungen beinhaltet, eher jedoch bezüglich allgemeiner Erinnerungen (z. B. öffentlicher Ereignisse) (Bezug zu Lisanby et al. 2000).

Neurobiologisch wurden verschiedene Veränderungen nach EKT beschrieben, so eine vorübergehende Vergrößerung des Hippocampusvolumens bei vorübergehender Beeinträchtigung des verbalen Gedächtnisses und keiner Veränderung mehr zum Ausgangsbefund nach einem Jahr (Nordanskog et al. 2014). Auch wurde eine MR-tomografische Zunahme der kortikalen Dicke nach EKT in verschiedenen Regionen beschrieben (Van Eijndhoven et al. 2016).

Subjektive für Betroffene wichtige Ergebnisparameter wie die Lebensqualität wurden ebenfalls untersucht. In einer randomisierten kontrollierten Studie fand sich dabei bei älteren depressiven Patienten eine signifikant bessere Lebensqualität (SF-36) unter zusätzlicher Erhaltungstherapie im Vergleich zu alleiniger Pharmakotherapie (McCall et al. 2018). Auch in einer offenen Studie mit 30 Menschen mit Schizophrenie fand sich eine signifikante Verbesserung der Lebensqualität (WHO-QOL) nach im Schnitt 6 EKT-Sitzungen (Garg et al. 2011). In Nordirland wurden alle 163 Patienten, welche innerhalb eines Jahres (2013/2014) eine EKT erhalten hatten, nach Ihrer Einschätzung befragt, wobei 26 % davon antworteten und die Hälfte zum Zeitpunkt der EKT rechtlich untergebracht war. In 80 % der Fälle bewerteten die Patienten die EKT als hilfreich, obwohl mehr als die Hälfte auch Gedächtnisstörungen berichteten (Maguire et al. 2016). Diese positive Einschätzung deckt sich mit den bisher vorliegenden Studien zur Einstellung der Betroffenen zur EKT (Chakrabarti et al. 2010).

Ausgehend von den referierten Kurz- und Langzeitstudien ist die EKT zusammenfassend ein Verfahren, dessen Wirksamkeit bei Menschen mit Schizophrenie als Augmentierung bei medikamentöser Behandlungsresistenz bei insgesamt guter Verträglichkeit (Sanghani et al. 2018; Zheng et al. 2016; Petrides et al. 2015) und bei katatonen Patienten nachgewiesen ist (Leroy et al. 2017). Die Ergebnisse der kognitiven Untersuchungen und der subjektiven Beurteilung der Betroffenen legen ebenfalls nahe, dass die EKT als hilfreich angesehen wird, die Lebensqualität verbessert und neben berichteten zumeist vorübergehenden Defiziten vor allem im autobiografischen Gedächtnis auch zu Verbesserungen der kognitiven Funktionen führen kann.

Eine Aufklärung über potentielle kognitive Einschränkungen sollte im Rahmen der Aufklärung über die EKT explizit erfolgen und es sollten Maßnahmen getroffen werden, die mögliche kognitive Nebenwirkungen reduzieren können (wie z. B. 2 anstelle von 3 Stimulationen/Woche, möglichst unilaterale Stimulation oder die Anwendung von einer möglichst geringen Zahl an Stimulationen).

Dies wird im Textabschnitt der überarbeiteten S3-Leitlinie Schizophrenie zur EKT-Behandlung entsprechend dargestellt und entsprechend dem Vorschlag der DGSP explizit herausgestellt.

Diese Stellungnahme soll nicht dazu dienen, eine abweichende Meinung zu kritisieren, sondern begründen, warum auf evidenzbasierter Grundlage dem Wunsch der DGSP nach Veränderung des Hintergrundtextes nur teilweise entsprochen werden kann.

Für die DGPPN-Steuerungsgruppe:

Prof. Dr. Thomas Wobrock

PD Dr. Alkomiet Hasan

Prof. Dr. Wolfgang Gaebel

Prof. Dr. Peter Falkai

Literatur:

Bergfeld IO, Mantione M, Hoogendoorn MLC, Horst F, Notten P, Schuurman PR et al (2017) Episodic memory following deep brain stimulation of the ventral anterior limb of the internal capsule and electroconvulsive therapy. Brain Stimul 10(5):959–966

Chakrabarti S. Grover S, Rajagopal R (2010) Electroconvulsive therapy: a review of knowledge, experience and attitudes of patients concerning the treatment. World J Biol Psychiatry 11(3):525–537

DGPPN (2015) S3-Leitlinie/Nationale Versorgungsleitlinie Unipolare Depressionen – Langfassung, 2. Aufl 2015 Version 3

Garg R, Chavan BS, Arun P (2011) Quality of life after electroconvulsive therapy in persons with treatment resistant schizophrenia. Indian J Med Res 133(6):641–644

Grover S, Chakrabarti S, Hazari N, Avasthi A (2017) Effectiveness of electroconvulsive therapy in patients with treatment resistant schizophrenia: a retrospective study. Psychiatry Res 249:349–353

Kumar CN, Phutane VH, Thirthalli J, Jayaram N, Kesavan M, Mehta UM, Tyagi V, Gangadhar BN (2017) Resolution of cognitive adverse effects of electroconvulsive therapy in persons with schizophrenia: a prospective study. Indian J Psychol Med 39(4):488– 494

Lally J, Tully J, Robertson D, Stubbs B, Gaughran F, MacCabe JH (2016) Augmentation of clozapine with electroconvulsive therapy in treatment resistant schizophrenia: a systematic review and meta-analysis. Schizophr Res 171(1–3):215–224

Leroy A, Naudet F, Vaiva G, Francis A, Thomas P, Amad A (2017) Is electroconvulsive therapy an evidence-based treatment for catatonia? A systematic review and meta-analysis. Eur Arch Psychiatry Clin Neurosci 268(7):675–687

Lin HT, Liu SK, Hsieh MH, Chien YL, Chen IM, Liao SC et al (2017) Impacts of electroconvulsive therapy on 1-year outcomes in patients with schizophrenia: a controlled, population-based mirror-image study. Schizophr Bull 44(4):798–806

Lisanby SH, Maddox JH, Prudic J, Devanand DP, Sackeim HA (2000) The effects of electroconvulsive therapy on memory of autobiographical and public events. Arch Gen Psychiatry 57(6):581–590

Maguire S, Rea SM, Convery P (2016) Electroconvulsive therapy – what do patients think of their treatment? Ulster Med J 85(3):182–186

McCall WV, Lisanby SH, Rosenquist PB, Dooley M, Husain MM, Knapp RG, Petrides G, Rudorfer MV, Young RC, McClintock SM, Mueller M, Prudic J, Greenberg RM, Weiner RD, Bailine SH, Youssef NA, McCloud L, Kellner CH (2018) CORE/PRIDE Work Group. Effects of continuation electroconvulsive therapy on quality of life in elderly depressed patients: a randomized clinical trial. J Psychiatr Res 97:65–69

Mohn C, Rund BR (2016) Maintained Improvement of Neurocognitive Function in Major Depressive Disorders 6 Months after ECT. Front Psychiatry 7:200. https://doi.org/10.3389/fpsyt.2016.00200. eCollection 2016

Nordanskog P, Larsson MR, Larsson EM, Johanson A (2014) Hippocampal volume in relation to clinical and cognitive outcome after electroconvulsive therapy in depression. Acta Psychiatr Scand 129(4):303–311

Petrides G, Malur C, Braga RJ, Bailine SH, Schooler NR, Malhotra AK et al (2015) Electroconvulsive therapy augmentation in clozapine-resistant schizophrenia: a prospective, randomized study. Am J Psychiatry 172(1):52–58

Rajkumar AP, Petit CP, Rachana A, Deinde F, Shyamsundar G, Thangadurai P, Jacob KS (2018) Correlates of self-reported, autobiographical, and mini-mental status examination defined memory deficits following electroconvulsive therapy in South India. Asian J Psychiatr 34:47–53

Rami L, Bernardo M, Valdes M, Boget T, Portella MJ, Ferrer J, Salamero M (2004) Absence of additional cognitive impairment in schizophrenia patients during maintenance electroconvulsive therapy. Schizophr Bull 30(1):185–189

Sanghani SN, Petrides G, Kellner CH (2018) Electroconvulsive therapy (ECT) in schizophrenia: a review of recent literature. Curr Opin Psychiatry 31(3):213–222

Tharyan P, Adams CE. Electroconvulsive therapy for schizophrenia. Cochrane Database Syst Rev (2):CD000076. Update 2009

Tor PC, Ying J, Ho NF, Wang M, Martin D, Ang CP, et al (2017) Effectiveness of electroconvulsive therapy and associated cognitive change in schizophrenia: a naturalistic, comparative study of treating schizophrenia with electroconvulsive therapy. J ECT 33(4):272–277

Van Eijndhoven P, Mulders P, Kwekkeboom L, van Oostrom I, van Beek M, Janzing J, Schene A, Tendolkar I (2016) Bilateral ECT induces bilateral increases in regional cortical thickness. Transl Psychiatry 6(8):e874. https://doi.org/10.1038/tp.2016.139

Wang W, Pu C, Jiang J, Cao X, Wang J, Zhao M, Li C (2015) Efficacy and safety of treating patients with refractory schizophrenia with antipsychotic medication and adjunctive electroconvulsive therapy: a systematic review and meta-analysis. Shanghai Arch Psychiatry 27(4):206–219

Wyatt RJ (1991) Neuroleptics and the natural course of schizophrenia. Schizophr Bull 17(2):325–351

Zheng W, Cao XL, Ungvari GS, Xiang YQ, Guo T, Liu ZR et al (2016) Electroconvulsive therapy added to non-clozapine antipsychotic medication for treatment resistant schizophrenia: meta-analysis of randomized controlled trials. PloS One 11(6):e0156510

Ziegelmayer C, Hajak G, Bauer A, Held M, Rupprecht R, Trapp W (2017) Cognitive performance under electroconvulsive therapy (ECT) in ECT-naive treatment-resistant patients with major depressive disorder. J ECT 33(2):104–110

Sondervotum Bundesverband Psychiatrie-Erfahrener e.V. (BPE)

Nach Abschluss des Konsentierungsprozesses im Rahmen der öffentlichen Konsultationsphase wurde nach Ablehnung der Leitlinie BPE ein ein Sondervotum beantragt. Dieses Sondervotum der BPE und die Antwort der DGPPN-Steuerungsgruppe auf das Sondervotum, sowie die zugehörige Korrespondenz, sind im Folgenden dargestellt.

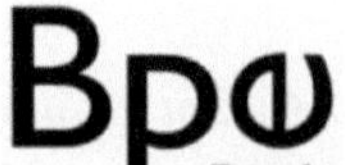

Geschäftsstelle
Wittener Str. 87, 44789 Bochum
Tel: 0234 / 68 70 5552
Fax: 0234 / 640 51 03
kontakt-info@bpe-online.de
www.bpe-online.de

An das
LVR-Institut für Versorgungsforschung
c/o LVR-Klinik Köln
Wilhelm-Griesinger Str. 23
51109 Köln

15.10.2018

Betr.: Ablehnung der Konsultationsfassung der S3-Leitlinie Schizophrenie

Sehr geehrte Damen und Herren,

der Bundesverband Psychiatrie-Erfahrener (BPE) e.V. kann die aktualisierte S3-Leitlinie in ihrer derzeitigen Fassung nicht mittragen. Die neue Leitlinie schreibt die Missachtung und Verletzung der Grund- und Menschenrechte von Menschen mit F20-Diagnosen fort. Sie beinhaltet unter 3.1 Allgemeine Behandlungsprinzipien

> „(. . .), dass bei Selbst- oder Fremdgefährdung, wenn sie anderweitig nicht abgewendet werden kann, eine stationäre Behandlung im Rahmen einer Unterbringung nach Maßgabe der länderspezifischen Unterbringungsgesetze (PsychKG bzw. UBG) erfolgt oder von der Einrichtung einer Betreuung (BtG) zum Wohl und Schutz des Betroffenen Gebrauch gemacht wird."

Indem sie Freiheitsentzug („Unterbringung"), Eingriffe in den Körper gegen den Willen („stationäre Behandlung im Rahmen einer Unterbringung") und stellvertretende Entscheidungsfindung („Betreuung") als Teil der Behandlungsprinzipien festschreibt, widerspricht sie der UN-Konvention über die Rechte von Menschen mit Behinderungen. In der UN-BRK ist festgeschrieben, dass Menschen mit Beeinträchtigungen unter **keinen** Umständen aufgrund ihrer Beeinträchtigung die Freiheit entzogen werden darf: „(. . .) the existence of a disability shall in no case justify a deprivation of liberty." (Art. 14 Abs. 1b). Diese Formulierung ist unmissverständlich. Eine Zwangsunterbringung erfolgt überdies in aller Regel, um eine Behandlung durch Druck zu erzwingen oder um die Rechtsgrundlage für eine Zwangsbehandlung nach PsychKG/UBG oder Betreuungsrecht zu schaffen. Dies dürfte mit dem Passus „stationäre Behandlung im Rahmen einer Unterbringung" gemeint sein. Dass Zwangsbehandlungen Verstöße gegen das Folterverbot nach EMRK und UN-BRK darstellen, sollte auch in psychiatrischen Kreisen mittlerweile bekannt sein. Das Komitee der Vereinten Nationen zur Überprüfung der Umsetzung der UN-BRK schreibt im Rahmen der ersten Staatenberichtsprüfung Deutschlands im Jahr 2015:

> "The Committee is deeply concerned that the State party does not recognize the use of physical and chemical restraints, solitary confinement and other harmful practices as acts of torture." (CRPD/C/DEU/CO/1, 33.)

Das Komitee stellt klar, dass diese Praktiken perspektivisch abgeschafft werden müssen und Entschädigung für die Opfer dieser Praktiken zu erwägen ist (ebd., 34.). Auch die abschließenden Bemerkungen über rechtliche Betreuung sind eindeutig: Dieses Rechtsinstrument wird als unvereinbar mit der UN-BRK angesehen, insofern es Regelungen zur stellvertretenden Entscheidungsfindung beinhaltet (ebd., 26.).

Bei den genannten Kritikpunkten handelt es sich um prinzipielle Mängel, die sich nicht durch die Evidenzbasierung der konkreten Behandlungsempfehlungen relativieren lassen. Es ist zwar unseres Wissens der Fall, dass die S3-Leitlinie in der Praxis eher keine Anwendung findet (vgl. Weinmann, Koesters & Becker, 2007; Zirngibl, 2012). Unsere Erfahrungen zeigen sogar, dass die Behandlung in aller Regel schlechter ist als in den Leitlinien vorgesehen. Dennoch darf eine „Best-Practice"-Vorgabe wie eine Behandlungsleitlinie niemals Menschenrechtsverletzungen legitimieren. Solche können unter keinen Umständen „Best Practice" sein.

Ehe wir uns mit zwei Details* der Leitlinie exemplarisch beschäftigen, fordern wir daher, die oben zitierte Passage aus der Leitlinie zu streichen. Dies ändert freilich nichts an der aktuellen Rechtssituation, das heißt, wer von der Notwendigkeit einer Zwangsmaßnahme überzeugt ist, wird diese weiter entgegen der UN-BRK durchführen. Eine Streichung der Passage gäbe jedoch PsychiaterInnen, die nicht zwangsunterbringen und -behandeln wollen, einen Rückhalt. Eine Leitlinie ohne Zwang legitimierende Passagen wäre ein kleiner Schritt in Richtung eine die Menschenrechte achtenden Psychiatrie.

Insofern wir doch in die Details gehen, halten wir insbesondere die Empfehlungen mit Bezug auf Kinder und Jugendliche für problematisch und fordern konkret die Streichung der Empfehlungen 120 (S. 167) sowie 158 (S. 219). Auch hier sind zuerst grundsätzliche Anmerkungen notwendig: Im Rahmen der epistemologischen Grundlegung der S3-Leitlinie besitzen biografische Narrationen keinen Evidenzcharakter. Das Thema Behandlung von Kindern und Jugendlichen zeigt einmal mehr, dass die Leitlinien damit einer wertvollen Wissensgrundlage beraubt sind: nämlich der Erfahrungen von Menschen, die als Kinder und Jugendliche psychiatrisch behandelt wurden, und die Rolle der Behandlung mit Blick auf den Biografieverlauf einordnen (u.a. Becken, 2017; Buck-Zerchin, 1990; Gehrke, 2014; Hansen, 2014; Hausotter, 2015; Kempker, 2000; Luaveng, 2018; Schulz/Zuaboni, 2014; Stein, 1993). Denn worum geht es bei der Behandlung von Kindern und Jugendlichen, wenn nicht darum, die Chance auf eine gelingende Biografie zu erhöhen und Beschädigungen auf dem Weg zum Erwachsenwerden abzuwenden? Was jedoch eine gelingende Biografie ist, welche Erfahrungen den Weg zum Erwachsenwerden beschädigen, kann nur aus der Perspektive persönlicher Lebenserfahrungen ermessen werden. Die Empfehlungen der Leitlinie sind u.E. dem übergeordneten Ziel subjektiv gelingender Leben und damit langfristiger seelischer Gesundheit abträglich, da sie das vordergründige Ziel der Symptomreduktion zu einem insbesondere mit Blick auf Kinder und Jugendliche unverantwortlich hohen Preis favorisieren. Wir lehnen entsprechend auf S. 167 die Empfehlung 120 ab. Hier heißt es:

> „Kindern und Jugendlichen (< 18 Jahre) mit einer Schizophrenie soll zur Behandlung von Positivsymptomen nach Risiko-Nutzen-Evaluation und Aufklärung auch der Eltern eine orale antipsychotische Behandlung in Monotherapie angeboten werden (A). Positive Wirksamkeitsnachweise für Kinder und Jugendliche (< 18 Jahre) mit einer Schizophrenie liegen vor für Aripiprazol, (Haloperidol)*, (Olanzapin), Quetiapin, Paliperidon und Risperidon. (A) Obwohl nicht alle als wirksam nachgewiesenen Medikamente für Kinder und Jugendliche zugelassen sind, sollten diese bei entsprechender Indikation unter

Berücksichtigung des jeweiligen Nebenwirkungsspektrums ggf. auch off-labe off-label1 eingesetzt werden (KKP)"

Eine Abschätzung der langfristigen körperlichen, psychischen und sozialen Folge fehlt. In die körperliche Unversehrtheit von Kindern und Jugendlichen einzugreifen, ohne die Frage nach langfristigen Folgen aufzuwerfen, halten wir für unverantwortlich. Des Weiteren halten wir es für geboten, insbesondere bei dem Leben Heranwachsender stets das Zusammenspiel körperlicher, psychischer und sozialer Folgen in den Blick zu nehmen.

Die Leitlinie verweist darauf, dass „bei der Anwendung von Antipsychotika Besonderheiten im Kindes- und Jugendalter beachtet werden müssen" (S. 183), würdigt jedoch nur die kurzfristigen und nur einseitig die körperlichen „Besonderheiten" dieser Lebensphase, und zwar: „Insbesondere in Bezug auf motorische Nebenwirkungen, Gewichtszunahme und metabolische Veränderungen, Prolaktinspiegelanstieg und Sedierungen scheinen Kinder und Jugendliche empfindlicher zu reagieren als ältere Patienten" (ebd.). Die psychischen Folgen eben dieser Besonderheiten wären jedoch einzubeziehen. Kindern und Jugendlichen würde nämlich bereits kurzfristig zusätzliches Leid angetan, insofern gerade die genannten körperlichen Nebenwirkungen dazu angetan sind, das Selbstbild zu Heranwachsender zu schädigen und Stigmatisierung und Diskriminierung durch die in dieser Lebensphase so wichtige Peergroup wahrscheinlicher zu machen (exemplarisch: Krähling 2012). Es kann nicht die Aufgabe des ehrenamtlich arbeitenden Betroffenenverbandes sein, die Lücke fehlender Aufbereitung der einschlägigen psychologischen Forschung zu schließen, weshalb wir uns auf exemplarische Verweise beschränken. Wir machen jedoch darauf aufmerksam, dass es um wichtige Zusammenhänge auf dem Weg des Erwachsenwerdens geht. Immerhin ist der negative Zusammenhang von Diskriminierungserfahrungen und seelischer Gesundheit gut erforscht (exemplarisch: Read et al, 2005; Trotta, M. et.al. 2015).

Wir fordern des Weiteren dazu auf, die Empfehlung 158 (S. 219) zu streichen:

> „Zur Identifikation von Menschen mit erhöhtem Psychoserisiko können in Zusammenarbeit mit der Kinder- und Jugendpsychiatrie Früherkennungs- und Frühinterventionsnetzwerke in Kooperation mit weiteren Berufsgruppen und Institutionen wie z. B. Hausärzten, niedergelassenen Fachärzten, psychologischen Psychotherapeuten, anderen psychiatrischen Kliniken, Behörden und Institutionen im Bildungs- und Ausbildungswesen gebildet werden. Diese Netzwerke sollten auch aufsuchende Dienste umfassen."

Uns erscheint es höchst fraglich, wem hiermit gedient wäre. Das empfohlene Handeln läuft strukturell auf eine der seelischen Gesundheit des und der Einzelnen abträglichen Psychiatrisierung der Gesellschaft hinaus (u.a. Frances, 2015). Auch der Umstand, dass in solchen institutionellen Interaktionen soziale Vorurteile zum Tragen kommen und gesellschaftliche Ausgrenzungsprozesse verstärkt werden können (exemplarisch: Pilgrim 2013), lässt erwarten, dass hiermit mehr Schaden als Nutzen für den oder die einzelne Betroffene verbunden sein wird. Wenn man schließlich die Bedeutung des Kindes- und Jugendalters bezüglich der Herausbildung von Selbstbild bzw. Selbstkonzept betrachtet, die besondere Sensibilität im Hinblick auf die Selbstwert-Problematik verlangt, darf der Zusammenhang von Stigma und psychiatrischer Diagnostik nicht ignoriert werden (exemplarisch: Mehta & Farina 1997, Sartorius 2002). Die Aussagen auf S. 220, wonach „Früherkennungszentren … nicht stigmatisierend" arbeiten sollten – als sei Stigmatisierung eine Frage von guten Vorsätzen oder Anweisungen – widerspricht den Forschungen zur komplexen Entstehung und Wirkung von Stigmata (exemplarisch: Major, B. 2005). Es irritiert auch, dass die Einrichtung von Früherkennungszentren einerseits eine zu sichernde Evidenz auf die Zukunft vertagt, diese andererseits jedoch bereits eingefordert wird (S. 220). Wir verweisen nachdrücklich darauf, dass ein medizinisch enger Evidenzbegriff und Aufforderung zu komplexem gesellschaftlichem Handeln sich widersprechen. Empfehlungen zu „multiprofessionellem" und Betroffene als „Peers" beteiligendem Handeln müssten auch „multiprofessionell" (also interdisziplinär, etwa auch gemeindepsychologisch, soziologisch usw.) und Betroffenen-perspektivisch fundiert sein.

Vor allem jedoch wird der hier zu Grunde gelegte enge Evidenzbegriff der Komplexität seelischen Lebens nicht gerecht. Die Folgen tragen die Betroffenen, die auch diejenigen Auswirkungen der hier ausgesprochenen Empfehlungen bewältigen müssen, die von ihrer engen Evidenzbasierung systematisch ausgeblendet werden. Unseres Erachtens informiert diese Leitlinien das ärztliche Handeln völlig unzureichend darüber, wo und wie es die Behandelten möglicherweise schädigt. Unsere Forderung zur Abhilfe lautet hier, den Evidenzbegriff der Vielschichtigkeit dessen, worum es geht, anzupassen.

Mit freundlichen Grüßen

i.A. Kristina Dernbach

Mitglied im geschäftsführenden Vorstand des BPE e.V.

<u>Literatur:</u>

Krähling, Svenja, Gewichtsbezogene Diskriminierung im Kindes- und Jugendalter. Biopsychosoziale auf allgemeine und Essstörungspsychopathologie, Marburg 2012, http://archiv.ub.uni-marburg.de/diss/z2013/0047/pdf/dsk.pdf

Becken, Kirsten, Ihre Geister sehen – Seeing her ghosts, Wien 2017.

Buck-Zerchin, Dorothea Sopie, Auf der Spur des Morgensterns, Berlin 1990

Frances A. *Saving Normal: An Insider's Revolt Against Out of Control Psychiatric Diagnosis, DSM–5, Big Pharma, and the Medicalization of Ordinary Life*. Harper Collins; NY, USA: 2013.

Gehrke, Andreas, Ausbruch aus dem Angstkäfig. Ein Stimmenhörer berichtet, Berlin 2014

Hansen, Hartwig, Der Sinn meiner Psychosen, Neumünster 2014

Hausotter, Alfred, Erntedankfest, Linz 2015

Kempker, Kerstin, Mitgift – Notizen vom Verschwinden, Berlin 2000

Luaveng, Arnhild, München 2018

Mehta, S., & Farina, A. (1997). Is being "sick" really better? Effect of the disease view of mental disorder on stigma. *Journal of Social and Clinical psychology*, *16*(4), 405-419.

Pilgrim, D. (2013), The failure of diagnostic psychiatry and some prospects of scientific progress offered by critical realism, Journal of Critical Realism 12 (3), 336-358.

Read, J., van Os, J., Morrison, A. P., & Ross, C. A. (2005). Childhood trauma, psychosis and schizophrenia: a literature review with theoretical and clinical implications. *Acta Psychiatrica Scandinavica, 112*(5), 330-350.

Sartorius, N. (2002). Iatrogenic stigma of mental illness: begins with behaviour and attitudes of medical professionals, especially psychiatrists.

Schulz, Michael / Zuaboni, Gianfranco (Hg.), Die Hoffnung trägt – Psychisch erkrankte Menschen und ihre Recoverygeschichten, Köln 2014

Stein, Vera, Abwesenheitswelten. Meine Wege durch die Psychiatrie, Tübing 1993

Trotta, M. (2015), et al, The impact of childhood adversity on the persistence of psychotic symptoms: a systematic review and meta-analysis, *Psychol Med, 2481-2498.*

Weinmann, S., Koesters, M., & Becker, T. (2007). Effects of implementation of psychiatric guidelines on provider performance and patient outcome: systematic review. *Acta Psychiatrica Scandinavica, 115*(6), 420-433.

Zirngibl, C. (2012). Untersuchung des ärztlichen Verordnungsverhaltens bei der medikamentösen Schizophrenietherapie in den AGATE-Kliniken über den Zeitraum von 1995 bis 2006 und Vergleich mit der Behandlungsleitlinie der DGPPN (Dissertation, Universität Regensburg).

Von:	Lehmann, Isabell <Isabell.Lehmann@lvr.de>
Gesendet:	25 October 2018 14:12
An:	'Vorstand@bpe-online.de'
Cc:	Gaebel, Wolfgang; 'Falkai, Peter Prof. Dr.'; Hasan, Alkomiet PD Dr.med.
Betreff:	S3-Leitlinie Schizophrenie: Gesamtverabschiedung

Sehr geehrte Frau Dernbach,

vielen Dank für Ihr Schreiben vom 15.10.2018. Mit Bedauern mussten wir lesen, dass der BPE die Leitlinie in der vorgelegten Form ablehnt. Insbesondere der Zeitpunkt der Ablehnung hat uns überrascht, nachdem der BPE bei allen Konsensuskonferenzen aktiv mitgearbeitet und wichtige Teile der Leitlinie mitgestaltet hat. Der BPE war immer in den Leitlinien-Prozess eingebunden. Wir streben hier eine weiterhin gute Zusammenarbeit an und würden uns freuen, wenn wir gemeinsam einen Kompromiss finden könnten und der BPE dann der Leitlinie zustimmen würde.

Wir schlagen folgendes Vorgehen vor:

1) Streichung von folgendem Satz wie von Ihnen angeregt: "...dass bei Selbst- oder Fremdgefährdung, wenn sie anderweitig nicht abgewendet werden kann, eine stationäre Behandlung im Rahmen einer Unterbringung nach Maßgabe der länderspezifischen Unterbringungsgesetze (PsychKG bzw. UBG) erfolgt oder von der Einrichtung einer Betreuung (BtG) zum Wohl und Schutz des Betroffenen Gebrauch gemacht wird..."

Hier folgen wir gerne Ihrem Vorschlag.

Weiterhin würden wir an anderer Stelle auf die auch durch den BPE mitentwickelte neue S3-Leitlinie "Verhinderung von Zwang: Prävention und Therapie aggressiven Verhaltens bei Erwachsenen" dahingehend hinweisen, dass der Leser dort vertiefte Informationen erhalten kann.

2) Antipsychotische Behandlung von Kindern und Jugendlichen: Dieser Teil wurde sowohl mit den Kollegen der Kinder-und Jugendpsychiatrie als auch mit den Kollegen der Kinder- und Jugendmedizin erarbeitet. Eine Streichung der genannten konsentierten Empfehlung 120 ist nicht möglich, da die entsprechenden Daten gemäß den AWMF-Vorgaben aufgearbeitet und beurteilt worden sind. Wir würden als Kompromiss vorschlagen, die von Ihnen vorgebrachten möglichen psychischen Folgen mit zu erwähnen, weisen aber darauf hin, dass es hierfür keine entsprechenden Daten gibt. Darüber hinaus haben wir besondere Aufmerksamkeit auf Nebenwirkungen bei dieser Gruppe gelegt und die Darstellung in dieser Leitlinie übersteigt die Angaben anderer einschlägiger Leitlinien aus dem Bereich Kinder- und Jugendpsychiatrie und Erwachsenenpsychiatrie (siehe Kapitel zu Nebenwirkungen am Ende von Modul 4a).

3) Auch die Empfehlung 158 wurde konsentiert und kann nicht gestrichen werden. Hier ist unbedingt die Empfehlung 133 zu beachten, dass es natürlich kein allgemeines Screening geben darf und nur hilfesuchenden Menschen diese Angebote gemacht werden. Wir würden vorschlagen, bei Empfehlung 158 klar auf Empfehlung 133 zu verweisen. Die Empfehlung 133 und die weiteren Empfehlungen zum Risikostadium im Modul 4c, die klar eine sehr zurückhaltende antipsychotische Behandlung und die primäre Anwendung der Psychotherapie darstellen, haben wir gemeinsam mit dem BPE konsentiert.

Weiterhin würden wir Folgendes vorschlagen: Wir laden den BPE ein, zu diesen Punkten ein Sondervotum zu formulieren, welches der Leitlinie beigelegt wird, falls Sie mit den o.g. Kompromissvorschlägen nicht einverstanden sind.

Ist unter den o.g. Punkten eine Annahme der Leitlinie möglich?

Mit freundlichen Grüßen

W. Gaebel   A. Hasan   P. Falkai

S3 Leitlinie Schizophrenie
Sondervotum Bundesverband Psychiatrie-Erfahrener (BPE) e.V.

Der Bundesverband Psychiatrie-Erfahrener e.V. hält vor allem die Empfehlungen mit Bezug auf Kinder und Jugendliche für problematisch und forderte konkret die Streichung der *Empfehlungen 120 sowie 158*). Grundsätzliche Anmerkungen: Im Rahmen der epistemologischen Grundlegung der S3-Leitlinie besitzen biografische Narrationen keinen Evidenzcharakter. Das Thema Behandlung von Kindern und Jugendlichen zeigt einmal mehr, dass die Leitlinien damit einer wertvollen Wissensgrundlage beraubt sind: nämlich der Erfahrungen von Menschen, die als Kinder und Jugendliche psychiatrisch behandelt wurden, und die Rolle der Behandlung mit Blick auf den Biografieverlauf einordnen (u.a. Becken, 2017; Buck-Zerchin, 1990; Gehrke, 2014; Hansen, 2014; Hausotter, 2015; Kempker, 2000; Luaveng, 2018; Schulz/Zuaboni, 2014; Stein, 1993). Denn worum geht es bei der Behandlung von Kindern und Jugendlichen, wenn nicht darum, die Chance auf eine gelingende Biografie zu erhöhen und Beschädigungen auf dem Weg zum Erwachsenwerden abzuwenden? Was jedoch eine gelingende Biografie ist, welche Erfahrungen den Weg zum Erwachsenwerden beschädigen, kann nur aus der Perspektive persönlicher Lebenserfahrungen ermessen werden. Die Empfehlungen der Leitlinie sind u.E. dem übergeordneten Ziel subjektiv gelingender Leben und damit langfristiger seelischer Gesundheit abträglich, da sie das vordergründige Ziel der Symptomreduktion zu einem insbesondere mit Blick auf Kinder und Jugendliche unverantwortlich hohen Preis favorisieren.

Begründung der Ablehnung der *Empfehlung 120* (Empfehlung neuroleptischer Monotherapie, ggf. auch off-label): Eine Abschätzung der langfristigen körperlichen, psychischen und sozialen Folge fehlt. In die körperliche Unversehrtheit von Kindern und Jugendlichen einzugreifen, ohne die Frage nach langfristigen Folgen aufzuwerfen, halten wir für unverantwortlich. Des Weiteren halten wir es für geboten, insbesondere bei dem Leben Heranwachsender stets das Zusammenspiel körperlicher, psychischer und sozialer Folgen in den Blick zu nehmen. Die Leitlinie verweist darauf, dass „bei der Anwendung von Antipsychotika Besonderheiten im Kindes- und Jugendalter beachtet werden müssen" (S. 183), würdigt jedoch nur die kurzfristigen und nur einseitig die körperlichen „Besonderheiten" dieser Lebensphase, und zwar: „Insbesondere in Bezug auf motorische Nebenwirkungen, Gewichtszunahme und metabolische Veränderungen, Prolaktinspiegelanstieg und Sedierungen scheinen Kinder und Jugendliche empfindlicher zu reagieren als ältere Patienten" (ebd.). Die psychischen Folgen eben dieser Besonderheiten wären jedoch einzubeziehen. Kindern und Jugendlichen würde nämlich bereits kurzfristig zusätzliches Leid angetan, insofern gerade die genannten körperlichen Nebenwirkungen dazu angetan sind, das Selbstbild zu Heranwachsender zu schädigen und Stigmatisierung und Diskriminierung durch die in dieser Lebensphase so wichtige Peergroup wahrscheinlicher zu machen (exemplarisch: Krähling 2012). Es kann nicht die Aufgabe des ehrenamtlich arbeitenden Betroffenenverbandes sein, die Lücke fehlender Aufbereitung der einschlägigen psychologischen Forschung zu schließen, weshalb wir uns auf exemplarische Verweise beschränken. Wir machen jedoch darauf aufmerksam, dass es um wichtige Zusammenhänge auf dem Weg des Erwachsenwerdens geht. Immerhin ist der negative Zusammenhang von Diskriminierungserfahrungen und seelischer Gesundheit gut erforscht (exemplarisch: Read et al, 2005; Trotta, M. et.al. 2015).

Begründung der Ablehnung der *Empfehlung 158* (Früherkennungs- und Frühinterventionsnetzwerke): Uns erscheint es höchst fraglich, wem hiermit gedient wäre. Das empfohlene Handeln läuft strukturell auf eine der seelischen Gesundheit des und der Einzelnen abträglichen Psychiatrisierung der Gesellschaft hinaus (u.a. Frances, 2015). Auch der Umstand, dass in solchen institutionellen

S3 Leitlinie Schizophrenie
Sondervotum Bundesverband Psychiatrie-Erfahrener (BPE) e.V.

Interaktionen soziale Vorurteile zum Tragen kommen und gesellschaftliche Ausgrenzungsprozesse verstärkt werden können (exemplarisch: Pilgrim 2013), lässt erwarten, dass hiermit mehr Schaden als Nutzen für den oder die einzelne Betroffene verbunden sein wird. Wenn man schließlich die Bedeutung des Kindes- und Jugendalters bezüglich der Herausbildung von Selbstbild bzw. Selbstkonzept betrachtet, die besondere Sensibilität im Hinblick auf die Selbstwert-Problematik verlangt, darf der Zusammenhang von Stigma und psychiatrischer Diagnostik nicht ignoriert werden (exemplarisch: Mehta & Farina 1997, Sartorius 2002). Die Aussagen auf S. 220, wonach „Früherkennungszentren … nicht stigmatisierend" arbeiten sollten – als sei Stigmatisierung eine Frage von guten Vorsätzen oder Anweisungen – widerspricht den Forschungen zur komplexen Entstehung und Wirkung von Stigmata (exemplarisch: Major, B. 2005). Es irritiert auch, dass die Einrichtung von Früherkennungszentren einerseits eine zu sichernde Evidenz auf die Zukunft vertagt, diese andererseits jedoch bereits eingefordert wird (S. 220). Wir verweisen nachdrücklich darauf, dass ein medizinisch enger Evidenzbegriff und Aufforderung zu komplexem gesellschaftlichem Handeln sich widersprechen. Empfehlungen zu „multiprofessionellem" und Betroffene als „Peers" beteiligendem Handeln müssten auch „multiprofessionell" (also interdisziplinär, etwa auch gemeindepsychologisch, soziologisch usw.) und Betroffenen-perspektivisch fundiert sein.

Die Empfehlungen 120 und 158 zeigen exemplarisch, dass der hier zu Grunde gelegte enge Evidenzbegriff der Komplexität seelischen Lebens nicht gerecht wird. Die Folgen tragen die Betroffenen, die auch diejenigen Auswirkungen der hier ausgesprochenen Empfehlungen bewältigen müssen, die von ihrer engen Evidenzbasierung systematisch ausgeblendet werden. Unseres Erachtens informiert diese Leitlinien das ärztliche Handeln völlig unzureichend darüber, wo und wie es die Behandelten möglicherweise schädigt. Unsere Forderung zur Abhilfe lautet hier, den Evidenzbegriff der Vielschichtigkeit dessen, worum es geht, anzupassen.

S3 Leitlinie Schizophrenie
Sondervotum Bundesverband Psychiatrie-Erfahrener (BPE) e.V.

Buck-Zerchin, Dorothea Sopie, Auf der Spur des Morgensterns, Berlin 1990

Frances A. *Saving Normal: An Insider's Revolt Against Out of Control Psychiatric Diagnosis, DSM–5, Big Pharma, and the Medicalization of Ordinary Life*. Harper Collins; NY, USA: 2013.

Gehrke, Andreas, Ausbruch aus dem Angstkäfig. Ein Stimmenhörer berichtet, Berlin 2014

Hansen, Hartwig, Der Sinn meiner Psychosen, Neumünster 2014

Hausotter, Alfred, Erntedankfest, Linz 2015

Kempker, Kerstin, Mitgift – Notizen vom Verschwinden, Berlin 2000

Krähling, Svenja, Gewichtsbezogene Diskriminierung im Kindes- und Jugendalter. Biopsychosoziale auf allgemeine und Essstörungspsychopathologie, Marburg 2012, http://archiv.ub.uni-marburg.de/diss/z2013/0047/pdf/dsk.pdf

Luaveng, Arnhild, Morgen bin ich ein Löwe, München 2018

Mehta, S., & Farina, A. (1997). Is being "sick" really better? Effect of the disease view of mental disorder on stigma. *Journal of Social and Clinical psychology, 16*(4), 405-419.

Read, J., van Os, J., Morrison, A. P., & Ross, C. A. (2005). Childhood trauma, psychosis and schizophrenia: a literature review with theoretical and clinical implications. *Acta Psychiatrica Scandinavica, 112*(5), 330-350.

Sartorius, N. (2002). Iatrogenic stigma of mental illness: begins with behaviour and attitudes of medical professionals, especially psychiatrists. *BMJ, 324*: 1470

Schulz, Michael / Zuaboni, Gianfranco (Hg.), Die Hoffnung trägt – Psychisch erkrankte Menschen und ihre Recoverygeschichten, Köln 2014

Stein, Vera, Abwesenheitswelten. Meine Wege durch die Psychiatrie, Tübingen 1993

Trotta, M. (2015), et al, The impact of childhood adversity on the persistence of psychotic symptoms: a systematic review and meta-analysis, *Psychol Med, 2481-2498.*

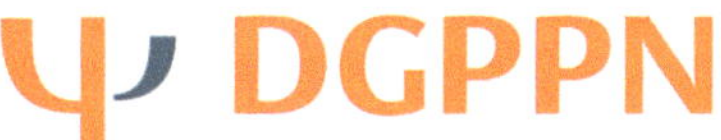

Deutsche Gesellschaft
für Psychiatrie und Psychotherapie,
Psychosomatik und Nervenheilkunde

Düsseldorf, 20.11.2018

Stellungnahme der DGPPN-Steuerungsgruppe zum Sondervotum des Bundesverband Psychiatrie-Erfahrener (BPE) e.V. vom 02.11.2018

Zu den konsentierten Empfehlungen des Kapitels Kinder-und Jugendalter und Diagnostik und Therapie bei Menschen mit ein erhöhtem Psychoserisiko der S3-Praxisleitinie Schizophrenie gibt der Bundesverband Psychiatrie-Erfahrener (BPE) e.V. ein Sondervotum ab, zu dem die Steuergruppe wie folgt inhaltlich Stellung nehmen möchte.

Die Empfehlung 120 und die Empfehlung 158 wurden in der multidisziplinären Konsensuskonferenz mit 89 % (17/19) und 100 % (26/26) konsentiert. Beide Empfehlungen folgen der Vorgabe dieser Leitlinie einer strengen Risiko-Nutzen-Evaluation und der Fokussierung auf möglichen Nebenwirkungen einer antipsychotischen Behandlung zu allen Phasen der Erkrankung über die gesamte Lebensspanne. Die neue S3-Leitlinie Schizophrenie widmet dem Erkennen und Behandeln von Nebenwirkungen ein eigenes Kapitel und für Kinder und Jugendliche wurden die Empfehlungen und der Text nochmal vorsichtiger formuliert. Die Empfehlungen des Kinder-und Jugendlichen Kapitels wurden von den entsprechenden Fachgesellschaften (DGKJP, BKJPP) mit erstellt und auch der BVKJ und die DGKJ waren Mitglieder der Konsensusgruppe. Damit wurde sichergestellt, dass nicht einfach eine Übertragung von Überlegungen aus dem Erwachsenenalter mit einer Unterschätzung des Risikos für diese besonders vulnerable Population erfolgt, sondern dass die federführend in der Diagnostik und Behandlung beteiligten Akteure kritisch diese Teile begleiten. In Bezug auf die Empfehlung 158 möchten wir nochmal unterstreichen, dass diese Empfehlung die Multidisziplinarität betont, damit gerade keine falsch-positiven Befunde mit Fehldiagnosen resultieren. Diese Empfehlung muss weiterhin im Kontext der Empfehlungen 133 bis 136 eingeordnet werden aus denen hervorgeht, dass kein allgemeines Screening in der Population erfolgen, sondern nur indizierte Prävention erfolgen soll. Weiterhin macht Empfehlung 136 deutlich, dass bei diesen Personen keine Antipsychotika primär zum Einsatz kommen sollen, sondern die kognitive Verhaltenstherapie die Therapie der ersten Wahl ist. Der Verweis auf diese Empfehlungen wurde in der Empfehlung 158 ergänzt.

In Bezug auf Ihr Schreiben vom 15.10.2018 haben wir Ihrer Anmerkung folgend die Passage zu „Selbst- oder Eigengefährdung" in Modul 3: Allgemeine Therapie vollständig gestrichen.

Weiterhin haben wir bei Empfehlung 158 einen Verweis auf die Empfehlungen 133 bis 136 eingefügt, um die von Ihnen kritisierte Empfehlung 158 besser mit dem entsprechenden Kapitel zu verbinden.

Wie in unserem Schreiben vom 25.10.2018 bereits mitgeteilt, bedauern wir die Ablehnung dieser S3-Leitlinie durch den BPE insbesondere da der BPE an der Erstellung der Leitlinie und der Konsentierung der Empfehlung aktiv mitgearbeitet hat. Der BPE war zu allen Stufen der Leitlinienentwicklung eng eingebunden und in den Konsenuskonferenzen wurde den Mandatsträgern des BPE unter Moderation der AWMF ein besonderes Gewicht in der Argumentation eingeräumt.

Diese Stellungnahme soll nicht dazu dienen, eine abweichende Meinung zu kritisieren, sondern begründen, warum auf evidenzbasierter und konsensusbasierter Grundlage dem Wunsch des BPE nach Streichung von zwei Empfehlungen nicht entsprochen werden kann. Die anderen Vorschläge haben wir umgesetzt.

Wir bedanken uns für die gute Zusammenarbeit im Rahmen dieser S3 Leitlinie
Für die DGPPN-Steuerungsgruppe:

Prof. Dr. Thomas Wobrock

Prof. Dr. Wolfgang Gaebel

PD Dr. Alkomiet Hasan

Prof. Dr. Peter Falkai

Literatur

1. Bleuler E (1908) Die Prognose der Dementia praecox (Schizophreniegruppe). Allg Z Psychiatri 65:436–464
2. Schneider K (1950) Klinische Psychopathologie. Thieme, Stuttgart
3. Kraepelin E (1893) Psychiatrie. Ein kurzes Lehrbuch für Studierende und Ärzt. Ambr. Abel, Leipzig
4. Keshavan MS, Nasrallah HA, Tandon R (2011) Schizophrenia, „Just the Facts" 6. Moving ahead with the schizophrenia concept: from the elephant to the mouse. Schizophr Res 127(1–3):3–13
5. Palmer BW, Martin AS, Depp CA, Glorioso DK, Jeste DV (2014) Wellness within illness: happiness in schizophrenia. Schizophr Res 159(1):151–156
6. Mizuno Y, Wartelsteiner F, Frajo-Apor B (2016) Resilience research in schizophrenia: a review of recent developments. Curr Opin Psychiatry 29(3):218–223
7. Bozikas V, Parlapani E (2016) Resilience in patients with psychotic disorder. Psychiatriki 27(1):13–16
8. Davis J, Eyre H, Jacka FN, Dodd S, Dean O, McEwen S, Debnath M, McGrath J, Maes M, Amminger P, McGorry PD, Pantelis C, Berk M (2016) A review of vulnerability and risks for schizophrenia: beyond the two hit hypothesis. Neurosci Biobehav Rev 65:185–194
9. Dean B (2002) Understanding the pathology of schizophrenia: recent advances from the study of the molecular architecture of postmortem CNS tissue. Postgrad Med J 78(917):142–148
10. Harrison PJ (1999) The neuropathology of schizophrenia. A critical review of the data and their interpretation. Brain 122(Pt 4):593–624
11. Klauser P, Baker ST, Cropley VL, Bousman C, Fornito A, Cocchi L, Fullerton JM, Rasser P, Schall U, Henskens F, Michie PT, Loughland C, Catts SV, Mowry B, Weickert TW, Shannon Weickert C, Carr V, Lenroot R, Pantelis C, Zalesky A (2017) White matter disruptions in schizophrenia are spatially widespread and topologically converge on brain network hubs. Schizophr Bull 43(2):425–435
12. Olabi B, Ellison-Wright I, McIntosh AM, Wood SJ, Bullmore E, Lawrie SM (2011) Are there progressive brain changes in schizophrenia? A meta-analysis of structural magnetic resonance imaging studies. Biol Psychiatry 70(1):88–96
13. Alexander-Bloch A, Lambiotte R, Roberts B, Giedd J, Gogtay N, Bullmore E (2012) The discovery of population differences in network community structure: new methods and applications to brain functional networks in schizophrenia. NeuroImage 59(4):3889–3900
14. Crossley NA, Mechelli A, Ginestet C, Rubinov M, Bullmore ET, McGuire P (2016) Altered hub functioning and compensatory activations in the connectome: a meta-analysis of functional neuroimaging studies in schizophrenia. Schizophr Bull 42(2):434–442

© Deutsche Gesellschaft für Psychiatrie und Psychotherapie,
Psychosomatik und Nervenheilkunde e. V. (DGPPN) 2019
W. Gaebel et al., *S3-Leitlinie Schizophrenie*,
https://doi.org/10.1007/978-3-662-59380-6

15. van Kesteren CF, Gremmels H, de Witte LD, Hol EM, Van Gool AR, Falkai PG, Kahn RS, Sommer IE (2017) Immune involvement in the pathogenesis of schizophrenia: a meta-analysis on postmortem brain studies. Transl Psychiatry 7(3):e1075

16. Braun U, Schaefer A, Betzel RF, Tost H, Meyer-Lindenberg A, Bassett DS (2018) From maps to multi-dimensional network mechanisms of mental disorders. Neuron 97(1):14–31

17. Steiner J, Pruss H, Kohler S, Hasan A, Falkai P (2018) Autoimmune encephalitis with psychotic symptoms: diagnostics, warning signs and practical approach. Nervenarzt 89(5):530–538

18. Graus F, Titulaer MJ, Balu R, Benseler S, Bien CG, Cellucci T, Cortese I, Dale RC, Gelfand JM, Geschwind M, Glaser CA, Honnorat J, Hoftberger R, Iizuka T, Irani SR, Lancaster E, Leypoldt F, Pruss H, Rae-Grant A, Reindl M, Rosenfeld MR, Rostasy K, Saiz A, Venkatesan A, Vincent A, Wandinger KP, Waters P, Dalmau J (2016) A clinical approach to diagnosis of autoimmune encephalitis. Lancet Neurol 15(4):391–404

19. Pollak TA, McCormack R, Peakman M, Nicholson TR, David AS (2014) Prevalence of anti-N-methyl-D-aspartate (NMDA) receptor [corrected] antibodies in patients with schizophrenia and related psychoses: a systematic review and meta-analysis. Psychol Med 44(12):2475–2487

20. Sekar A, Bialas AR, de Rivera H, Davis A, Hammond TR, Kamitaki N, Tooley K, Presumey J, Baum M, Van Doren V, Genovese G, Rose SA, Handsaker RE, Schizophrenia Working Group of the Psychiatric Genomics C, Daly MJ, Carroll MC, Stevens B, McCarroll SA (2016) Schizophrenia risk from complex variation of complement component 4. Nature 530(7589):177–183

21. Schizophrenia Working Group of the Psychiatric Genomics C (2014) Biological insights from 108 schizophrenia-associated genetic loci. Nature 511(7510):421–427

22. Schmitt A, Falkai P, Schulze TG (2016) Ätiologie und Pathogenese. In: Falkai P (Hrsg) Praxishandbuch Schizophrenie, Bd 1. Elsevier, München, S 5–6

23. Schmitt A, Malchow B, Hasan A, Falkai P (2014) The impact of environmental factors in severe psychiatric disorders. Front Neurosci 8:19

24. Starzer MSK, Nordentoft M, Hjorthoj C (2018) Rates and predictors of conversion to schizophrenia or bipolar disorder following substance-induced psychosis. Am J Psychiatry 175(4):343–350

25. Bramness JG, Gundersen OH, Guterstam J, Rognli EB, Konstenius M, Loberg EM, Medhus S, Tanum L, Franck J (2012) Amphetamine-induced psychosis – a separate diagnostic entity or primary psychosis triggered in the vulnerable? BMC Psychiatry 12:221

26. Howes OD, McCutcheon R, Owen MJ, Murray RM (2017) The role of genes, stress, and dopamine in the development of schizophrenia. Biol Psychiatry 81(1):9–20

27. Vassos E, Pedersen CB, Murray RM, Collier DA, Lewis CM (2012) Meta-analysis of the association of urbanicity with schizophrenia. Schizophr Bull 38(6):1118–1123

28. Haddad L, Schafer A, Streit F, Lederbogen F, Grimm O, Wust S, Deuschle M, Kirsch P, Tost H, Meyer-Lindenberg A (2015) Brain structure correlates of urban upbringing, an environmental risk factor for schizophrenia. Schizophr Bull 41(1):115–122

29. Lederbogen F, Kirsch P, Haddad L, Streit F, Tost H, Schuch P, Wust S, Pruessner JC, Rietschel M, Deuschle M, Meyer-Lindenberg A (2011) City living and urban upbringing affect neural social stress processing in humans. Nature 474(7352):498–501

30. Cancel A, Comte M, Truillet R, Boukezzi S, Rousseau PF, Zendjidjian XY, Sage T, Lazerges PE, Guedj E, Khalfa S, Azorin JM, Blin O, Fakra E (2015) Childhood neglect predicts disorganization in schizophrenia through grey matter decrease in dorsolateral prefrontal cortex. Acta Psychiatr Scand 132(4):244–256

31. Teicher MH, Samson JA, Anderson CM, Ohashi K (2016) The effects of childhood maltreatment on brain structure, function and connectivity. Nat Rev Neurosci 17(10):652–666
32. O'Hare T, Shen C, Sherrer M (2013) Differences in trauma and posttraumatic stress symptoms in clients with schizophrenia spectrum and major mood disorders. Psychiatry Res 205(1–2):85–89
33. Piper M, Beneyto M, Burne TH, Eyles DW, Lewis DA, McGrath JJ (2012) The neurodevelopmental hypothesis of schizophrenia: convergent clues from epidemiology and neuropathology. Psychiatr Clin North Am 35(3):571–584
34. Birnbaum R, Weinberger DR (2017) Genetic insights into the neurodevelopmental origins of schizophrenia. Nat Rev Neurosci 18(12):727–740
35. Wang X, Zhang W, Sun Y, Hu M, Chen A (2016) Aberrant intra-salience network dynamic functional connectivity impairs large-scale network interactions in schizophrenia. Neuropsychologia 93(Pt A):262–270
36. Dudley R, Taylor P, Wickham S, Hutton P (2016) Psychosis, delusions and the „jumping to conclusions" reasoning bias: a systematic review and meta-analysis. Schizophr Bull 42(3):652–665
37. McLean BF, Mattiske JK, Balzan RP (2017) Association of the jumping to conclusions and evidence integration biases with delusions in psychosis: a detailed meta-analysis. Schizophr Bull 43(2):344–354
38. Freeman D, Garety P (2014) Advances in understanding and treating persecutory delusions: a review. Soc Psychiatry Psychiatr Epidemiol 49(8):1179–1189
39. Kesting ML, Lincoln TM (2013) The relevance of self-esteem and self-schemas to persecutory delusions: a systematic review. Compr Psychiatry 54(7):766–789
40. Bullmore ET, Frangou S, Murray RM (1997) The dysplastic net hypothesis: an integration of developmental and dysconnectivity theories of schizophrenia. Schizophr Res 28(2–3):143–156
41. Gaebel W, Zielasek J (2011) Integrative etiopathogenetic models of psychotic disorders: methods, evidence and concepts. Schizophr Bull 37(Suppl 2):S5–S12
42. Gaebel W (2012) Status of psychotic disorders in ICD-11. Schizophr Bull 38(5):895–898
43. Gaebel W, Zielasek J, Cleveland HR (2013) Psychotic disorders in ICD-11. Asian J Psychiatr 6(3):263–265
44. Gaebel W, Zielasek J (2015) Schizophrenia in 2020: trends in diagnosis and therapy. Psychiatry Clin Neurosci 69(11):661–673
45. McGrath J, Saha S, Chant D, Welham J (2008) Schizophrenia: a concise overview of incidence, prevalence, and mortality. Epidemiol Rev 30:67–76
46. Saha S, Chant D, Welham J, McGrath J (2005) A systematic review of the prevalence of schizophrenia. PLoS Med 2(5):e141
47. Simeone JC, Ward AJ, Rotella P, Collins J, Windisch R (2015) An evaluation of variation in published estimates of schizophrenia prevalence from 1990 horizontal line 2013: a systematic literature review. BMC Psychiatry 15:193
48. Hafner H, Maurer K, an der Heiden W (2013) ABC Schizophrenia study: an overview of results since 1996. Soc Psychiatry Psychiatr Epidemiol 48(7):1021–1031
49. Lindamer LA, Lohr JB, Harris MJ, McAdams LA, Jeste DV (1999) Gender-related clinical differences in older patients with schizophrenia. J Clin Psychiatry 60(1):61–67; quiz 8–9
50. Dixon L (1999) Dual diagnosis of substance abuse in schizophrenia: prevalence and impact on outcomes. Schizophr Res 35(Suppl):S93–S100
51. Westermeyer J (2006) Comorbid schizophrenia and substance abuse: a review of epidemiology and course. Am J Addict 15(5):345–355

52. Hjorthoj C, Sturup AE, McGrath JJ, Nordentoft M (2017) Years of potential life lost and life expectancy in schizophrenia: a systematic review and meta-analysis. Lancet Psychiatry 4(4):295–301
53. Liu NH, Daumit GL, Dua T, Aquila R, Charlson F, Cuijpers P, Druss B, Dudek K, Freeman M, Fujii C, Gaebel W, Hegerl U, Levav I, Munk Laursen T, Ma H, Maj M, Elena Medina-Mora M, Nordentoft M, Prabhakaran D, Pratt K, Prince M, Rangaswamy T, Shiers D, Susser E, Thornicroft G, Wahlbeck K, Fekadu Wassie A, Whiteford H, Saxena S (2017) Excess mortality in persons with severe mental disorders: a multilevel intervention framework and priorities for clinical practice, policy and research agendas. World Psychiatry 16(1):30–40
54. Piotrowski P, Gondek TM, Krolicka-Deregowska A, Misiak B, Adamowski T, Kiejna A (2017) Causes of mortality in schizophrenia: an updated review of European studies. Psychiatr Danub 29(2):108–120
55. Olfson M, Gerhard T, Huang C, Crystal S, Stroup TS (2015) Premature mortality among adults with schizophrenia in the United States. JAMA Psychiatry 72(12):1172–1181
56. Palmer BA, Pankratz VS, Bostwick JM (2005) The lifetime risk of suicide in schizophrenia: a reexamination. Arch Gen Psychiatry 62(3):247–253
57. Nordentoft M, Jeppesen P, Abel M, Kassow P, Petersen L, Thorup A, Krarup G, Hemmingsen R, Jorgensen P (2002) OPUS study: suicidal behaviour, suicidal ideation and hopelessness among patients with first-episode psychosis. One-year follow-up of a randomised controlled trial. Br J Psychiatry Suppl 43:s98–s106
58. Laursen TM, Nordentoft M, Mortensen PB (2014) Excess early mortality in schizophrenia. Annu Rev Clin Psychol 10:425–448
59. Laursen TM, Nordentoft M (2011) Heart disease treatment and mortality in schizophrenia and bipolar disorder – changes in the Danish population between 1994 and 2006. J Psychiatr Res 45(1):29–35
60. Gur S, Weizman S, Stubbs B, Matalon A, Meyerovitch J, Hermesh H, Krivoy A (2017) Mortality, morbidity and medical resources utilization of patients with schizophrenia: a case-control community-based study. Psychiatry Res 260:177–181
61. Schoepf D, Uppal H, Potluri R, Heun R (2014) Physical comorbidity and its relevance on mortality in schizophrenia: a naturalistic 12-year follow-up in general hospital admissions. Eur Arch Psychiatry Clin Neurosci 264(1):3–28
62. Schultze-Lutter F, Michel C, Schmidt SJ, Schimmelmann BG, Maric NP, Salokangas RK, Riecher-Rossler A, van der Gaag M, Nordentoft M, Raballo A, Meneghelli A, Marshall M, Morrison A, Ruhrmann S, Klosterkotter J (2015) EPA guidance on the early detection of clinical high risk states of psychoses. Eur Psychiatry 30(3):405–416
63. Schmidt SJ, Schultze-Lutter F, Schimmelmann BG, Maric NP, Salokangas RK, Riecher-Rossler A, van der Gaag M, Meneghelli A, Nordentoft M, Marshall M, Morrison A, Raballo A, Klosterkotter J, Ruhrmann S (2015) EPA guidance on the early intervention in clinical high risk states of psychoses. Eur Psychiatry 30(3):388–404
64. Andreasen NC, Carpenter WT Jr, Kane JM, Lasser RA, Marder SR, Weinberger DR (2005) Remission in schizophrenia: proposed criteria and rationale for consensus. Am J Psychiatry 162(3):441–449
65. Jaaskelainen E, Juola P, Hirvonen N, McGrath JJ, Saha S, Isohanni M, Veijola J, Miettunen J (2013) A systematic review and meta-analysis of recovery in schizophrenia. Schizophr Bull 39(6):1296–1306
66. Harrow M, Jobe TH, Faull RN (2012) Do all schizophrenia patients need antipsychotic treatment continuously throughout their lifetime? A 20-year longitudinal study. Psychol Med 42(10):2145–2155
67. Harrow M, Jobe TH (2013) Does long-term treatment of schizophrenia with antipsychotic medications facilitate recovery? Schizophr Bull 39(5):962–965

68. Schrank B, Stanghellini G, Slade M (2008) Hope in psychiatry: a review of the literature. Acta Psychiatr Scand 118(6):421–433

69. Soehner AM, Kaplan KA, Harvey AG (2013) Insomnia comorbid to severe psychiatric illness. Sleep Med Clin 8(3):361–371

70. Liberman RP, Kopelowicz A, Ventura J, Gutkind D (2002) Operational criteria and factors related to recovery from schizophrenia. Int Rev Psychiatry 14(4):256–272

71. Ellison ML, Belanger LK, Niles BL, Evans LC, Bauer MS (2018) Explication and definition of mental health recovery: a systematic review. Adm Policy Mental Health 45(1):91–102

72. Alvarez-Jimenez M, Gleeson JF, Henry LP, Harrigan SM, Harris MG, Killackey E, Bendall S, Amminger GP, Yung AR, Herrman H, Jackson HJ, McGorry PD (2012) Road to full recovery: longitudinal relationship between symptomatic remission and psychosocial recovery in first-episode psychosis over 7.5 years. Psychol Med 42(3):595–606

73. Galderisi S, Rossi A, Rocca P, Bertolino A, Mucci A, Bucci P, Rucci P, Gibertoni D, Aguglia E, Amore M, Bellomo A, Biondi M, Brugnoli R, Dell'Osso L, De Ronchi D, Di Emidio G, Di Giannantonio M, Fagiolini A, Marchesi C, Monteleone P, Oldani L, Pinna F, Roncone R, Sacchetti E, Santonastaso P, Siracusano A, Vita A, Zeppegno P, Maj M, Italian Network For Research on P (2014) The influence of illness-related variables, personal resources and context-related factors on real-life functioning of people with schizophrenia. World Psychiatry 13(3):275–287

74. Falkai P, Schennach R, Lincoln T, Schaub A, Hasan A (2017) Schizophrene Psychosen. In: Möller HJ, Laux G, Kapfhammer HP (Hrsg) Psychiatrie, Psychosomatik, Psychotherapie, Bd 5. Springer, Berlin/Heidelberg, S 1583–1674

75. Murru A, Carpiniello B (2018) Duration of untreated illness as a key to early intervention in schizophrenia: a review. Neurosci Lett 669:59–67

76. Marshall M, Lewis S, Lockwood A, Drake R, Jones P, Croudace T (2005) Association between duration of untreated psychosis and outcome in cohorts of first-episode patients: a systematic review. Arch Gen Psychiatry 62(9):975–983

77. de Haan L, Linszen DH, Lenior ME, de Win ED, Gorsira R (2003) Duration of untreated psychosis and outcome of schizophrenia: delay in intensive psychosocial treatment versus delay in treatment with antipsychotic medication. Schizophr Bull 29(2):341–348

78. Harding CM (1986) Speculations on the measurement of recovery from severe psychiatric disorder and the human condition. Psychiatr J Univ Ott 11(4):199–204

79. Koutsouleris N, Wobrock T, Guse B, Langguth B, Landgrebe M, Eichhammer P, Frank E, Cordes J, Wölwer W, Musso F, Winterer G, Gaebel W, Hajak G, Ohmann C, Verde PE, Rietschel M, Ahmed R, Honer WG, Dwyer D, Ghaseminejad F, Dechent P, Malchow B, Kreuzer PM, Poeppl TB, Schneider-Axmann T, Falkai P, Hasan A (2018) Predicting response to repetitive transcranial magnetic stimulation in patients with schizophrenia using structural magnetic resonance imaging: a multisite machine learning analysis. Schizophr Bull; 44(5):1021–1034.

80. Schomerus G, Angermeyer MC (2017) Changes of stigma over time. In: Gaebel W, Rössler W, Sartorius N (Hrsg) The stigma of mental illness – end of the story. Springer International Publishing, Basel, S 157–172

81. Finzen A (2013) Stigma psychische Krankheit. Zum Umgang mit Vorurteilen, Schuldzuweisungen und Diskriminierungen. Psychiatrie Verlag GmbH, Köln

82. Corrigan PW, Larson JE, Rusch N (2009) Self-stigma and the „why try" effect: impact on life goals and evidence-based practices. World Psychiatry 8(2):75–81

83. Fazel S, Gulati G, Linsell L, Geddes JR, Grann M (2009) Schizophrenia and violence: systematic review and meta-analysis. PLoS Med 6(8):e1000120

84. Nielssen OB, Malhi GS, McGorry PD, Large MM (2012) Overview of violence to self and others during the first episode of psychosis. J Clin Psychiatry 73(5):e580–e587

85. Witt K, van Dorn R, Fazel S (2013) Risk factors for violence in psychosis: systematic review and meta-regression analysis of 110 studies. PloS One 8(2):e55942

86. DGPPN. S3 Leitlinie (2018) „Verhinderung von Zwang: Prävention und Therapie aggressiven Verhaltens bei Erwachsenen". https://www.dgppn.de/_Resources/Persistent/154528053e2d-1464d9788c0b2d298ee4a9d1cca3/S3%20LL%20Verhinderung%20von%20Zwang%20LANG%2BLITERATUR%20FINAL%2010.9.2018.pdf, Zugriff am 01.03.2019

87. Steinert T, Traub HJ (2016) Violence by and against people with mental illnesses. Bundesgesundheitsbl Gesundheitsforsch Gesundheitsschutz 59(1):98–104

88. Morgan VA, Morgan F, Galletly C, Valuri G, Shah S, Jablensky A (2016) Sociodemographic, clinical and childhood correlates of adult violent victimisation in a large, national survey sample of people with psychotic disorders. Soc Psychiatry Psychiatr Epidemiol 51(2):269–279

89. Kohn R, Saxena S, Levav I, Saraceno B (2004) The treatment gap in mental health care. Bull World Health Organ 82(11):858–866

90. Gaebel W, Muijen M, Baumann AE, Bhugra D, Wasserman D, van der Gaag RJ, Heun R, Zielasek J, European Psychiatric A (2014) EPA guidance on building trust in mental health services. Eur Psychiatry 29(2):83–100

91. Mack S, Jacobi F, Gerschler A, Strehle J, Hofler M, Busch MA, Maske UE, Hapke U, Seiffert I, Gaebel W, Zielasek J, Maier W, Wittchen HU (2014) Self-reported utilization of mental health services in the adult German population – evidence for unmet needs? Results of the DEGS1-Mental Health Module (DEGS1-MH). Int J Methods Psychiatr Res 23(3):289–303

92. Klosterkotter J (2008) Indicated prevention of schizophrenia. Dtsch Arztebl Int 105(30):532–539

93. Fusar-Poli P, Schultze-Lutter F (2016) Predicting the onset of psychosis in patients at clinical high risk: practical guide to probabilistic prognostic reasoning. Evid Based Ment Health 19(1):10–15

94. Leopold K, Nikolaides A, Bauer M, Bechdolf A, Correll CU, Jessen F, Juckel G, Karow A, Lambert M, Klosterkotter J, Ruhrmann S, Pfeiffer S, Pfennig A (2015) [Services for the early recognition of psychoses and bipolar disorders in Germany: inventory survey study]. Nervenarzt 86(3):352–358

95. Schmid P, Steinert T, Borbe R (2013) [Implementing models of cross-sectoral mental health care (integrated health care, regional psychiatry budget) in Germany: systematic literature review]. Psychiatr Prax 40(8):414–424

96. Bird V, Premkumar P, Kendall T, Whittington C, Mitchell J, Kuipers E (2010) Early intervention services, cognitive-behavioural therapy and family intervention in early psychosis: systematic review. Br J Psychiatry 197(5):350–356

97. Kane JM, Robinson DG, Schooler NR, Mueser KT, Penn DL, Rosenheck RA, Addington J, Brunette MF, Correll CU, Estroff SE, Marcy P, Robinson J, Meyer-Kalos PS, Gottlieb JD, Glynn SM, Lynde DW, Pipes R, Kurian BT, Miller AL, Azrin ST, Goldstein AB, Severe JB, Lin H, Sint KJ, John M, Heinssen RK (2016) Comprehensive versus usual community care for first-episode psychosis: 2-year outcomes from the nimh raise early treatment program. Am J Psychiatry 173(4):362–372

98. Gay K, Torous J, Joseph A, Pandya A, Duckworth K (2016) Digital technology use among individuals with schizophrenia: results of an online survey. JMIR Ment Health 3(2):e15

99. Gaebel W, Grossimlinghaus I, Kerst A, Cohen Y, Hinsche-Bockenholt A, Johnson B, Mucic D, Petrea I, Rossler W, Thornicroft G, Zielasek J (2016) European Psychiatric Association (EPA) guidance on the quality of eMental health interventions in the treatment of psychotic disorders. Eur Arch Psychiatry Clin Neurosci 266(2):125–137

100. Naeem F, Munshi T, Xiang S, Yang M, Shokraneh F, Syed Y, Ayub M, Adams CE, Farooq S (2017) A survey of eMedia-delivered interventions for schizophrenia used in randomized controlled trials. Neuropsychiatr Dis Treat 13:233–243

101. Pincus HA, Spaeth-Rublee B, Sara G, Goldner EM, Prince PN, Ramanuj P, Gaebel W, Zielasek J, Grossimlinghaus I, Wrigley M, van Weeghel J, Smith M, Ruud T, Mitchell JR, Patton L (2016) A review of mental health recovery programs in selected industrialized countries. Int J Ment Heal Syst 10:73

102. Flammer E, Steinert T (2015) Involuntary medication, seclusion, and restraint in german psychiatric hospitals after the adoption of legislation in 2013. Front Psychiatry 6:153

103. Konnopka A, Klingberg S, Wittorf A, Konig HH (2009) The cost of schizophrenia in Germany: a systematic review of the literature. Psychiatr Prax 36(5):211–218

104. Zielasek J, Gaebel W (2018) Schizophrenia and other primary psychotic disorders in ICD-11. Fortschr Neurol Psychiatr 86(3):178–183

105. Driver DI, Gogtay N, Rapoport JL (2013) Childhood onset schizophrenia and early onset schizophrenia spectrum disorders. Child Adolesc Psychiatr Clin N Am 22(4):539–555

106. Masi G, Mucci M, Pari C (2006) Children with schizophrenia: clinical picture and pharmacological treatment. CNS Drugs 20(10):841–866

107. Russell AT (1994) The clinical presentation of childhood-onset schizophrenia. Schizophr Bull 20(4):631–646

108. Hollis C (2000) Adult outcomes of child- and adolescent-onset schizophrenia: diagnostic stability and predictive validity. Am J Psychiatry 157(10):1652–1659

109. Wozniak JR, Block EE, White T, Jensen JB, Schulz SC (2008) Clinical and neurocognitive course in early-onset psychosis: a longitudinal study of adolescents with schizophrenia-spectrum disorders. Early Interv Psychiatry 2(3):169–177

110. Maglione JE, Thomas SE, Jeste DV (2014) Late-onset schizophrenia: do recent studies support categorizing LOS as a subtype of schizophrenia? Curr Opin Psychiatry 27(3):173–178

111. Galletly C, Castle D, Dark F, Humberstone V, Jablensky A, Killackey E, Kulkarni J, McGorry P, Nielssen O, Tran N (2016) Royal Australian and New Zealand College of Psychiatrists clinical practice guidelines for the management of schizophrenia and related disorders. Aust N Z J Psychiatry 50(5):410–472

112. Stafford J, Howard R, Kirkbride JB (1960–2016) The incidence of very late onset psychotic disorders: a systematic review and meta-analysis. Psychol Med 2017:1–12

113. Rodriguez-Ferrera S, Vassilas CA, Haque S (2004) Older people with schizophrenia: a community study in a rural catchment area. Int J Geriatr Psychiatry 19(12):1181–1187

114. Howard R, Rabins PV, Seeman MV, Jeste DV (2000) Late-onset schizophrenia and very-late-onset schizophrenia-like psychosis: an international consensus. The International Late-Onset Schizophrenia Group. Am J Psychiatry 157(2):172–178

115. Cohen CI, Meesters PD, Zhao J (2015) New perspectives on schizophrenia in later life: implications for treatment, policy, and research. Lancet Psychiatry 2(4):340–350

116. Harris MJ, Jeste DV (1988) Late-onset schizophrenia: an overview. Schizophr Bull 14(1):39–55

117. Saß H, Hoff P (2017) Deskriptiv-psychopathologische Befunderhebung in der Psychiatrie. In: Möller HJ, Laux G, Kapfhammer HP (Hrsg) Psychiatrie, Psychosomatik, Psychotherapie, Bd 5. Springer, Berlin, S 559–576

118. Zielasek J, Gaebel W (2016) Diagnose und Differenzialdiagnose, Verlauf und Prognose. In: Falkai P (Hrsg) Praxishandbuch Schizophrenie, Bd 1. Urban & Fischer/Elsevier GmbH, München, S 41–54

119. van Elst LT, Stich O, Endres D (2015) Depressionen und Psychosen bei immunologischen Enzephalopathien. Psych up2date 9(5):265–280

120. Bonnot O, Klunemann HH, Sedel F, Tordjman S, Cohen D, Walterfang M (2014) Diagnostic and treatment implications of psychosis secondary to treatable metabolic disorders in adults: a systematic review. Orphanet J Rare Dis 9:65

121. Friis S, Melle I, Johannessen JO, Rossberg JI, Barder HE, Evensen JH, Haahr U, Ten Velden Hegelstad W, Joa I, Langeveld J, Larsen TK, Opjordsmoen S, Rund BR, Simonsen E, Vaglum PW, McGlashan TH (2016) Early predictors of ten-year course in first-episode psychosis. Psychiatr Serv 67(4):438–443

122. Prüss H (2017) Autoantikörper als Ursache neuropsychiatrischer Störungsbilder. Neurotransmitter 28:34–41

123. Herken J, Pruss H (2017) Red flags: clinical signs for identifying autoimmune encephalitis in psychiatric patients. Front Psychiatry 8:25

124. Oldham M (2017) Autoimmune encephalopathy for psychiatrists: when to suspect autoimmunity and what to do next. Psychosomatics 58(3):228–244

125. Kayser MS, Dalmau J (2016) Anti-NMDA receptor encephalitis, autoimmunity, and psychosis. Schizophr Res 176(1):36–40

126. Kayser MS, Titulaer MJ, Gresa-Arribas N, Dalmau J (2013) Frequency and characteristics of isolated psychiatric episodes in anti-N-methyl-d-aspartate receptor encephalitis. JAMA Neurol 70(9):1133–1139

127. Dahm L, Ott C, Steiner J, Stepniak B, Teegen B, Saschenbrecker S, Hammer C, Borowski K, Begemann M, Lemke S, Rentzsch K, Probst C, Martens H, Wienands J, Spalletta G, Weissenborn K, Stocker W, Ehrenreich H (2014) Seroprevalence of autoantibodies against brain antigens in health and disease. Ann Neurol 76(1):82–94

128. de Witte LD, Hoffmann C, van Mierlo HC, Titulaer MJ, Kahn RS, Martinez-Martinez P, European Consortium of Autoimmune Mental D (2015) Absence of N-Methyl-D-Aspartate receptor IgG autoantibodies in schizophrenia: the importance of cross-validation studies. JAMA Psychiatry 72(7):731–733

129. Oviedo-Salcedo T, de Witte L, Kumpfel T, Kahn RS, Falkai P, Eichhorn P, Luykx J, Hasan A (2018) Absence of cerebrospinal fluid antineuronal antibodies in schizophrenia spectrum disorders. Br J Psychiatry 212(5):318–320

130. Endres D, Dersch R, Hottenrott T, Perlov E, Maier S, van Calker D, Hochstuhl B, Venhoff N, Stich O, van Elst LT (2016) Alterations in Cerebrospinal Fluid in Patients with Bipolar Syndromes. Front Psychiatry 7:194

131. Endres D, Perlov E, Baumgartner A, Hottenrott T, Dersch R, Stich O, Tebartz van Elst L (2015) Immunological findings in psychotic syndromes: a tertiary care hospital's CSF sample of 180 patients. Front Hum Neurosci 9:476

132. Prüß H (2013) Neuroimmunologie: Neues zur limbischen Enzephalitis. Akt Neurol 40:127–136

133. Schmitt SE, Pargeon K, Frechette ES, Hirsch LJ, Dalmau J, Friedman D (2012) Extreme delta brush: a unique EEG pattern in adults with anti-NMDA receptor encephalitis. Neurology 79(11):1094–1100

134. Leucht S, Burkard T, Henderson J, Maj M, Sartorius N (2007) Physical illness and schizophrenia: a review of the literature. Acta Psychiatr Scand 116(5):317–333

135. De Hert M, Correll CU, Bobes J, Cetkovich-Bakmas M, Cohen D, Asai I, Detraux J, Gautam S, Möller HJ, Ndetei DM, Newcomer JW, Uwakwe R, Leucht S (2011) Physical illness in patients with severe mental disorders. I. Prevalence, impact of medications and disparities in health care. World Psychiatry 10(1):52–77

136. De Hert M, Cohen D, Bobes J, Cetkovich-Bakmas M, Leucht S, Ndetei DM, Newcomer JW, Uwakwe R, Asai I, Möller HJ, Gautam S, Detraux J, Correll CU (2011) Physical illness in patients with severe mental disorders. II. Barriers to care, monitoring and treatment guidelines, plus recommendations at the system and individual level. World Psychiatry 10(2):138–151

137. Bitter I, Czobor P, Borsi A, Feher L, Nagy BZ, Bacskai M, Rakonczai P, Hegyi R, Nemeth T, Varga P, Gimesi-Orszagh J, Fadgyas-Freyler P, Sermon J, Takacs P (2017) Mortality and the relationship of somatic comorbidities to mortality in schizophrenia. A nationwide matched-cohort study. Eur Psychiatry 45:97–103

138. Nordentoft M, Wahlbeck K, Hallgren J, Westman J, Osby U, Alinaghizadeh H, Gissler M, Laursen TM (2013) Excess mortality, causes of death and life expectancy in 270,770 patients with recent onset of mental disorders in Denmark, Finland and Sweden. PloS One 8(1):e55176

139. Laursen TM, Munk-Olsen T, Gasse C (2011) Chronic somatic comorbidity and excess mortality due to natural causes in persons with schizophrenia or bipolar affective disorder. PloS One 6(9):e24597

140. Laursen TM, Munk-Olsen T, Agerbo E, Gasse C, Mortensen PB (2009) Somatic hospital contacts, invasive cardiac procedures, and mortality from heart disease in patients with severe mental disorder. Arch Gen Psychiatry 66(7):713–720

141. Correll CU, Solmi M, Veronese N, Bortolato B, Rosson S, Santonastaso P, Thapa-Chhetri N, Fornaro M, Gallicchio D, Collantoni E, Pigato G, Favaro A, Monaco F, Kohler C, Vancampfort D, Ward PB, Gaughran F, Carvalho AF, Stubbs B (2017) Prevalence, incidence and mortality from cardiovascular disease in patients with pooled and specific severe mental illness: a large-scale meta-analysis of 3,211,768 patients and 113,383,368 controls. World Psychiatry 16(2):163–180

142. Simon GE, Stewart C, Yarborough BJ, Lynch F, Coleman KJ, Beck A, Operskalski BH, Penfold RB, Hunkeler EM (2018) Mortality rates after the first diagnosis of psychotic disorder in adolescents and young adults. JAMA Psychiatry 75(3):254–260

143. Crump C, Winkleby MA, Sundquist K, Sundquist J (2013) Comorbidities and mortality in persons with schizophrenia: a Swedish national cohort study. Am J Psychiatry 170(3):324–333

144. Galling B, Roldan A, Nielsen RE, Nielsen J, Gerhard T, Carbon M, Stubbs B, Vancampfort D, De Hert M, Olfson M, Kahl KG, Martin A, Guo JJ, Lane HY, Sung FC, Liao CH, Arango C, Correll CU (2016) Type 2 diabetes mellitus in youth exposed to antipsychotics: a systematic review and meta-analysis. JAMA Psychiatry 73(3):247–259

145. DE Hert M, Correll CU, Bobes J, Cetkovich-Bakmas M, Cohen D, Asai I, Detraux J, Gautam S, Moller HJ, Ndetei DM, Newcomer JW, Uwakwe R, Leucht S (2011) Physical illness in patients with severe mental disorders. I. Prevalence, impact of medications and disparities in health care. World Psychiatry 10(1):52–77

146. Vancampfort D, Correll CU, Galling B, Probst M, De Hert M, Ward PB, Rosenbaum S, Gaughran F, Lally J, Stubbs B (2016) Diabetes mellitus in people with schizophrenia, bipolar disorder and major depressive disorder: a systematic review and large scale meta-analysis. World Psychiatry 15(2):166–174

147. Vancampfort D, Stubbs B, Mitchell AJ, De Hert M, Wampers M, Ward PB, Rosenbaum S, Correll CU (2015) Risk of metabolic syndrome and its components in people with schizophrenia and related psychotic disorders, bipolar disorder and major depressive disorder: a systematic review and meta-analysis. World Psychiatry 14(3):339–347

148. Hasan A, Wobrock T (2016) Somatische Komorbidität. In: Falkai P (Hrsg) Praxishandbuch Schizophrenie, Bd 1. Urban & Fischer/Elsevier GmbH, München, S 37–40

149. NICE (2014) NICE clinical guideline 178 – psychosis and schizophrenia in adults: treatment and management – issued: February 2014 last modified: March 2014. guidance.nice.org.uk/cg178

150. WHO. Management of physical health conditions in adults with severe mental disorders. World Health Organization (Hrsg) Online 2018, 94 p. https://www.who.int/mental_health/evidence/guidelines_physical_health_and_severe_mental_disorders/en/

151. Tsang HW, Leung AY, Chung RC, Bell M, Cheung WM (2010) Review on vocational predictors: a systematic review of predictors of vocational outcomes among individuals with schizophrenia: an update since 1998. Aust N Z J Psychiatry 44(6):495–504

152. Fett A-KJ, Viechtbauer W, Dominguez MD, Penn DL, van Os J, Krabbendam L (2011) The relationship between neurocognition and social cognition with functional outcomes in schizophrenia: a meta-analysis. Neurosci Biobehav Rev 35(3):573–588

153. Nuechterlein KH, Green MF, Kern RS, Baade LE, Barch DM, Cohen JD, Essock S, Fenton WS, Frese FJ III, Gold JM, Goldberg T, Heaton RK, Keefe RSE, Kraemer H, Mesholam-Gately R, Seidman LJ, Stover E, Weinberger DR, Young AS, Zalcman S, Marder SR (2008) The MATRICS consensus cognitive battery, part 1: test selection, reliability, and validity. Am J Psychiatry 165(2):203–213

154. Petermann F (2012) Wechsler Adult Intelligence Scale – Fourth Edition (WAIS-IV), Deutsche Bearbeitung. Pearson Assessment, Frankfurt

155. Zimmermann P, Fimm B (2017) Testbatterie zur Aufmerksamkeitsprüfung, Version 2.3.1 (TAP). Psytest, Herzogenrath

156. Petermann F, Lepach AC (2012) Wechsler Memory Scale–Fourth Edition (WMS-IV), Deutsche Version. Pearson Assessment, Frankfurt

157. Niemann H, Sturm W, Thöne-Otto AIT, Willmes-von-Hinckeldey K (2008) CVLT – California verbal learning test -Deutsche Adaption. Pearson, Frankfurt

158. Helmstaedter C, Lendt M, Lux S (2001) Verbaler Lern- und Merkfähigkeitstest (VLMT). Hogrefe, Göttingen

159. Steinmayr R, Schütz A, Hertel J, Schröder-Abé M (2011) Mayer-Salovey-Caruso Test zur Emotionalen Intelligenz. Deutschsprachige Adaptation des Mayer-Salovey-Caruso Emotional Intelligence Test (MSCEIT) von John D. Mayer, Peter Salovay, David R. Caruso. Hans Huber, Bern

160. NICE (2014) Psychosis and schizophrenia in adults: prevention and management. https://www.nice.org.uk/guidance/cg178/resources/psychosis-and-schizophrenia-in-adults-prevention-and-management-pdf-35109758952133

161. DGPPN (2006) S3 Praxisleitlinien in Psychiatrie und Psychotherapie. Band 1 – Behandlungsleitlinie Schizophrenie. Gaebel Wf, Falkai, P., Weinmann, S., Wobrock T., editor. Steinkopff, Darmstadt

162. DGPPN (2013/18) S3 Leitlinie Psychosoziale Therapien bei schweren psychischen Erkrankung – 2013er Version und Teile der revidierten 2018er Version lagen der Leitliniengruppe vor. Springer, Berlin/Heidelberg

163. AWMF (2006) Stellungnahme der AWMF zum überarbeiteten Kapitel „2.1 Nutzenbewertung in der Medizin" des Methodenpapiers Version 2 des IQWiG vom 28.09.06. http://www.awmf.org/medizin-versorgung/stellungnahmen/nutzenbewertung-in-der-medizin.html

164. Rummer A, Scheibler F (2016) Informierte Entscheidung als patientenrelevanter Endpunkt. Dtsch Ärztebl 113(8):A322–A3A4

165. Elwyn G, Edwards A, Mowle S, Wensing M, Wilkinson C, Kinnersley P, Grol R (2001) Measuring the involvement of patients in shared decision-making: a systematic review of instruments. Patient Educ Couns 43(1):5–22

166. Härter M, Loh A, Spies C (2005) Gemeinsam entscheiden-erfolgreich behandeln. Neue Wege für Ärzte und Patienten im Gesundheitswesen. Deutscher Ärzteverlag, Köln

167. DGPPN (2015) S3-Leitlinie/Nationale Versorgungsleitlinie Unipolare Depressionen – Langfassung, 2. Aufl. 2015 Version 3. Springer, Berlin/Heidelberg

168. Loh A, Simon D, Kriston L, Härter M (2007) Patientenbeteiligung bei medizinischen Entscheidungen – Effekte der Partizipativen Entscheidungsfindung aus systematischen Reviews. Dtsch Ärztebl 104(21):A1483–A1A99

169. Loh A, Leonhart R, Wills CE, Simon D, Harter M (2007) The impact of patient participation on adherence and clinical outcome in primary care of depression. Patient Educ Couns 65(1):69–78

170. Howes OD, Kapur S (2009) The dopamine hypothesis of schizophrenia: version III – the final common pathway. Schizophr Bull 35(3):549–562

171. Haase HK (1961) Das therapeutische Achsensyndrom neuroleptischer Medikamente und seine Beziehungen zu extrapyramidaler Symptomatik. Fortschr Neurol Psychiatr 29:245–268

172. Stille G, Hippius H (1971) Kritische Stellungnahme zum Begriff der Neuroleptika. Pharmacopsychiatry 4(4):182–191

173. Grunder G, Hippius H, Carlsson A (2009) The ‚atypicality' of antipsychotics: a concept re-examined and re-defined. Nat Rev Drug Discov 8(3):197–202

174. Kane J, Honigfeld G, Singer J, Meltzer H (1988) Clozapine for the treatment-resistant schizophrenic. A double-blind comparison with chlorpromazine. Arch Gen Psychiatry 45(9):789–796

175. Kane JM, Honigfeld G, Singer J, Meltzer H (1988) Clozapine in treatment-resistant schizophrenics. Psychopharmacol Bull 24(1):62–67

176. Müller MJ, Benkert O (2017) Antipsychotika. In: Benkert O, Hippius H (Hrsg) Kompendium der Psychiatrischen Pharmakotherapie, Bd 11. Springer, Berlin/Heidelberg, S 269–488

177. Leucht S, Cipriani A, Spineli L, Mavridis D, Orey D, Richter F, Samara M, Barbui C, Engel RR, Geddes JR, Kissling W, Stapf MP, Lassig B, Salanti G, Davis JM (2013) Comparative efficacy and tolerability of 15 antipsychotic drugs in schizophrenia: a multiple-treatments meta-analysis. Lancet 382(9896):951–962

178. Leucht S, Arbter D, Engel RR, Kissling W, Davis JM (2009) How effective are second-generation antipsychotic drugs? A meta-analysis of placebo-controlled trials. Mol Psychiatry 14(4):429–447

179. Andreasen NC, Pressler M, Nopoulos P, Miller D, Ho BC (2010) Antipsychotic dose equivalents and dose-years: a standardized method for comparing exposure to different drugs. Biol Psychiatry 67(3):255–262

180. Woods SW (2003) Chlorpromazine equivalent doses for the newer atypical antipsychotics. J Clin Psychiatry 64(6):663–667

181. Leucht S, Samara M, Heres S, Patel MX, Woods SW, Davis JM (2014) Dose equivalents for second-generation antipsychotics: the minimum effective dose method. Schizophr Bull 40(2):314–326

182. Leucht S, Samara M, Heres S, Patel MX, Furukawa T, Cipriani A, Geddes J, Davis JM (2015) Dose equivalents for second-generation antipsychotic drugs: the classical mean dose method. Schizophr Bull 41(6):1397–1402

183. Leucht S, Tardy M, Komossa K, Heres S, Kissling W, Davis JM (2012) Maintenance treatment with antipsychotic drugs for schizophrenia. Cochrane Database Syst Rev 5:CD008016

184. Leucht S, Tardy M, Komossa K, Heres S, Kissling W, Salanti G, Davis JM (2012) Antipsychotic drugs versus placebo for relapse prevention in schizophrenia: a systematic review and meta-analysis. Lancet 379(9831):2063–2071

185. Leucht S, Leucht C, Huhn M, Chaimani A, Mavridis D, Helfer B, Samara M, Rabaioli M, Bacher S, Cipriani A, Geddes JR, Salanti G, Davis JM (2017) Sixty years of placebo-controlled antipsychotic drug trials in acute schizophrenia: systematic review, Bayesian meta-analysis, and meta-regression of efficacy predictors. Am J Psychiatry 174(10):927–942

186. Leucht S, Hierl S, Kissling W, Dold M, Davis JM (2012) Putting the efficacy of psychiatric and general medicine medication into perspective: review of meta-analyses. Br J Psychiatry 200(2):97–106

187. Hiemke C, Baumann P, Bergemann N, Conca A, Dietmaier O, Egberts K, Fric M, Gerlach M, Greiner C, Grunder G, Haen E, Havemann-Reinecke U, Jaquenoud Sirot E, Kirchherr H,

Laux G, Lutz UC, Messer T, Muller MJ, Pfuhlmann B, Rambeck B, Riederer P, Schoppek B, Stingl J, Uhr M, Ulrich S, Waschgler R, Zernig G (2011) AGNP consensus guidelines for therapeutic drug monitoring in psychiatry: update 2011. Pharmacopsychiatry 44(6):195–235

188. Grunder G (2017) Editorial to consensus guidelines for therapeutic drug monitoring in neuropsychopharmacology. Pharmacopsychiatry 51(1-02):5–6

189. Hiemke C, Bergemann N, Clement HW, Conca A, Deckert J, Domschke K, Eckermann G, Egberts K, Gerlach M, Greiner C, Grunder G, Haen E, Havemann-Reinecke U, Hefner G, Helmer R, Janssen G, Jaquenoud E, Laux G, Messer T, Mossner R, Muller MJ, Paulzen M, Pfuhlmann B, Riederer P, Saria A, Schoppek B, Schoretsanitis G, Schwarz M, Gracia MS, Stegmann B, Steimer W, Stingl JC, Uhr M, Ulrich S, Unterecker S, Waschgler R, Zernig G, Zurek G, Baumann P (2017) Consensus Guidelines for Therapeutic Drug Monitoring in Neuropsychopharmacology: update 2017. Pharmacopsychiatry 51(1-02):9–62

190. Buchanan RW, Kreyenbuhl J, Kelly DL, Noel JM, Boggs DL, Fischer BA, Himelhoch S, Fang B, Peterson E, Aquino PR, Keller W, Schizophrenia Patient Outcomes Research T (2010) The 2009 schizophrenia PORT psychopharmacological treatment recommendations and summary statements. Schizophr Bull 36(1):71–93

191. Hasan A, Falkai P, Wobrock T, Lieberman J, Glenthoj B, Gattaz WF, Thibaut F, Moller HJ, World Federation of Societies of Biological Psychiatry Task Force on Treatment Guidelines for S (2012) World Federation of Societies of Biological Psychiatry (WFSBP) Guidelines for Biological Treatment of Schizophrenia, part 1: update 2012 on the acute treatment of schizophrenia and the management of treatment resistance. World J Biol Psychiatry 13(5):318–378

192. Gardner DM, Murphy AL, O'Donnell H, Centorrino F, Baldessarini RJ (2010) International consensus study of antipsychotic dosing. Am J Psychiatry 167(6):686–693

193. Schimmelmann BG, Schmidt SJ, Carbon M, Correll CU (2013) Treatment of adolescents with early-onset schizophrenia spectrum disorders: in search of a rational, evidence-informed approach. Curr Opin Psychiatry 26(2):219–230

194. Kuo CJ, Yang SY, Liao YT, Chen WJ, Lee WC, Shau WY, Chang YT, Tsai SY, Chen CC (2013) Second-generation antipsychotic medications and risk of pneumonia in schizophrenia. Schizophr Bull 39(3):648–657

195. Scottish Intercollegiate Guidelines Network (SIGN). Management of schizophrenia. Edinburgh: SIGN; 2013. (SIGN publication no. 131). [March 2013]. Available from URL: http://www.sign.ac.uk

196. Wang CY, Xiang YT, Cai ZJ, Weng YZ, Bo QJ, Zhao JP, Liu TQ, Wang GH, Weng SM, Zhang HY, Chen DF, Tang WK, Ungvari GS, Risperidone Maintenance Treatment in Schizophrenia i (2010) Risperidone maintenance treatment in schizophrenia: a randomized, controlled trial. Am J Psychiatry 167(6):676–685

197. Leucht S, Davis JM (2017) Do antipsychotic drugs lose their efficacy for relapse prevention over time? Br J Psychiatry 211(3):127–129

198. Sampson S, Mansour M, Maayan N, Soares-Weiser K, Adams CE (2013) Intermittent drug techniques for schizophrenia. Cochrane Database Syst Rev 7:CD006196

199. De Hert M, Sermon J, Geerts P, Vansteelandt K, Peuskens J, Detraux J (2015) The use of continuous treatment versus placebo or intermittent treatment strategies in stabilized patients with schizophrenia: a systematic review and meta-analysis of randomized controlled trials with first- and second-generation antipsychotics. CNS Drugs 29(8):637–658

200. Takeuchi H, Thiyanavadivel S, Agid O, Remington G (2018) Rapid vs. slow antipsychotic initiation in schizophrenia: a systematic review and meta-analysis. Schizophr Res 193:29–36

201. Wunderink L, Nienhuis FJ, Sytema S, Slooff CJ, Knegtering R, Wiersma D (2007) Guided discontinuation versus maintenance treatment in remitted first-episode psychosis: relapse rates and functional outcome. J Clin Psychiatry 68(5):654–661

202. Wunderink L, Nieboer RM, Wiersma D, Sytema S, Nienhuis FJ (2013) Recovery in remitted first-episode psychosis at 7 years of follow-up of an early dose reduction/discontinuation or maintenance treatment strategy: long-term follow-up of a 2-year randomized clinical trial. JAMA Psychiatry 70(9):913–920

203. Chen EY, Hui CL, Lam MM, Chiu CP, Law CW, Chung DW, Tso S, Pang EP, Chan KT, Wong YC, Mo FY, Chan KP, Yao TJ, Hung SF, Honer WG (2010) Maintenance treatment with quetiapine versus discontinuation after one year of treatment in patients with remitted first episode psychosis: randomised controlled trial. BMJ 341:c4024

204. Hui CLM, Honer WG, Lee EHM, Chang WC, Chan SKW, Chen ESM, Pang EPF, Lui SSY, Chung DWS, Yeung WS, Ng RMK, Lo WTL, Jones PB, Sham P, Chen EYH (2018) Long-term effects of discontinuation from antipsychotic maintenance following first-episode schizophrenia and related disorders: a 10 year follow-up of a randomised, double-blind trial. Lancet Psychiatry 5(5):432–442

205. Gaebel W, Riesbeck M, Wölwer W, Klimke A, Eickhoff M, von Wilmsdorff M, Lemke M, Heuser I, Maier W, Huff W, Schmitt A, Sauer H, Riedel M, Klingberg S, Kopcke W, Ohmann C, Moller HJ, German Study Group on First-Episode S (2011) Relapse prevention in first-episode schizophrenia – maintenance vs intermittent drug treatment with prodrome-based early intervention: results of a randomized controlled trial within the German Research Network on Schizophrenia. J Clin Psychiatry 72(2):205–218

206. Gaebel W, Janner M, Frommann N, Pietzcker A, Kopcke W, Linden M, Muller P, Muller-Spahn F, Tegeler J (2002) First vs multiple episode schizophrenia: two-year outcome of intermittent and maintenance medication strategies. Schizophr Res 53(1–2):145–159

207. Kahn RS, Fleischhacker WW, Boter H, Davidson M, Vergouwe Y, Keet IP, Gheorghe MD, Rybakowski JK, Galderisi S, Libiger J, Hummer M, Dollfus S, Lopez-Ibor JJ, Hranov LG, Gaebel W, Peuskens J, Lindefors N, Riecher-Rossler A, Grobbee DE, group Es (2008) Effectiveness of antipsychotic drugs in first-episode schizophrenia and schizophreniform disorder: an open randomised clinical trial. Lancet 371(9618):1085–1097

208. Suzuki T, Kanahara N, Yamanaka H, Takase M, Kimura H, Watanabe H, Iyo M (2015) Dopamine supersensitivity psychosis as a pivotal factor in treatment-resistant schizophrenia. Psychiatry Res 227(2–3):278–282

209. Yin J, Barr AM, Ramos-Miguel A, Procyshyn RM (2017) Antipsychotic induced dopamine supersensitivity psychosis: a comprehensive review. Curr Neuropharmacol 15(1):174–183

210. Moncrieff J (2006) Does antipsychotic withdrawal provoke psychosis? Review of the literature on rapid onset psychosis (supersensitivity psychosis) and withdrawal-related relapse. Acta Psychiatr Scand 114(1):3–13

211. Murray RM, Quattrone D, Natesan S, van Os J, Nordentoft M, Howes O, Di Forti M, Taylor D (2016) Should psychiatrists be more cautious about the long-term prophylactic use of antipsychotics? Br J Psychiatry 209(5):361–365

212. Cerovecki A, Musil R, Klimke A, Seemuller F, Haen E, Schennach R, Kuhn KU, Volz HP, Riedel M (2013) Withdrawal symptoms and rebound syndromes associated with switching and discontinuing atypical antipsychotics: theoretical background and practical recommendations. CNS Drugs 27(7):545–572

213. Chouinard G, Samaha AN, Chouinard VA, Peretti CS, Kanahara N, Takase M, Iyo M (2017) Antipsychotic-induced dopamine supersensitivity psychosis: pharmacology, criteria, and therapy. Psychother Psychosom 86(4):189–219

214. Tranter R, Healy D (1998) Neuroleptic discontinuation syndromes. J Psychopharmacol 12(4):401–406

215. Gupta S, Cahill JD (2016) A prescription for „deprescribing" in psychiatry. Psychiatr Serv 67(8):904–907

216. Schlimme JE, Scholz T, Seroka R (2018) Medikamentenreduktion und Genesung von Psychosen. Psychiatrie, Köln

217. Uchida H, Suzuki T, Takeuchi H, Arenovich T, Mamo DC (2011) Low dose vs standard dose of antipsychotics for relapse prevention in schizophrenia: meta-analysis. Schizophr Bull 37(4):788–799

218. Leucht S (2014) Measurements of response, remission, and recovery in schizophrenia and examples for their clinical application. J Clin Psychiatry 75(Suppl 1):8–14

219. Kay SR, Fiszbein A, Opler LA (1987) The positive and negative syndrome scale (PANSS) for schizophrenia. Schizophr Bull 13(2):261–276

220. Guy W (1976) ECDEU Assessment Manual for Psychopharmacology. National Institute of Mental Health, Rockville

221. Guy W BR (1976) In: Chase C (Hrsg) CGI: clinical global impressions. National Institute of Mental Health, Rockville

222. Busner J, Targum SD (2007) The clinical global impressions scale: applying a research tool in clinical practice. Psychiatry 4(7):28–37

223. Agid O, Kapur S, Arenovich T, Zipursky RB (2003) Delayed-onset hypothesis of antipsychotic action: a hypothesis tested and rejected. Arch Gen Psychiatry 60(12):1228–1235

224. Leucht S, Busch R, Hamann J, Kissling W, Kane JM (2005) Early-onset hypothesis of antipsychotic drug action: a hypothesis tested, confirmed and extended. Biol Psychiatry 57(12):1543–1549

225. Samara MT, Leucht C, Leeflang MM, Anghelescu IG, Chung YC, Crespo-Facorro B, Elkis H, Hatta K, Giegling I, Kane JM, Kayo M, Lambert M, Lin CH, Moller HJ, Pelayo-Teran JM, Riedel M, Rujescu D, Schimmelmann BG, Serretti A, Correll CU, Leucht S (2015) Early improvement as a predictor of later response to antipsychotics in schizophrenia: a diagnostic test review. Am J Psychiatry 172(7):617–629

226. Leucht S, Zhao J (2014) Early improvement as a predictor of treatment response and remission in patients with schizophrenia: a pooled, post-hoc analysis from the asenapine development program. J Psychopharmacol 28(4):387–394

227. Kane JM, Leucht S, Carpenter D, Docherty JP, Expert Consensus Panel for Optimizing Pharmacologic Treatment of Psychotic D (2003) The expert consensus guideline series. Optimizing pharmacologic treatment of psychotic disorders. Introduction: methods, commentary, and summary. J Clin Psychiatry 64(Suppl 12):5–19

228. Brooks GW (1959) Withdrawal from neuroleptic drugs. Am J Psychiatry 115(10):931–932

229. Wyatt RJ (1995) Risks of withdrawing antipsychotic medications. Arch Gen Psychiatry 52(3):205–208

230. Luchins DJ, Freed WJ, Wyatt RJ (1980) The role of cholinergic supersensitivity in the medical symptoms associated with withdrawal of antipsychotic drugs. Am J Psychiatry 137(11):1395–1398

231. Keks NA, Copolov DI, Burrpws D (1995) Discontinuing antipsychotic therapy: a practical guide. CNS Drugs 4:351–356

232. Barnes TR (2011) Schizophrenia Consensus Group of British Association for P. Evidence-based guidelines for the pharmacological treatment of schizophrenia: recommendations from the British Association for Psychopharmacology. J Psychopharmacol 25(5):567–620

233. Zhu Y, Krause M, Huhn M, Rothe P, Schneider-Thoma J, Chaimani A, Li C, Davis JM, Leucht S (2017) Antipsychotic drugs for the acute treatment of patients with a first episode of schizophrenia: a systematic review with pairwise and network meta-analyses. Lancet Psychiatry 4(9):694–705

234. Zhang JP, Gallego JA, Robinson DG, Malhotra AK, Kane JM, Correll CU (2013) Efficacy and safety of individual second-generation vs. first-generation antipsychotics in first-episode psychosis: a systematic review and meta-analysis. Int J Neuropsychopharmacol 16(6):1205–1218

235. Zhu Y, Li C, Huhn M, Rothe P, Krause M, Bighelli I, Schneider-Thoma J, Leucht S (2017) How well do patients with a first episode of schizophrenia respond to antipsychotics: a systematic review and meta-analysis. Eur Neuropsychopharmacol 27(9):835–844

236. Leucht S, Corves C, Arbter D, Engel RR, Li C, Davis JM (2009) Second-generation versus first-generation antipsychotic drugs for schizophrenia: a meta-analysis. Lancet 373(9657):31–41

237. Naber D, Lambert M (2009) The CATIE and CUtLASS studies in schizophrenia: results and implications for clinicians. CNS Drugs 23(8):649–659

238. Lieberman JA, Stroup TS, McEvoy JP, Swartz MS, Rosenheck RA, Perkins DO, Keefe RS, Davis SM, Davis CE, Lebowitz BD, Severe J, Hsiao JK (2005) Clinical Antipsychotic Trials of Intervention Effectiveness I. Effectiveness of antipsychotic drugs in patients with chronic schizophrenia. N Engl J Med 353(12):1209–1223

239. Jones PB, Barnes TR, Davies L, Dunn G, Lloyd H, Hayhurst KP, Murray RM, Markwick A, Lewis SW (2006) Randomized controlled trial of the effect on quality of life of second- vs first-generation antipsychotic drugs in schizophrenia: cost utility of the latest antipsychotic drugs in schizophrenia study (CUtLASS 1). Arch Gen Psychiatry 63(10):1079–1087

240. Alvarez-Jimenez M, Parker AG, Hetrick SE, McGorry PD, Gleeson JF (2011) Preventing the second episode: a systematic review and meta-analysis of psychosocial and pharmacological trials in first-episode psychosis. Schizophr Bull 37(3):619–630

241. Rosen K, Garety P (2005) Predicting recovery from schizophrenia: a retrospective comparison of characteristics at onset of people with single and multiple episodes. Schizophr Bull 31(3):735–750

242. Shepherd M, Watt D, Falloon I, Smeeton N (1989) The natural history of schizophrenia: a five-year follow-up study of outcome and prediction in a representative sample of schizophrenics. Psychol Med Monogr Suppl 15:1–46

243. Mason P, Harrison G, Glazebrook C, Medley I, Croudace T (1996) The course of schizophrenia over 13 years. A report from the International Study on Schizophrenia (ISoS) coordinated by the World Health Organization. Br J Psychiatry 169(5):580–586

244. Wiersma D, Nienhuis FJ, Slooff CJ, Giel R (1998) Natural course of schizophrenic disorders: a 15-year followup of a Dutch incidence cohort. Schizophr Bull 24(1):75–85

245. Kirkpatrick B, Alphs L, Buchanan RW (1992) The concept of supersensitivity psychosis. J Nerv Ment Dis 180(4):265–270

246. Kishimoto T, Agarwal V, Kishi T, Leucht S, Kane JM, Correll CU (2013) Relapse prevention in schizophrenia: a systematic review and meta-analysis of second-generation antipsychotics versus first-generation antipsychotics [Schizophrenia & Psychotic States 3213]. Mol Psychiatry 1:53–66

247. Zhao YJ, Lin L, Teng M, Khoo AL, Soh LB, Furukawa TA, Baldessarini RJ, Lim BP, Sim K (2016) Long-term antipsychotic treatment in schizophrenia: systematic review and network meta-analysis of randomised controlled trials. BJPsych Open 2(1):59–66

248. Tiihonen J, Tanskanen A, Taipale H (2018) 20-year nationwide follow-up study on discontinuation of antipsychotic treatment in first-episode schizophrenia. Am J Psychiatry 175(8):765–773

249. Chouinard G, Jones BD (1980) Neuroleptic-induced supersensitivity psychosis: clinical and pharmacologic characteristics. Am J Psychiatry 137(1):16–21

250. Lehman AF, Lieberman JA, Dixon LB, McGlashan TH, Miller AL, Perkins DO, Kreyenbuhl J, American Psychiatric A, Steering Committee on Practice G (2004) Practice guideline for the treatment of patients with schizophrenia, second edition. Am J Psychiatry 161(2 Suppl):1–56

251. Hasan A, Falkai P, Wobrock T, Lieberman J, Glenthoj B, Gattaz WF, Thibaut F, Moller HJ (2013) Schizophrenia WTfoTGf. World Federation of Societies of Biological Psychiatry (WFSBP) guidelines for biological treatment of schizophrenia, part 2: update 2012 on the long-term treatment of schizophrenia and management of antipsychotic-induced side effects. World J Biol Psychiatry 14(1):2–44

252. Takeuchi H, Kantor N, Sanches M, Fervaha G, Agid O, Remington G (2017) One-year symptom trajectories in patients with stable schizophrenia maintained on antipsychotics versus placebo: meta-analysis. Br J Psychiatry 211(3):137–143

253. Robinson D, Woerner MG, Alvir JM, Bilder R, Goldman R, Geisler S, Koreen A, Sheitman B, Chakos M, Mayerhoff D, Lieberman JA (1999) Predictors of relapse following response from a first episode of schizophrenia or schizoaffective disorder. Arch Gen Psychiatry 56(3):241–247

254. Kishimoto T, Robenzadeh A, Leucht C, Leucht S, Watanabe K, Mimura M, Borenstein M, Kane JM, Correll CU (2014) Long-acting injectable vs oral antipsychotics for relapse prevention in schizophrenia: a meta-analysis of randomized trials. Schizophr Bull 40(1):192–213

255. Ostuzzi G, Bighelli I, So R, Furukawa TA, Barbui C (2017) Does formulation matter? A systematic review and meta-analysis of oral versus long-acting antipsychotic studies. Schizophr Res 183:10–21

256. Leucht C, Heres S, Kane JM, Kissling W, Davis JM, Leucht S (2011) Oral versus depot antipsychotic drugs for schizophrenia – a critical systematic review and meta-analysis of randomised long-term trials. Schizophr Res 127(1–3):83–92

257. Kirson NY, Weiden PJ, Yermakov S, Huang W, Samuelson T, Offord SJ, Greenberg PE, Wong BJ (2013) Efficacy and effectiveness of depot versus oral antipsychotics in schizophrenia: synthesizing results across different research designs. J Clin Psychiatry 74(6):568–575

258. Kishimoto T, Nitta M, Borenstein M, Kane JM, Correll CU (2013) Long-acting injectable versus oral antipsychotics in schizophrenia: a systematic review and meta-analysis of mirror-image studies. J Clin Psychiatry 74(10):957–965

259. Tiihonen J, Mittendorfer-Rutz E, Majak M, Mehtala J, Hoti F, Jedenius E, Enkusson D, Leval A, Sermon J, Tanskanen A, Taipale H (2017) Real-world effectiveness of antipsychotic treatments in a nationwide cohort of 29823 patients with schizophrenia. JAMA Psychiatry 74(7):686–693

260. Tiihonen J, Haukka J, Taylor M, Haddad PM, Patel MX, Korhonen P (2011) A nationwide cohort study of oral and depot antipsychotics after first hospitalization for schizophrenia. Am J Psychiatry 168(6):603–609

261. Miyamoto S, Wolfgang Fleischhacker W (2017) The use of long-acting injectable antipsychotics in schizophrenia. Curr Treat Options Psychiatry 4(2):117–126

262. Subotnik KL, Casaus LR, Ventura J, Luo JS, Hellemann GS, Gretchen-Doorly D, Marder S, Nuechterlein KH (2015) Long-acting injectable risperidone for relapse prevention and control of breakthrough symptoms after a recent first episode of schizophrenia. A Randomized Clinical Trial. JAMA Psychiatry 72(8):822–829

263. Carpenter WT Jr, Heinrichs DW, Alphs LD (1985) Treatment of negative symptoms. Schizophr Bull 11(3):440–452

264. Fusar-Poli P, Papanastasiou E, Stahl D, Rocchetti M, Carpenter W, Shergill S, McGuire P (2015) Treatments of negative symptoms in schizophrenia: meta-analysis of 168 randomized placebo-controlled trials. Schizophr Bull 41(4):892–899

265. Boyer P, Lecrubier Y, Puech AJ, Dewailly J, Aubin F (1995) Treatment of negative symptoms in schizophrenia with amisulpride. Br J Psychiatry 166(1):68–72

266. Danion JM, Rein W, Fleurot O (1999) Improvement of schizophrenic patients with primary negative symptoms treated with amisulpride. Amisulpride Study Group. Am J Psychiatry 156(4):610–616

267. Lecrubier Y, Bouhassira M, Olivier V, Lancrenon S, Crawdord AM (1999) Olanzapine versus amisulpride and placebo in the treatment of negative symptoms and deficit states of chronic schizophrenia (Abstract). Eur Neuropsychopharmacol 9(Suppl 5):288

268. Loo H, Poirier-Littre MF, Theron M, Rein W, Fleurot O (1997) Amisulpride versus placebo in the medium-term treatment of the negative symptoms of schizophrenia. Br J Psychiatry 170:18–22

269. Paillere-Martinot ML, Lecrubier Y, Martinot JL, Aubin F (1995) Improvement of some schizophrenic deficit symptoms with low doses of amisulpride. Am J Psychiatry 152(1):130–134

270. Möller HJ, Riedel M, Muller N, Fischer W, Kohnen R (2004) Zotepine versus placebo in the treatment of schizophrenic patients with stable primary negative symptoms: a randomized double-blind multicenter trial. Pharmacopsychiatry 37(6):270–278

271. Lecrubier Y, Quintin P, Bouhassira M, Perrin E, Lancrenon S (2006) The treatment of negative symptoms and deficit states of chronic schizophrenia: olanzapine compared to amisulpride and placebo in a 6-month double-blind controlled clinical trial. Acta Psychiatr Scand 114(5):319–327

272. Olie JP, Spina E, Murray S, Yang R (2006) Ziprasidone and amisulpride effectively treat negative symptoms of schizophrenia: results of a 12-week, double-blind study. Int Clin Psychopharmacol 21(3):143–151

273. Krause M, Zhu Y, Huhn M, Schneider-Thoma J, Bighelli I, Nikolakopoulou A, Leucht S (2018) Antipsychotic drugs for patients with schizophrenia and predominant or prominent negative symptoms: a systematic review and meta-analysis. Eur Arch Psychiatry Clin Neurosci 268(7):625–639

274. Nemeth G, Laszlovszky I, Czobor P, Szalai E, Szatmari B, Harsanyi J, Barabassy A, Debelle M, Durgam S, Bitter I, Marder S, Fleischhacker WW (2017) Cariprazine versus risperidone monotherapy for treatment of predominant negative symptoms in patients with schizophrenia: a randomised, double-blind, controlled trial. Lancet 389(10074):1103–1113

275. GBA (2018) Nutzenbewertungsverfahren zum Wirkstoff Cariprazin. https://www.g-ba.de/informationen/nutzenbewertung/360/

276. Bugarski-Kirola D, Blaettler T, Arango C, Fleischhacker WW, Garibaldi G, Wang A, Dixon M, Bressan RA, Nasrallah H, Lawrie S, Napieralski J, Ochi-Lohmann T, Reid C, Marder SR (2017) Bitopertin in negative symptoms of schizophrenia-results from the phase III flashlyte and daylyte studies. Biol Psychiatry 82(1):8–16

277. Helfer B, Samara MT, Huhn M, Klupp E, Leucht C, Zhu Y, Engel RR, Leucht S (2016) Efficacy and safety of antidepressants added to antipsychotics for schizophrenia: a systematic review and meta-analysis. Am J Psychiatry 173(9):876–886

278. Katschnig H (2006) Quality of life in mental disorders: challenges for research and clinical practice. World Psychiatry 5(3):139–145

279. Petkari E, Pietschnig J (2015) Associations of quality of life with service satisfaction in psychotic patients: a meta-analysis. PLoS ONE 10(8):e0135267

280. Grunder G, Heinze M, Cordes J, Muhlbauer B, Juckel G, Schulz C, Ruther E, Timm J, Ne SSG (2016) Effects of first-generation antipsychotics versus second-generation antipsychotics on quality of life in schizophrenia: a double-blind, randomised study. Lancet Psychiatry 3(8):717–729

281. Hamer S, Haddad PM (2007) Adverse effects of antipsychotics as outcome measures. Br J Psychiatry Suppl 50:s64–s70

282. Naber D, Hansen K, Forray C, Baker RA, Sapin C, Beillat M, Peters-Strickland T, Nylander AG, Hertel P, Andersen HS, Eramo A, Loze JY, Potkin SG (2015) Qualify: a randomized head-to-head study of aripiprazole once-monthly and paliperidone palmitate in the treatment of schizophrenia. Schizophr Res 168(1–2):498–504

283. Swartz MS, Perkins DO, Stroup TS, Davis SM, Capuano G, Rosenheck RA, Reimherr F, McGee MF, Keefe RS, McEvoy JP, Hsiao JK, Lieberman JA, Investigators C (2007) Effects

of antipsychotic medications on psychosocial functioning in patients with chronic schizophrenia: findings from the NIMH CATIE study. Am J Psychiatry 164(3):428–436

284. Fervaha G, Agid O, Takeuchi H, Foussias G, Remington G (2014) Effect of antipsychotic medication on overall life satisfaction among individuals with chronic schizophrenia: findings from the NIMH CATIE study. Eur Neuropsychopharmacol 24(7):1078–1085

285. Fatouros-Bergman H, Cervenka S, Flyckt L, Edman G, Farde L (2014) Meta-analysis of cognitive performance in drug-naive patients with schizophrenia. Schizophr Res 158(1–3):156–162

286. Davidson M, Galderisi S, Weiser M, Werbeloff N, Fleischhacker WW, Keefe RS, Boter H, Keet IP, Prelipceanu D, Rybakowski JK, Libiger J, Hummer M, Dollfus S, Lopez-Ibor JJ, Hranov LG, Gaebel W, Peuskens J, Lindefors N, Riecher-Rossler A, Kahn RS (2009) Cognitive effects of antipsychotic drugs in first-episode schizophrenia and schizophreniform disorder: a randomized, open-label clinical trial (EUFEST). Am J Psychiatry 166(6):675–682

287. Keefe RS, Bilder RM, Davis SM, Harvey PD, Palmer BW, Gold JM, Meltzer HY, Green MF, Capuano G, Stroup TS, McEvoy JP, Swartz MS, Rosenheck RA, Perkins DO, Davis CE, Hsiao JK, Lieberman JA, Investigators C, Neurocognitive Working G (2007) Neurocognitive effects of antipsychotic medications in patients with chronic schizophrenia in the CATIE Trial. Arch Gen Psychiatry 64(6):633–647

288. Woodward ND, Purdon SE, Meltzer HY, Zald DH (2007) A meta-analysis of cognitive change with haloperidol in clinical trials of atypical antipsychotics: dose effects and comparison to practice effects. Schizophr Res 89(1–3):211–224

289. Woodward ND, Purdon SE, Meltzer HY, Zald DH (2005) A meta-analysis of neuropsychological change to clozapine, olanzapine, quetiapine, and risperidone in schizophrenia. Int J Neuropsychopharmacol 8(3):457–472

290. Keefe RS, Silva SG, Perkins DO, Lieberman JA (1999) The effects of atypical antipsychotic drugs on neurocognitive impairment in schizophrenia: a review and meta-analysis. Schizophr Bull 25(2):201–222

291. Mishara AL, Goldberg TE (2004) A meta-analysis and critical review of the effects of conventional neuroleptic treatment on cognition in schizophrenia: opening a closed book. Biol Psychiatry 55(10):1013–1022

292. Desamericq G, Schurhoff F, Meary A, Szoke A, Macquin-Mavier I, Bachoud-Levi AC, Maison P (2014) Long-term neurocognitive effects of antipsychotics in schizophrenia: a network meta-analysis. Eur J Clin Pharmacol 70(2):127–134

293. Nielsen RE, Levander S, Kjaersdam Telleus G, Jensen SO, Ostergaard Christensen T, Leucht S (2015) Second-generation antipsychotic effect on cognition in patients with schizophrenia – a meta-analysis of randomized clinical trials. Acta Psychiatr Scand 131(3):185–196

294. Singh J, Kour K, Jayaram MB (2012) Acetylcholinesterase inhibitors for schizophrenia. Cochrane Database Syst Rev 1:CD007967

295. Meltzer HY (1997) Treatment-resistant schizophrenia – the role of clozapine. Curr Med Res Opin 14(1):1–20

296. Hegarty JD, Baldessarini RJ, Tohen M, Waternaux C, Oepen G (1994) One hundred years of schizophrenia: a meta-analysis of the outcome literature. Am J Psychiatry 151(10):1409–1416

297. Helgason L (1990) Twenty years' follow-up of first psychiatric presentation for schizophrenia: what could have been prevented? Acta Psychiatr Scand 81(3):231–235

298. Leucht S (2016) Behandlungsresistenz. In: Falkai P (Hrsg) Praxishandbuch Schizophrenie, Bd 1. Elsevier, München, S 162–163

299. Howes OD, McCutcheon R, Agid O, de Bartolomeis A, van Beveren NJ, Birnbaum ML, Bloomfield MA, Bressan RA, Buchanan RW, Carpenter WT, Castle DJ, Citrome L, Daskalakis ZJ, Davidson M, Drake RJ, Dursun S, Ebdrup BH, Elkis H, Falkai P, Fleischacker WW, Gadelha A, Gaughran F, Glenthoj BY, Graff-Guerrero A, Hallak JE, Honer WG, Kennedy J,

Kinon BJ, Lawrie SM, Lee J, Leweke FM, MacCabe JH, McNabb CB, Meltzer H, Moller HJ, Nakajima S, Pantelis C, Reis Marques T, Remington G, Rossell SL, Russell BR, Siu CO, Suzuki T, Sommer IE, Taylor D, Thomas N, Ucok A, Umbricht D, Walters JT, Kane J, Correll CU (2017) Treatment-resistant schizophrenia: treatment response and resistance in psychosis (TRRIP) working group consensus guidelines on diagnosis and terminology. Am J Psychiatry 174(3):216–229

300. Samara MT, Dold M, Gianatsi M, Nikolakopoulou A, Helfer B, Salanti G, Leucht S (2016) Efficacy, acceptability, and tolerability of antipsychotics in treatment-resistant schizophrenia: a network meta-analysis. JAMA Psychiatry 73(3):199–210

301. Siskind D, McCartney L, Goldschlager R, Kisely S (2016) Clozapine v. first- and second-generation antipsychotics in treatment-refractory schizophrenia: systematic review and meta-analysis. Br J Psychiatry 209(5):385–392

302. McEvoy JP, Lieberman JA, Stroup TS, Davis SM, Meltzer HY, Rosenheck RA, Swartz MS, Perkins DO, Keefe RS, Davis CE, Severe J, Hsiao JK, Investigators C (2006) Effectiveness of clozapine versus olanzapine, quetiapine, and risperidone in patients with chronic schizophrenia who did not respond to prior atypical antipsychotic treatment. Am J Psychiatry 163(4):600–610

303. Essock SM, Frisman LK, Covell NH, Hargreaves WA (2000) Cost-effectiveness of clozapine compared with conventional antipsychotic medication for patients in state hospitals. Arch Gen Psychiatry 57(10):987–994

304. Lewis SW, Barnes TR, Davies L, Murray RM, Dunn G, Hayhurst KP, Markwick A, Lloyd H, Jones PB (2006) Randomized controlled trial of effect of prescription of clozapine versus other second-generation antipsychotic drugs in resistant schizophrenia. Schizophr Bull 32(4):715–723

305. Stroup TS, Gerhard T, Crystal S, Huang C, Olfson M (2016) Comparative effectiveness of clozapine and standard antipsychotic treatment in adults with schizophrenia. Am J Psychiatry 173(2):166–173

306. Nielsen J, Nielsen RE, Correll CU (2012) Predictors of clozapine response in patients with treatment-refractory schizophrenia: results from a Danish Register Study. J Clin Psychopharmacol 32(5):678–683

307. Umbricht DS, Wirshing WC, Wirshing DA, McMeniman M, Schooler NR, Marder SR, Kane JM (2002) Clinical predictors of response to clozapine treatment in ambulatory patients with schizophrenia. J Clin Psychiatry 63(5):420–424

308. Howes OD, Vergunst F, Gee S, McGuire P, Kapur S, Taylor D (2012) Adherence to treatment guidelines in clinical practice: study of antipsychotic treatment prior to clozapine initiation. Br J Psychiatry 201(6):481–485

309. Taylor DM, Young C, Paton C (2003) Prior antipsychotic prescribing in patients currently receiving clozapine: a case note review. J Clin Psychiatry 64(1):30–34

310. Warnez S, Alessi-Severini S (2014) Clozapine: a review of clinical practice guidelines and prescribing trends. BMC Psychiatry 14:102

311. Gee S, Vergunst F, Howes O, Taylor D (2014) Practitioner attitudes to clozapine initiation. Acta Psychiatr Scand 130(1):16–24

312. Cohen D (2014) Prescribers fear as a major side-effect of clozapine. Acta Psychiatr Scand 130(2):154–155

313. Meltzer HY, Bobo WV, Roy A, Jayathilake K, Chen Y, Ertugrul A, Anil Yagcioglu AE, Small JG (2008) A randomized, double-blind comparison of clozapine and high-dose olanzapine in treatment-resistant patients with schizophrenia. J Clin Psychiatry 69(2):274–285

314. Dold M, Fugger G, Aigner M, Lanzenberger R, Kasper S (2015) Dose escalation of antipsychotic drugs in schizophrenia: a meta-analysis of randomized controlled trials. Schizophr Res 166(1–3):187–193

315. Sneider B, Pristed SG, Correll CU, Nielsen J (2015) Frequency and correlates of antipsychotic polypharmacy among patients with schizophrenia in Denmark: a nation-wide pharmacoepidemiological study. Eur Neuropsychopharmacol 25(10):1669–1676

316. Gallego JA, Bonetti J, Zhang J, Kane JM, Correll CU (2012) Prevalence and correlates of antipsychotic polypharmacy: a systematic review and meta-regression of global and regional trends from the 1970s to 2009. Schizophr Res 138(1):18–28

317. Galling B, Roldan A, Hagi K, Rietschel L, Walyzada F, Zheng W, Cao XL, Xiang YT, Zink M, Kane JM, Nielsen J, Leucht S, Correll CU (2017) Antipsychotic augmentation vs. monotherapy in schizophrenia: systematic review, meta-analysis and meta-regression analysis. World Psychiatry 16(1):77–89

318. Correll CU, Rubio JM, Inczedy-Farkas G, Birnbaum ML, Kane JM, Leucht S (2017) Efficacy of 42 pharmacologic cotreatment strategies added to antipsychotic monotherapy in schizophrenia: systematic overview and quality appraisal of the meta-analytic evidence. JAMA Psychiatry 74(7):675–684

319. Wang Y, Xia J, Helfer B, Li C, Leucht S (2016) Valproate for schizophrenia. Cochrane Database Syst Rev 11:CD004028

320. Leucht S, Helfer B, Dold M, Kissling W, McGrath J (2014) Carbamazepine for schizophrenia. Cochrane Database Syst Rev 5:CD001258

321. Leucht S, Helfer B, Dold M, Kissling W, McGrath JJ (2015) Lithium for schizophrenia. Cochrane Database Syst Rev 10:CD003834

322. Zheng W, Xiang YT, Xiang YQ, Li XB, Ungvari GS, Chiu HF, Correll CU (2016) Efficacy and safety of adjunctive topiramate for schizophrenia: a meta-analysis of randomized controlled trials. Acta Psychiatr Scand 134(5):385–398

323. Taylor DM, Smith L (2009) Augmentation of clozapine with a second antipsychotic – a meta-analysis of randomized, placebo-controlled studies. Acta Psychiatr Scand 119(6):419–425

324. Barnes T, Leeseon V, Paton C, Marston L, Osborn D, Kumar R, Keown P, Zafar R, Iqbal K, Singh V, Friedrich P, Fitzgerald Z, Bagalkote H, Haddad P, Husni M, Kumar R (2017) Amisulpride augmentation of clozapine for treatment-refractory schizophrenia: the amicus study. Schizophr Bull 43(Suppl 1):164. (Abstracts for the 16th International Congress on Schizophrenia Research)

325. Fleischhacker WW, Heikkinen ME, Olie JP, Landsberg W, Dewaele P, McQuade RD, Loze JY, Hennicken D, Kerselaers W (2010) Effects of adjunctive treatment with aripiprazole on body weight and clinical efficacy in schizophrenia patients treated with clozapine: a randomized, double-blind, placebo-controlled trial. Int J Neuropsychopharmacol 13(8):1115–1125

326. Sommer IE, Begemann MJ, Temmerman A, Leucht S (2012) Pharmacological augmentation strategies for schizophrenia patients with insufficient response to clozapine: a quantitative literature review. Schizophr Bull 38(5):1003–1011

327. Veerman SR, Schulte PF, Begemann MJ, de Haan L (2014) Non-glutamatergic clozapine augmentation strategies: a review and meta-analysis. Pharmacopsychiatry 47(7):231–238

328. Josiassen RC, Joseph A, Kohegyi E, Stokes S, Dadvand M, Paing WW, Shaughnessy RA (2005) Clozapine augmented with risperidone in the treatment of schizophrenia: a randomized, double-blind, placebo-controlled trial. Am J Psychiatry 162(1):130–136

329. Weiner E, Conley RR, Ball MP, Feldman S, Gold JM, Kelly DL, Wonodi I, McMahon RP, Buchanan RW (2010) Adjunctive risperidone for partially responsive people with schizophrenia treated with clozapine. Neuropsychopharmacology 35(11):2274–2283

330. Freudenreich O, Henderson DC, Walsh JP, Culhane MA, Goff DC (2007) Risperidone augmentation for schizophrenia partially responsive to clozapine: a double-blind, placebo-controlled trial. Schizophr Res 92(1–3):90–94

331. Anil Yagcioglu AE, Kivircik Akdede BB, Turgut TI, Tumuklu M, Yazici MK, Alptekin K, Ertugrul A, Jayathilake K, Gogus A, Tunca Z, Meltzer HY (2005) A double-blind controlled

study of adjunctive treatment with risperidone in schizophrenic patients partially responsive to clozapine: efficacy and safety. J Clin Psychiatry 66(1):63–72

332. Honer WG, Thornton AE, Chen EY, Chan RC, Wong JO, Bergmann A, Falkai P, Pomarol-Clotet E, McKenna PJ, Stip E, Williams R, MacEwan GW, Wasan K, Procyshyn R, Clozapine, Risperidone Enhancement Study G (2006) Clozapine alone versus clozapine and risperidone with refractory schizophrenia. N Engl J Med 354(5):472–482

333. Bundesärztekammer (2003) Stellungnahme zur Elektrokrampftherapie (EKT) als psychiatrische Behandlungsmaßnahme. Dtsch Ärztebl; 100(8):A-504/B-432/C-408

334. DGPPN (2012) Elektrokonvulsionstherapie: Psychiatrische Fachgesellschaften aus vier Ländern empfehlen einen rechtzeitigen und adäquaten Einsatz. Nervenarzt 83(7):919–925

335. Tharyan P, Adams CE (2005) Electroconvulsive therapy for schizophrenia. Cochrane Database Syst Rev 2:CD000076

336. Leroy A, Naudet F, Vaiva G, Francis A, Thomas P, Amad A (2017) Is electroconvulsive therapy an evidence-based treatment for catatonia? A systematic review and meta-analysis. Eur Arch Psychiatry Clin Neurosci 268(7):675–687

337. Zheng W, Cao XL, Ungvari GS, Xiang YQ, Guo T, Liu ZR, Wang YY, Forester BP, Seiner SJ, Xiang YT (2016) Electroconvulsive therapy added to non-clozapine antipsychotic medication for treatment resistant schizophrenia: meta-analysis of randomized controlled trials. PLoS ONE 11(6):e0156510

338. Petrides G, Malur C, Braga RJ, Bailine SH, Schooler NR, Malhotra AK, Kane JM, Sanghani S, Goldberg TE, John M, Mendelowitz A (2015) Electroconvulsive therapy augmentation in clozapine-resistant schizophrenia: a prospective, randomized study. Am J Psychiatry 172(1):52–58

339. Lin HT, Liu SK, Hsieh MH, Chien YL, Chen IM, Liao SC, Tsai HJ, Wu CS (2017) Impacts of electroconvulsive therapy on 1-year outcomes in patients with schizophrenia: a controlled, population-based mirror-image study. Schizophr Bull 44(4):798–806

340. Grover S, Chakrabarti S, Hazari N, Avasthi A (2017) Effectiveness of electroconvulsive therapy in patients with treatment resistant schizophrenia: a retrospective study. Psychiatry Res 249:349–353

341. Rosa MA, Lisanby SH (2012) Somatic treatments for mood disorders. Neuropsychopharmacology 37(1):102–116

342. Lally J, Tully J, Robertson D, Stubbs B, Gaughran F, MacCabe JH (2016) Augmentation of clozapine with electroconvulsive therapy in treatment resistant schizophrenia: a systematic review and meta-analysis. Schizophr Res 171(1–3):215–224

343. Chanpattana W, Chakrabhand ML, Sackeim HA, Kitaroonchai W, Kongsakon R, Techakasem P, Buppanharun W, Tuntirungsee Y, Kirdcharoen N (1999) Continuation ECT in treatment-resistant schizophrenia: a controlled study. J ECT 15(3):178–192

344. Yang Y, Cheng X, Xu Q, Li R, Liu Z, Wang L, Zhang Y, Ren G, Liu J (2016) The maintenance of modified electroconvulsive therapy combined with risperidone is better than risperidone alone in preventing relapse of schizophrenia and improving cognitive function. Arq Neuropsiquiatr 74(10):823–828

345. Ward HB, Szabo ST, Rakesh G (2018) Maintenance ECT in schizophrenia: a systematic review. Psychiatry Res 264:131–142

346. NICE TNIfHaCE (2004) Depression: Management of depression in primary and secondary care. Clinical Guideline 23. http://www.nice.org.uk/page.aspx?o=235213

347. Canadian Psychiatric A, Canadian Network for M, Anxiety T (2001) Clinical guidelines for the treatment of depressive disorders. Can J Psychiatr 46(Suppl 1):5S–90S

348. Lisanby SH, Maddox JH, Prudic J, Devanand DP, Sackeim HA (2000) The effects of electroconvulsive therapy on memory of autobiographical and public events. Arch Gen Psychiatry 57(6):581–590

349. Devanand DP, Dwork AJ, Hutchinson ER, Bolwig TG, Sackeim HA (1994) Does ECT alter brain structure? Am J Psychiatry 151(7):957–970
350. Ziegelmayer C, Hajak G, Bauer A, Held M, Rupprecht R, Trapp W (2017) Cognitive performance under electroconvulsive therapy (ECT) in ECT-naive treatment-resistant patients with major depressive disorder. J ECT 33(2):104–110
351. Bergfeld IO, Mantione M, Hoogendoorn MLC, Horst F, Notten P, Schuurman PR, Denys D (2017) Episodic memory following deep brain stimulation of the ventral anterior limb of the internal capsule and electroconvulsive therapy. Brain Stimul 10(5):959–966
352. Tor PC, Ying J, Ho NF, Wang M, Martin D, Ang CP, Tan C, Yap LS, Lu VJM, Simpson B, Mok YM, Loo C (2017) Effectiveness of electroconvulsive therapy and associated cognitive change in schizophrenia: a naturalistic, comparative study of treating schizophrenia with electroconvulsive therapy. J ECT 33(4):272–277
353. Sanghani SN, Petrides G, Kellner CH (2018) Electroconvulsive therapy (ECT) in schizophrenia: a review of recent literature. Curr Opin Psychiatry 31(3):213–222
354. Aftab A, VanDercar A, Alkhachroum A, LaGrotta C, Gao K (2018) Nonconvulsive status epilepticus after electroconvulsive therapy: a review of literature. Psychosomatics 59(1):36–46
355. Zeiler FA, Matuszczak M, Teitelbaum J, Gillman LM, Kazina CJ (2016) Electroconvulsive therapy for refractory status epilepticus: a systematic review. Seizure 35:23–32
356. Hasan A, Wobrock T, Palm U, Strube W, Padberg F, Falkai P, Fallgatter A, Plewnia C (2015) Non-invasive brain stimulation for treatment of schizophrenic psychoses. Nervenarzt 86(12):1481–1491
357. Lefaucheur JP, Andre-Obadia N, Antal A, Ayache SS, Baeken C, Benninger DH, Cantello RM, Cincotta M, de Carvalho M, De Ridder D, Devanne H, Di Lazzaro V, Filipovic SR, Hummel FC, Jaaskelainen SK, Kimiskidis VK, Koch G, Langguth B, Nyffeler T, Oliviero A, Padberg F, Poulet E, Rossi S, Rossini PM, Rothwell JC, Schonfeldt-Lecuona C, Siebner HR, Slotema CW, Stagg CJ, Valls-Sole J, Ziemann U, Paulus W, Garcia-Larrea L (2014) Evidence-based guidelines on the therapeutic use of repetitive transcranial magnetic stimulation (rTMS). Clin Neurophysiol 125(11):2150–2206
358. He H, Lu J, Yang L, Zheng J, Gao F, Zhai Y, Feng J, Fan Y, Ma X (2017) Repetitive transcranial magnetic stimulation for treating the symptoms of schizophrenia: a PRISMA compliant meta-analysis. Clin Neurophysiol 128(5):716–724
359. Slotema CW, Blom JD, van Lutterveld R, Hoek HW, Sommer IE (2014) Review of the efficacy of transcranial magnetic stimulation for auditory verbal hallucinations. Biol Psychiatry 76(2):101–110
360. Shi C, Yu X, Cheung EF, Shum DH, Chan RC (2014) Revisiting the therapeutic effect of rTMS on negative symptoms in schizophrenia: a meta-analysis. Psychiatry Res 215(3):505–513
361. Osoegawa C, Gomes JS, Grigolon RB, Brietzke E, Gadelha A, Lacerda ALT, Dias AM, Cordeiro Q, Laranjeira R, de Jesus D, Daskalakis ZJ, Brunelin J, Cordes J, Trevizol AP (2018) Non-invasive brain stimulation for negative symptoms in schizophrenia: an updated systematic review and meta-analysis. Schizophr Res:S0920-9964(18)30031-8. https://doi.org/10.1016/j.schres.2018.01.010. [Epub ahead of print]
362. Wobrock T, Guse B, Cordes J, Wölwer W, Winterer G, Gaebel W, Langguth B, Landgrebe M, Eichhammer P, Frank E, Hajak G, Ohmann C, Verde PE, Rietschel M, Ahmed R, Honer WG, Malchow B, Schneider-Axmann T, Falkai P, Hasan A (2015) Left prefrontal high-frequency repetitive transcranial magnetic stimulation for the treatment of schizophrenia with predominant negative symptoms: a sham-controlled, randomized multicenter trial. Biol Psychiatry 77(11):979–988
363. Hasan A, Wolff-Menzler C, Pfeiffer S, Falkai P, Weidinger E, Jobst A, Hoell I, Malchow B, Yeganeh-Doost P, Strube W, Quast S, Muller N, Wobrock T (2015) Transcutaneous noninva-

sive vagus nerve stimulation (tVNS) in the treatment of schizophrenia: a bicentric randomized controlled pilot study. Eur Arch Psychiatry Clin Neurosci 265(7):589–600

364. Plewnia C, Zwissler B, Wasserka B, Fallgatter AJ, Klingberg S (2014) Treatment of auditory hallucinations with bilateral theta burst stimulation: a randomized controlled pilot trial. Brain Stimul 7(2):340–341

365. Koops S, van Dellen E, Schutte MJ, Nieuwdorp W, Neggers SF, Sommer IE (2016) Theta burst transcranial magnetic stimulation for auditory verbal hallucinations: negative findings from a double-blind-randomized trial. Schizophr Bull 42(1):250–257

366. Lefaucheur JP, Antal A, Ayache SS, Benninger DH, Brunelin J, Cogiamanian F, Cotelli M, De Ridder D, Ferrucci R, Langguth B, Marangolo P, Mylius V, Nitsche MA, Padberg F, Palm U, Poulet E, Priori A, Rossi S, Schecklmann M, Vanneste S, Ziemann U, Garcia-Larrea L, Paulus W (2017) Evidence-based guidelines on the therapeutic use of transcranial direct current stimulation (tDCS). Clin Neurophysiol 128(1):56–92

367. Wolkowitz OM, Pickar D (1991) Benzodiazepines in the treatment of schizophrenia: a review and reappraisal. Am J Psychiatry 148(6):714–726

368. Fontanella CA, Campo JV, Phillips GS, Hiance-Steelesmith DL, Sweeney HA, Tam K, Lehrer D, Klein R, Hurst M (2016) Benzodiazepine use and risk of mortality among patients with schizophrenia: a retrospective longitudinal study. J Clin Psychiatry 77(5):661–667

369. Baandrup L, Gasse C, Jensen VD, Glenthoj BY, Nordentoft M, Lublin H, Fink-Jensen A, Lindhardt A, Mortensen PB (2010) Antipsychotic polypharmacy and risk of death from natural causes in patients with schizophrenia: a population-based nested case-control study. J Clin Psychiatry 71(2):103–108

370. Tiihonen J, Mittendorfer-Rutz E, Torniainen M, Alexanderson K, Tanskanen A (2016) Mortality and cumulative exposure to antipsychotics, antidepressants, and benzodiazepines in patients with schizophrenia: an observational follow-up study. Am J Psychiatry 173(6):600–606

371. Tiihonen J, Suokas JT, Suvisaari JM, Haukka J, Korhonen P (2012) Polypharmacy with antipsychotics, antidepressants, or benzodiazepines and mortality in schizophrenia. Arch Gen Psychiatry 69(5):476–483

372. Dold M, Li C, Gillies D, Leucht S (2013) Benzodiazepine augmentation of antipsychotic drugs in schizophrenia: a meta analysis and Cochrane review of randomized controlled trials. Eur Neuropsychopharmacol 23(9):1023–1033

373. Gillies D, Sampson S, Beck A, Rathbone J (2013) Benzodiazepines for psychosis-induced aggression or agitation. Cochrane Database Syst Rev 9:CD003079

374. Spina E, de Leon J (2014) Clinically relevant interactions between newer antidepressants and second-generation antipsychotics. Expert Opin Drug Metab Toxicol 10(5):721–746

375. Ereshefsky L (1996) Pharmacokinetics and drug interactions: update for new antipsychotics. J Clin Psychiatry 57(Suppl 11):12–25

376. Shek E, Bardhan S, Cheine MV, Ahonen J, Wahlbeck K (2010) Beta-blocker supplementation of standard drug treatment for schizophrenia. Schizophr Bull 36(6):1079–1080

377. Rummel-Kluge C, Komossa K, Schwarz S, Hunger H, Schmid F, Kissling W, Davis JM, Leucht S (2012) Second-generation antipsychotic drugs and extrapyramidal side effects: a systematic review and meta-analysis of head-to-head comparisons. Schizophr Bull 38(1):167–177

378. Goetz CG, Klawans HL (1981) Drug-induced extrapyramidal disorders – a neuropsychiatric interface. J Clin Psychopharmacol 1(5):297–303

379. Rupniak NM, Jenner P, Marsden CD (1986) Acute dystonia induced by neuroleptic drugs. Psychopharmacology 88(4):403–419

380. Braude WM, Barnes TR, Gore SM (1983) Clinical characteristics of akathisia. A systematic investigation of acute psychiatric inpatient admissions. Br J Psychiatry 143:139–150

381. Grebb JA (1995) Medication induced movement disorders. In: Kaplan HI, Sadock BJ (Hrsg) Comprehensive textbook of psychiatry. Williams & Wilkins, New York
382. Lohr JB, Eidt CA, Abdulrazzaq Alfaraj A, Soliman MA (2015) The clinical challenges of akathisia. CNS Spectr 20(Suppl 1):1–14; quiz 5-6
383. Hasan A, Falkai P, Wobrock T, Lieberman J, Glenthoj B, Gattaz WF, Thibaut F, Moller HJ, Schizophrenia WTFoTGf (2015) World Federation of Societies of Biological Psychiatry (WFSBP) Guidelines for Biological Treatment of Schizophrenia. Part 3: update 2015 Management of special circumstances: depression, Suicidality, substance use disorders and pregnancy and lactation. World J Biol Psychiatry 16(3):142–170
384. Kane JM, Woerner M, Lieberman J (1988) Tardive dyskinesia: prevalence, incidence, and risk factors. J Clin Psychopharmacol 8(4 Suppl):52S–56S
385. Morgenstern H, Glazer WM (1993) Identifying risk factors for tardive dyskinesia among long-term outpatients maintained with neuroleptic medications. Results of the Yale Tardive Dyskinesia Study. Arch Gen Psychiatry 50(9):723–733
386. Glazer WM (2000) Review of incidence studies of tardive dyskinesia associated with typical antipsychotics. J Clin Psychiatry 61(Suppl 4):15–20
387. Glazer WM, Morgenstern H, Doucette JT (1993) Predicting the long-term risk of tardive dyskinesia in outpatients maintained on neuroleptic medications. J Clin Psychiatry 54(4):133–139
388. Correll CU, Schenk EM (2008) Tardive dyskinesia and new antipsychotics. Curr Opin Psychiatry 21(2):151–156
389. Carbon M, Hsieh CH, Kane JM, Correll CU (2017) Tardive dyskinesia prevalence in the period of second-generation antipsychotic use: a meta-analysis. J Clin Psychiatry 78(3):e264–ee78
390. Woods SW, Morgenstern H, Saksa JR, Walsh BC, Sullivan MC, Money R, Hawkins KA, Gueorguieva RV, Glazer WM (2010) Incidence of tardive dyskinesia with atypical versus conventional antipsychotic medications: a prospective cohort study. J Clin Psychiatry 71(4):463–474
391. Fenton WS (2000) Prevalence of spontaneous dyskinesia in schizophrenia. J Clin Psychiatry 61(Suppl 4):10–14
392. Merrill RM, Lyon JL, Matiaco PM (2013) Tardive and spontaneous dyskinesia incidence in the general population. BMC Psychiatry 13:152
393. Emsley R, Niehaus DJ, Oosthuizen PP, Koen L, Chiliza B, Fincham D (2011) Subjective awareness of tardive dyskinesia and insight in schizophrenia. Eur Psychiatry 26(5):293–296
394. Yassa R (1989) Functional impairment in tardive dyskinesia: medical and psychosocial dimensions. Acta Psychiatr Scand 80(1):64–67
395. Pileggi DJ, Cook AM (2016) Neuroleptic Malignant Syndrome. Ann Pharmacother 50(11):973–981
396. Nagel M, Freisberg S, Junghanns K, Moll CK, Willenborg B (2015) [The Neuroleptic Malignant Syndrome]. Fortschr Neurol Psychiatr 83(7):373–380
397. Gelenberg AJ, Bellinghausen B, Wojcik JD, Falk WE, Sachs GS (1988) A prospective survey of neuroleptic malignant syndrome in a short-term psychiatric hospital. Am J Psychiatry 145(4):517–518
398. Spivak B, Maline DI, Kozyrev VN, Mester R, Neduva SA, Ravilov RS, Weizman A (2000) Frequency of neuroleptic malignant syndrome in a large psychiatric hospital in Moscow. Eur Psychiatry 15(5):330–333
399. Strawn JR, Keck PE Jr, Caroff SN (2007) Neuroleptic malignant syndrome. Am J Psychiatry 164(6):870–876

400. Alper K, Schwartz KA, Kolts RL, Khan A (2007) Seizure incidence in psychopharmacological clinical trials: an analysis of Food and Drug Administration (FDA) summary basis of approval reports. Biol Psychiatry 62(4):345–354

401. Devinsky O, Honigfeld G, Patin J (1991) Clozapine-related seizures. Neurology 41(3):369–371

402. Holt RI (2008) Medical causes and consequences of hyperprolactinaemia. A context for psychiatrists. J Psychopharmacol 22(2 Suppl):28–37

403. Kroeze WK, Hufeisen SJ, Popadak BA, Renock SM, Steinberg S, Ernsberger P, Jayathilake K, Meltzer HY, Roth BL (2003) H1-histamine receptor affinity predicts short-term weight gain for typical and atypical antipsychotic drugs. Neuropsychopharmacology 28(3):519–526

404. Bora E, Akdede BB, Alptekin K (2017) The relationship between cognitive impairment in schizophrenia and metabolic syndrome: a systematic review and meta-analysis. Psychol Med 47(6):1030–1040

405. Musil R, Obermeier M, Russ P, Hamerle M (2015) Weight gain and antipsychotics: a drug safety review. Expert Opin Drug Saf 14(1):73–96

406. Lipkovich I, Jacobson JG, Caldwell C, Hoffmann VP, Kryzhanovskaya L, Beasley CM (2009) Early predictors of weight gain risk during treatment with olanzapine: analysis of pooled data from 58 clinical trials. Psychopharmacol Bull 42(4):23–39

407. Haddad P (2005) Weight change with atypical antipsychotics in the treatment of schizophrenia. J Psychopharmacol 19(6 Suppl):16–27

408. Pillinger T, Beck K, Gobjila C, Donocik JG, Jauhar S, Howes OD (2017) Impaired glucose homeostasis in first-episode schizophrenia: a systematic review and meta-analysis. JAMA Psychiatry 74(3):261–269

409. Greenhalgh AM, Gonzalez-Blanco L, Garcia-Rizo C, Fernandez-Egea E, Miller B, Arroyo MB, Kirkpatrick B (2017) Meta-analysis of glucose tolerance, insulin, and insulin resistance in antipsychotic-naive patients with nonaffective psychosis. Schizophr Res 179:57–63

410. Jafari S, Fernandez-Enright F, Huang XF (2012) Structural contributions of antipsychotic drugs to their therapeutic profiles and metabolic side effects. J Neurochem 120(3):371–384

411. American Diabetes A, American Psychiatric A, American Association of Clinical E, North American Association for the Study of O (2004) Consensus development conference on antipsychotic drugs and obesity and diabetes. J Clin Psychiatry 65(2):267–272

412. Hirsch L, Yang J, Bresee L, Jette N, Patten S, Pringsheim T (2017) Second-generation antipsychotics and metabolic side effects: a systematic review of population-based studies. Drug Saf 40(9):771–781

413. Glassman AH, Bigger JT Jr (2001) Antipsychotic drugs: prolonged QTc interval, torsade de pointes, and sudden death. Am J Psychiatry 158(11):1774–1782

414. Ronaldson KJ, Fitzgerald PB, McNeil JJ (2015) Clozapine-induced myocarditis, a widely overlooked adverse reaction. Acta Psychiatr Scand 132(4):231–240

415. Curto M, Girardi N, Lionetto L, Ciavarella GM, Ferracuti S, Baldessarini RJ (2016) Systematic review of clozapine cardiotoxicity. Curr Psychiatry Rep 18(7):68

416. De Hert M, Hudyana H, Dockx L, Bernagie C, Sweers K, Tack J, Leucht S, Peuskens J (2011) Second-generation antipsychotics and constipation: a review of the literature. Eur Psychiatry 26(1):34–44

417. Every-Palmer S, Newton-Howes G, Clarke MJ (2017) Pharmacological treatment for antipsychotic-related constipation. Cochrane Database Syst Rev 1:CD011128

418. Every-Palmer S, Ellis PM (2017) Clozapine-induced gastrointestinal hypomotility: a 22-year bi-national pharmacovigilance study of serious or fatal ‚slow gut' reactions, and comparison with international drug safety advice. CNS Drugs 31(8):699–709

419. Hung GC, Liu HC, Yang SY, Pan CH, Liao YT, Chen CC, Kuo CJ (2016) Antipsychotic reexposure and recurrent pneumonia in schizophrenia: a nested case-control study. J Clin Psychiatry 77(1):60–66

420. Gambassi G, Sultana J, Trifiro G (2015) Antipsychotic use in elderly patients and the risk of pneumonia. Expert Opin Drug Saf 14(1):1–6

421. Chen YH, Lin HC, Lin HC (2011) Poor clinical outcomes among pneumonia patients with schizophrenia. Schizophr Bull 37(5):1088–1094

422. Winkelman JW (2001) Schizophrenia, obesity, and obstructive sleep apnea. J Clin Psychiatry 62(1):8–11

423. Laoutidis ZG, Kioulos KT (2014) Antipsychotic-induced elevation of creatine kinase: a systematic review of the literature and recommendations for the clinical practice. Psychopharmacology 231(22):4255–4270

424. Voros V, Osvath P, Fekete S, Tenyi T (2008) Elevated serum creatine kinase levels in psychiatric practice: differential diagnosis and clinical significance: a brief, practical guideline for clinicians. Int J Psychiatry Clin Pract 12(2):147–150

425. Ogino S, Miyamoto S, Miyake N, Yamaguchi N (2014) Benefits and limits of anticholinergic use in schizophrenia: focusing on its effect on cognitive function. Psychiatry Clin Neurosci 68(1):37–49

426. Haag A, Hermsen A, Knake S, Rosenow F (2012) Kognitive Nebenwirkungen neuer Antikonvulsiva. Z Epileptol 25:252–258

427. Stranks EK, Crowe SF (2014) The acute cognitive effects of zopiclone, zolpidem, zaleplon, and eszopiclone: a systematic review and meta-analysis. J Clin Exp Neuropsychol 36(7):691–700

428. Reilly JL, Harris MS, Khine TT, Keshavan MS, Sweeney JA (2007) Antipsychotic drugs exacerbate impairment on a working memory task in first-episode schizophrenia. Biol Psychiatry 62(7):818–821

429. Reilly JL, Harris MS, Keshavan MS, Sweeney JA (2006) Adverse effects of risperidone on spatial working memory in first-episode schizophrenia. Arch Gen Psychiatry 63(11):1189–1197

430. Vita A, De Peri L, Deste G, Barlati S, Sacchetti E (2015) The effect of antipsychotic treatment on cortical gray matter changes in schizophrenia: does the class matter? A meta-analysis and meta-regression of longitudinal magnetic resonance imaging studies. Biol Psychiatry 78(6):403–412

431. Haijma SV, Van Haren N, Cahn W, Koolschijn PC, Hulshoff Pol HE, Kahn RS (2013) Brain volumes in schizophrenia: a meta-analysis in over 18 000 subjects. Schizophr Bull 39(5):1129–1138

432. van TGM E, Walton E, Hibar DP, Schmaal L, Jiang W, Glahn DC, Pearlson GD, Yao N, Fukunaga M, Hashimoto R, Okada N, Yamamori H, Bustillo JR, Clark VP, Agartz I, Mueller BA, Cahn W, de Zwarte SMC, Hulshoff Pol HE, Kahn RS, Ophoff RA, van Haren NEM, Andreassen OA, Dale AM, Doan NT, Gurholt TP, Hartberg CB, Haukvik UK, Jorgensen KN, Lagerberg TV, Melle I, Westlye LT, Gruber O, Kraemer B, Richter A, Zilles D, Calhoun VD, Crespo-Facorro B, Roiz-Santianez R, Tordesillas-Gutierrez D, Loughland C, Carr VJ, Catts S, Cropley VL, Fullerton JM, Green MJ, Henskens FA, Jablensky A, Lenroot RK, Mowry BJ, Michie PT, Pantelis C, Quide Y, Schall U, Scott RJ, Cairns MJ, Seal M, Tooney PA, Rasser PE, Cooper G, Shannon Weickert C, Weickert TW, Morris DW, Hong E, Kochunov P, Beard LM, Gur RE, Gur RC, Satterthwaite TD, Wolf DH, Belger A, Brown GG, Ford JM, Macciardi F, Mathalon DH, O'Leary DS, Potkin SG, Preda A, Voyvodic J, Lim KO, McEwen S, Yang F, Tan Y, Tan S, Wang Z, Fan F, Chen J, Xiang H, Tang S, Guo H, Wan P, Wei D, Bockholt HJ, Ehrlich S, Wolthusen RPF, King MD, Shoemaker JM, Sponheim SR, De Haan L, Koenders L, Machielsen MW, van Amelsvoort T, Veltman DJ, Assogna F, Banaj N, de Rossi P, Iorio M, Piras F, Spalletta G, McKenna PJ, Pomarol-Clotet E, Salvador R, Corvin A, Donohoe

G, Kelly S, Whelan CD, Dickie EW, Rotenberg D, Voineskos AN, Ciufolini S, Radua J, Dazzan P, Murray R, Reis Marques T, Simmons A, Borgwardt S, Egloff L, Harrisberger F, Riecher-Rossler A, Smieskova R, Alpert KI, Wang L, Jonsson EG, Koops S, Sommer IEC, Bertolino A, Bonvino A, Di Giorgio A, Neilson E, Mayer AR, Stephen JM, Kwon JS, Yun JY, Cannon DM, McDonald C, Lebedeva I, Tomyshev AS, Akhadov T, Kaleda V, Fatouros-Bergman H, Flyckt L, Karolinska Schizophrenia P, Busatto GF, Rosa PGP, Serpa MH, Zanetti MV, Hoschl C, Skoch A, Spaniel F, Tomecek D, Hagenaars SP, McIntosh AM, Whalley HC, Lawrie SM, Knochel C, Oertel-Knochel V, Stablein M, Howells FM, Stein DJ, Temmingh HS, Uhlmann A, Lopez-Jaramillo C, Dima D, McMahon A, Faskowitz JI, Gutman BA, Jahanshad N, Thompson PM, Turner JA (2018) Cortical brain abnormalities in 4474 individuals with schizophrenia and 5098 control subjects via the enhancing neuro imaging genetics through meta analysis (enigma) consortium. Biol Psychiatry 84(9):644–654

433. Fusar-Poli P, Smieskova R, Kempton MJ, Ho BC, Andreasen NC, Borgwardt S (2013) Progressive brain changes in schizophrenia related to antipsychotic treatment? A meta-analysis of longitudinal MRI studies. Neurosci Biobehav Rev 37(8):1680–1691

434. Fusar-Poli P, Radua J, McGuire P, Borgwardt S (2012) Neuroanatomical maps of psychosis onset: voxel-wise meta-analysis of antipsychotic-naive VBM studies. Schizophr Bull 38(6):1297–1307

435. Weinberger DR, Wagner RL, Wyatt RJ (1983) Neuropathological studies of schizophrenia: a selective review. Schizophr Bull 9(2):193–212

436. Hirose S (2003) The causes of underdiagnosing akathisia. Schizophr Bull 29(3):547–558

437. Barnes TR (2003) The Barnes Akathisia Rating Scale – revisited. J Psychopharmacol 17(4):365–370

438. Poyurovsky M (2010) Acute antipsychotic-induced akathisia revisited. Br J Psychiatry 196(2):89–91

439. Lima AR, Bacalcthuk J, Barnes TR, Soares-Weiser K (2004) Central action beta-blockers versus placebo for neuroleptic-induced acute akathisia. Cochrane Database Syst Rev 4:CD001946

440. Lima AR, Weiser KV, Bacaltchuk J, Barnes TR (2004) Anticholinergics for neuroleptic-induced acute akathisia. Cochrane Database Syst Rev 1:CD003727

441. Praharaj SK, Kongasseri S, Behere RV, Sharma PS (2015) Mirtazapine for antipsychotic-induced acute akathisia: a systematic review and meta-analysis of randomized placebo-controlled trials. Therap Adv Psychopharmacol 5(5):307–313

442. Melamed E, Achiron A, Shapira A, Davidovicz S (1991) Persistent and progressive parkinsonism after discontinuation of chronic neuroleptic therapy: an additional tardive syndrome? Clin Neuropharmacol 14(3):273–278

443. Soares-Weiser K, Rathbone J (2006) Neuroleptic reduction and/or cessation and neuroleptics as specific treatments for tardive dyskinesia. Cochrane Database Syst Rev 1:CD000459

444. van Harten PN, Kahn RS (1999) Tardive dystonia. Schizophr Bull 25(4):741–748

445. Emsley R, Turner HJ, Schronen J, Botha K, Smit R, Oosthuizen PP (2004) A single-blind, randomized trial comparing quetiapine and haloperidol in the treatment of tardive dyskinesia. J Clin Psychiatry 65(5):696–701

446. Cortese L, Caligiuri MP, Williams R, Schieldrop P, Manchanda R, Malla A, Harricharan R (2008) Reduction in neuroleptic-induced movement disorders after a switch to quetiapine in patients with schizophrenia. J Clin Psychopharmacol 28(1):69–73

447. Kinon BJ, Jeste DV, Kollack-Walker S, Stauffer V, Liu-Seifert H (2004) Olanzapine treatment for tardive dyskinesia in schizophrenia patients: a prospective clinical trial with patients randomized to blinded dose reduction periods. Prog Neuro-Psychopharmacol Biol Psychiatry 28(6):985–996

448. Lieberman JA, Saltz BL, Johns CA, Pollack S, Borenstein M, Kane J (1991) The effects of clozapine on tardive dyskinesia. Br J Psychiatry 158:503–510
449. Louza MR, Bassitt DP (2005) Maintenance treatment of severe tardive dyskinesia with clozapine: 5 years' follow-up. J Clin Psychopharmacol 25(2):180–182
450. Essali A, Deirawan H, Soares-Weiser K, Adams CE (2011) Calcium channel blockers for neuroleptic-induced tardive dyskinesia. Cochrane Database Syst Rev 11:CD000206
451. El-Sayeh HG, Lyra da Silva JP, Rathbone J, Soares-Weiser K (2006) Non-neuroleptic catecholaminergic drugs for neuroleptic-induced tardive dyskinesia. Cochrane Database Syst Rev 1:CD000458
452. Alabed S, Latifeh Y, Mohammad HA, Rifai A (2011) Gamma-aminobutyric acid agonists for neuroleptic-induced tardive dyskinesia. Cochrane Database Syst Rev 4:CD000203
453. Bhoopathi PS, Soares-Weiser K (2006) Benzodiazepines for neuroleptic-induced tardive dyskinesia. Cochrane Database Syst Rev 3:CD000205
454. Soares KV, McGrath JJ (2000) Anticholinergic medication for neuroleptic-induced tardive dyskinesia. Cochrane Database Syst Rev 2:CD000204
455. Leung JG, Breden EL (2011) Tetrabenazine for the treatment of tardive dyskinesia. Ann Pharmacother 45(4):525–531
456. Davis MC, Miller BJ, Kalsi JK, Birkner T, Mathis MV (2017) Efficient trial design – FDA approval of valbenazine for tardive dyskinesia. N Engl J Med 376(26):2503–2506
457. Hauser RA, Factor SA, Marder SR, Knesevich MA, Ramirez PM, Jimenez R, Burke J, Liang GS, O'Brien CF (2017) KINECT 3: a phase 3 randomized, double-blind, placebo-controlled trial of valbenazine for tardive dyskinesia. Am J Psychiatry 174(5):476–484
458. Adelufosi AO, Abayomi O, Ojo TM (2015) Pyridoxal 5 phosphate for neuroleptic-induced tardive dyskinesia. Cochrane Database Syst Rev 4:CD010501
459. Soares-Weiser K, Maayan N, McGrath J (2011) Vitamin E for neuroleptic-induced tardive dyskinesia. Cochrane Database Syst Rev 2:CD000209
460. Hay DP, Hay L, Blackwell B, Spiro HR (1990) ECT and tardive dyskinesia. J Geriatr Psychiatry Neurol 3(2):106–109
461. Ucok A, Ucok G (1996) Maintenance ECT in a patient with catatonic schizophrenia and tardive dyskinesia. Convuls Ther 12(2):108–112
462. Sienaert P, Peuskens J (2005) Remission of tardive dystonia (blepharospasm) after electroconvulsive therapy in a patient with treatment-refractory schizophrenia. J ECT 21(2):132–134
463. Nobuhara K, Matsuda S, Okugawa G, Tamagaki C, Kinoshita T (2004) Successful electroconvulsive treatment of depression associated with a marked reduction in the symptoms of tardive dyskinesia. J ECT 20(4):262–263
464. McGrath JJ, Soares KV (2000) Miscellaneous treatments for neuroleptic-induced tardive dyskinesia. Cochrane Database Syst Rev 2:CD000208
465. Sobstyl M, Zabek M (2016) Deep brain stimulation for intractable tardive dystonia: literature overview. Neurol Neurochir Pol 50(2):114–122
466. Gruber D, Trottenberg T, Kivi A, Schoenecker T, Kopp UA, Hoffmann KT, Schneider GH, Kuhn AA, Kupsch A (2009) Long-term effects of pallidal deep brain stimulation in tardive dystonia. Neurology 73(1):53–58
467. Verdura Vizcaino EJ, Ballesteros Sanz D, Sanz-Fuentenebro J (2011) Electroconvulsive therapy as treatment for malignant neuroleptic syndrome. Rev Psiquiatr Salud Ment 4(3):169–176
468. Davis JM, Janicak PG, Sakkas P, Gilmore C, Wang Z (1991) Electroconvulsive therapy in the treatment of the neuroleptic malignant syndrome. Convuls Ther 7(2):111–120
469. Reulbach U, Dutsch C, Biermann T, Sperling W, Thuerauf N, Kornhuber J, Bleich S (2007) Managing an effective treatment for neuroleptic malignant syndrome. Crit Care 11(1):R4

470. Kontaxakis VP, Christodoulou GN, Markidis MP, Havaki-Kontaxaki BJ (1988) Treatment of a mild form of neuroleptic malignant syndrome with oral diazepam. Acta Psychiatr Scand 78(3):396–398

471. Woodbury MM, Woodbury MA (1992) Neuroleptic-induced catatonia as a stage in the progression toward neuroleptic malignant syndrome. J Am Acad Child Adolesc Psychiatry 31(6):1161–1164

472. De Hert M, Dekker JM, Wood D, Kahl KG, Holt RI, Moller HJ (2009) Cardiovascular disease and diabetes in people with severe mental illness position statement from the European Psychiatric Association (EPA), supported by the European Association for the Study of Diabetes (EASD) and the European Society of Cardiology (ESC). Eur Psychiatry 24(6):412–424

473. Mukundan A, Faulkner G, Cohn T, Remington G (2010) Antipsychotic switching for people with schizophrenia who have neuroleptic-induced weight or metabolic problems. Cochrane Database Syst Rev 12:CD006629

474. Rosenheck RA, Davis S, Covell N, Essock S, Swartz M, Stroup S, McEvoy J, Lieberman J (2009) Does switching to a new antipsychotic improve outcomes? Data from the CATIE Trial. Schizophr Res 107(1):22–29

475. Alvarez-Jimenez M, Hetrick SE, Gonzalez-Blanch C, Gleeson JF, McGorry PD (2008) Non-pharmacological management of antipsychotic-induced weight gain: systematic review and meta-analysis of randomised controlled trials. Br J Psychiatry 193(2):101–107

476. Teasdale SB, Ward PB, Rosenbaum S, Samaras K, Stubbs B (2017) Solving a weighty problem: systematic review and meta-analysis of nutrition interventions in severe mental illness. Br J Psychiatry 210(2):110–118

477. Rosenbaum S, Tiedemann A, Sherrington C, Curtis J, Ward PB (2014) Physical activity interventions for people with mental illness: a systematic review and meta-analysis. J Clin Psychiatry 75(9):964–974

478. Green CA, Yarborough BJ, Leo MC, Yarborough MT, Stumbo SP, Janoff SL, Perrin NA, Nichols GA, Stevens VJ (2015) The STRIDE weight loss and lifestyle intervention for individuals taking antipsychotic medications: a randomized trial. Am J Psychiatry 172(1):71–81

479. de Silva VA, Suraweera C, Ratnatunga SS, Dayabandara M, Wanniarachchi N, Hanwella R (2016) Metformin in prevention and treatment of antipsychotic induced weight gain: a systematic review and meta-analysis. BMC Psychiatry 16(1):341

480. Mizuno Y, Suzuki T, Nakagawa A, Yoshida K, Mimura M, Fleischhacker WW, Uchida H (2014) Pharmacological strategies to counteract antipsychotic-induced weight gain and metabolic adverse effects in schizophrenia: a systematic review and meta-analysis. Schizophr Bull 40(6):1385–1403

481. Siskind DJ, Leung J, Russell AW, Wysoczanski D, Kisely S (2016) Metformin for clozapine associated obesity: a systematic review and meta-analysis. PLoS ONE 11(6):e0156208

482. Mahmood S, Booker I, Huang J, Coleman CI (2013) Effect of topiramate on weight gain in patients receiving atypical antipsychotic agents. J Clin Psychopharmacol 33(1):90–94

483. Chen JX, Su YA, Bian QT, Wei LH, Zhang RZ, Liu YH, Correll C, Soares JC, Yang FD, Wang SL, Zhang XY (2015) Adjunctive aripiprazole in the treatment of risperidone-induced hyperprolactinemia: a randomized, double-blind, placebo-controlled, dose-response study. Psychoneuroendocrinology 58:130–140

484. Correll CU (2008) Antipsychotic use in children and adolescents: minimizing adverse effects to maximize outcomes. J Am Acad Child Adolesc Psychiatry 47(1):9–20

485. Lincoln T, Pedersen A, Halhlweg K, Wiedel KH, Frantz I (2018) In: Psychologie DGf (Hrsg) Evidenzbasierte Leitlinie zur Psychotherapie von Schizophrenie und anderen psychotischen Störungen. Hogrefe, Göttingen

486. Huhn M, Tardy M, Spineli L et al (2014) Efficacy of pharmacotherapy and psychotherapy for adult psychiatric disorders: a systematic overview of meta-analyses. JAMA Psychiatry 71(6):606–615

487. Bäuml J, Pitschel-Walz G, Bechdolf A, Behrendt B, Bender M, Berger H, Bergmann F, Conradt B, D'Amelio R, Froböse T, Gunia H, Heinz A, Hornung WP, Hornung-Knobel S, Jensen M, Juckel G, Kissling W, Klingberg S, Kohler T, Lägel R, Luderer HJ, Mönter N, Mösch E, Pleininger-Hoffmann M, Puffe M, Rentrop M, Rummel-Kluge C, Chirazi-Stark F, Schaub A, Schönell H, Sibum B, Stengler K, Wiedemann G, Wienberg G (2008) Psychoedukation bei schizophrenen Erkrankungen. Konsensuspapier der Arbeitsgruppe „Psychoeduaktion bei schizophrenen Erkrankungen". Schattauer, Stuttgart

488. Xia J, Merinder LB, Belgamwar MR (2011) Psychoeducation for schizophrenia. Cochrane Database Syst Rev 6:CD002831

489. Lincoln TM, Wilhelm K, Nestoriuc Y (2007) Effectiveness of psychoeducation for relapse, symptoms, knowledge, adherence and functioning in psychotic disorders: a meta-analysis. Schizophr Res 96(1–3):232–245

490. Psychotherapie WB (2015) Definition Verhaltenstherapie. https://www.wbpsychotherapie.de/page.asp?his=0.113.136.137

491. Garety PA, Bebbington P, Fowler D, Freeman D, Kuipers E (2007) Implications for neurobiological research of cognitive models of psychosis: a theoretical paper. Psychol Med 37(10):1377–1391

492. Freeman D, Garety P (2014) Advances in understanding and treating persecutory delusions: a review. Soc Psychiatry Psychiatr Epidemiol 49(8):1179–1189

493. Bentall RP, de Sousa P, Varese F, Wickham S, Sitko K, Haarmans M, Read J (2014) From adversity to psychosis: pathways and mechanisms from specific adversities to specific symptoms. Soc Psychiatry Psychiatr Epidemiol 49(7):1011–1022

494. Kingdon D, Turkington D (2005) Cognitive therapy of schizophrenia. The Guildord Press, New York

495. Rector NA, Beck AT, Stolar N (2005) The negative symptoms of schizophrenia: a cognitive perspective. Can J Psychiatry 50(5):247–257

496. Lincoln TM (2007) Relevant dimensions of delusions: continuing the continuum versus category debate. Schizophr Res 93(1–3):211–220

497. Fowler D. 1995 Cognitive-behavioural therapy of schizophrenia – Kingdon, D, Turkington, D. Brit J Med Psychol 68:371–372

498. Chadwick P, Birchwood M, Trower P (1996) Cognitive therapy for delusions, voices and paranoia. Wiley, Chichester

499. Vauth R, Stieglitz R (2008) Training Emotionaler Intelligenz bei schizophrenen Störungen: Ein Therapiemanual. Hogrefe Verlag, Göttingen

500. Lincoln T (2014) Kognitive Verhaltenstherapie der Schizophrenie: Ein individuenzentrierter Ansatz. Hogrefe Verlag, Göttingen

501. Mehl S, Lincoln T. Therapie-Tools Psychosen. Beltz 2014, Weinheim, Basel

502. Nelson HE, Berger M, Beck AT (2010) Kognitiv-behaviorale Therapie bei Wahn und Halluzinationen: Ein Therapieleitfaden (von Dorothee Klecha und Antonia Barke). Schattauer, Stuttgart

503. Klingberg S, Hesse K (2014) Stationäre evidenzbasierte Psychotherapie bei Psychosen: Kognitiv-verhaltenstherapeutisches Praxismanual. Kohlhammer W., GmbH, Stuttgart

504. Alvarez-Jimenez M, Parker AG, Hetrick SE, McGorry PD, Gleeson JF (2011) Preventing the second episode: a systematic review and meta-analysis of psychosocial and pharmacological trials in first-episode psychosis. Schizophr Bull 37(3):619–630

505. Correll CU, Galling B, Pawar A, Krivko A, Bonetto C, Ruggeri M, Craig T, Nordentoft M, Srihari VH, Guloksuz-Hui CLM, Chen EYM, Valencia M, Robinson J, Schooler NR, Bru-

nette MF, Mueser KT, Rosenheck RA, Marcy P, Addington J, Estroff SE, Robinson J, Penn D, Severe J, Kane J (2018) Effectiveness of coordinated specialty care for early psychosis: systematic review, meta-analysis, and metaregression-analysis. Personal communication based on this submitted article

506. National Institute for Health and Clinical Excellence (2014) Schizophrenia. Core interventions in the treatment and management of schizophrenia in primary and secondary care (update). National Clinical Practice Guideline Number 82. National Institute for Health and Clinical Excellence, London

507. Wykes T, Steel C, Everitt B, Tarrier N (2008) Cognitive behavior therapy for schizophrenia: effect sizes, clinical models, and methodological rigor. Schizophr Bull 34(3):523–537

508. Jauhar S, McKenna P, Radua J, Fung E, Salvador R, Laws K (2014) Cognitive-behavioural therapy for the symptoms of schizophrenia: systematic review and meta-analysis with examination of potential bias. Brit J Psychiat 204(1):20–29

509. Lynch D, Laws K, McKenna P (2010) Cognitive behavioural therapy for major psychiatric disorder: does it really work? A meta-analytical review of well-controlled studies. Psychol Med 40:9–24

510. Jones C, Hacker D, Cormac I, Meaden A, Irvine CB (2012) Cognitive behaviour therapy versus other psychosocial treatments for schizophrenia. Cochrane Database Syst Rev 4:CD008712

511. Sarin F, Wallin L, Widerlov B (2011) Cognitive behavior therapy for schizophrenia: a meta-analytical review of randomized controlled trials. Nord J Psychiatry 65(3):162–174

512. Turner DT, van der Gaag M, Karyotaki E, Cuijpers P (2014) Psychological interventions for psychosis: a meta-analysis of comparative outcome studies. Am J Psychiatry 171(5):523–538

513. van der Gaag M, Valmaggia LR, Smit F (2014) The effects of individually tailored formulation-based cognitive behavioural therapy in auditory hallucinations and delusions: a meta-analysis. Schizophr Res 156(1):30–37

514. Wykes T, Steel C, Everitt B, Tarrier N (2008) Cognitive behavior therapy for schizophrenia: effect sizes, clinical models, and methodological rigor. Schizophr Bull 34(3):523–537

515. Hazell CM, Hayward M, Cavanagh K, Strauss C (2016) A systematic review and meta-analysis of low intensity CBT for psychosis. Clin Psychol Rev 45:183–192

516. Naeem F, Khoury B, Munshi T, Ayub M, Lecomte T, Kingdon D, Farooq S (2016) Brief cognitive behavioral therapy for psychosis (cbtp) for schizophrenia: literature review and meta-analysis. Int J Cogn Ther 9(1):73–86

517. Lincoln TM, Jung E, Wiesjahn M, Schlier B (2016) What is the minimal dose of cognitive behavior therapy for psychosis? An approximation using repeated assessments over 45 sessions. Eur Psychiatry 38:31–39

518. Morrison AP, Turkington D, Pyle M, Spencer H, Brabban A, Dunn G, Christodoulides T, Dudley R, Chapman N, Callcott P, Grace T, Lumley V, Drage L, Tully S, Irving K, Cummings A, Byrne R, Davies LM, Hutton P (2014) Cognitive therapy for people with schizophrenia spectrum disorders not taking antipsychotic drugs: a single-blind randomised controlled trial. Lancet 383(9926):1395–1403

519. Moritz S, Andreou C, Schneider BC, Wittekind CE, Menon M, Balzan RP, Woodward TS (2014) Sowing the seeds of doubt: a narrative review on metacognitive training in schizophrenia. Clin Psychol Rev 34(4):358–366

520. Ross RM, McKay R, Coltheart M, Langdon R (2015) Jumping to conclusions about the beads task? a meta-analysis of delusional ideation and data-gathering. Schizophr Bull 41(5):1183–1191

521. Eichner C, Berna F (2016) Acceptance and efficacy of metacognitive training (mct) on positive symptoms and delusions in patients with schizophrenia: a meta-analysis taking into account important moderators. Schizophr Bull 42(4):952–962

522. van Oosterhout B, Smit F, Krabbendam L, Castelein S, Staring AB, van der Gaag M (2016) Metacognitive training for schizophrenia spectrum patients: a meta-analysis on outcome studies. Psychol Med 46(1):47–57

523. van Oosterhout B, Smit F, Krabbendam L, Castelein S, Staring AB, van der Gaag M (2016) Letter to the Editor: should we focus on quality or quantity in meta-analyses? Psychol Med 46(9):2003–2005

524. Liu J, Tang CC (2017) The efficacy of metacognitive training for delusions in patients with schizophrenia: a meta-analysis of randomized controlled trials informs evidence-based practice. Worldviews Evid-Based Nurs 15(2):130–139

525. McFarlane WR, Dixon L, Lukens E, Lucksted A (2003) Family psychoeducation and schizophrenia: a review of the literature. J Marital Fam Ther 29(2):223–245

526. Berger H, Friedrich J, Gunia H. Psychoedukative Familienintervention: Manual zu Grundlagen und Praxis: Schattauer; 2004.

527. von Sydow K, Beher S, Retzlaff R, Schweitzer J (2007) Die Wirksamkeit der Systemischen Therapie/Familientherapie. Hogrefe, Göttingen

528. Chen LF, Liu J, Zhang J, Lu XQ (2016) Non-pharmacological interventions for caregivers of patients with schizophrenia: a meta-analysis. Psychiatry Res 235:123–127

529. Sin J, Norman I (2013) Psychoeducational interventions for family members of people with schizophrenia: a mixed-method systematic review. J Clin Psychiatry 74(12):e1145–e1162

530. Yesufu-Udechuku A, Harrison B, Mayo-Wilson E, Young N, Woodhams P, Shiers D, Kuipers E, Kendall T (2015) Interventions to improve the experience of caring for people with severe mental illness: systematic review and meta-analysis. Br J Psychiatry 206(4):268–274

531. Pinquart M, Oslejsek B, Teubert D (2016) Efficacy of systemic therapy on adults with mental disorders: a meta-analysis. Psychother Res 26(2):241–257

532. IQWIG (2017) IQWUIG Berichte – Nr. 513 – Systemische Therapie bei Erwachsenen als Therapieverfahren. https://www.iqwig.de/de/projekte-ergebnisse/projekte/nichtmedikamentoese-verfahren/n14-02-systemische-therapie-bei-erwachsenen-als-psychotherapieverfahren.6247.html

533. Cao YK, Lu AI (2007) Influence of systemic family treatment on the quality of life in schizophrenic patients? J Clin Psychol Med 17(6):403–404

534. Priebe S, Kelley L, Omer S, Golden E, Walsh S, Khanom H, Kingdon D, Rutterford C, McCrone P, McCabe R (2015) The effectiveness of a patient-centred assessment with a solution-focused approach (Dialog+) for patients with psychosis: a pragmatic cluster-randomised controlled trial in community care. Psychother Psychosom 84(5):304–313

535. Zhang ML, Yuan G, Yao J, Ni SQ, Zhang X, An BF (2006) Systematic family intervention for people with schizophrenia. Chin JPsychiatry 39(4):84

536. Zhou X (2003) The application of systemic family therapy in patients with schizophrenia. Med J Chin People Health 15(6):361–362

537. Miller IW, Keitner GI, Ryan CE, Uebelacker LA, Johnson SL, Solomon DA (2008) Family treatment for bipolar disorder: family impairment by treatment interactions. J Clin Psychiatry 69(5):732–740

538. De Giacomo P, Pierri G, Santoni Rugiu A, Buonsante M, Vadruccio F, Zavoianni L (1997) Schizophrenia: a study comparing a family therapy group following a paradoxical model plus psychodrugs and a group treated by the conventional clinical approach. Acta Psychiatr Scand 95(3):183–188

539. Bertrando P, Cecchin G, Clerici M, Beltz J, Milesi A, Cazzullo CL (2006) Expressed emotion and Milan systemic intervention: a pilot study on families of people with a diagnosis of schizophrenia. J Fam Ther 28(1):81–102

540. Bressi C, Manenti S, Frongia P, Porcellana M, Invernizzi G (2008) Systemic family therapy in schizophrenia: a randomized clinical trial of effectiveness. Psychother Psychosom 77(1):43–49

541. Pharoah F, Mari J, Rathbone J, Wong W (2010) Family intervention for schizophrenia. Cochrane Database Syst Rev (Online) (12):CD000088-CD

542. Okpokoro U, Adams CE, Sampson S (2014) Family intervention (brief) for schizophrenia. Cochrane Database Syst Rev 3:CD009802

543. Meis LA, Griffin JM, Greer N, Jensen AC, Macdonald R, Carlyle M, Rutks I, Wilt TJ (2013) Couple and family involvement in adult mental health treatment: a systematic review. Clin Psychol Rev 33(2):275–286

544. Turner DT, McGlanaghy E, Cuijpers P, van der Gaag M, Karyotaki E, MacBeth A (2017) A meta-analysis of social skills training and related interventions for psychosis. Schizophr Bull

545. Roder V, Müller D, Brenner H, Spaulding W (2010) Integrated psychological therapy (IPT). Hogrefe, Göttingen

546. Kurtz MM, Mueser KT (2008) A meta-analysis of controlled research on social skills training for schizophrenia. J Consult Clin Psychol 76(3):491–504

547. Bustillo J, Lauriello J, Horan W, Keith S (2001) The psychosocial treatment of schizophrenia: an update. Am J Psychiatry 158(2):163–175

548. Almerie MQ, Okba Al Marhi M, Jawoosh M, Alsabbagh M, Matar HE, Maayan N, Bergman H (2015) Social skills programmes for schizophrenia. Cochrane Database Syst Rev (6):CD009006

549. Wykes T, Huddy V, Cellard C, McGurk SR, Czobor P (2011) A meta-analysis of cognitive remediation for schizophrenia: methodology and effect sizes. Am J Psychiatry 168(5):472–485

550. Wykes T, Spaulding WD (2011) Thinking about the future cognitive remediation therapy – what works and could we do better? Schizophr Bull 37(Suppl 2):S80–S90

551. Bortolato B, Miskowiak KW, Kohler CA, Vieta E, Carvalho AF (2015) Cognitive dysfunction in bipolar disorder and schizophrenia: a systematic review of meta-analyses. Neuropsychiatr Dis Treat 11:3111–3125

552. Reichenberg A (2010) The assessment of neuropsychological functioning in schizophrenia. Dialogues Clin Neurosci 12(3):383–392

553. Savla GN, Vella L, Armstrong CC, Penn DL, Twamley EW (2013) Deficits in domains of social cognition in schizophrenia: a meta-analysis of the empirical evidence. Schizophr Bull 39(5).979–992

554. Fusar-Poli P, Bonoldi I, Yung AR, Borgwardt S, Kempton MJ, Valmaggia L, Barale F, Caverzasi E, McGuire P (2012) Predicting psychosis: meta-analysis of transition outcomes in individuals at high clinical risk. Arch Gen Psychiatry 69(3):220–229

555. Lepage M, Bodnar M, Bowie CR (2014) Neurocognition: clinical and functional outcomes in schizophrenia. Can J Psychiatry 59(1):5–12

556. Fett AK, Viechtbauer W, Dominguez MD, Penn DL, van Os J, Krabbendam L (2011) The relationship between neurocognition and social cognition with functional outcomes in schizophrenia: a meta-analysis. Neurosci Biobehav Rev 35(3):573–588

557. Paquin K, Wilson AL, Cellard C, Lecomte T, Potvin S (2014) A systematic review on improving cognition in schizophrenia: which is the more commonly used type of training, practice or strategy learning? BMC Psychiatry 14:139

558. McGurk SR, Twamley EW, Sitzer DI, McHugo GJ, Mueser KT (2007) A meta-analysis of cognitive remediation in schizophrenia. Am J Psychiatry 164(12):1791–1802

559. Kurtz MM, Richardson CL (2012) Social cognitive training for schizophrenia: a meta-analytic investigation of controlled research. Schizophr Bull 38(5):1092–1104

560. Kurtz MM, Gagen E, Rocha NB, Machado S, Penn DL (2016) Comprehensive treatments for social cognitive deficits in schizophrenia: a critical review and effect-size analysis of controlled studies. Clin Psychol Rev 43:80–89

561. Bordon N, O'Rourke S, Hutton P (2017) The feasibility and clinical benefits of improving facial affect recognition impairments in schizophrenia: systematic review and meta-analysis. Schizophr Res 188:3–12

562. Leichsenring F, Leweke F, Klein S, Steinert C (2015) The empirical status of psychodynamic psychotherapy – an update: Bambi's alive and kicking. Psychother Psychosom 84(3):129–148

563. Rosenbaum B, Harder S, Knudsen P, Koster A, Lajer M, Lindhardt A, Valbak K, Winther G (2012) supportive psychodynamic psychotherapy versus treatment as usual for first-episode psychosis: two-year outcome. Psychiatry 75(4):331–341

564. Malmberg L, Fenton M (2001) Individual psychodynamic psychotherapy and psychoanalysis for schizophrenia and severe mental illness. Cochrane Database Syst Rev 3:CD001360

565. Gottdiener WH, Haslam N (2002) The benefits of individual psychotherapy for people diagnosed with schizophrenia: a meta-analytic review. Ethical Hum Sci Serv 4(3):163–187

566. Durham R, Guthrie M, Morton R, Reid D, Treliving L, Fowler D, MacDonald R (2003) Tayside-Fife clinical trial of cognitive-behavioural therapy for medication-resistant psychotic symptoms. Brit J Psychiat 182:303–311

567. Gunderson JG, Frank AF, Katz HM, Vannicelli ML, Frosch JP, Knapp PH (1984) Effects of psychotherapy in schizophrenia. 2. Comparative outcome of 2 forms of treatment. Schizophr Bull 10(4):564–598

568. Rosenbaum B, Valbak K, Harder S, Knudsen P, Koster A, Lajer M, Lindhardt A, Winther G, Petersen L, Jorgensen P, Nordentoft M, Andreasen AH (2005) The Danish National Schizophrenia Project: prospective, comparative longitudinal treatment study of first-episode psychosis. Br J Psychiatry 186:394–399

569. Rosenbaum B, Valbak K, Harder S, Knudsen P, Kosters A, Lajer M, Lindhardt A, Winther G, Petersen L, Jorgensen P, Nordentoft M, Andreasen AH (2006) Treatment of patients with first-episode psychosis: two-year outcome data from the Danish National Schizophrenia Project. World Psychiatry 5(2):100–103

570. Harder S, Koester A, Valbak K, Rosenbaum B (2014) Five-year follow-up of supportive psychodynamic psychotherapy in first-episode psychosis: long-term outcome in social functioning. Psychiatry 77(2):155–168

571. Restek-Petrovic B, Oreskovic-Krezler N, Grah M, Mayer N, Bogovic A, Mihanovic M (2013) Dreams and fantasies in psychodynamic group psychotherapy of psychotic patients. Psychiatr Danub 25(Suppl 2):S300–S304

572. Pec O, Bob P, Pec J, Hrubcova A (2018) Psychodynamic day treatment programme for patients with schizophrenia spectrum disorders: dynamics and predictors of therapeutic change. Psychol Psychother 91(2):157–168

573. Dümpelmann M, Jaeger U, Leichsenring F, Masuhr O, Medlin C, Spitzer C (2013) Psychodynamische Psychosenpsychotherapie im stationären Setting: Konzepte, Befunde und Ergebnisse. Psychodyn Psychother 12(1):45–58

574. Leichsenring F (2005) Are psychodynamic and psychoanalytic therapies effective?: a review of empirical data. Int J Psychoanal 86(Pt 3):841–868

575. Psychologie L. http://www.lexikon-psychologie.de/

576. Luderer HJ (2008) In: Hermer M, Röhrle BS (Hrsg) Handbuch der therapeutischen Beziehung. Tübingen: DGVT Deutsche Gesellschaft für Verhaltenstherapie. DGVT, Tübingen

577. WFOT (2012) WFoOT. Definition of occupational therapy. http://www.wfot.org/aboutus/aboutoccupationaltherapy/definitionofoccupationaltherapy.aspx

578. DVE (2007) Definition 08/2007. https://dve.info/ergotherapie/definition

579. Vancampfort D, Firth J, Schuch FB, Rosenbaum S, Mugisha J, Hallgren M, Probst M, Ward PB, Gaughran F, De Hert M, Carvalho AF, Stubbs B (2017) Sedentary behavior and physical activity levels in people with schizophrenia, bipolar disorder and major depressive disorder: a global systematic review and meta-analysis. World Psychiatry 16(3):308–315

580. Hölter G (1993) Selbstverständnis, Ziele und Inhalte der Mototherapie. In: Hölter G (Hrsg) Mototherapie mit Erwachsenen Sport, Spiel und Bewegung in Psychiatrie, Psychotherapie und Suchtbehandlung Reihe «Motorik». Karl Hoffmann, Schorndorf

581. Wobrock T, Falkai P (2015) Sonstige Therapien. In: Falkai P (Hrsg) Praxishandbuch Schizophrenie, Bd 1. Elsevier, München, S 175–190

582. Firth J, Stubbs B, Vancampfort D, Schuch F, Lagopoulos J, Rosenbaum S, Ward PB (2018) Effect of aerobic exercise on hippocampal volume in humans: a systematic review and meta-analysis. NeuroImage 166:230–238

583. Röhricht F (2009) Body oriented psychotherapy. The state of the art in empirical research and evidence-based practice: a clinical perspective. Body Mov Dance Psychother 4(2):135–156

584. Gorczynski P, Faulkner G (2010) Exercise therapy for schizophrenia. Cochrane Database Syst Rev 5:CD004412

585. Pearsall R, Smith DJ, Pelosi A, Geddes J (2014) Exercise therapy in adults with serious mental illness: a systematic review and meta-analysis. BMC Psychiatry 14:117

586. Cramer H, Lauche R, Klose P, Langhorst J, Dobos G (2013) Yoga for schizophrenia: a systematic review and meta-analysis. BMC Psychiatry 13:32

587. Malchow B, Reich-Erkelenz D, Oertel-Knochel V, Keller K, Hasan A, Schmitt A, Scheewe TW, Cahn W, Kahn RS, Falkai P (2013) The effects of physical exercise in schizophrenia and affective disorders. Eur Arch Psychiatry Clin Neurosci 263(6):451–467

588. Maurer-Groeli YA (1976) Gruppenpsychotherapie bei akut schizophren Erkrankten. Arch F Psychiatr U Z Neur 221(3):159–271

589. Hátlová B, Basny sen Z (1995) Kinesiotherapy – therapy using two diff erent types of exercises in curing schizophrenic patients. In: International Society of Comparative physical Education and Sport (Hrsg) Physical activity for life: East and West, South and North proceedings of the 9th biennial conference. Meyer & meyer, Aachen, S 426–429

590. Rohricht F, Priebe S (2006) Effect of body-oriented psychological therapy on negative symptoms in schizophrenia: a randomized controlled trial. Psychol Med 36(5):669–678

591. Pajonk FG, Wobrock T, Gruber O, Scherk H, Berner D, Kaizl I, Kierer A, Muller S, Oest M, Meyer T, Backens M, Schneider-Axmann T, Thornton AE, Honer WG, Falkai P (2010) Hippocampal plasticity in response to exercise in schizophrenia. Arch Gen Psychiatry 67(2):133–143

592. Ho RT, Au Yeung FS, Lo PH, Law KY, Wong KO, Cheung IK, Ng SM (2012) Tai-chi for residential patients with schizophrenia on movement coordination, negative symptoms, and functioning: a pilot randomized controlled trial. Evid Based Complement Alternat Med 2012:923925

593. Oertel-Knochel V, Mehler P, Thiel C, Steinbrecher K, Malchow B, Tesky V, Ademmer K, Prvulovic D, Banzer W, Zopf Y, Schmitt A, Hansel F (2014) Effects of aerobic exercise on cognitive performance and individual psychopathology in depressive and schizophrenia patients. Eur Arch Psychiatry Clin Neurosci 264(7):589–604

594. Sailer P, Wieber F, Propster K, Stoewer S, Nischk D, Volk F, Odenwald M (2015) A brief intervention to improve exercising in patients with schizophrenia: a controlled pilot study with mental contrasting and implementation intentions (MCII). BMC Psychiatry 15:211

595. Priebe S, Savill M, Wykes T, Bentall R, Lauber C, Reininghaus U, McCrone P, Mosweu I, Bremner S, Eldridge S, Rohricht F, N team (2016) Clinical effectiveness and cost-effectiveness of body psychotherapy in the treatment of negative symptoms of schizophrenia: a multicentre randomised controlled trial. Health Technol Assess 20(11):vii–xxiii, 1–100

596. Lee H-J, Jang S-H, Lee S-Y, Hwang K-S (2015) Effectiveness of dance/movement therapy on affect and psychotic symptoms in patients with schizophrenia. Arts Psychother 45:64–68

597. Martin LA, Koch SC, Hirjak D, Fuchs T (2016) Overcoming disembodiment: the effect of movement therapy on negative symptoms in schizophrenia-a multicenter randomized controlled trial. Front Psychol 7:483

598. Broderick J, Crumlish N, Waugh A, Vancampfort D (2017) Yoga versus non-standard care for schizophrenia. Cochrane Database Syst Rev 9:CD012052

599. Firth J, Stubbs B, Rosenbaum S, Vancampfort D, Malchow B, Schuch F, Elliott R, Nuechterlein KH, Yung AR (2017) Aerobic exercise improves cognitive functioning in people with schizophrenia: a systematic review and meta-analysis. Schizophr Bull 43(3):546–556

600. Dauwan M, Begemann MJ, Heringa SM, Sommer IE (2016) Exercise improves clinical symptoms, quality of life, global functioning, and depression in schizophrenia: a systematic review and meta-analysis. Schizophr Bull 42(3):588–599

601. Buckley PF, Miller BJ, Lehrer DS, Castle DJ (2009) Psychiatric comorbidities and schizophrenia. Schizophr Bull 35(2):383–402

602. Tsai J, Rosenheck RA (2013) Psychiatric comorbidity among adults with schizophrenia: a latent class analysis. Psychiatry Res 210(1):16–20

603. Green AI, Canuso CM, Brenner MJ, Wojcik JD (2003) Detection and management of comorbidity in patients with schizophrenia. Psychiatr Clin North Am 26(1):115–139

604. Brennan PA, Mednick SA, Hodgins S (2000) Major mental disorders and criminal violence in a Danish birth cohort. Arch Gen Psychiatry 57(5):494–500

605. Tiihonen J, Isohanni M, Rasanen P, Koiranen M, Moring J (1997) Specific major mental disorders and criminality: a 26-year prospective study of the 1966 northern Finland birth cohort. Am J Psychiatry 154(6):840–845

605. Walsh E, Buchanan A, Fahy T (2002) Violence and schizophrenia: examining the evidence. Br J Psychiatry 180:490–495

607. Choe JY, Teplin LA, Abram KM (2008) Perpetration of violence, violent victimization, and severe mental illness: balancing public health concerns. Psychiatr Serv 59(2):153–164

608. Steinert T, Bergbauer G, Schmid P, Gebhardt RP (2007) Seclusion and restraint in patients with schizophrenia: clinical and biographical correlates. J Nerv Ment Dis 195(6):492–496

609. Campbell LA, Kisely SR (2009) Advance treatment directives for people with severe mental illness. Cochrane Database Syst Rev 1:CD005963

610. Farrelly S, Brown GE, Flach C, Barley E, Laugharne R, Henderson C (2013) User-held personalised information for routine care of people with severe mental illness. Cochrane Database Syst Rev 10:CD001711

611. Du M, Wang X, Yin S, Shu W, Hao R, Zhao S, Rao H, Yeung WL, Jayaram MB, Xia J (2017) De-escalation techniques for psychosis-induced aggression or agitation. Cochrane Database Syst Rev 4:CD009922

612. de Jong MH, Kamperman AM, Oorschot M, Priebe S, Bramer W, van de Sande R, Van Gool AR, Mulder CL (2016) Interventions to reduce compulsory psychiatric admissions: a systematic review and meta-analysis. JAMA Psychiatry 73(7):657–664

613. Beghi M, Peroni F, Gabola P, Rossetti A, Cornaggia CM (2013) Prevalence and risk factors for the use of restraint in psychiatry: a systematic review. Riv Psichiatr 48(1):10–22

614. NICE (2015) Violence and aggression: short-term management in mental health, health and community settings. NICE Guideline, No. 10. National Collaborating Centre for Mental Health (UK). London: British Psychological Society; 2015

615. DGPPN (2009) Therapeutische Maßnahmen bei aggressivem Verhalten in der Psychiatrie und Psychotherapie. https://www.dgppn.de/_Resources/Persistent/fa128e27b-086d7a72813034b7532cee62c025848/S2-LL_Aggres.Verhalten_Kurzversion_21.10.2009.pdf

616. Huf G, Alexander J, Gandhi P, Allen MH (2016) Haloperidol plus promethazine for psychosis-induced aggression. Cochrane Database Syst Rev 11:CD005146

617. Ostinelli EG, Brooke-Powney MJ, Li X, Adams CE (2017) Haloperidol for psychosis-induced aggression or agitation (rapid tranquillisation). Cochrane Database Syst Rev 7:CD009377

618. Gault TI, Gray SM, Vilke GM, Wilson MP (2012) Are oral medications effective in the management of acute agitation? J Emerg Med 43(5):854–859

619. Ahmed U, Jones H, Adams CE (2010) Chlorpromazine for psychosis induced aggression or agitation. Cochrane Database Syst Rev 4:CD007445

620. Khokhar MA, Rathbone J (2016) Droperidol for psychosis-induced aggression or agitation. Cochrane Database Syst Rev 12:CD002830

621. Jayakody K, Gibson RC, Kumar A, Gunadasa S (2012) Zuclopenthixol acetate for acute schizophrenia and similar serious mental illnesses. Cochrane Database Syst Rev 4:CD000525

622. Keating GM (2013) Loxapine inhalation powder: a review of its use in the acute treatment of agitation in patients with bipolar disorder or schizophrenia. CNS Drugs 27(6):479–489

623. Müller MJ, Benkert O (2017) Pharmakotherapie psychiatrischer Notfallsituationen. In: Benkert O, Hippius H (Hrsg) Kompendium der Psychiatrischen Pharmakotherapie, Bd 11. Springer, Berlin/Heidelberg, S 839–887

624. Schmidt A, Fischer P, Wally B, Scharfetter J (2017) Influence of intravenous administration of the antipsychotic drug benperidol on the QT interval. Neuropsychiatrie 31(4):172–175

625. Cohrs S (2008) Sleep disturbances in patients with schizophrenia impact and effect of antipsychotics. CNS Drugs 22(11):939–962

626. Kaskie RE, Graziano B, Ferrarelli F (2017) Schizophrenia and sleep disorders: links, risks, and management challenges. Nat Sci Sleep 9:227–239

627. Chiu VW, Harvey RH, Sloan NB, Ree M, Lin A, Janca A, Waters F (2015) Cognitive and behavioral factors associated with insomnia in inpatients with schizophrenia and related psychoses. J Nerv Ment Dis 203(10):798–803

628. Chiu VW, Ree M, Janca A, Waters F (2016) Sleep in schizophrenia: exploring subjective experiences of sleep problems, and implications for treatment. Psychiatry Q 87(4):633–648

629. Freeman D, Waite F, Startup H, Myers E, Lister R, McInerney J, Harvey AG, Geddes J, Zaiwalla Z, Luengo-Fernandez R, Foster R, Clifton L, Yu LM (2015) Efficacy of cognitive behavioural therapy for sleep improvement in patients with persistent delusions and hallucinations (BEST): a prospective, assessor-blind, randomised controlled pilot trial. Lancet Psychiatry 2(11):975–983

630. DGSM (2009) Nicht erholsamer Schlaf/Schlafstörunge. http://www.dgsm.de/downloads/akkreditierung_ergebnisqualitaet/S3-Leitlinie_Nicht_erholsamer_Schlaf-Schlafstoerungen.pdf

631. Myers E, Startup H, Freeman D (2011) Cognitive behavioural treatment of insomnia in individuals with persistent persecutory delusions: a pilot trial. J Behav Ther Exp Psychiatry 42(3):330–336

632. Gibson RC, Walcott G (2008) Benzodiazepines for catatonia in people with schizophrenia and other serious mental illnesses. Cochrane Database Syst Rev 4:CD006570

633. Sienaert P, Dhossche DM, Vancampfort D, De Hert M, Gazdag G (2014) A clinical review of the treatment of catatonia. Front Psychiatry 5:181

634. Caldwell CB, Gottesman II (1990) Schizophrenics kill themselves too: a review of risk factors for suicide. Schizophr Bull 16(4):571–589

634. Siris SG (2001) Suicide and schizophrenia. J Psychopharmacol 15(2):127–135

636. Meltzer HY (2005) Suicide in schizophrenia, clozapine, and adoption of evidence-based medicine. J Clin Psychiatry 66(4):530–533

637. Pompili M, Amador XF, Girardi P, Harkavy-Friedman J, Harrow M, Kaplan K, Krausz M, Lester D, Meltzer HY, Modestin J, Montross LP, Mortensen PB, Munk-Jorgensen P, Nielsen J, Nordentoft M, Saarinen PI, Zisook S, Wilson ST, Tatarelli R (2007) Suicide risk in schizophrenia: learning from the past to change the future. Ann General Psychiatry 6:10

638. Pompili M, Lester D, Grispini A, Innamorati M, Calandro F, Iliceto P, De Pisa E, Tatarelli R, Girardi P (2009) Completed suicide in schizophrenia: evidence from a case-control study. Psychiatry Res 167(3):251–257

639. Beautrais AL (2001) Suicides and serious suicide attempts: two populations or one? Psychol Med 31(5):837–845

640. Wasserman D, Rihmer Z, Rujescu D, Sarchiapone M, Sokolowski M, Titelman D, Zalsman G, Zemishlany Z, Carli V (2012) The European Psychiatric Association (EPA) guidance on suicide treatment and prevention. Eur Psychiatry 27(2):129–141

641. Moore TA, Buchanan RW, Buckley PF, Chiles JA, Conley RR, Crismon ML, Essock SM, Finnerty M, Marder SR, del Miller D, McEvoy JP, Robinson DG, Schooler NR, Shon SP, Stroup TS, Miller AL (2007) The Texas medication algorithm project antipsychotic algorithm for schizophrenia: 2006 update. J Clin Psychiatry 68(11):1751–1762

642. Kelly DL, Wehring HJ, Vyas G (2012) Current status of clozapine in the United States. Shanghai Arch Psychiatry 24(2):110–113

643. Meltzer HY, Alphs L, Green AI, Altamura AC, Anand R, Bertoldi A, Bourgeois M, Chouinard G, Islam MZ, Kane J, Krishnan R, Lindenmayer JP, Potkin S (2003) Clozapine treatment for suicidality in schizophrenia: International Suicide Prevention Trial (InterSePT). Arch Gen Psychiatry 60(1):82–91

644. Glick ID, Zaninelli R, Hsu C, Young FK, Weiss L, Gunay I, Kumar V (2004) Patterns of concomitant psychotropic medication use during a 2-year study comparing clozapine and olanzapine for the prevention of suicidal behavior. J Clin Psychiatry 65(5):679–685

645. Hennen J, Baldessarini RJ (2005) Suicidal risk during treatment with clozapine: a meta-analysis. Schizophr Res 73(2–3):139–145

646. Haas SJ, Dennekamp MN, Wolfe R, Vos T (2006) Beware the meta-analysis – clozapine and suicidal ideation. Schizophr Res 86(1–3):331–332

647. Siris SG (2000) Depression in schizophrenia: perspective in the era of „Atypical" antipsychotic agents. Am J Psychiatry 157(9):1379–1389

648. Siris SG (1991) Diagnosis of secondary depression in schizophrenia: implications for DSM-IV. Schizophr Bull 17(1):75–98

649. Hor K, Taylor M (2010) Suicide and schizophrenia: a systematic review of rates and risk factors. J Psychopharmacol 24(4 Suppl):81–90

650. Upthegrove R, Marwaha S, Birchwood M (2017) Depression and schizophrenia: cause, consequence, or trans-diagnostic issue? Schizophr Bull 43(2):240–244

651. Dutta R, Murray RM, Allardyce J, Jones PB, Boydell J (2011) Early risk factors for suicide in an epidemiological first episode psychosis cohort. Schizophr Res 126(1–3):11–19

652. Lako IM, Bruggeman R, Knegtering H, Wiersma D, Schoevers RA, Slooff CJ, Taxis K (2012) A systematic review of instruments to measure depressive symptoms in patients with schizophrenia. J Affect Disord 140(1):38–47

653. Rybakowski JK, Vansteelandt K, Szafranski T, Thys E, Jarema M, Wolfgang Fleischhacker W, Kahn RS, Peuskens J, Group ES (2012) Treatment of depression in first episode of schizophrenia: results from EUFEST. Eur Neuropsychopharmacol 22(12):875–882

654. Opoka SM, Lincoln TM (2017) The effect of cognitive behavioral interventions on depression and anxiety symptoms in patients with schizophrenia spectrum disorders: a systematic review. Psychiatr Clin North Am 40(4):641–659

655. Leucht S, Kissling W, McGrath J (2004) Lithium for schizophrenia revisited: a systematic review and meta-analysis of randomized controlled trials. J Clin Psychiatry 65(2):177–186

656. Leucht S, Kissling W, McGrath J (2007) Lithium for schizophrenia. Cochrane Database Syst Rev 3:CD003834

657. van den Berg DP, de Bont PA, van der Vleugel BM, de Roos C, de Jongh A, Van Minnen A, van der Gaag M (2015) Prolonged exposure vs eye movement desensitization and reprocessing vs waiting list for posttraumatic stress disorder in patients with a psychotic disorder: a randomized clinical trial. JAMA Psychiatry 72(3):259–267

658. Conus P, Cotton S, Schimmelmann BG, McGorry PD, Lambert M (2010) Pretreatment and outcome correlates of sexual and physical trauma in an epidemiological cohort of first-episode psychosis patients. Schizophr Bull 36(6):1105–1114

659. Bonoldi I, Simeone E, Rocchetti M, Codjoe L, Rossi G, Gambi F, Balottin U, Caverzasi E, Politi P, Fusar-Poli P (2013) Prevalence of self-reported childhood abuse in psychosis: a meta-analysis of retrospective studies. Psychiatry Res 210(1):8–15

660. Fusar-Poli P, Tantardini M, De Simone S, Ramella-Cravaro V, Oliver D, Kingdon J, Kotlicka-Antczak M, Valmaggia L, Lee J, Millan MJ, Galderisi S, Balottin U, Ricca V, McGuire P (2017) Deconstructing vulnerability for psychosis: meta-analysis of environmental risk factors for psychosis in subjects at ultra high-risk. Eur Psychiatry 40:65–75

661. Bechdolf A, Thompson A, Nelson B, Cotton S, Simmons MB, Amminger GP, Leicester S, Francey SM, McNab C, Krstev H, Sidis A, McGorry PD, Yung AR (2010) Experience of trauma and conversion to psychosis in an ultra-high-risk (prodromal) group. Acta Psychiatr Scand 121(5):377–384

662. Braga RJ, Reynolds GP, Siris SG (2013) Anxiety comorbidity in schizophrenia. Psychiatry Res 210(1):1–7

663. Achim AM, Maziade M, Raymond E, Olivier D, Merette C, Roy MA (2011) How prevalent are anxiety disorders in schizophrenia? A meta-analysis and critical review on a significant association. Schizophr Bull 37(4):811–821

664. DGPPN (2014) S3 Leitlinie Behandlung von Angststörungen. http://www.awmf.org/uploads/tx_szleitlinien/051-028l_S3_Angstst%C3%B6rungen_2014-05_2.pdf

665. Bosanac P, Castle D (2015) How should we manage anxiety in patients with schizophrenia? Australas Psychiatry 23(4):374–377

666. Swets M, Dekker J, van Emmerik-van Oortmerssen K, Smid GE, Smit F, de Haan L, Schoevers RA (2014) The obsessive compulsive spectrum in schizophrenia, a meta-analysis and meta-regression exploring prevalence rates. Schizophr Res 152(2–3):458–468

667. Mahendran R, Liew E, Subramaniam M (2007) De novo emergence of obsessive-compulsive symptoms with atypical antipsychotics in asian patients with schizophrenia or schizoaffective disorder: a retrospective, cross-sectional study. J Clin Psychiatry 68(4):542–545

668. Poyurovsky M, Weizman A, Weizman R (2004) Obsessive-compulsive disorder in schizophrenia: clinical characteristics and treatment. CNS Drugs 18(14):989–1010

669. Lykouras L, Alevizos B, Michalopoulou P, Rabavilas A (2003) Obsessive-compulsive symptoms induced by atypical antipsychotics. A review of the reported cases. Prog Neuro-Psychopharmacol Biol Psychiatry 27(3):333–346

670. Reznik I, Mester R, Kotler M, Weizman A (2001) Obsessive-compulsive schizophrenia: a new diagnostic entity? J Neuropsychiatry Clin Neurosci 13(1):115–116

671. Bottas A, Cooke RG, Richter MA (2005) Comorbidity and pathophysiology of obsessive-compulsive disorder in schizophrenia: is there evidence for a schizo-obsessive subtype of schizophrenia? J Psychiatry Neurosci 30(3):187–193

672. DGPPN (2014) S3-Leitlinie Zwangsstörungen. http://www.awmf.org/uploads/tx_szleitlinien/038_017l_S3_Zwangsst%C3%B6rungen_2013.pdf

673. NICE TNIfHaCE (2005) Obsessive-compulsive disorder and body dysmorphic disorder: treatment. https://www.nice.org.uk/guidance/cg31

674. Kovasznay B, Fleischer J, Tanenberg-Karant M, Jandorf L, Miller AD, Bromet E (1997) Substance use disorder and the early course of illness in schizophrenia and affective psychosis. Schizophr Bull 23(2):195–201
675. Mueser KT, Yarnold PR, Levinson DF, Singh H, Bellack AS, Kee K, Morrison RL, Yadalam KG (1990) Prevalence of substance abuse in schizophrenia: demographic and clinical correlates. Schizophr Bull 16(1):31–56
676. Hartz SM, Pato CN, Medeiros H, Cavazos-Rehg P, Sobell JL, Knowles JA, Bierut LJ, Pato MT, Genomic Psychiatry Cohort C (2014) Comorbidity of severe psychotic disorders with measures of substance use. JAMA Psychiatry 71(3):248–254
677. McLoughlin BC, Pushpa-Rajah JA, Gillies D, Rathbone J, Variend H, Kalakouti E, Kyprianou K (2014) Cannabis and schizophrenia. Cochrane Database Syst Rev 10:CD004837
678. Regier DA, Farmer ME, Rae DS, Locke BZ, Keith SJ, Judd LL, Goodwin FK (1990) Comorbidity of mental disorders with alcohol and other drug abuse. Results from the Epidemiologic Catchment Area (ECA) Study. JAMA 264(19):2511–2518
679. Bersani G, Orlandi V, Kotzalidis GD, Pancheri P (2002) Cannabis and schizophrenia: impact on onset, course, psychopathology and outcomes. Eur Arch Psychiatry Clin Neurosci 252(2):86–92
680. Ruther T, Bobes J, De Hert M, Svensson TH, Mann K, Batra A, Gorwood P, Moller HJ, European Psychiatric A (2014) EPA guidance on tobacco dependence and strategies for smoking cessation in people with mental illness. Eur Psychiatry 29(2):65–82
681. DGPPN (2015) Screening, Diagnostik und Behandlung des schädlichen und abhängigen Tabakkonsums. Batra A, Hoch E, Mann K, Petersen KU (Hrsg) Springer, Berlin/Heidelberg
682. Drake RE, Mueser KT (2001) Managing comorbid schizophrenia and substance abuse. Curr Psychiatry Rep 3(5):418–422
683. Drake RE, Mueser KT (2000) Psychosocial approaches to dual diagnosis. Schizophr Bull 26(1):105–118
684. Arndt S, Tyrrell G, Flaum M, Andreasen NC (1992) Comorbidity of substance abuse and schizophrenia: the role of pre-morbid adjustment. Psychol Med 22(2):379–388
685. DGPPN (2016) In: AWMF, DGPPN (Hrsg) Screening, Diagnose und Behandlung alkoholbezogener Störungen. Springer, Berlin/Heidelberg
686. Owen C, Rutherford V, Jones M, Tennant C, Smallman A (1997) Noncompliance in psychiatric aftercare. Community Ment Health J 33(1):25–34
687. Dickey B, Azeni H (1996) Persons with dual diagnoses of substance abuse and major mental illness: their excess costs of psychiatric care. Am J Public Health 86(7):973–977
688. Rosenthal RN, Westreich LM (1999) Treatment of persons with dual diagnosis of substance use disorders and others psychological problems. In: McCrady BS, Epstein EE (Hrsg) A comprehensive guidebook, Bd 1. Oxford University Press, New York, S 439–476
689. Gouzoulis-Mayfrank E (2003) Komorbidität Psychose und Sucht. Von den Grundlagen zur Praxis. Steinkopf, Darmstadt
690. D'Amelio R, Behrendt B, Wobrock T (2007) Psychoedukation. Schizophrenie und Sucht. Manual zur Leitung von Patienten- und Angehörigengruppen. Elsevier GmbH, Urban & Fischer, München/Jena
691. Dixon L, Haas G, Weiden PJ, Sweeney J, Frances AJ (1991) Drug abuse in schizophrenic patients: clinical correlates and reasons for use. Am J Psychiatry 148(2):224–230
692. Talamo A, Centorrino F, Tondo L, Dimitri A, Hennen J, Baldessarini RJ (2006) Comorbid substance-use in schizophrenia: relation to positive and negative symptoms. Schizophr Res 86(1–3):251–255
693. Swartz MS, Wagner HR, Swanson JW, Stroup TS, McEvoy JP, Canive JM, Miller DD, Reimherr F, McGee M, Khan A, Van Dorn R, Rosenheck RA, Lieberman JA (2006) Substance use

in persons with schizophrenia: baseline prevalence and correlates from the NIMH CATIE study. J Nerv Ment Dis 194(3):164–172

694. Wisdom JP, Manuel JI, Drake RE (2011) Substance use disorder among people with first-episode psychosis: a systematic review of course and treatment. Psychiatr Serv 62(9):1007–1012

695. Lacro JP, Dunn LB, Dolder CR, Leckband SG, Jeste DV (2002) Prevalence of and risk factors for medication nonadherence in patients with schizophrenia: a comprehensive review of recent literature. J Clin Psychiatry 63(10):892–909

696. Potvin S, Blanchet P, Stip E (2009) Substance abuse is associated with increased extrapyramidal symptoms in schizophrenia: a meta-analysis. Schizophr Res 113(2–3):181–188

697. Richard ML, Liskow BI, Perry PJ (1985) Recent psychostimulant use in hospitalized schizophrenics. J Clin Psychiatry 46(3):79–83

698. Siris SG (1990) Pharmacological treatment of substance-abusing schizophrenic patients. Schizophr Bull 16(1):111–122

699. Kosten TR, Kleber HD (1988) Rapid death during cocaine abuse: a variant of the neuroleptic malignant syndrome? Am J Drug Alcohol Abuse 14(3):335–346

700. NICE (2011) Coexisting severe mental illness (psychosis) and substance misuse: assessment and management in healthcare settings. https://www.nice.org.uk/guidance/cg120/resources/coexisting-severe-mental-illness-psychosis-and-substance-misuse-assessment-and-management-in-healthcare-settings-pdf-35109443184325

701. Hunt GE, Siegfried N, Morley K, Sitharthan T, Cleary M (2013) Psychosocial interventions for people with both severe mental illness and substance misuse. Cochrane Database Syst Rev 10:CD001088

702. Crockford D, Addington D (2017) Canadian schizophrenia guidelines: schizophrenia and other psychotic disorders with coexisting substance use disorders. Can J Psychiatr 62(9):624–634

703. Wobrock T, Soyka M (2009) Pharmacotherapy of patients with schizophrenia and substance abuse. Expert Opin Pharmacother 10(3):353–367

704. Wobrock T, Soyka M (2008) Pharmacotherapy of schizophrenia with comorbid substance use disorder – reviewing the evidence and clinical recommendations. Prog Neuro-Psychopharmacol Biol Psychiatry 32(6):1375–1385

705. Zhornitsky S, Rizkallah E, Pampoulova T, Chiasson JP, Stip E, Rompre PP, Potvin S (2010) Antipsychotic agents for the treatment of substance use disorders in patients with and without comorbid psychosis. J Clin Psychopharmacol 30(4):417–424

706. Kelly TM, Daley DC, Douaihy AB (2012) Treatment of substance abusing patients with comorbid psychiatric disorders. Addict Behav 37(1):11–24

707. Anthenelli RM, Benowitz NL, West R, St Aubin L, McRae T, Lawrence D, Ascher J, Russ C, Krishen A, Evins AE (2016) Neuropsychiatric safety and efficacy of varenicline, bupropion, and nicotine patch in smokers with and without psychiatric disorders (EAGLES): a double-blind, randomised, placebo-controlled clinical trial. Lancet 387(10037):2507–2520

708. Roberts E, Eden Evins A, McNeill A, Robson D (2016) Efficacy and tolerability of pharmacotherapy for smoking cessation in adults with serious mental illness: a systematic review and network meta-analysis. Addiction 111(4):599–612

709. Hill M (2015) Perspective: be clear about the real risks. Nature 525(7570):S14

710. Murray RM, Di Forti M (2016) Cannabis and psychosis: what degree of proof do we require? Biol Psychiatry 79(7):514–515

711. Gage SH, Jones HJ, Burgess S, Bowden J, Davey Smith G, Zammit S, Munafo MR (2017) Assessing causality in associations between cannabis use and schizophrenia risk: a two-sample Mendelian randomization study. Psychol Med 47(5):971–980

712. Gage SH, Hickman M, Zammit S (2016) Association between cannabis and psychosis: epidemiologic evidence. Biol Psychiatry 79(7):549–556
713. Marconi A, Di Forti M, Lewis CM, Murray RM, Vassos E (2016) Meta-analysis of the association between the level of cannabis use and risk of psychosis. Schizophr Bull 42(5):1262–1269
714. Schoeler T, Monk A, Sami MB, Klamerus E, Foglia E, Brown R, Camuri G, Altamura AC, Murray R, Bhattacharyya S (2016) Continued versus discontinued cannabis use in patients with psychosis: a systematic review and meta-analysis. Lancet Psychiatry 3(3):215–225
715. Foglia E, Schoeler T, Klamerus E, Morgan K, Bhattacharyya S (2017) Cannabis use and adherence to antipsychotic medication: a systematic review and meta-analysis. Psychol Med 47(10):1691–1705
716. Marshall K, Gowing L, Ali R, Le Foll B (2014) Pharmacotherapies for cannabis dependence. Cochrane Database Syst Rev 12:CD008940
717. Gates PJ, Sabioni P, Copeland J, Le Foll B, Gowing L (2016) Psychosocial interventions for cannabis use disorder. Cochrane Database Syst Rev 5:CD005336
718. Hoch E, Friemel CM, Schneider M (2019) Cannabis: Potenzial und Risiko – Eine wissenschaftliche Bestandsaufnahme. Springer, Berlin/Heidelberg
719. Miller LJ (1997) Sexuality, reproduction, and family planning in women with schizophrenia. Schizophr Bull 23(4):623–635
720. Tosato S, Albert U, Tomassi S, Iasevoli F, Carmassi C, Ferrari S, Nanni MG, Nivoli A, Volpe U, Atti AR, Fiorillo A (2017) A systematized review of atypical antipsychotics in pregnant women: balancing between risks of untreated illness and risks of drug-related adverse effects. J Clin Psychiatry 78(5):e477–ee89
721. Bennedsen BE (1998) Adverse pregnancy outcome in schizophrenic women: occurrence and risk factors. Schizophr Res 33(1–2):1–26
722. Lin HC, Chen YH, Lee HC (2009) Prenatal care and adverse pregnancy outcomes among women with schizophrenia: a nationwide population-based study in Taiwan. J Clin Psychiatry 70(9):1297–1303
723. Galbally M, Snellen M, Power J (2014) Antipsychotic drugs in pregnancy: a review of their maternal and fetal effects. Ther Adv Drug Saf 5(2):100–109
724. Meador K, Reynolds MW, Crean S, Fahrbach K, Probst C (2008) Pregnancy outcomes in women with epilepsy: a systematic review and meta-analysis of published pregnancy registries and cohorts. Epilepsy Res 81(1):1–13
725. Chisolm MS, Payne JL (2016) Management of psychotropic drugs during pregnancy. BMJ 532:h5918
726. Galbally M, Snellen M, Walker S, Permezel M (2010) Management of antipsychotic and mood stabilizer medication in pregnancy: recommendations for antenatal care. Aust N Z J Psychiatry 44(2):99–108
727. Gentile S (2010) Antipsychotic therapy during early and late pregnancy. A systematic review. Schizophr Bull 36(3):518–544
728. Seeman MV (2013) Clinical interventions for women with schizophrenia: pregnancy. Acta Psychiatr Scand 127(1):12–22
729. Essali A, Alabed S, Guul A, Essali N (2013) Preventive interventions for postnatal psychosis. Schizophr Bull 39(4):748–750
730. Webb RT, Howard L, Abel KM (2004) Antipsychotic drugs for non-affective psychosis during pregnancy and postpartum. Cochrane Database Syst Rev 2:CD004411
731. Klinger G, Stahl B, Fusar-Poli P, Merlob P (2013) Antipsychotic drugs and breastfeeding. Pediatr Endocrinol Rev 10(3):308–317
732. McCauley-Elsom K, Gurvich C, Elsom SJ, Kulkarni J (2010) Antipsychotics in pregnancy. J Psychiatr Ment Health Nurs 17(2):97–104

733. Hasan A, Falkai P (2016) Somatische Therapieverfahren. In: Falkai P (Hrsg) Praxishandbuch Schizophrenie, Bd 1. Elsevier, München, S 77–106

734. Cohen LS, Viguera AC, McInerney KA, Freeman MP, Sosinsky AZ, Moustafa D, Marfurt SP, Kwiatkowski MA, Murphy SK, Farrell AM, Chitayat D, Hernandez-Diaz S (2016) Reproductive safety of second-generation antipsychotics: current data from the Massachusetts General Hospital National pregnancy registry for atypical antipsychotics. Am J Psychiatry 173(3):263–270

735. Paulzen M, Benkert O (2017) Psychopharmaka in Schwangerschaft und Stillzeit. In: Benkert O, Hippius H (Hrsg) Kompendium der Psychiatrischen Pharmakotherapie, Bd 17. Springer, Berlin/Heidelberg, S 902–930

736. FDA (2015) Pregnancy and lactation labeling (drugs) final rule. https://www.fda.gov/drugs/developmentapprovalprocess/developmentresources/labeling/ucm093307.htm

737. FDA (2018) FDA pregnancy categories. https://chemm.nlm.nih.gov/pregnancycategories.htm

738. Mehta TM, Van Lieshout RJ (2017) A review of the safety of clozapine during pregnancy and lactation. Arch Womens Ment Health 20(1):1–9

739. Fortinguerra F, Clavenna A, Bonati M (2009) Psychotropic drug use during breastfeeding: a review of the evidence. Pediatrics 124(4):e547–e556

740. Gentile S (2008) Infant safety with antipsychotic therapy in breast-feeding: a systematic review. J Clin Psychiatry 69(4):666–673

741. Anderson EL, Reti IM (2009) ECT in pregnancy: a review of the literature from 1941 to 2007. Psychosom Med 71(2):235–242

742. Leiknes KA, Cooke MJ, Jarosch-von Schweder L, Harboe I, Hoie B (2015) Electroconvulsive therapy during pregnancy: a systematic review of case studies. Arch Womens Ment Health 18(1):1–39

743. Sartorius N, Jablensky A, Korten A, Ernberg G, Anker M, Cooper JE, Day R (1986) Early manifestations and first-contact incidence of schizophrenia in different cultures. A preliminary report on the initial evaluation phase of the WHO Collaborative Study on determinants of outcome of severe mental disorders. Psychol Med 16(4):909–928

744. Abel KM, Drake R, Goldstein JM (2010) Sex differences in schizophrenia. Int Rev Psychiatry. 22(5):417–428

745. Angermeyer MC, Kuhn L (1988) Gender differences in age at onset of schizophrenia. An overview. Eur Arch Psychiatry Neurol Sci 237(6):351–364

746. Häfner H (2000) Gender differences in schizophreni. In: Frank B (Hrsg) Gender and its effects on psychopathology. American Psychiatric Press, Washington, DC, S 187–228

747. Riecher-Rossler A, Hafner H (1993) Schizophrenia and oestrogens – is there an association? Eur Arch Psychiatry Clin Neurosci 242(6):323–328

748. Hafner H (2003) Gender differences in schizophrenia. Psychoneuroendocrinology 28(Suppl 2):17–54

749. Seeman MV (2012) Women and psychosis. Womens Health 8(2):215–224

750. Seeman MV (1986) Current outcome in schizophrenia: women vs men. Acta Psychiatr Scand 73(6):609–617

751. Halbreich U, Kahn LS (2003) Hormonal aspects of schizophrenias: an overview. Psychoneuroendocrinology 28(Suppl 2):1–16

752. Heringa SM, Begemann MJ, Goverde AJ, Sommer IE (2015) Sex hormones and oxytocin augmentation strategies in schizophrenia: a quantitative review. Schizophr Res 168(3):603–613

753. Rabinowitz J, Werbeloff N, Caers I, Mandel FS, Stauffer V, Menard F, Kinon BJ, Kapur S (2014) Determinants of antipsychotic response in schizophrenia: implications for practice and future clinical trials. J Clin Psychiatry 75(4):e308–e316

754. Crawford MB, DeLisi LE (2016) Issues related to sex differences in antipsychotic treatment. Curr Opin Psychiatry 29(3):211–217
755. NICE (2013) Psychosis and schizophrenia in children and young people: recognition and management. https://www.ncbi.nlm.nih.gov/pubmedhealth/PMH0078141/pdf/PubMedHealth_PMH0078141.pdf
756. Pool D, Bloom W, Mielke DH, Roniger JJ Jr, Gallant DM (1976) A controlled evaluation of loxitane in seventy-five adolescent schizophrenic patients. Curr Ther Res Clin Exp 19(1):99–104
757. Realmuto GM, Erickson WD, Yellin AM, Hopwood JH, Greenberg LM (1984) Clinical comparison of thiothixene and thioridazine in schizophrenic adolescents. Am J Psychiatry 141(3):440–442
758. Spencer EK, Kafantaris V, Padron-Gayol MV, Rosenberg CR, Campbell M (1992) Haloperidol in schizophrenic children: early findings from a study in progress. Psychopharmacol Bull 28(2):183–186
759. Pagsberg AK, Tarp S, Glintborg D, Stenstrom AD, Fink-Jensen A, Correll CU, Christensen R (2017) Acute antipsychotic treatment of children and adolescents with schizophrenia-spectrum disorders: a systematic review and network meta-analysis. J Am Acad Child Adolesc Psychiatry 56(3):191–202
760. Harvey RC, James AC, Shields GE (2016) A systematic review and network meta-analysis to assess the relative efficacy of antipsychotics for the treatment of positive and negative symptoms in early-onset schizophrenia. CNS Drugs 30(1):27–39
761. Gothelf D, Apter A, Reidman J, Brand-Gothelf A, Bloch Y, Gal G, Kikinzon L, Tyano S, Weizman R, Ratzoni G (2003) Olanzapine, risperidone and haloperidol in the treatment of adolescent patients with schizophrenia. J Neural Transm 110(5):545–560
762. Jensen JB, Kumra S, Leitten W, Oberstar J, Anjum A, White T, Wozniak J, Lee SS, Schulz SC (2008) A comparative pilot study of second-generation antipsychotics in children and adolescents with schizophrenia-spectrum disorders. J Child Adolesc Psychopharmacol 18(4):317–326
763. Savitz AJ, Lane R, Nuamah I, Gopal S, Hough D (2015) Efficacy and safety of paliperidone extended release in adolescents with schizophrenia: a randomized, double-blind study. J Am Acad Child Adolesc Psychiatry 54(2):126–137. e1
764. Findling RL, Landbloom RP, Mackle M, Pallozzi W, Braat S, Hundt C, Wamboldt MZ, Mathews M (2015) Safety and efficacy from an 8 week double-blind trial and a 26 week open-label extension of asenapine in adolescents with schizophrenia. J Child Adolesc Psychopharmacol 25(5):384–396
765. Swadi HS, Craig BJ, Pirwani NZ, Black VC, Buchan JC, Bobier CM (2010) A trial of quetiapine compared with risperidone in the treatment of first onset psychosis among 15- to 18-year-old adolescents. Int Clin Psychopharmacol 25(1):1–6
766. Goldman R, Loebel A, Cucchiaro J, Deng L, Findling RL (2017) Efficacy and safety of lurasidone in adolescents with schizophrenia: a 6-week, randomized placebo-controlled study. J Child Adolesc Psychopharmacol 27(6):516–525
767. Pagsberg AK, Jeppesen P, Klauber DG, Jensen KG, Ruda D, Stentebjerg-Olesen M, Jantzen P, Rasmussen S, Saldeen EA, Lauritsen MG, Bilenberg N, Stenstrom AD, Nyvang L, Madsen S, Werge TM, Lange T, Gluud C, Skoog M, Winkel P, Jepsen JRM, Fagerlund B, Correll CU, Fink-Jensen A (2017) Quetiapine extended release versus aripiprazole in children and adolescents with first-episode psychosis: the multicentre, double-blind, randomised tolerability and efficacy of antipsychotics (TEA) trial. Lancet Psychiatry 4(8):605–618
768. Pringsheim T, Panagiotopoulos C, Davidson J, Ho J, group Cg (2011) Evidence-based recommendations for monitoring safety of second generation antipsychotics in children and youth. J Can Acad Child Adolesc Psychiatry 20(3):218–233

769. Al-Dhaher Z, Kapoor S, Saito E, Krakower S, David L, Ake T, Kane JM, Correll CU, Carbon M (2016) Activating and tranquilizing effects of first-time treatment with aripiprazole, olanzapine, quetiapine, and risperidone in youth. J Child Adolesc Psychopharmacol 26(5):458–470
770. Correll CU (2008) Assessing and maximizing the safety and tolerability of antipsychotics used in the treatment of children and adolescents. J Clin Psychiatry 69(Suppl 4):26–36
771. Schimmelmann BG, Paulus S, Schacht M, Tilgner C, Schulte-Markwort M, Lambert M (2005) Subjective distress related to side effects and subjective well-being in first admitted adolescents with early-onset psychosis treated with atypical antipsychotics. J Child Adolesc Psychopharmacol 15(2):249–258
772. Kumra S, Frazier JA, Jacobsen LK, McKenna K, Gordon CT, Lenane MC, Hamburger SD, Smith AK, Albus KE, Alaghband-Rad J, Rapoport JL (1996) Childhood-onset schizophrenia. A double-blind clozapine-haloperidol comparison. Arch Gen Psychiatry 53(12):1090–1097
773. Shaw P, Sporn A, Gogtay N, Overman GP, Greenstein D, Gochman P, Tossell JW, Lenane M, Rapoport JL (2006) Childhood-onset schizophrenia: a double-blind, randomized clozapine-olanzapine comparison. Arch Gen Psychiatry 63(7):721–730
774. Kumra S, Kranzler H, Gerbino-Rosen G, Kester HM, De Thomas C, Kafantaris V, Correll CU, Kane JM (2008) Clozapine and „high-dose“ olanzapine in refractory early-onset schizophrenia: a 12-week randomized and double-blind comparison. Biol Psychiatry 63(5):524–529
775. Schneider C, Papachristou E, Wimberley T, Gasse C, Dima D, MacCabe JH, Mortensen PB, Frangou S (2015) Clozapine use in childhood and adolescent schizophrenia: a nationwide population-based study. Eur Neuropsychopharmacol 25(6):857–863
776. Trinczek E, Heinzel-Gutenbrunner M, Haberhausen M, Bachmann CJ (2016) Time to initiation of clozapine treatment in children and adolescents with early-onset schizophrenia. Pharmacopsychiatry 49(6):254–259
777. Stafford MR, Mayo-Wilson E, Loucas CE, James A, Hollis C, Birchwood M, Kendall T (2015) Efficacy and safety of pharmacological and psychological interventions for the treatment of psychosis and schizophrenia in children, adolescents and young adults: a systematic review and meta-analysis. PLoS ONE 10(2):e0117166
778. Calvo A, Moreno M, Ruiz-Sancho A, Rapado-Castro M, Moreno C, Sanchez-Gutierrez T, Arango C, Mayoral M (2015) Psychoeducational group intervention for adolescents with psychosis and their families: a two-year follow-up. J Am Acad Child Adolesc Psychiatry 54(12):984–990
779. Calvo A, Moreno M, Ruiz-Sancho A, Rapado-Castro M, Moreno C, Sanchez-Gutierrez T, Arango C, Mayoral M (2014) Intervention for adolescents with early-onset psychosis and their families: a randomized controlled trial. J Am Acad Child Adolesc Psychiatry 53(6):688–696
780. Jackson C, Trower P, Reid I, Smith J, Hall M, Townend M, Barton K, Jones J, Ross K, Russell R, Newton E, Dunn G, Birchwood M (2009) Improving psychological adjustment following a first episode of psychosis: a randomised controlled trial of cognitive therapy to reduce post psychotic trauma symptoms. Behav Res Ther 47(6):454–462
781. Jackson HJ, McGorry PD, Killackey E, Bendall S, Allott K, Dudgeon P, Gleeson J, Johnson T, Harrigan S (2008) Acute-phase and 1-year follow-up results of a randomized controlled trial of CBT versus Befriending for first-episode psychosis: the ACE project. Psychol Med 38(5):725–735
782. Mak GKL, Li FWS, Lee PWH (2007) A pilot study on psychological interventions with Chinese young adults with schizophrenia. Hong Kong J Psychiatry 17(1):17–23
783. Power PJ, Bell RJ, Mills R, Herrman-Doig T, Davern M, Henry L, Yuen HP, Khademy-Deljo A, McGorry PD (2003) Suicide prevention in first episode psychosis: the development of a randomised controlled trial of cognitive therapy for acutely suicidal patients with early psychosis. Aust N Z J Psychiatry 37(4):414–420

784. Linszen D, Dingemans P, Van der Does JW, Nugter A, Scholte P, Lenior R, Goldstein MJ (1996) Treatment, expressed emotion and relapse in recent onset schizophrenic disorders. Psychol Med 26(2):333–342

785. Gleeson JF, Cotton SM, Alvarez-Jimenez M, Wade D, Gee D, Crisp K, Pearce T, Newman B, Spiliotacopoulos D, Castle D, McGorry PD (2009) A randomized controlled trial of relapse prevention therapy for first-episode psychosis patients. J Clin Psychiatry 70(4):477–486

786. Gleeson JF, Cotton SM, Alvarez-Jimenez M, Wade D, Gee D, Crisp K, Pearce T, Spiliotaco-poulos D, Newman B, McGorry PD (2013) A randomized controlled trial of relapse prevention therapy for first-episode psychosis patients: outcome at 30-month follow-up. Schizophr Bull 39(2):436–448

787. McFarlane WR, Levin B, Travis L, Lucas FL, Lynch S, Verdi M, Williams D, Adelsheim S, Calkins R, Carter CS, Cornblatt B, Taylor SF, Auther AM, McFarland B, Melton R, Miglio-rati M, Niendam T, Ragland JD, Sale T, Salvador M, Spring E (2015) Clinical and functional outcomes after 2 years in the early detection and intervention for the prevention of psychosis multisite effectiveness trial. Schizophr Bull 41(1):30–43

788. Fisher M, Loewy R, Carter C, Lee A, Ragland JD, Niendam T, Schlosser D, Pham L, Mis-kovich T, Vinogradov S (2015) Neuroplasticity-based auditory training via laptop computer improves cognition in young individuals with recent onset schizophrenia. Schizophr Bull 41(1):250–258

789. Wachtel LE, Dhossche DM, Kellner CH (2011) When is electroconvulsive therapy appropri-ate for children and adolescents? Med Hypotheses 76(3):395–399

790. Lima NN, Nascimento VB, Peixoto JA, Moreira MM, Neto ML, Almeida JC, Vasconcelos CA, Teixeira SA, Junior JG, Junior FT, Guimaraes DD, Brasil AQ, Cartaxo JS, Akerman M, Reis AO (2013) Electroconvulsive therapy use in adolescents: a systematic review. Ann General Psychiatry 12(1):17

791. Shoirah H, Hamoda HM (2011) Electroconvulsive therapy in children and adolescents. Expert Rev Neurother 11(1):127–137

792. Leon C, Gerretsen P, Uchida H, Suzuki T, Rajji T, Mamo DC (2010) Sensitivity to antipsy-chotic drugs in older adults. Curr Psychiatry Rep 12(1):28–33

793. Benkert O, Hippius H (2013) Psychopharmaka im Alter und bei internistischen Erkrankun-gen. In: Benkert O, Hippius H (Hrsg) Kompendium der Psychiatrischen Pharmakotherapie, Bd 9. Springer, Berlin/Heidelberg

794. Broadway J, Mintzer J (2007) The many faces of psychosis in the elderly. Curr Opin Psychi-atry 20(6):551–558

795. Uchida H, Suzuki T, Mamo DC, Mulsant BH, Tanabe A, Inagaki A, Watanabe K, Yagi G, Tomita M (2008) Effects of age and age of onset on prescribed antipsychotic dose in schiz-ophrenia spectrum disorders: a survey of 1,418 patients in Japan. Am J Geriatr Psychiatry 16(7):584–593

796. Druss BG, Bradford WD, Rosenheck RA, Radford MJ, Krumholz HM (2001) Quality of me-dical care and excess mortality in older patients with mental disorders. Arch Gen Psychiatry 58(6):565–572

797. Suzuki T, Remington G, Uchida H, Rajji TK, Graff-Guerrero A, Mamo DC (2011) Manage-ment of schizophrenia in late life with antipsychotic medications: a qualitative review. Drugs Aging 28(12):961–980

798. Essali A, Ali G (2012) Antipsychotic drug treatment for elderly people with late-onset schiz-ophrenia. Cochrane Database Syst Rev 2:CD004162

799. Marriott RG, Neil W, Waddingham S (2006) Antipsychotic medication for elderly people with schizophrenia. Cochrane Database Syst Rev 1:CD005580

800. Alexopoulos GS, Streim J, Carpenter D, Docherty JP, Expert Consensus Panel for Using Antipsychotic Drugs in Older P (2004) Using antipsychotic agents in older patients. J Clin Psychiatry 65(Suppl 2):5–99; discussion 100–102; quiz 3–4

801. Howard R, Cort E, Bradley R, Harper E, Kelly L, Bentham P, Ritchie C, Reeves S, Fawzi W, Livingston G, Sommerlad A, Oomman S, Nazir E, Nilforooshan R, Barber R, Fox C, Macharouthu AV, Ramachandra P, Pattan V, Sykes J, Curran V, Katona C, Dening T, Knapp M, Gray R (2018) Antipsychotic treatment of very late-onset schizophrenia-like psychosis (ATLAS): a randomised, controlled, double-blind trial. Lancet Psychiatry 5(7):553–563

802. Birchwood M, Todd P, Jackson C (1998) Early intervention in psychosis. The critical period hypothesis. Br J Psychiatry Suppl 172(33):53–59

803. Lambert M, Schöttle D, Sengutta M, Lüdecke D, Nawara AL, Galling B, Handwerk U, Rothländer W, Falk AL, Rietschel L, Gagern C, Sarikaya G, Wittmann L, Ruppelt F, Daubmann A, Lange B, Naber D, Schulte-Markwort M, Unger HP, Ott S, Romer G, Krüger H, Gallinat J, Wegscheider K, Bock T, Karow A (2015) Early detection and integrated care in adolescents and young adults with severe psychotic illnesses. Psychiatr Prax 42(Suppl1):S49–S53

804. Norman RM, Lewis SW, Marshall M (2005) Duration of untreated psychosis and its relationship to clinical outcome. Br J Psychiatry Suppl 48:s19–s23

805. Penttila M, Jaaskelainen E, Hirvonen N, Isohanni M, Miettunen J (2014) Duration of untreated psychosis as predictor of long-term outcome in schizophrenia: systematic review and meta-analysis. Br J Psychiatry 205(2):88–94

806. Lloyd-Evans B, Crosby M, Stockton S, Pilling S, Hobbs L, Hinton M, Johnson S (2011) Initiatives to shorten duration of untreated psychosis: systematic review. Br J Psychiatry 198(4):256–263

807. Birchwood M, McGorry P, Jackson H (1997) Early intervention in schizophrenia. Br J Psychiatry 170:2–5

808. Lieberman JA, Fenton WS (2000) Delayed detection of psychosis: causes, consequences, and effect on public health. Am J Psychiatry 157(11):1727–1730

809. Lambert M, Schottle D, Ruppelt F, Ludecke D, Sarikaya G, Schulte-Markwort M, Gallinat J, Karow A (2015) Integrated care for patients with first and multiple episodes of severe psychotic illnesses: 3-year results of the Hamburg model. Bundesgesundheitsbl Gesundheitsforsch Gesundheitsschutz 58(4–5):408–419

810. Tohen M, Strakowski SM, Zarate C Jr, Hennen J, Stoll AL, Suppes T, Faedda GL, Cohen BM, Gebre-Medhin P, Baldessarini RJ (2000) The McLean-Harvard first-episode project: 6-month symptomatic and functional outcome in affective and nonaffective psychosis. Biol Psychiatry 48(6):467–476

811. Lieberman JA, Stroup TS (2003) Schizophrenia, VI: treatments. Am J Psychiatry 160(10):1748

812. Addington J, Leriger E, Addington D (2003) Symptom outcome 1 year after admission to an early psychosis program. Can J Psychiatr 48(3):204–207

813. Boter H, Peuskens J, Libiger J, Fleischhacker WW, Davidson M, Galderisi S, Kahn RS, group Es (2009) Effectiveness of antipsychotics in first-episode schizophrenia and schizophreniform disorder on response and remission: an open randomized clinical trial (EUFEST). Schizophr Res 115(2–3):97–103

814. Coldham EL, Addington J, Addington D (2002) Medication adherence of individuals with a first episode of psychosis. Acta Psychiatr Scand 106(4):286–290

815. Watt DC, Katz K, Shepherd M (1983) The natural history of schizophrenia: a 5-year prospective follow-up of a representative sample of schizophrenics by means of a standardized clinical and social assessment. Psychol Med 13(3):663–670

816. Gafoor R, Nitsch D, McCrone P, Craig TK, Garety PA, Power P, McGuire P (2010) Effect of early intervention on 5-year outcome in non-affective psychosis. Br J Psychiatry 196(5):372–376

817. Bechdolf A, Pohlmann B, Guttgemanns J, Geyer C, Lindner K, Ferber C, Gouzoulis-Mayfrank E (2012) State-dependent motivational interviewing for people with schizophrenia and substance use: results of a randomised controlled trial. Nervenarzt 83(7):888–896

818. Ramsay CE, Broussard B, Goulding SM, Cristofaro S, Hall D, Kaslow NJ, Killackey E, Penn D, Compton MT (2011) Life and treatment goals of individuals hospitalized for first-episode nonaffective psychosis. Psychiatry Res 189(3):344–348

819. Bond GR, Drake RE, Campbell K (2016) Effectiveness of individual placement and support supported employment for young adults. Early Interv Psychiatry 10(4):300–307

820. Rappaport M, Hopkins HK, Hall K, Belleza T, Silverman J (1978) Are there schizophrenics for whom drugs may be unnecessary or contraindicated? Int Pharmacopsychiatry 13(2):100–111

821. Bola JR, Mosher LR (2003) Treatment of acute psychosis without neuroleptics: two-year outcomes from the Soteria project. J Nerv Ment Dis 191(4):219–229

822. McGorry P, Francey S, Nelson B, Jessica G, Lara B, Suzy H, Pan Yuen H, Alex F, Kelly A, Mario A-J, Brian OD (2018) T119. CAN some young people recover from first-episode psychosis with integrated psychosocial treatment without antipsychotic medications? AN RCT to assess risks, benefits, and range of outcomes. Schizophr Bull 44(Suppl 1):S162

823. Bola JR, Lehtinen K, Cullberg J, Ciompi L (2009) Psychosocial treatment, antipsychotic postponement, and low-dose medication strategies in first-episode psychosis: a review of the literature. Psychosis 1(1):4–18

824. Correll CU, Galling B, Pawar A, Krivko A, Bonetto C, Ruggeri M, Craig TJ, Nordentoft M, Srihari VH, Guloksuz S, Hui CLM, Chen EYH, Valencia M, Juarez F, Robinson DG, Schooler NR, Brunette MF, Mueser KT, Rosenheck RA, Marcy P, Addington J, Estroff SE, Robinson J, Penn D, Severe JB, Kane JM (2018) Comparison of early intervention services vs treatment as usual for early-phase psychosis: a systematic review, meta-analysis, and meta-regression. JAMA Psychiatry 75(6):555–565

825. Correll CU, Robinson DG, Schooler NR, Brunette MF, Mueser KT, Rosenheck RA, Marcy P, Addington J, Estroff SE, Robinson J, Penn DL, Azrin S, Goldstein A, Severe J, Heinssen R, Kane JM (2014) Cardiometabolic risk in patients with first-episode schizophrenia spectrum disorders: baseline results from the RAISE-ETP study. JAMA Psychiatry 71(12):1350–1363

826. Klosterkotter J (2014) Prediction of psychoses. Nervenarzt 85(10):1238–1248

827. Carpenter WT, van Os J (2011) Should attenuated psychosis syndrome be a DSM-5 diagnosis? Am J Psychiatry 168(5):460–463

828. Yung AR, Stanford C, Cosgrave E, Killackey E, Phillips L, Nelson B, McGorry PD (2006) Testing the ultra high risk (prodromal) criteria for the prediction of psychosis in a clinical sample of young people. Schizophr Res 84(1):57–66

829. Miller TJ, McGlashan TH, Rosen JL, Cadenhead K, Cannon T, Ventura J, McFarlane W, Perkins DO, Pearlson GD, Woods SW (2003) Prodromal assessment with the structured interview for prodromal syndromes and the scale of prodromal symptoms: predictive validity, interrater reliability, and training to reliability. Schizophr Bull 29(4):703–715

830. Schultze-Lutter F, Ruhrmann S, Fusar-Poli P, Bechdolf A, Schimmelmann BG, Klosterkotter J (2012) Basic symptoms and the prediction of first-episode psychosis. Curr Pharm Des 18(4):351–357

831. Fusar-Poli P, Carpenter WT, Woods SW, McGlashan TH (2014) Attenuated psychosis syndrome: ready for DSM-5.1? Annu Rev Clin Psychol 10:155–192

832. Fusar-Poli P, Borgwardt S, Bechdolf A, Addington J, Riecher-Rossler A, Schultze-Lutter F, Keshavan M, Wood S, Ruhrmann S, Seidman LJ, Valmaggia L, Cannon T, Velthorst E, De Haan L, Cornblatt B, Bonoldi I, Birchwood M, McGlashan T, Carpenter W, McGorry P, Klosterkotter J, McGuire P, Yung A (2013) The psychosis high-risk state: a comprehensive state-of-the-art review. JAMA Psychiatry 70(1):107–120

833. Fusar-Poli P, Bechdolf A, Taylor MJ, Bonoldi I, Carpenter WT, Yung AR, McGuire P (2013) At risk for schizophrenic or affective psychoses? A meta-analysis of DSM/ICD diagnostic outcomes in individuals at high clinical risk. Schizophr Bull 39(4):923–932

834. Addington J, Cornblatt BA, Cadenhead KS, Cannon TD, McGlashan TH, Perkins DO, Seidman LJ, Tsuang MT, Walker EF, Woods SW, Heinssen R (2011) At clinical high risk for psychosis: outcome for nonconverters. Am J Psychiatry 168(8):800–805

835. Lin A, Wood SJ, Nelson B, Beavan A, McGorry P, Yung AR (2015) Outcomes of nontransitioned cases in a sample at ultra-high risk for psychosis. Am J Psychiatry 172(3):249–258

836. Ruhrmann S, Schultze-Lutter F, Bechdolf A, Klosterkotter J (2010) Intervention in at-risk states for developing psychosis. Eur Arch Psychiatry Clin Neurosci 260(Suppl 2):S90–S94

837. Yung AR, Yuen HP, McGorry PD, Phillips LJ, Kelly D, Dell'Olio M, Francey SM, Cosgrave EM, Killackey E, Stanford C, Godfrey K, Buckby J (2005) Mapping the onset of psychosis: the comprehensive assessment of at-risk mental states. Aust N Z J Psychiatry 39(11–12):964–971

838. Schultze-Lutter F, Addington J, Ruhrmann S, Klosterkotter J (2007) Schizophrenia proneness instrument adult version (SPI-A). Giovanni Fioriti Editore, Rome

839. Schultze-Lutter F, Schimmelmann BG, Klosterkotter J, Ruhrmann S (2012) Comparing the prodrome of schizophrenia-spectrum psychoses and affective disorders with and without psychotic features. Schizophr Res 138(2–3):218–222

840. Schimmelmann BG, Schultze-Lutter F (2012) Early detection and intervention of psychosis in children and adolescents: urgent need for studies. Eur Child Adolesc Psychiatry 21(5):239–241

841. Schimmelmann BG, Walger P, Schultze-Lutter F (2013) The significance of at-risk symptoms for psychosis in children and adolescents. Can J Psychiatr 58(1):32–40

842. Bartels-Velthuis AA, van de Willige G, Jenner JA, van Os J, Wiersma D (2011) Course of auditory vocal hallucinations in childhood: 5-year follow-up study. Br J Psychiatry 199(4):296–302

843. Brandizzi M, Schultze-Lutter F, Masillo A, Lanna A, Curto M, Lindau JF, Solfanelli A, Listanti G, Patane M, Kotzalidis G, Gebhardt E, Meyer N, Di Pietro D, Leccisi D, Girardi P, Fiori Nastro P (2014) Self-reported attenuated psychotic-like experiences in help-seeking adolescents and their association with age, functioning and psychopathology. Schizophr Res 160(1–3):110–117

844. Kelleher I, Keeley H, Corcoran P, Lynch F, Fitzpatrick C, Devlin N, Molloy C, Roddy S, Clarke MC, Harley M, Arseneault L, Wasserman C, Carli V, Sarchiapone M, Hoven C, Wasserman D, Cannon M (2012) Clinicopathological significance of psychotic experiences in non-psychotic young people: evidence from four population-based studies. Br J Psychiatry 201(1):26–32

845. Schimmelmann BG, Michel C, Martz-Irngartinger A, Linder C, Schultze-Lutter F (2015) Age matters in the prevalence and clinical significance of ultra-high-risk for psychosis symptoms and criteria in the general population: findings from the BEAR and BEARS-kid studies. World Psychiatry 14(2):189–197

846. Schultze-Lutter F, Hubl D, Schimmelmann BG, Michel C (2017) Age effect on prevalence of ultra-high risk for psychosis symptoms: replication in a clinical sample of an early detection of psychosis service. Eur Child Adolesc Psychiatry 26(11):1401–1405

847. Fux L, Walger P, Schimmelmann BG, Schultze-Lutter F (2013) The schizophrenia proneness instrument, child and youth version (SPI-CY): practicability and discriminative validity. Schizophr Res 146(1–3):69–78

848. Kompus K, Loberg EM, Posserud MB, Lundervold AJ (2015) Prevalence of auditory hallucinations in Norwegian adolescents: results from a population-based study. Scand J Psychol 56(4):391–396

849. Cornblatt BA, Carrion RE, Auther A, McLaughlin D, Olsen RH, John M, Correll CU (2015) Psychosis prevention: a modified clinical high risk perspective from the recognition and prevention (rap) program. Am J Psychiatry 172(10):986–994

850. Armando M, Pontillo M, De Crescenzo F, Mazzone L, Monducci E, Lo Cascio N, Santonastaso O, Pucciarini ML, Vicari S, Schimmelmann BG, Schultze-Lutter F (2015) Twelve-month psychosis-predictive value of the ultra-high risk criteria in children and adolescents. Schizophr Res 169(1–3):186–192

851. van der Gaag M, Smit F, Bechdolf A, French P, Linszen DH, Yung AR, McGorry P, Cuijpers P (2013) Preventing a first episode of psychosis: meta-analysis of randomized controlled prevention trials of 12 month and longer-term follow-ups. Schizophr Res 149(1–3):56–62

852. Bechdolf A, Wagner M, Ruhrmann S, Harrigan S, Putzfeld V, Pukrop R, Brockhaus-Dumke A, Berning J, Janssen B, Decker P, Bottlender R, Maurer K, Moller HJ, Gaebel W, Hafner H, Maier W, Klosterkotter J (2012) Preventing progression to first-episode psychosis in early initial prodromal states. Br J Psychiatry 200(1):22–29

853. Nordentoft M, Thorup A, Petersen L, Ohlenschlaeger J, Melau M, Christensen TO, Krarup G, Jorgensen P, Jeppesen P (2006) Transition rates from schizotypal disorder to psychotic disorder for first-contact patients included in the OPUS trial. A randomized clinical trial of integrated treatment and standard treatment. Schizophr Res 83(1):29–40

854. Miklowitz DJ, O'Brien MP, Schlosser DA, Addington J, Candan KA, Marshall C, Domingues I, Walsh BC, Zinberg JL, De Silva SD, Friedman-Yakoobian M, Cannon TD (2014) Family-focused treatment for adolescents and young adults at high risk for psychosis: results of a randomized trial. J Am Acad Child Adolesc Psychiatry 53(8):848–858

855. McGlashan TH, Zipursky RB, Perkins D, Addington J, Miller T, Woods SW, Hawkins KA, Hoffman RE, Preda A, Epstein I, Addington D, Lindborg S, Trzaskoma Q, Tohen M, Breier A (2006) Randomized, double-blind trial of olanzapine versus placebo in patients prodromally symptomatic for psychosis. Am J Psychiatry 163(5):790–799

856. McGorry PD, Yung AR, Phillips LJ, Yuen HP, Francey S, Cosgrave EM, Germano D, Bravin J, McDonald T, Blair A, Adlard S, Jackson H (2002) Randomized controlled trial of interventions designed to reduce the risk of progression to first-episode psychosis in a clinical sample with subthreshold symptoms. Arch Gen Psychiatry 59(10):921–928

857. Ruhrmann S, Bechdolf A, Kuhn KU, Wagner M, Schultze-Lutter F, Janssen B, Maurer K, Hafner H, Gaebel W, Moller HJ, Maier W, Klosterkotter J, group Ls (2007) Acute effects of treatment for prodromal symptoms for people putatively in a late initial prodromal state of psychosis. Br J Psychiatry Suppl 51:s88–s95

858. McGorry PD, Nelson B, Phillips LJ, Yuen HP, Francey SM, Thampi A, Berger GE, Amminger GP, Simmons MB, Kelly D, Dip G, Thompson AD, Yung AR (2013) Randomized controlled trial of interventions for young people at ultra-high risk of psychosis: twelve-month outcome. J Clin Psychiatry 74(4):349–356

859. Woods SW, Tully EM, Walsh BC, Hawkins KA, Callahan JL, Cohen SJ, Mathalon DH, Miller TJ, McGlashan TH (2007) Aripiprazole in the treatment of the psychosis prodrome: an open-label pilot study. Br J Psychiatry Suppl 51:s96–s101

860. Tsujino N, Nemoto T, Morita K, Katagiri N, Ito S, Mizuno M (2013) Long-term efficacy and tolerability of perospirone for young help-seeking people at clinical high risk: a preliminary open trial. Clin Psychopharmacol Neurosci 11(3):132–136

861. Amminger GP, Schafer MR, Papageorgiou K, Klier CM, Cotton SM, Harrigan SM, Mackinnon A, McGorry PD, Berger GE (2010) Long-chain omega-3 fatty acids for indicated prevention of psychotic disorders: a randomized, placebo-controlled trial. Arch Gen Psychiatry 67(2):146–154

862. McGorry PD, Nelson B, Markulev C, Yuen HP, Schafer MR, Mossaheb N, Schlogelhofer M, Smesny S, Hickie IB, Berger GE, Chen EY, de Haan L, Nieman DH, Nordentoft M, Riecher-Rossler A, Verma S, Thompson A, Yung AR, Amminger GP (2017) Effect of omega-3 polyunsaturated fatty acids in young people at ultrahigh risk for psychotic disorders: the NEURAPRO randomized clinical trial. JAMA Psychiatry 74(1):19–27

863. BAR (2017) Bundesteilhabegesetz Kompakt. Die wichtigsten Änderungen im SGB IX. https://www.bar-frankfurt.de/fileadmin/dateiliste/publikationen/Sonstiges/downloads/BT-HG-Kompakt.pdf

864. BAR BfR (2017) Arbeitshilfe für die Rehabilitation und Teilhabe psychisch kranker und behinderter Menschen. https://www.bar-frankfurt.de/fileadmin/dateiliste/publikationen/arbeitshilfen/downloads/Arbeitshilfe_Psych.pdf

865. Morin L, Franck N (2017) Rehabilitation interventions to promote recovery from schizophrenia: a systematic review. Front Psychiatry 8:100

866. Bell M, Tsang HW, Greig TC, Bryson GJ (2009) Neurocognition, social cognition, perceived social discomfort, and vocational outcomes in schizophrenia. Schizophr Bull 35(4):738–747

867. Brekke J, Kay DD, Lee KS, Green MF (2005) Biosocial pathways to functional outcome in schizophrenia. Schizophr Res 80(2–3):213–225

868. Suijkerbuijk YB, Schaafsma FG, van Mechelen JC, Ojajarvi A, Corbiere M, Anema JR (2017) Interventions for obtaining and maintaining employment in adults with severe mental illness, a network meta-analysis. Cochrane Database Syst Rev 9:CD011867

869. Chan JY, Hirai HW, Tsoi KK (2015) Can computer-assisted cognitive remediation improve employment and productivity outcomes of patients with severe mental illness? A meta-analysis of prospective controlled trials. J Psychiatr Res 68:293–300

870. Leff HS, Chow CM, Pepin R, Conley J, Allen IE, Seaman CA (2009) Does one size fit all? What we can and can't learn from a meta-analysis of housing models for persons with mental illness. Psychiatr Serv 60(4):473–482

871. Kyle T, Dunn JR (2008) Effects of housing circumstances on health, quality of life and healthcare use for people with severe mental illness: a review. Health Soc Care Community 16(1):1–15

872. Shepherd MA (2001) Residential care. In: Thornicroft G (Hrsg) Textbook of communiy psychiatry. Oxford University Press, Oxford, S 309–320

873. Rosemann M, Konrad M (2011) Handbuch Betreutes Wohnen: Von der Heimversorgung zur ambulanten Unterstützung. Psychiatrie, Bonn

874. Siskind D, Harris M, Pirkis J, Whiteford H (2013) A domains-based taxonomy of supported accommodation for people with severe and persistent mental illness. Soc Psychiatry Psychiatr Epidemiol 48(6):875–894

875. Mueser KT, Deavers F, Penn DL, Cassisi JE (2013) Psychosocial treatments for schizophrenia. Annu Rev Clin Psychol 9:465–497

876. Woodhall-Melnik J, Misir V, Kaufman-Shriqui V, O'Campo P, Stergiopoulos V, Hwang S (2015) The impact of a 24 month housing first intervention on participants' body mass index and waist circumference: results from the At Home/Chez Soi Toronto site randomized controlled trial. PLoS ONE 10(9):e0137069

877. Palepu A, Patterson ML, Moniruzzaman A, Frankish CJ, Somers J (2013) Housing first improves residential stability in homeless adults with concurrent substance dependence and mental disorders. Am J Public Health 103(Suppl 2):e30–e36

878. Kirst M, Zerger S, Misir V, Hwang S, Stergiopoulos V (2015) The impact of a Housing First randomized controlled trial on substance use problems among homeless individuals with mental illness. Drug Alcohol Depend 146:24–29

879. Patterson M, Moniruzzaman A, Palepu A, Zabkiewicz D, Frankish CJ, Krausz M, Somers JM (2013) Housing First improves subjective quality of life among homeless adults with mental illness: 12-month findings from a randomized controlled trial in Vancouver, British Columbia. Soc Psychiatry Psychiatr Epidemiol 48(8):1245–1259

880. Stergiopoulos V, Hwang SW, Gozdzik A, Nisenbaum R, Latimer E, Rabouin D, Adair CE, Bourque J, Connelly J, Frankish J, Katz LY, Mason K, Misir V, O'Brien K, Sareen J, Schutz

CG, Singer A, Streiner DL, Vasiliadis HM, Goering PN (2015) At Home/Chez Soi I. Effect of scattered-site housing using rent supplements and intensive case management on housing stability among homeless adults with mental illness: a randomized trial. JAMA 313(9):905–915

881. Aubry T, Goering P, Veldhuizen S, Adair CE, Bourque J, Distasio J, Latimer E, Stergiopoulos V, Somers J, Streiner DL, Tsemberis S (2016) A multiple-city RCT of housing first with assertive community treatment for homeless canadians with serious mental illness. Psychiatr Serv 67(3):275–281

882. Veldhuizen S, Adair CE, Methot C, Kopp BC, O'Campo P, Bourque J, Streiner DL, Goering PN (2015) Patterns and predictors of attrition in a trial of a housing intervention for homeless people with mental illness. Soc Psychiatry Psychiatr Epidemiol 50(2):195–202

883. McHugo GJ, Bebout RR, Harris M, Cleghorn S, Herring G, Xie H, Becker D, Drake RE (2004) A randomized controlled trial of integrated versus parallel housing services for homeless adults with severe mental illness. Schizophr Bull 30(4):969–982

884. Hyde C, Bridges K, Goldberg D, Lowson K, Sterling C, Faragher B (1987) The evaluation of a hostel ward. A controlled study using modified cost-benefit analysis. Br J Psychiatry 151:805–812

885. Hwang SW, Stergiopoulos V, O'Campo P, Gozdzik A (2012) Ending homelessness among people with mental illness: the At Home/Chez Soi randomized trial of a Housing First intervention in Toronto. BMC Public Health 12:787

886. Somers JM, Patterson ML, Moniruzzaman A, Currie L, Rezansoff SN, Palepu A, Fryer K (2013) Vancouver At Home: pragmatic randomized trials investigating housing first for homeless and mentally ill adults. Trials 14:365

887. Stefancic A, Tsemberis S (2007) Housing First for long-term shelter dwellers with psychiatric disabilities in a suburban county: a four-year study of housing access and retention. J Prim Prev 28(3–4):265–279

888. Greenwood RM, Schaefer-McDaniel NJ, Winkel G, Tsemberis SJ (2005) Decreasing psychiatric symptoms by increasing choice in services for adults with histories of homelessness. Am J Community Psychol 36(3–4):223–238

889. Padgett DK, Gulcur L, Tsemberis S (2006) Housing first services for people who are homeless with co-occurring serious mental illness and substance abuse. Res Soc Work Pract 16(1):74–83

890. Gulcur L, Tsemberis S, Stefancic A, Greenwood RM (2007) Community integration of adults with psychiatric disabilities and histories of homelessness. Community Ment Health J 43(3):211–228

891. Leyla G, Ana S, Marybeth S, Sam T, Fischer SN (2003) Housing, hospitalization, and cost outcomes for homeless individuals with psychiatric disabilities participating in continuum of care and housing first programmes. J Community Appl Soc Psychol 13(2):171–186

892. Tsemberis S, Gulcur L, Nakae M (2004) Housing First, consumer choice, and harm reduction for homeless individuals with a dual diagnosis. Am J Public Health 94(4):651–656

893. Schutt RK, Hough RL, Goldfinger SM, Lehman AF, Shern DL, Valencia E, Wood PA (2009) Lessening homelessness among persons with mental illness: a comparison of five randomized treatment trials. Asian J Psychiatr 2(3):100–102

894. Shern DL, Felton CJ, Hough RL, Lehman AF, Goldfinger S, Valencia E, Dennis D, Straw R, Wood PA (1997) Housing outcomes for homeless adults with mental illness: results from the second-round McKinney program. Psychiatr Serv 48(2):239–241

895. Hurlburt MS, Hough RL, Wood PA (1996) Effects of substance abuse on housing stability of homeless mentally Ill persons in supported housing. Psychiatr Serv 47(7):731–736

896. Goldfinger SM, Schutt RK, Tolomiczenko GS, Seidman L, Penk WE, Turner W, Caplan B (1999) Housing placement and subsequent days homeless among formerly homeless adults with mental illness. Psychiatr Serv 50(5):674–679

897. Schutt RK, Goldfinger SM, Penk WE (1997) Satisfaction with residence and with life: when homeless mentally ill persons are housed. Eval Program Plann 20(2):185–194

898. Schutt RK, Seidman LJ, Caplan B, Martsinkiv A, Goldfinger SM (2007) The role of neurocognition and social context in predicting community functioning among formerly homeless seriously mentally ill persons. Schizophr Bull 33(6):1388–1396

899. Seidman LJ, Schutt RK, Caplan B, Tolomiczenko GS, Turner WM, Goldfinger SM (2003) The effect of housing interventions on neuropsychological functioning among homeless persons with mental illness. Psychiatr Serv 54(6):905–908

900. Dickey B, Latimer E, Powers K, Gonzalez O, Goldfinger SM (1997) Housing costs for adults who are mentally ill and formerly homeless. J Ment Health Adm 24(3):291–305

901. Dickey B, Gonzalez O, Latimer E, Powers K, Schutt R, Goldfinger S (1996) Use of mental health services by formerly homeless adults residing in group and independent housing. Psychiatr Serv 47(2):152–158

902. Lipton FR, Nutt S, Sabatini A (1988) Housing the homeless mentally ill: a longitudinal study of a treatment approach. Hosp Community Psychiatry 39(1):40–45

903. Stergiopoulos V, Gozdzik A, Misir V, Skosireva A, Connelly J, Sarang A, Whisler A, Hwang SW, O'Campo P, McKenzie K (2015) Effectiveness of housing first with intensive case management in an ethnically diverse sample of homeless adults with mental illness: a randomized controlled trial. PLoS ONE 10(7):e0130281

904. Somers JM, Rezansoff SN, Moniruzzaman A, Palepu A, Patterson M (2013) Housing first reduces re-offending among formerly homeless adults with mental disorders: results of a randomized controlled trial. PLoS ONE 8(9):e72946

905. Goering P, Veldhuizen S, Watson A, Adair C, Kopp B, Latimer E, Nelson G, MacNaughton E, Streiner D, Aubry T (2012) National At Home/Chez Soi final report. http://www.mentalhealthcommission.ca

906. Jones K, Colson PW, Holter MC, Lin S, Valencia E, Susser E, Wyatt RJ (2003) Cost-effectiveness of critical time intervention to reduce homelessness among persons with mental illness. Psychiatr Serv 54(6):884–890

907. Herman D, Opler L, Felix A, Valencia E, Wyatt RJ, Susser E (2000) A critical time intervention with mentally ill homeless men: impact on psychiatric symptoms. J Nerv Ment Dis 188(3):135–140

908. Susser E, Valencia E, Conover S, Felix A, Tsai WY, Wyatt RJ (1997) Preventing recurrent homelessness among mentally ill men: a „critical time" intervention after discharge from a shelter. Am J Public Health 87(2):256–262

909. Tomita A, Lukens EP, Herman DB (2014) Mediation analysis of critical time intervention for persons living with serious mental illnesses: assessing the role of family relations in reducing psychiatric rehospitalization. Psychiatr Rehabil J 37(1):4–10

910. Tomita A, Herman DB (2015) The role of a critical time intervention on the experience of continuity of care among persons with severe mental illness after hospital discharge. J Nerv Ment Dis 203(1):65–70

911. Tomita A, Herman DB (2012) The impact of critical time intervention in reducing psychiatric rehospitalization after hospital discharge. Psychiatr Serv 63(9):935–937

912. Levitt AJ, Mueser KT, Degenova J, Lorenzo J, Bradford-Watt D, Barbosa A, Karlin M, Chernick M (2009) Randomized controlled trial of illness management and recovery in multiple-unit supportive housing. Psychiatr Serv 60(12):1629–1636

913. Voges B (1999) Sozialpsychiatrie. In: Berger M (Hrsg) Psychiatrie und Psychotherapie. Urban Schwarzenberg, München [u.a.]

914. Drake RE, Bond GR, Becker DR (2012) IPS supported employment: an evidence-based approach to supported employment. Oxford University Press, New York

915. Kinoshita Y, Furukawa TA, Kinoshita K, Honyashiki M, Omori IM, Marshall M, Bond GR, Huxley P, Amano N, Kingdon D (2013) Supported employment for adults with severe mental illness. Cochrane Database Syst Rev 9:CD008297

916. Modini M, Tan L, Brinchmann B, Wang MJ, Killackey E, Glozier N, Mykletun A, Harvey SB (2016) Supported employment for people with severe mental illness: systematic review and meta-analysis of the international evidence. Br J Psychiatry 209(1):14–22

917. Viering S, Jager M, Bartsch B, Nordt C, Rossler W, Warnke I, Kawohl W (2015) Supported employment for the reintegration of disability pensioners with mental illnesses: a randomized controlled trial. Front Public Health 3:237

918. Burns T, Catty J, Becker T, Drake RE, Fioritti A, Knapp M, Lauber C, Rossler W, Tomov T, van Busschbach J, White S, Wiersma D, Group E (2007) The effectiveness of supported employment for people with severe mental illness: a randomised controlled trial. Lancet 370(9593):1146–1152

919. Burns T, White SJ, Catty J, group E (2008) Individual placement and support in Europe: the EQOLISE trial. Int Rev Psychiatry 20(6):498–502

920. Burns T, Catty J, White S, Becker T, Koletsi M, Fioritti A, Rossler W, Tomov T, van Busschbach J, Wiersma D, Lauber C, Group E (2009) The impact of supported employment and working on clinical and social functioning: results of an international study of individual placement and support. Schizophr Bull 35(5):949–958

921. Jager M, Paras S, Nordt C, Warnke I, Bartsch B, Rossler W, Kawohl W (2013) How sustainable is supported employment? A follow-up investigation. Neuropsychiatrie 27(4):196–201

922. Hoffmann H, Jackel D, Glauser S, Kupper Z (2012) A randomised controlled trial of the efficacy of supported employment. Acta Psychiatr Scand 125(2):157–167

923. Hoffmann H, Jackel D, Glauser S, Mueser KT, Kupper Z (2014) Long-term effectiveness of supported employment: 5-year follow-up of a randomized controlled trial. Am J Psychiatry 171(11):1183–1190

924. Ruesch P, Graf J, Meyer PC, Rossler W, Hell D (2004) Occupation, social support and quality of life in persons with schizophrenic or affective disorders. Soc Psychiatry Psychiatr Epidemiol 39(9):686–694

925. Holzner B, Kemmler G, Meise U (1998) The impact of work-related rehabilitation on the quality of life of patients with schizophrenia. Soc Psychiatry Psychiatr Epidemiol 33(12):624–631

926. Watzke S, Galvao A, Brieger P (2009) Vocational rehabilitation for subjects with severe mental illnesses in Germany. A controlled study. Soc Psychiatry Psychiatr Epidemiol 44(7):523–531

927. Carmona VR, Gomez-Benito J, Huedo-Medina TB, Rojo JE (2017) Employment outcomes for people with schizophrenia spectrum disorder: a meta-analysis of randomized controlled trials. Int J Occup Med Environ Health 30(3):345–366

928. Thornicroft G, Wykes T, Holloway F, Johnson S, Szmukler G (1998) From efficacy to effectiveness in community mental health services. PRiSM Psychosis Study. 10. Br J Psychiatry 173:423–427

929. Gaebel W, Kowitz S, Fritze J, Zielasek J (2013) Use of health care services by people with mental illness: secondary data from three statutory health insurers and the German Statutory Pension Insurance Scheme. Dtsch Arztebl Int 110(47):799–808

930. DSTATIS (2017) Die 10 häufigsten psychischen und Verhaltensstörungen. https://www.destatis.de/DE/ZahlenFakten/GesellschaftStaat/Gesundheit/Krankenhaeuser/Tabellen/PsychischeVerhaltensstoerungen.html

931. GBE (2016). http://www.gbe-bund.de/oowa921-install/servlet/oowa/aw92/WS0100/_XWD_PROC?_XWD_748/1/XWD_CUBE.DRILL/_XWD_776/D.946/14493

932. Borbé R, Längle G (2012) Sozialpsychiatrische Interventionen bei Schizophrenie. Psychiatr Psychother up2date:6(1):9–24

933. Hauth I (2017) Stationsäquivalente psychiatirsche Behandlung nach §115d SGB V – ein erster Schritt zu Behandlungsformen im häuslichen Umfeld. Psychiatr Prax 44:309–312

934. Widmann F, Bachhuber G, Riedelsheimer A, Schiele A, Ullrich S, Kilian R, Becker T, Frasch K (2016) Home treatment. Fortschr Neurol Psychiatr 84(1):42–48; quiz 9

935. Sturm D, Arend S, Henke T, Reichmann CM, Janssen B, Görtz P (2016) Assessmentgesteuertes Home Treatment für Patienten mit schwere psychotischen Störungen. Psychiatr Prax 43:333–338

936. Lambert M, Bock T, Daubmann A, Meigel-Schleiff C, Lange B, Lange M, Ohm G, Bussopulos A, Fieling M, Kerstan A, König HH, Nika L, Ruppelt F, Schödlbauer M, Schöttle D, Sauerbier AL, Rietschel L, Wegscheider K, Wiedmann K, Schimmelmann BG, Naber D, Karow A (2014) Integrierte Versorgung von Patienten mit psychotischen Erkrankungen nach dem Hamburger Modell: Teil 1 Rationalen, Behandlungsmodell und Ergebnisse der Vorstudie. Psychiatr Prax 41(5):266–273

937. Karow A, Bock T, Daubmann A, Meigel-Schleiff C, Lange B, Lange M, Ohm G, Bussopulos A, Fieling M, Kerstan A, König HH, Nika L, Ruppelt F, Schödlbauer M, Schöttle D, Sauerbier AL, Rietschel L, Wegscheider K, Wiedmann K, Schimmelmann BG, Naber D, Lambert M (2014) Integrierte Versorgung von Patienten mit psychotischen Erkrankungen nach dem Hamburger Modell: Teil 2 Ergebnisse des 2- und 4-Jahres-Langzeitverlaufs. Psychiatr Prax 41(5):266–273

938. Schottle D, Karow A, Schimmelmann BG, Lambert M (2013) Integrated care in patients with schizophrenia: results of trials published between 2011 and 2013 focusing on effectiveness and efficiency. Curr Opin Psychiatry 26(4):384–408

939. Luckhaus C, Kampka N, Frommann N, Donisch-Seidel U, Gaebel W, Janssen B (2014) Pilot study on a modular outpatient treatment programme following public order placements because of endangerment in patients with psychotic disorders. Fortschr Neurol Psychiatr 82(8):464–470

940. Nolting HD, Leptien S, Greupner M, Assion HJ, Beneke R, Bottlender R, Krieger J, Lambert M, Liedke KD, Lühr M, Meyer HJ, Mönter N, Nöcker S, Zich K (2016) Schizophrenie-Versorgung gestalten – Plädoyer für ein nationales Versorgungsprogram. Gesundh ökon Qual manag 21:46–54

941. Starfield B, Shi L, Macinko J (2005) Contribution of primary care to health systems and health. Milbank Q 83(3):457–502

942. Starfield B (2012) Primary care: an increasingly important contributor to effectiveness, equity, and efficiency of health services. SESPAS report 2012. Gac Sanit 26(Suppl 1):20–26

943. Klose J (2016) Ärzteatlas 2016 – Daten zur Versorgungsdichte von Vertragsärzte Berlin: Wissenschaftliches Institut der AOK (WIdO). https://www.wido.de/aerzteatlas2016.html

944. Barnes KA, Kroening-Roche JC, Comfort BW (2012) The developing vision of primary care. N Engl J Med 367(10):891–893

945. Gregory IN (2009) Comparisons between geographies of mortality and deprivation from the 1900s and 2001: spatial analysis of census and mortality statistics. BMJ 339:b3454

946. Forrest CB, Starfield B (1998) Entry into primary care and continuity: the effects of access. Am J Public Health 88(9):1330–1336

947. Health U (2011) GUIDING patients through complexity: modern medical generalis. http://www.health.org.uk/sites/health/files/GuidingPatientsThroughComplexityModernMedical-Generalism.pdf

948. van den Busche H, Eisele H, Schäfer I, Bachmann C, Kaduszkiewicz H (2007) Die chronisch Kranken und ihre speziellen Versorgungsprobleme. In: Böcken J, Braun B, Amhof R (Hrsg) Gesundheitsmonitor 2007. Bertelsmann Stiftung, Gütersloh, S 54–75

949. Wilm S, in der Schmitten J (2007) Was ist der Kern der hausärztlichen Tätigkeit? Prim Care 7(29–30):481–485

950. Homa L, Rose J, Hovmand PS, Cherng ST, Riolo RL, Kraus A, Biswas A, Burgess K, Aungst H, Stange KC, Brown K, Brooks-Terry M, Dec E, Jackson B, Gilliam J, Kikano GE, Reichsman A, Schaadt D, Hilfer J, Ticknor C, Tyler CV, Van der Meulen A, Ways H, Weinberger RF, Williams C (2015) A participatory model of the paradox of primary care. Ann Fam Med 13(5):456–465

951. Øvretveit J (2011) Evidence: does clinical coordination improve quality and save money? Volume 1: a summary review of the evidence. Health Foundation, London

952. Grobe TG, Steinmann S, Szecsenyi J (2017) Schriftenreihe zur Gesundheitsanalyse. https://www.barmer.de/blob/99196/40985c83a99926e5c12eecae0a50e0ee/data/dl-barmer-arztreport-2017.pdf

953. Gesundheitswesen SzBdEi (2009) Koordination und Integration – Gesundheitsversorgung in einer Gesellschaft des längeren Lebens. http://www.svr-gesundheit.de/fileadmin/user_upload/Gutachten/2009/Kurzfassung-2009.pdf

954. Mehring M, Donnachie E, Schneider A, Tauscher M, Gerlach R, Storr C, Linde K, Mielck A, Maier W (2017) Impact of regional socioeconomic variation on coordination and cost of ambulatory care: investigation of claims data from Bavaria, Germany. BMJ Open 7(10):e016218

955. Schoen C, Osborn R, How SKH, Doty MM, Peugh J (2009) In chronic condition: experiences of patients with complex health care needs, in eight countries, 2008. Health Aff (Millwood). 28(1):w1–16

956. Gensichen J, von Korff M, Peitz M, Muth C, Beyer M, Guthlin C, Torge M, Petersen JJ, Rosemann T, Konig J, Gerlach FM, ProMpt (2009) Case management for depression by health care assistants in small primary care practices: a cluster randomized trial. Ann Intern Med 151(6):369–378

957. AQUA (2015) Versorgung von volljährigen Patienten und Patientinnen mit Schizophrenie, schizotypen und wahnhaften Störungen. https://www.g-ba.de/downloads/39-261-2471/2016-01-21_AQUA_Abnahme_Abschlussb_QS-Verf_Schizop<hr-Erkr.pdf

958. Klement A (2008) Sozialpsychiatrischer Dienst: Entlastung für den Hausarzt. Dtsch Ärztebl 105(4):A40–A41

959. Wittmann WW, Lutz W, Steffanowski A, Kriz A, Glahn EM, Völkle MC, Böhnke JR, Köck K, Bittermann A, Ruprecht T (2011) Qualitätsmonitoring in der ambulanten Psychotherapie: Model lprojekt der Techniker Krankenkasse – Abschlussbericht. https://www.tk.de/centaurus/servlet/contentblob/342002/Datei/1226/TK-Abschlussbericht2011-Qualitaetsmonitoring-in-der-Psychotherapie.pdf

960. Zepf S, Mengele U, Hartman S (2003) Zum Stand der ambulanten psychotherapeutischen Versorgung der Erwachsenen in der Bundesrepublik Deutschland. Psychother Psychosom Med Psychol 53:152–162

961. Schreiter S, Bermpohl F, Krausz M, Leucht S, Rössler W, Schouler-Ocak M, Gutwinski S (2017) The prevalence of mental illness in homeless people in Germany. Dtsch Arztebl Int 114(40):665–672

962. Schreiter S, Heidrich S, Eichmann A, Saathoff U, Brückner A, W. R, Schouler-Ocak M, Bermpohl FG, S. (2018) Housing conditions and health care utilization among psychiatric in-patients in Berlin (Persönliche Kommunikation von Christiane Montag an Alkomiet Hasan 10.04.2018, unveröffentlichtes Manuskript)

963. Fichter MM, Quadflieg N (2005) Three year course and outcome of mental illness in homeless men: a prospective longitudinal study based on a representative sample. Eur Arch Psychiatry Clin Neurosci 255(2):111–120

964. Quadflieg N, Fichter MM (2007) [Is supplying homeless individuals with permanent housing effective? A prospective three year study on the course of mental health problems]. Psychiatr Prax 34(6):276–282

965. Coldwell CM, Bender WS (2007) The effectiveness of assertive community treatment for homeless populations with severe mental illness: a meta-analysis. Am J Psychiatry 164(3):393–399

966. Hwang SW, Burns T (2014) Health interventions for people who are homeless. Lancet 384(9953):1541–1547

967. Nelson G, Aubry T, Lafrance A (2007) A review of the literature on the effectiveness of housing and support, assertive community treatment, and intensive case management interventions for persons with mental illness who have been homeless. Am J Orthopsychiatry 77(3):350–361

968. Rezansoff SN, Moniruzzaman A, Fazel S, McCandless L, Procyshyn R, Somers JM (2017) Housing first improves adherence to antipsychotic medication among formerly homeless adults with schizophrenia: results of a randomized controlled trial. Schizophr Bull 43(4):852–861

969. Bundeausschuss G (2005) Häusliche Krankenpflege (Ambulante psychiatrische Krankenpflege). https://www.g-ba.de/informationen/beschluesse/200/

970. GBA. Richtlinie(2017). https://www.g-ba.de/downloads/62-492-1405/ST-RL_2017-03-16_iK-2017-06-08_AT_07-06-2017-B3.pdf

971. Marshall M, Crowther R, Almaraz-Serrano A, Creed F, Sledge W, Kluiter H, Roberts C, Hill E, Wiersma D, Bond GR, Huxley P, Tyrer P (2001) Systematic reviews of the effectiveness of day care for people with severe mental disorders: (1) acute day hospital versus admission; (2) vocational rehabilitation; (3) day hospital versus outpatient care. Health Technol Assess 5(21):1–75

972. Marshall M, Crowther R, Sledge WH, Rathbone J, Soares-Weiser K (2011) Day hospital versus admission for acute psychiatric disorders. Cochrane Database Syst Rev 12:CD004026

973. Shek E, Stein AT, Shansis FM, Marshall M, Crowther R, Tyrer P (2009) Day hospital versus outpatient care for people with schizophrenia. Cochrane Database Syst Rev 4:CD003240

974. Spengler A (2012) Psychiatrische Institutsambulanzen: Leistungsfähig, bedarfsgerecht und innovativ. Dtsch Ärztebl 109(40):A-1981-3

975. BIDAQ (2016) Ambulante Basisdokumentation Bayern – Psychiatrische Insitutsambulanzen Erwachsenenpsychiatrie 2015. Persönliche Kommunikation – Bericht des BIDAQ liegt den Autoren vor

976. Babalola O, Gormez V, Alwan NA, Johnstone P, Sampson S (2014) Length of hospitalisation for people with severe mental illness. Cochrane Database Syst Rev 1:CD000384

977. Schlier B, Lincoln T (2017) Blinde Flecken? Der Einfluss von Stigma auf die psychotherapeutische Versorgung von Menschen mit Schizophrenie. Verhaltenstherapie 26:279–290

978. Bundespsychotherapeutenkammer (2014) BPtK-Studie zur stationären Versorgung psychisch kranker Menschen. Ergebnisse einer Befragung der in Krankenhäusern angestellten Psychotherapeuten. Bundespsychotherapeutenkammer, Berlin

979. Wessels T. 2018 Auswertung von öffentlich zugänglichen Routinedaten (PEPP-Browser) Berechnung ist bei der Autoring. Wessels@bptkde

980. DESTATIS (2016) Stationäre Betten. https://www.destatis.de/DE/Publikationen/Thematisch/Gesundheit/Krankenhaeuser/GrunddatenKrankenhaeuser2120611167004.pdf?__blob=publicationFile

981. DESTATIS (2017) Statistisches Bundesamt: Tiefgegliederte Diagnosedaten der Krankenhauspatientinnen und -patienten 2016. https://www.destatis.de/DE/Themen/Gesellschaft-Umwelt/Gesundheit/Krankenhaeuser/Publikationen/Downloads-Krankenhaeuser/operationen-prozeduren-5231401177014.pdf?__blob=publicationFile

982. Mehl S, Falkai P, Berger M, Lohr M, Rujescu D, Wolff J, Kircher T (2016) Guideline-conform psychiatric psychotherapeutic treatment for patients with schizophrenia: a normative evaluation of necessary personnel requirements. Nervenarzt 87(3):286–294

983. Klosterkotter J, Hellmich M, Steinmeyer EM, Schultze-Lutter F (2001) Diagnosing schizophrenia in the initial prodromal phase. Arch Gen Psychiatry 58(2):158–164

984. McGorry PD, Tanti C, Stokes R, Hickie IB, Carnell K, Littlefield LK, Moran J (2007) headspace: Australia's National Youth Mental Health Foundation –where young minds come first. Med J Aust 187(7 Suppl):S68–S70

985. Malla A, Iyer S, McGorry P, Cannon M, Coughlan H, Singh S, Jones P, Joober R (2016) From early intervention in psychosis to youth mental health reform: a review of the evolution and transformation of mental health services for young people. Soc Psychiatry Psychiatr Epidemiol 51(3):319–326

986. Hauser M, Lautenschlager M, Gudlowski Y, Ozgurdal S, Witthaus H, Bechdolf A, Bauml J, Heinz A, Juckel G (2009) Psychoeducation with patients at-risk for schizophrenia – an exploratory pilot study. Patient Educ Couns 76(1):138–142

987. Zarafonitis SWM, Wagner M, Pützfeld V, Berning J, Janssen B, Decker P, Bottlender R, Möller HJ, Gaebel W, Maier W, Klosterkotter J, Bechdolf A (2012) Psychoedukation bei Personen mit erhöhtem Psychoserisiko. Psychotherapeut 57(4):326–324

988. McGorry P, Bates T, Birchwood M (2013) Designing youth mental health services for the 21st century: examples from Australia, Ireland and the UK. Br J Psychiatry Suppl 54:s30–s35

989. Dwyer DB, Falkai P, Koutsouleris N (2018) Machine learning approaches for clinical psychology and psychiatry. Annu Rev Clin Psychol 7(14):91–118

990. Koutsouleris N, Ruhrmann S, Falkai P, Maier W (2013) Personalised medicine in psychiatry and psychotherapy. A review of the current state-of-the-art in the biomarker-based early recognition of psychoses. Bundesgesundheitsbl Gesundheitsforsch Gesundheitsschutz 56(11):1522–1530

990. Koutsouleris N, Davatzikos C, Bottlender R, Patschurek-Kliche K, Scheuerecker J, Decker P, Gaser C, Moller HJ, Meisenzahl EM (2012) Early recognition and disease prediction in the at-risk mental states for psychosis using neurocognitive pattern classification. Schizophr Bull 38(6):1200–1215

992. Koutsouleris N, Davatzikos C, Borgwardt S, Gaser C, Bottlender R, Frodl T, Falkai P, Riecher-Rossler A, Moller HJ, Reiser M, Pantelis C, Meisenzahl E (2014) Accelerated brain aging in schizophrenia and beyond: a neuroanatomical marker of psychiatric disorders. Schizophr Bull 40(5):1140–1153

993. Borgwardt S, Koutsouleris N, Aston J, Studerus E, Smieskova R, Riecher-Rossler A, Meisenzahl EM (2013) Distinguishing prodromal from first-episode psychosis using neuroanatomical single-subject pattern recognition. Schizophr Bull 39(5):1105–1114

994. Mosher LR, Menn AZ (1978) Community residential treatment for schizophrenia: two-year follow-up. Hosp Commnity Psychiatry 29(11):715–723

995. Lehtinen V, Aaltonen J, Koffert T, Rakkolainen V, Syvalahti E (2000) Two-year outcome in first-episode psychosis treated according to an integrated model. Is immediate neuroleptisation always needed? Eur Psychiatry 15(5):312–320

996. Macpherson R, Edwards TR, Chilvers R, David C, Elliott HJ (2009) Twenty-four hour care for schizophrenia. Cochrane Database Syst Rev 2:CD004409

997. Calton T, Ferriter M, Huband N, Spandler H (2008) A systematic review of the Soteria paradigm for the treatment of people diagnosed with schizophrenia. Schizophr Bull 34(1):181–192

998. Lloyd-Evans B, Mayo-Wilson E, Harrison B, Istead H, Brown E, Pilling S, Johnson S, Kendall T (2014) A systematic review and meta-analysis of randomised controlled trials of peer support for people with severe mental illness. BMC Psychiatry 14:39

999. Castelein S, Bruggeman R, Davidson L, van der Gaag M (2015) creating a supportive environment: peer support groups for psychotic disorders. Schizophr Bull 41(6):1211–1213

1000. Stubbs B, Williams J, Shannon J, Gaughran F, Craig T (2016) Peer support interventions seeking to improve physical health and lifestyle behaviours among people with serious mental illness: a systematic review. Int J Ment Health Nurs 25(6):484–495

1001. Bock T, Priebe S (2005) Psychosis seminars: an unconventional approach. Psychiatr Serv 56(11):1441–1443

1002. von Peter S, Schwedler HJ, Amering M, Munk I (2015) [„This openness must continue"]. Psychiatr Prax 42(7):384–391

1003. Bezborodovs N, Thornicroft G (2013) Stigmatisation of mental illness in the workplace: evidence and consequences. Psychiatrie 10:102–107

1004. Rothermund E, Kilian R, Rottler E, Mayer D, Holzer M, Rieger MA, Gundel H (2017) Improving access to mental health care by delivering psychotherapeutic care in the workplace: a cross-sectional exploratory trial. PloS One 12(1):e0169559

1005. van Oostrom SH, Driessen MT, de Vet HC, Franche RL, Schonstein E, Loisel P, van Mechelen W, Anema JR (2009) Workplace interventions for preventing work disability. Cochrane Database Syst Rev 2:CD006955

1006. Karlson B, Jonsson P, Palsson B, Abjornsson G, Malmberg B, Larsson B, Osterberg K (2010) Return to work after a workplace-oriented intervention for patients on sick-leave for burnout – a prospective controlled study. BMC Public Health 10:301

1007. Nigatu YT, Liu Y, Uppal M, McKinney S, Gillis K, Rao S, Wang J (2017) Prognostic factors for return to work of employees with common mental disorders: a meta-analysis of cohort studies. Soc Psychiatry Psychiatr Epidemiol 52(10):1205–1215

1008. RKI, Destatis (2017) Krankheitskosten für Deutschland für das Jahr 2015 nach Alter und Geschlecht. www.gbe-bund.de

1009. Frey S (2014) The economic burden of schizophrenia in Germany: a population-based retrospective cohort study using genetic matching. Eur Psychiatry 29(8):479–489

1010. Zeidler J, Slawik L, Fleischmann J, Greiner W (2012) The costs of schizophrenia and predictors of hospitalisation from the statutory health insurance perspective. Heal Econ Rev 2(1):9

1011. Heider D, Bernert S, Konig HH, Matschinger H, Hogh T, Brugha TS, Bebbington PE, Azorin M, Angermeyer MC, Toumi M (2009) Direct medical mental health care costs of schizophrenia in France, Germany and the United Kingdom – findings from the European Schizophrenia Cohort (EuroSC). Eur Psychiatry 24(4):216–224

1012. Salize HJ, McCabe R, Bullenkamp J, Hansson L, Lauber C, Martinez-Leal R, Reinhard I, Rossler W, Svensson B, Torres-Gonzalez F, van den Brink R, Wiersma D, Priebe S (2009) Cost of treatment of schizophrenia in six European countries. Schizophr Res 111(1–3):70–77

1013. Salize HJ, Schuh C, Krause M, Reichenbacher M, Stamm K, Längle G (2007) Projektgruppe Arbeitsrehabilitation. Senken arbeitsrehabilitative Maßnahmen während stationärpsychiatrischer Behandlung langfristig die Versorgungskosten von Patienten mit Schizophrenie? Ergebnisse einer kontrollierten Multicenterstudie. Psychiatr Prax 34:246–248

1014. König H, Heinrich S, Heider D, Deister A, Zeichner D, Birker T, Hierholzer C, Angermeyer M, Roick C (2010) Das Regionale Psychiatriebudget (RPB): Ein Modell für das neue pauschalierende Entgeltsystem psychiatrischer Krankenhausleistungen? Analyse der Kosten und Effekte des RPB nach 3,5 Jahren Laufzeit. Psychiatr Prax 37:34–42

1015. Karow A, Reimer J, Konig HH, Heider D, Bock T, Huber C, Schottle D, Meister K, Rietschel L, Ohm G, Schulz H, Naber D, Schimmelmann BG, Lambert M (2012) Cost-effectiveness of 12-month therapeutic assertive community treatment as part of integrated care versus standard care in patients with schizophrenia treated with quetiapine immediate release (ACCESS trial). J Clin Psychiatry 73(3):e402–e408

1016. Lothgren M (2004) Economic evidence in psychotic disorders: a review. Eur J Health Econ 5(Suppl 1):S67–S74

1017. Achilla E, McCrone P (2013) The cost effectiveness of long-acting/extended-release antipsychotics for the treatment of schizophrenia: a systematic review of economic evaluations. Appl Health Econ Health Policy 11(2):95–106

1018. Laux G, Heeg B, van Hout BA, Mehnert A (2005) Costs and effects of long-acting risperidone compared with oral atypical and conventional depot formulations in Germany. PharmacoEconomics 23(Suppl 1):49–61

1019. Barbui C, Lintas C, Percudani M (2005) Head-to-head comparison of the costs of atypical antipsychotics: a systematic review. CNS Drugs 19(11):935–950

1020. Hargreaves WA, Gibson PJ (2005) Effectiveness and cost of risperidone and olanzapine for schizophrenia: a systematic review. CNS Drugs 19(5):393–410

1021. Hamann J, Leucht S, Kissling W (2003) Are the second-generation antipsychotics cost-effective? A critical review on the background of different health systems. Pharmacopsychiatry 36(1):18–26

1022. Hudson TJ, Sullivan G, Feng W, Owen RR, Thrush CR (2003) Economic evaluations of novel antipsychotic medications: a literature review. Schizophr Res 60(2–3):199–218

1023. Polsky D, Doshi JA, Bauer MS, Glick HA (2006) Clinical trial-based cost-effectiveness analyses of antipsychotic use. Am J Psychiatry 163(12):2047–2056

1024. Basu A (2004) Cost-effectiveness analysis of pharmacological treatments in schizophrenia: critical review of results and methodological issues. Schizophr Res 71(2–3):445–462

1025. Hanrahan P, Luchins DJ, Fabian R, Tolley G (2006) Cost-effectiveness of atypical antipsychotic medications versus conventional medication. Expert Opin Pharmacother 7(13):1749–1758

1026. Haycox A (2005) Pharmacoeconomics of long-acting risperidone: results and validity of cost-effectiveness models. PharmacoEconomics 23(Suppl 1):3–16

1027. Kilian R, Angermeyer MC (2004) The impact of antipsychotic medication on the incidence and the costs of inpatient treatment in people with schizophrenia: results from a prospective observational study. Psychiatr Prax 31(3):138–146

1028. Myhr G, Payne K (2006) Cost-effectiveness of cognitive-behavioural therapy for mental disorders: implications for public health care funding policy in Canada. Can J Psychiatr 51(10):662–670

1029. Startup M, Jackson MC, Evans KE, Bendix S (2005) North Wales randomized controlled trial of cognitive behaviour therapy for acute schizophrenia spectrum disorders: two-year follow-up and economic evaluation. Psychol Med 35(9):1307–1316

1030. Kuipers E, Fowler D, Garety P, Chisholm D, Freeman D, Dunn G, Bebbington P, Hadley C (1998) London-east Anglia randomised controlled trial of cognitive-behavioural therapy for psychosis. III: follow-up and economic evaluation at 18 months. Br J Psychiatry 173:61–68

1031. Roick C, Heinrich S, Deister A, Zeichner D, Birker T, Heider D, Schomerus G, Angermeyer MC, Konig HH (2008) The regional psychiatry budget: costs and effects of a new multisector financing model for psychiatric care. Psychiatr Prax 35(6):279–285

1032. AQUA, Gesundheitswesen IfaQuFi (2016) Versorgung von volljährigen Patienten und Patientinnen mit Schizophrenie, schizotypen und wahnhaften Störungen. https://www.aqua-institut.de/fileadmin/aqua_de/Projekte/452_Schizophrenie/Schizophrenie_Abschlussbericht.pdf

1033. Grossimlinghaus I, Falkai P, Gaebel W, Janssen B, Reich-Erkelenz D, Wobrock T, Zielasek J (2013) Developmental process of DGPPN quality indicators. Nervenarzt 84(3):350–365

1034. Weimann S, Becker T (2009) Qualitätsindikatoren für die integrierte Versorgung von Menschen mit Schizophrenie. Psychiatrie, Bonn

1035. GBA (2016) Beschluss des Gemeinsamen Bundesausschusses über eine Beauftragung des IQTIG: Aktualisierung und Erweiterung des QS-Verfahrens „Versorgung von volljährigen Patienten und Patientinnen mit Schizophrenie, schizotypen und wahnhaften Störungen". https://www.iqtig.org/downloads/neue_verfahren/schizophrenie/2016-06-16_Qesue-RL_Beauftragung_IQTIG_Schizophrenie.pdf

1036. Grossimlinghaus I, Falkai P, Gaebel W, Hasan A, Janner M, Janssen B, Reich-Erkelenz D, Gruber L, Bottcher V, Wobrock T, Zielasek J, Klinikverbund LVR (2015) Assessment of quality indicators with routine data: presentation of a feasibility test in ten specialist clinics for psychiatry and psychotherapy. Nervenarzt 86(11):1393–1399

1037. Kosters M, Staudigl L, Picca AC, Schmauss M, Becker T, Weinmann S (2017) Quality indicators for integrated care in patients with schizophrenia – results from a feasibility study. Psychiatr Prax 44(3):163–171

1038. Grossimlinghaus I, Hauth I, Falkai P, Janssen B, Deister A, Meyer-Lindenberg A, Roth-Sackenheim C, Schneider F, Wobrock T, Zeidler R, Gaebel W (2017) DGPPN recommendations on quality indicators for schizophrenia. Nervenarzt 88(7):779–786

1039. Weinmann S, Becker T (2009) Qualitätsindikatoren für die Integrierte Versorgung von Menschen mit Schizophrenie. Psychiatrie, Bonn

1040. AQUA-Institut (2015) Sektorenübergreifende Qualitätssicherung im Gesundheitswesen nach § 137a SGB V. Versorgung bei psychischen Erkrankungen. Indikatorenset 1.1. Stand: 14. Dezember 2015. https://sqg.aqua-institut.de/projekte/versorgung-bei-psychischen-erkrankungen.html

1041. Parameswaran SG, Spaeth-Rublee B, Pincus HA (2015) Measuring the quality of mental health care: consensus perspectives from selected industrialized countries. Adm Policy Ment Health 42(3):288–295

1042. Janssen B, Menke R, Pourhassan F, Gessner-Ozokyay D, Peters R, Gaebel W (2006) [Guidelines based on decision support software. Quality management in neurological outpatient schizophrenia treatment]. Nervenarzt 77(5):567–575

1043. Girlanda F, Fiedler I, Becker T, Barbui C, Koesters M (2017) The evidence-practice gap in specialist mental healthcare: systematic review and meta-analysis of guideline implementation studies. Br J Psychiatry 210(1):24–30

1044. Bighelli I, Ostuzzi G, Girlanda F, Cipriani A, Becker T, Koesters M, Barbui C (2016) Implementation of treatment guidelines for specialist mental health care. Cochrane Database Syst Rev 12:CD009780

1045. Khan C, Ollenschläger G (2014) Wirksamkeit von Qualitätsprogrammen in der stationären Versorgung in Deutschland – eine Literaturanalyse. Z Evid FortbildQual Gesundheitsw 108(10):576–586